临床诊疗知识库丛书

前庭疾病
诊疗知识库

田立新　总主编

陈钢钢　张甦琳　马　鑫　主　编

中国健康传媒集团
中国医药科技出版社

内 容 提 要

本书为"临床诊疗知识库丛书"之一，分总论和各论两部分，总论主要从概述、问诊与查体、辅助检查、前庭疾病的治疗方法等方面进行介绍；各论详细介绍了急性前庭综合征、发作性前庭综合征、慢性前庭综合征及其他前庭疾病的概论、诊断、治疗和预防等知识。全书结构清晰、内容简洁易懂、图文并茂，围绕循证医学的理念和方法，聚焦用循证证据解决常见病、多发病的临床日常问题和急诊急救问题。本书既可供广大医生使用，也可作为各级医院的住院医生、实习医生及轮转医生的参考用书。

图书在版编目（CIP）数据

前庭疾病诊疗知识库/陈钢钢，张甦琳，马鑫主编. —北京：中国医药科技出版社，2024.1（2024.9重印）.

（临床诊疗知识库丛书）

ISBN 978 - 7 - 5214 - 4424 - 7

Ⅰ.①前…　Ⅱ.①陈…②张…③马…　Ⅲ.①前庭神经 - 神经系统疾病 - 诊疗　Ⅳ.①R741

中国国家版本馆 CIP 数据核字（2023）第 247577 号

美术编辑	陈君杞
版式设计	友全图文

出版	**中国健康传媒集团** ｜ 中国医药科技出版社
地址	北京市海淀区文慧园北路甲 22 号
邮编	100082
电话	发行：010 - 62227427　邮购：010 - 62236938
网址	www.cmstp.com
规格	889 × 1194mm $\frac{1}{16}$
印张	28 $\frac{3}{4}$
字数	772 千字
版次	2024 年 1 月第 1 版
印次	2024 年 9 月第 3 次印刷
印刷	河北环京美印刷有限公司
经销	全国各地新华书店
书号	ISBN 978 - 7 - 5214 - 4424 - 7
定价	**168.00 元**

获取新书信息、投稿、为图书纠错，请扫码联系我们。

丛书编委会

总 主 编　田立新

编　　委　（按姓氏笔画排序）

马　鑫　王津存　许俊堂　吴　晖

张甦琳　陈钢钢　徐京杭

组织编写　医脉通

本书编委会

主　　编　陈钢钢（山西医科大学第一医院）
　　　　　张甦琳（华中科技大学同济医学院附属协和医院）
　　　　　马　鑫（北京大学人民医院）

名誉主编　（按姓氏笔画排序）
　　　　　王秋菊（中国人民解放军总医院）
　　　　　孔维佳（华中科技大学同济医学院附属协和医院）
　　　　　庄建华（海军军医大学附属上海长征医院）
　　　　　刘　博（首都医科大学附属北京同仁医院）
　　　　　杨　军（上海交通大学医学院附属新华医院）
　　　　　余力生（北京大学人民医院）
　　　　　金　昕（《中华医学杂志》社有限责任公司）
　　　　　赵性泉（首都医科大学附属北京天坛医院）
　　　　　皇甫辉（山西医科大学第一医院）
　　　　　殷善开（上海交通大学医学院附属第六人民医院）

副 主 编　（按姓氏笔画排序）
　　　　　王　璟（复旦大学附属眼耳鼻喉科医院）
　　　　　白　雅（空军军医大学第一附属医院）
　　　　　邢娟丽（西安交通大学第一附属医院）
　　　　　朱佳浩（珠海市中西医结合医院）
　　　　　李　勇（承德市中心医院）
　　　　　李　斐（海军军医大学附属上海长征医院）
　　　　　李文妍（复旦大学附属眼耳鼻喉科医院）
　　　　　张　瑾（陕西省人民医院）
　　　　　陈太生（天津市第一中心医院）

编 　 委　（按姓氏笔画排序）
　　　　　丁晨茹（复旦大学附属眼耳鼻喉科医院）
　　　　　于　红（吉林大学第一医院）
　　　　　于栋祯（上海交通大学医学院附属第六人民医院）
　　　　　马小琦（沈阳市第一人民医院）
　　　　　马翠红（承德市中心医院）

王　婧（山西医科大学第一医院）

王文超（太原市中心医院）

王辰楠（复旦大学附属眼耳鼻喉科医院）

王利一（北京医院）

王武庆（复旦大学附属眼耳鼻喉科医院）

邓东舟（华中科技大学同济医学院附属同济医院）

田　娥（华中科技大学同济医学院附属协和医院）

司丽红（山西白求恩医院　山西医学科学院）

朱艳含（湖北文理学院附属医院　襄阳市中心医院）

乔　琦（空军军医大学第一附属医院）

任鹏宇（西安交通大学第二附属医院）

庄建华（海军军医大学附属上海长征医院）

刘　寅（吉林省中医药科学院第一临床医院）

刘玉和（首都医科大学附属北京友谊医院）

刘冬鑫（首都医科大学附属北京同仁医院）

刘秀丽（大连医科大学附属第一医院）

刘晓阳（大连市第三人民医院）

冰　丹（华中科技大学同济医学院附属同济医院）

孙　莉（吉林省中医药科学院第一临床医院）

孙　勍（解放军总医院第六医学中心）

孙新刚（山西医科大学第二医院）

严钢莉（武汉市普仁医院）

李　伟（复旦大学附属眼耳鼻喉科医院）

李　莹（山西医科大学第一医院）

李娟娟（深圳市龙岗区耳鼻咽喉医院）

李新毅（山西白求恩医院　山西医学科学院）

杨　怡（浙江大学医学院附属邵逸夫医院）

杨　捷（山西医科大学第一医院）

杨　蛟（山西省临汾市人民医院）

吴佳鑫（山西医科大学第一医院）

吴海燕（中国医学科学院北京协和医院）

吴思慧（大连市第三人民医院）

余孝君（长沙市第一医院）

汪　芹（中南大学湘雅二院）

张　青（上海交通大学医学院附属新华医院）

张　祎（首都医科大学附属北京同仁医院）

张　赛（河北医科大学第一医院）

张春明（山西医科大学第一医院）

张浩杰（山西省心血管病医院）

张雪晴（天津市第一中心医院）

陈志聪（厦门弘爱医院）

陈镜羽（华中科技大学同济医学院附属协和医院）

苗　雨（珠海市中西医结合医院）

范林静（涿州市医院）

林　颖（空军军医大学第一附属医院）

欧阳汤鹏（海军第 971 医院）

罗　旭（上海志听医疗科技有限公司）

金玉莲（上海交通大学医学院附属新华医院）

金占国（中国人民解放军空军特色医学中心）

周丽媛（山西医科大学第一医院）

孟华星（山西医科大学第一医院）

赵　杨（中国医学科学院北京协和医院）

赵正卿（海军军医大学附属上海长征医院）

赵奕雯（山西医学期刊社）

赵鹏飞（首都医科大学附属北京友谊医院）

胡荣义（白银市第二人民医院）

侯佳宾（空军军医大学第一附属医院）

姚寿国（宁波大学附属第一医院）

姚晓东（山西省人民医院）

秦　瑶（北京大学第一医院）

秦劭晨（山西中医药大学附属医院）

袁　庆（深圳大学总医院）

索利敏（山西医科大学第二医院）

贾晨曦（中国人民解放军空军特色医学中心）

原　皞（山西省儿童医院）

顾　平（河北医科大学第一医院）

钱淑霞（嘉兴市第二医院）

徐开旭（天津市第一中心医院）

徐先荣（中国人民解放军空军特色医学中心）

郭兆琪（华中科技大学同济医学院附属协和医院）

常丽英（湖北文理学院附属医院　襄阳市中心医院）

崇　奕（深圳市宝安区福永人民医院）

董　佩（山西省儿童医院）

韩曙光（首都医科大学附属北京友谊医院）

傅新星（首都医科大学附属北京同仁医院　北京市耳鼻咽喉科研究所）

曾祥丽（中山大学附属第三医院）

曾镇罡（北京大学第一医院）

解龙昌（广州医科大学附属第二医院）

静媛媛（北京大学人民医院）

蔡海燕（宁夏回族自治区人民医院）

熊彬彬（珠海市中西医结合医院）

樊春秋（首都医科大学宣武医院）

潘宋斌（武汉市第一医院）

薛　慧（包头市中心医院）

鞠　奕（首都医科大学附属北京天坛医院）

序

医脉通作为医学信息领域的专业企业，践行"助力中国临床决策"的使命，经过27年的深耕，通过对诊疗知识库的持续耕耘与创新，成功编写了这套具有实用性的"临床诊疗知识库丛书"。这套丛书的出版，不仅是医学界的一大创新，更是对全国医疗事业的一份有益贡献。

"临床诊疗知识库丛书"紧密结合临床实践，以全新的视角和创新的思路，为广大医生提供了一个实用、高效的疾病知识获取途径，充分体现了"循证、全面、及时、互助"的原则，助力医生快速获取疾病知识。该丛书在编写过程中，利用统一的标准框架，覆盖疾病的全周期，实现了知识的深度结构化，即由编审专家团队把控全局，各编者分别完成初稿，再由专业分编小组严格审核、集体讨论定稿，最后由主编进行系统整理和整体优化。

在医脉通创始人田立新总经理及其团队的辛勤努力下，自2010年医脉通开始建立诊疗知识库，到2019年创建上线医知源肿瘤诊疗知识库，并于2021年医知源成为涵盖多学科疾病诊疗知识库平台，再到"临床诊疗知识库丛书"的出版，医脉通始终致力于为广大医生提供全面、系统、精准的疾病知识服务。

经过详细翻阅各大医学教材和临床指南共识，我深感"临床诊疗知识库丛书"具有专业、实用、规范的显著特色。希望这套丛书可以为我国健康事业贡献一份力量。

我衷心希望该丛书能够保持一流的质量，不断创新和发展，为医学事业再创辉煌！

医脉通董事长

2023 年 8 月

前　言

　　医学事业的繁荣发展是全球共同关注的焦点。对于医生而言，只有全面、系统、精准地获取高质量且不断更新的医学知识，才能为患者提供最佳的诊疗决策。然而，疾病知识的分布分散、浩如烟海、日新月异，给知识获取带来了巨大挑战。医学涵盖众多知识单元，如疾病、辅助检查、诊断、药品、手术、循证医学证据、医学基础等。特别是疾病涉及面广泛，从基础医学知识到诊断、治疗、药物等临床相关知识，以及新理念、新诊治手段和新药，都离不开疾病。因此，有必要将疾病作为核心知识，连接相关知识，从分散到知识集，形成完整的疾病知识体系。

　　回顾医脉通在医学信息化领域的发展历程，医脉通深耕医学领域27年，专注诊疗知识库10余年，自2010年起投入大量资源搭建知识库，2011年在官网发布了"医脉通诊疗知识库"，并紧跟技术的发展，持续投入对知识库的研发，针对疾病知识的表达研发了统一的标准框架，贯穿疾病的预防、诊断、治疗、预后等多个环节，对知识进行了深度的结构化，整合高质量的循证证据、临床指南推荐的诊疗策略等。医知源建设了以疾病为核心的知识库，将分散的知识连接起来，形成了完整的疾病知识体系。

　　同时，医脉通还建立了创新性的内容生产模式，通过编审团队的严格审核，保证知识库内容的专业性、实用性、规范性。这些编审团队成员大多来自国内顶尖三甲医院，拥有博士学位，并在包括中国临床肿瘤学会（CSCO）、中国抗癌协会、中华医学会等国家级和（或）地方级学会任职。他们对参与医知源的内容制作充满热情，严谨认真，为知识库的内容提供了质量保障。

　　2019年，医脉通对肿瘤诊疗知识库率先产品化，上线了"医知源肿瘤版"小程序，并持续拓展其他临床医学学科领域。2021年，产品名称正式启用"医知源"，2022年，医知源应用程序（APP）上线。如今，医知源已成为一个涵盖多个学科疾病知识库的平台，并继续在医学知识的海洋中砥砺前行。

　　医知源秉承"循证、全面、及时、互助"四大理念，以医生获取最新、规范、实用的知识为宗旨，邀请国内专家编写，不仅遵循循证原则，还根据中国患者的特点进行调整，并持续更新。其目的是打破时空局限，提升医生获取知识的便捷性，让知识可以付诸实践，让知识创造价值。为了全方位地满足临床医生在不同临床场景中都能随查随用，医知源采取线上与线下相结合的方式，精选部分内容编写成"临床诊疗知识库丛书"。无论是一线城市三甲医院的医生，还是县镇乡级医院的医生，都能通过医知源或本套丛书进行浏览、查询，便捷地获取权威诊疗规范和最新诊疗理念，从而真正服务于我国人民的健康事业。

医脉通总经理

2023年8月

编写说明

前庭疾病是病变累及人体前庭系统，以头晕、眩晕、平衡障碍为主要临床表现的一类疾病。前庭医学是研究前庭疾病的一门新兴交叉学科。头晕、眩晕疾病的病因复杂，临床表现多样，涵盖疾病较广，涉及学科较多，包括耳鼻咽喉科、神经内科、老年科、精神心理科、骨科、心内科等，具有患病率高、复发率高、致残率高、社会负担重的特点。因此，临床工作中亟需一本可以随手查阅、即时参考、实时解决临床疑惑的"案头书"。

2021 年 7 月，本书开始了撰写筹备工作，同时得到了中国医疗保健国际交流促进会眩晕医学分会和 9 位国内知名前庭医学专家（均为本书名誉主编）的鼎力支持。在各位名誉主编的指导下，70 余位学科专家共同组成编委会，设计目录框架，撰写样章、初稿，进行二审、三审，一气呵成。仅用 7 个月的时间，这本以"贴合临床实践、秉承循证医学理念，聚焦用循证证据解决临床问题"为特点的前庭医学"案头书"就以电子版的形式上线医知源应用程序，内容涵盖问诊、查体、辅助检查、疾病各论和特殊治疗方法等，共计 65 篇文章。短短半年的时间，点击量就突破近 23 万次。

与常规学术专著相比，本书的特点可以总结归纳为"五讲"原则。

1. 讲证据　在编写之初，所有编委立志于将这本专著打造成基于循证医学原则的前庭医学知识库，为中国的前庭医学诊疗医生提供一个实用的临床决策支持系统，帮助临床医生，尤其是帮助基层医生做出精准的诊疗策略。因此，各位编委认真检索、查阅最新的循证医学证据，以证据为导向完成词条撰写工作。

2. 讲实用　为提高临床实用性，本书词条尽量简化或弱化疾病的发生、发展机制，而主要详述"拿来就用"的临床诊疗要点，提高可操作性。

3. 讲时效　自媒体时代，如何能随时随地获得更多、更新的临床实用知识，是临床医师迫切需要解决的痛点。本书将所有词条内容上传医知源应用程序平台，做成真正的电子"案头书"，读者可以通过手机随时查阅；同时一旦有最新的循证医学证据，各位编委可及时动态更新词条内容，始终保证内容的时效性。

4. 讲效率　本书在提高阅读效率方面做了大量工作，包括在严格限制词条字数（大部分词条字数控制在 5000～8000 字）、绘制诊断与治疗流程图，建立词条内容的思维导图等。力争让读者在 10 分钟内快速浏览、吸收词条核心要点并迅速转化为临床诊疗能力。

5. 讲全面　本书依靠集体智慧，较为全面搭建前庭疾病临床知识体系，收录 65 篇前庭疾病相关文章，并对内容进行深度结构化，为临床医生掌握前庭疾病的临床诊治提供系统全面的内容。

"千里之行积于跬步"，希望本书可以成为国内从事前庭医学诊疗工作的临床医生、检查技师、全科医生等的一本临床实用工具书。最后，感谢各位名誉主编在本书撰写过程中给予的支持和指导，感谢所有编委和编写助手的辛苦付出和卓越贡献。同时，我们还要感谢医脉通，他们通过 10 余年对诊疗知识库的耕耘，积累了丰富的疾病知识库制作经验，为本书顺利完成编写和发布提供指导流程和平台，并承担了严格的编审规范制定与执行工作以及大量的联络工作。

由于本书由数十位编者共同编写，文笔风格不尽相同，加之前庭医学领域的飞速进步和编者学识视角的局限，书中难免有遗漏或不足，希望各位读者批评指正。

陈钢钢　张甦琳　马　鑫
2023 年 8 月

目录

总 论

各　论

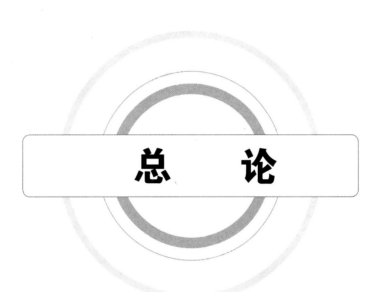

总　　论

第一章　概　述

第一节　前庭疾病的诊断概述

图 1-1-1　前庭疾病诊断思维导图

前庭疾病是由于前庭末梢感受器、前庭神经（元）、前庭中枢神经系统等出现不同程度结构及功能异常，进而引发头晕、眩晕、前庭 - 视觉症状及姿势症状等临床问题的一组系列疾病。由于前庭神经系统结构与功能较复杂，并且前庭神经系统与机体其他系统存在广泛联系，所以前庭疾病的发病原因、发病机制及临床表现复杂多样，涉及临床诸多学科，包括耳鼻咽喉头颈外科、神经内科、心身医学科、骨科、儿科、眼科、老年医学科、神经外科和心血管内科等，导致精准的定位、定性、定量诊断困难。2015 年，前庭疾病国际分类（ICVD）[1]根据前庭症状发作频次及状况，将前庭疾病分为急性前庭综合征（acute vestibular syndrome，AVS）、发作性前庭综合征（episodic vestibular syndrome，EVS）、慢性前庭综合征（chronic vestibular syndrome，CVS），各个综合征均包含相应的疾病与损伤，该分类对前庭疾病诊断起到引领作用。

诊断策略

前庭疾病的诊断主要包括详尽的病史采集、必要的床旁检查及精准的实验室检查。详尽的病史采集可以对前庭疾病做出方向性诊断，尤其是在实验室检查无特征性阳性结果时，获得准确的病史资料对于诊断尤为重要。必要的床旁检查可以初步评判患者前庭损害的存在（定性），对病史资料起到补充作用。如临床上发病率较高的良性阵发性位置性眩晕，通过准确的病史询问及规范的床旁变位试验就可以进行定位、定性诊断。实验室检查是多数前庭疾病确定诊断不可缺少的。

所谓精准的实验室检查，是指选择合适的检查项目以及检查过程的严格质量控制，要注意避免假阳性、假阴性结果的发生。实验室检查主要包括听功能检查、前庭功能检查、平衡功能检查、影像学检查，以及中枢神经系统、心血管系统等疾病相关的检查。在不同前庭疾病的诊断中，病史采集、床旁检查和实验室检查的权重比例略有不同，其中实验室检查的规范操作与结果的合理解读十分重要，需要与病史特征、床旁检查结果相结合，从而达到精准诊断前庭疾病的目的。

诊断流程

2009 年《中华内科杂志》发表了关于头晕诊断流程的建议[2]，现结合近年来的研究进展及对疾病诊断的认识，重新整理前庭疾病诊断流程，具体说明如下。

一、病史采集

疾病诊断流程的第一步是完整准确地病史采集，前庭疾病诊断也不例外。详尽的病史询问可以了解患者的主要症状（眩晕、头晕、前庭视觉症状、姿势症状）的特异性，不同的主要症状预示着不同部位与程度的前庭系统结构损伤和功能障碍；再根据诱发因素、发病频次、持续时间及伴随症状等特征，可以对前庭疾病做出初步诊断；如果患者的主要症状不具有特异性，如非特异性头晕缺乏特点、无规律，并且很少伴有前庭疾病的其他症状（耳蜗症状、前庭视觉症状等），应考虑其临床症状可能由全身系统疾病（心血管系统疾病、心身疾病、重症感染等）引起，而非前庭疾病引起，需要注意询问全身系统疾病病史及治疗经过，包括手术（颅脑、颈椎等）、药物使用等经历，特别要注意药源性、非特异性头晕。前庭疾病引发的头晕多与头位、体位变化或躯体活动相关，患者处于安静状态下头晕症状会有不同程度减轻。

病史采集应将闭合式问诊与开放式问诊相结合，尽量避免诱导式问诊[3]。

开放式问诊也称为开放式病史采集，主要由患者叙述病痛，医生聆听记录。开放式问诊方式的优点是真实性较好；缺点是易因患者抓不住重点而缺失病史中的关键信息，而且相对费时。闭合式问诊也称为闭合式病史采集，主要由医生提出询问，患者进行针对性地叙述。这种方式的优点是医生可以根据患者的特征、可能的疾病进行询问，并在问诊过程中可以根据患者提供的信息调整问诊内容，相对省时且重点突出；缺点是如果问诊医生的经验与技巧不足，可能导致信息偏倚。在闭合式病史采集时，应避免问"你翻身时会晕吗"，建议问"你什么情况下会晕"，避免问"发病时你看周围东西在旋转吗"，建议问"发病时你感觉周围物体在旋转吗，是昏昏沉沉感，还是什么感觉"，从而避免患者直接回答"是"或"不是"。两种问诊方式应结合使用，若诊疗时间充足可以采取以开放式为主，反之则建议以闭合式为主。高质量的病史采集应包括重要的鉴别诊断信息，即使是阴性信息，对疾病诊断仍然有一定的价值。

在病史采集中，如果患者的临床主要症状不是眩晕、头晕、前庭视觉症状、姿势症状等前庭疾病相关症状，而是以非特异性头晕（缺乏特征、无规律可寻，并且很少伴有其他前庭疾病的症状）为主要症状，则需要了解其全身状态、生命体征，及时进行详细检查，明确是否存在心血管疾病、脑血管疾病、低血容量、重症感染、药物性头晕

及精神性头晕等问题。

二、 床旁体格检查

经过详尽的病史采集获得真实可靠的疾病发生、演变信息之后，前庭疾病诊断流程的第二步是规范的床旁体格检查。在实施床旁体格检查之前，需要完成一项最基本的检查，即耳镜检查。该检查主要是了解患者外耳道及鼓膜状况（外耳道炎症、异物，鼓室积液，鼓膜充血、穿孔等）。这些外耳道、鼓膜的异常不一定与前庭疾病的发生、发展相关，但在某种程度上会影响听功能、前庭功能检查的结果，导致检查结果的假阳性、假阴性。

床旁体格检查项目主要包括眼震检查（自发性眼震、甩头试验、摇头性眼震、凝视诱发性眼震等）、前庭脊髓反射检查（闭目直立试验、强化闭目直立试验、星迹步态试验、原地踏步试验、行走试验等）及生命体征、神经反射（深反射如腱反射，病理反射如巴宾斯基征、霍夫曼征）等。床旁检查项目的选择取决于病史中的主要临床症状，如对于体位相关的旋转性眩晕患者，床旁变位性眼震检查是首选项目之一，通过检查可以诊断BPPV；对于发作性眩晕伴前庭视觉症状患者，自发、诱发性眼震检查是必不可少的；对于以姿势症状为主的患者，需要完善涉及前庭脊髓反射系统功能状况的检查项目；对于非特异性头晕患者，需要先通过床旁体格检查了解存在全身系统疾病的可能性，然后选择性地完善相关实验室检查以明确诊断，从而避免漏诊、延误治疗。

在前庭疾病的床旁体格检查中，需要注意并避免遗漏的是与中枢神经系统功能障碍相关的检查。与前庭疾病有类似症状的中枢神经系统疾病主要包括后循环障碍引发的卒中、椎基底动脉系统TIA引发的一过性缺血等，其主要的临床症状包括眩晕（头晕）、复视、构音障碍、吞咽障碍、共济失调、跌倒发作等，床旁体格检查常见的异常包括凝视变向眼震、摇头错位眼震（摇头眼震检查引出垂直眼震）、垂直反向偏斜、过指试验偏斜（或手指异常颤抖）等。精准的病史信息结合

规范的床旁检查，是准确诊断前庭疾病的前提，故临床医生需加强病史采集及床旁检查的基本功训练。另一方面，由于前庭功能实验室检查存在操作误差以及检查结果的敏感性、特异性略有不足等问题，使得相同疾病可呈现不同的检查结果，所以在前庭疾病诊断中，不可忽视病史采集与床旁体格检查。

三、 实验室检查

前庭疾病诊断流程的第三步是实验室检查，这部分相对病史采集、床旁体格检查来说较复杂，包括与耳部疾病相关的听功能检查（纯音测听、耳声发射、耳蜗电图、听性脑干反应等）、前庭功能检查（半规管壶腹嵴功能、耳石器功能、前庭脊髓反射功能）、影像学检查（颞骨HRCT、内耳钆造影MRI检查），以及与中枢神经系统疾病相关的影像学检查（头部CT、MRI）、与心血管系统疾病相关的专科检查（心电图、动态血压）、与心身问题相关的精神心理检查等。如前所述，前庭疾病诊断的出发点是完整、准确的病史采集与规范、合理的床旁体格检查，而适当的、准确的实验室检查则是前庭疾病精准诊断的重要一环。

（一）听功能检查

由于前庭末梢感受器（壶腹嵴、耳石器）与耳蜗（螺旋器）解剖位置毗邻、与血液供应关系密切，前庭结构损伤、功能障碍常常引发或/和并发耳蜗（蜗后）功能障碍，所以不论患者病史中有无伴发耳蜗症状，常规的听功能检查（纯音测听、鼓室图、镫骨肌声反射）是非常必要的。对于高度怀疑主要临床症状由内耳疾病引发而纯音测听结果显示正常的患者，则需要完善耳声发射检查、扩展高频听力测试，从而及时发现早期、轻度听功能障碍。临床上一些常见前庭疾病（如梅尼埃病、突发性聋伴眩晕、前庭神经炎等）的诊断与鉴别诊断离不开听功能检查。耳蜗电图检查是监测膜迷路积水变化情况的常用技术，早期患者可能出现假阴性，发作期患者多可发现阳性结果；对于缓解期患者采用不同刺激声（click声、

短纯音）、不同刺激强度（80dBnHL、85dBnHL、90dBnHL），并结合耳蜗电图的SP/AP面积比，可有效提高膜迷路积水的检出率。听性脑干反应是一种有效判定脑干和听觉神经系统疾病的手段，同其他听功能检查一样，属于功能测定，主要用于蜗后问题（如听神经瘤）引发的前庭疾病的诊断。

（二）前庭功能检查

眩晕、头晕及前庭-视觉症状均是前庭疾病的主要症状，这些症状的产生与前庭功能障碍、前庭眼反射系统功能紊乱关系密切，前庭功能检查可起到探伤（评估前庭末梢感受器、前庭末梢感受器与神经之间传导通路的损伤）的作用，对于前庭疾病的定位、定量诊断具有十分重要的作用。前庭功能检查主要包括半规管功能检查（双温试验、视频头脉冲试验、旋转试验、前庭自旋转试验）与前庭耳石器功能检查（前庭诱发肌源性电位、主观视觉重力线）。不同前庭疾病，其半规管、耳石器损害的特征不同。前庭神经炎患者的前庭功能检查异常率最高，梅尼埃病次之，BP-PV、前庭性偏头痛和前庭阵发症的异常率偏低。

广义的前庭功能检查包括前庭脊髓反射功能检查（静态姿势图检查、动态姿势图检查），当患者的主要症状为姿势症状时，前庭脊髓反射功能检查对诊断具有重要作用。与听功能检查相比，前庭功能检查结果的假阳性、假阴性现象更加多见，因此检查过程的质量控制与检查结果的合理解读同等重要。

（三）耳部影像学检查

前庭疾病中的耳部功能障碍可以通过听功能检查、前庭功能检查做出相应诊断；耳部结构异常引发的前庭疾病，则需要通过影像学检查进行诊断。前庭疾病中比较常见的、与耳部结构异常相关的疾病包括中耳胆脂瘤、迷路炎（迷路瘘管）、大前庭水管综合征（large vestibular aqueduct syndrome，LVAS）和上半规管裂综合征（superior semicircular canal dehiscence syndrome，SSCDS）

等。LVAS 表现为先天性、渐进性耳聋伴发眩晕、平衡失调，颞骨 HRCT 显示扩大的骨性前庭水管或前庭水管与半规管总脚相通；SSCDS 的临床表现为强声刺激、中耳压力或颅内压改变而诱发的眩晕及平衡失调，颞骨高分辨率冠状位 CT 可观察到上半规管表面的骨质缺失。近年来，可定性、定位、定量评估膜迷路积水状况的内耳钆造影 MRI 检查技术在临床上逐渐被应用，使得梅尼埃病、迟发性膜迷路积水的诊断手段更加多元化，只是其在诊断价值权重上与病史特征、听功能检查和前庭功能检查结果相比，处于次要地位。

（四）头部影像学检查

头部影像学检查如电子计算机断层扫描（CT）、磁共振成像（MRI）等，可协助诊断引发前庭症状的中枢神经系统疾病，尤其对不伴中枢神经系统症状/体征、表现为孤立性眩晕的疾病，头部影像学检查尤为重要。对于急性前庭综合征患者，不论有无头部外伤史，头部常规 CT 检查都是必要的；一些眩晕持续存在、治疗效果不理想、头部 CT 无阳性发现的患者，头部 MRI 检查（必要时增加弥散加权成像）可以避免漏诊后循环障碍引发的卒中；一些表现为慢性前庭综合征的患者，常常可通过影像学检查发现颅脑肿瘤、脱髓鞘疾病等病变的存在。值得强调的是，某些中枢性前庭疾病的早期影像学检查可能无异常（假阴性），建议必要时重复检查，避免发生因漏诊、延

误治疗所导致的不良后果。若病史询问发现患者有相关的头部外伤史，头部 CT、颞骨 CT 可以明确颅内出血、颅骨骨折、颞骨骨折等病损的有无，对于疾病的诊断是不可缺少的。

（五）全身系统性疾病相关检查

通过心电图、卧立位血压及动态血压等检查，结合病史信息可明确有无直立性低血压、心源性晕厥等心血管系统相关疾病。通过头部 MRI、脑电图、颅脑血管多普勒、诱发电位、脑脊液等检查，结合详细的病史资料可明确有无癫痫、多发性硬化、脑肿瘤、脱髓鞘病、血管炎等中枢神经系统疾病。通过血液化验可了解有无感染、贫血、甲状腺功能减退症等疾病。

四、鉴别诊断

在前庭疾病的诊断流程中，鉴别诊断是明确诊断的最后环节。值得关注的是与心身障碍相关的精神性头晕，如 2015 年首次被世界卫生组织（WHO）国际疾病分类 ICD－11 beta 草案收录的持续性姿势－知觉性头晕（persistent postural－perceptual dizziness，PPPD），其床旁体格检查和实验室检查往往无特征性结果，该疾病的诊断是完整的鉴别诊断过程，在此基础上结合准确的病史信息、有价值的实验室检查结果（即使是阴性结果）以及必要的心理测评，从而进行比较准确的诊断。

作者：刘秀丽（大连医科大学附属第一医院）

二审审稿：张甦琳（华中科技大学同济医学院附属协和医院）

三审审稿：马鑫（北京大学人民医院）

参考文献

第二节　中枢性眩晕概述

图 1 - 2 - 1　中枢性眩晕思维导图

→ **概述**

一、定义

中枢性眩晕是指由中枢前庭通路上任一部位的病变导致的眩晕，包括位于脑干的前庭神经核团（前庭上核、前庭外侧核、前庭内侧核、前庭下核）、动眼神经核、中脑的整合中枢、前庭小脑、丘脑以及前庭皮层中枢（颞、顶叶皮层）[1]。中枢性眩晕会导致严重的后果，甚至威胁患者生命。

二、临床分类

依据前庭疾病国际分类（international classification of vestibular disorders，ICVD）方法，在 ICVD 第二层分类"综合征"中，中枢性眩晕可以是急性、慢性或发作性的病程特点，因此按照 ICVD 的分层诊断方法，在进行诊断之前，建议首先按照前庭综合征进行分类诊断。在各项分类下，常见的中枢性眩晕包括[2,3]以下 3 种。

1. 急性前庭综合征中的前庭中枢疾病　如卒中、中枢神经系统感染、炎性脱髓鞘等疾病。

2. 发作性前庭综合征中的前庭中枢疾病　如前庭性偏头痛、短暂性脑缺血发作、癫痫、多发性硬化等疾病。

3. 慢性前庭综合征中的前庭中枢疾病　如前庭系统疾病的行为表现、后颅窝占位、颅颈交界区发育异常、神经变性病、持续性姿势 - 知觉性头晕、小脑脑干病变等疾病。

三、流行病学

在我国文献报道中，中枢性眩晕在眩晕患者中的发病率为 10.1% ~11%[4]，在美国及德国的流行病学研究中，中枢性眩晕约占眩晕患者的 20% ~25%[5,6]，不同病因的中枢性眩晕在人群中的发病率不同[7]，脑干和小脑病变患者占眩晕或头晕疾病的 7% ~12%，而对于孤立性眩晕的病因中，有 0.6% ~10.4% 的患者可归因于中枢性病变[8]。在急诊科，脑血管疾病引起的眩晕患者误诊率很高，约 37% 的后循环卒中患者在最初诊断中被误诊[9]；前庭性偏头痛的发病率在眩晕或头晕人群中占 6.7% ~11.2%[7]，且女性的患病率显著高于男性；持续性姿势 - 知觉性头晕占所有前庭症状患者的 15% ~20%，其中女性发病率显著高于男性，且在围绝经期和绝经后的女性发病较多。

四、病因与诱因

引起中枢性眩晕的病因较复杂，常见的病因包括血管性、脱髓鞘性、肿瘤性、炎症性、中毒性、外伤性、神经变性病等。血管源性眩晕为最常见的中枢性眩晕病因，包括心源性栓塞、动脉粥样硬化与夹层、椎 - 基底动脉延长扩张、血管炎、自发性颅内出血、蛛网膜下腔出血、脑淀粉样变性、梗死后出血转化、颅内静脉血栓形成、动静脉畸形等[8]，血管性危险因素通常为老龄、男性、吸烟饮酒史、高血压病史、高脂血症、心脏病、糖尿病、既往卒中或 TIA 病史、颅内血管狭窄。此外，热射病可损伤前庭小脑功能，导致延迟性前庭功能障碍，亦可出现中枢性眩晕相关症状[10]。

五、发病机制

中枢性眩晕的发病机制多认为是前庭感受器与小脑、脊髓、动眼神经核团之间的神经通路受损所致，包括 6 个方面的神经通路[4]，即前庭脊髓通路、前庭神经核 - 小脑通路、前庭 - 丘脑 - 皮质通路、前庭神经核 - 副神经核通路、前庭神

经核 - 脑干网状结构通路、双侧前庭神经核之间的通路。如进入脑干的前庭神经纤维受损、前庭神经核受损或脑干环路受损时，导致双侧前庭张力失衡，会出现眩晕症状；当一侧大脑半球皮层病变，引起双侧半球处理前庭信息不匹配，导致双侧半球接受前庭冲动和视觉冲动的信息不平衡，会产生眩晕；当舌下神经前置核及前庭神经内侧核受损时，传入信号中央处理受影响，速度储存机制障碍，不能利用半规管、耳石和视觉信息将眼球速度轴保持在空间的垂直方向，产生眩晕症状。

诊断

一、 问诊与症状

中枢性眩晕的问诊要点在于如何迅速、准确地鉴别中枢性和周围性眩晕，但仅依靠问诊进行鉴别可能会导致误诊、漏诊，尤其是对于急诊眩晕、头晕患者，还需借助眩晕专科查体及影像学资料帮助诊断。

中枢性眩晕的症状特点主要表现为：①眩晕症状较轻，但持续时间长；②自主神经功能紊乱症状较少；③多伴有意识障碍；④伴有耳蜗症状者少见，如小脑后下动脉梗死导致的眩晕；⑤眼震与眩晕程度不一致，其中眼震慢相成分和躯体倾倒方向不一致；⑥当病变累及延髓、脑桥和小脑时，可出现前庭及耳蜗功能同时受累的表现；⑦当病变累及小脑绒球或旁绒球、脑桥及延髓中线处，可产生垂直方向眼震，中脑以上的通路病变眼震少见[11]。

中枢性孤立性眩晕在临床上以持续性或发作性的头晕或眩晕为主要表现，可伴有自主神经功能紊乱症状，如恶心、呕吐、心悸、冷感等，但不伴有中枢神经系统的定位表现，如复视、视野缺损或模糊、眼球运动异常、言语障碍、吞咽困难、饮水呛咳、中枢性面舌瘫、交叉性或偏身感觉障碍、偏侧或四肢无力等。在诊断上存在难度，当出现以下警示征时，需要考虑中枢性眩晕可能：①新近发作的头晕或眩晕，尤其是老年患者；②卒中高危患者近期反复发作的头晕或眩晕，包括高龄、高血压、心脏病、糖尿病、高脂血症、吸烟饮酒史等；③既往反复或长期持续头晕或眩晕患者，出现头晕或眩晕性质改变；④任何头晕或眩晕患者，出现中枢性预警体征；⑤急性眩晕并出现头痛，尤其是位于单侧后枕部的新发头痛；⑥急性眩晕并出现明显耳聋症状者，其临床症状不符合梅尼埃病表现，考虑突发性聋伴眩晕，需要排除小脑前下动脉供血区卒中；⑦急性眩晕，体格检查甩头试验正常；⑧头晕或眩晕，但单侧听力进行性下降，临床需要排除听神经瘤等桥小脑角区病变时。

二、 查体与体征

中枢性眩晕病因为后颅窝病变的患者可以出现典型的脑干或小脑症状、体征，包括头晕、吞咽困难、构音障碍、共济失调、跌倒发作、复视等，但单纯累及中枢前庭系统而出现孤立性眩晕时，并无上述典型症状，此时需要借助床旁查体。

床旁查体中 HINTS 试验目前应用较多。HINTS 试验包括 3 个步骤[12]，即水平甩头试验、凝视诱发眼震、交替遮盖试验，其主要适用范围为至少具备一项血管危险因素的急性前庭综合征患者，HINTS 试验识别中枢性前庭综合征的敏感性高达 100%，特异性为 96%，具体中枢性眩晕及周围性眩晕的 HINTS 鉴别见表 1 - 2 - 1。更多关于 HINTS 检查的介绍详见 "HINTS 检查"。

表 1 - 2 - 1 中枢性眩晕及周围性眩晕的 HINTS 鉴别

HINTS 三步法	外周性眩晕	中枢性眩晕
甩头试验	水平甩头试验阳性（可见扫视）	水平甩头试验阴性（无扫视）
凝视试验	眼震不转向，快相向健侧，健侧注视加强，会被固视抑制	眼震方向随凝视方向改变，无固视抑制
垂直眼偏斜试验	垂直方向的眼球在同一平面	双眼在垂直方向不同轴

大部分中枢性眩晕的病因为后循环梗死，但亦有前循环梗死的报道[16]，除 HINTS 试验外，防御性卒中量表（Defensive 卒中量表）是一个能迅速帮助医生鉴别后循环卒中的问诊策略[17]，研究证实该量表敏感性达 100%，特异性为 89.4%，阳性预测准确率为 56.5%，阴性预测准确率为 100%，适用于急性起病的头晕，包括不平衡感、漂浮感、非特异性眩晕的患者。

1. 感觉异常　①是否存在主观的同侧面部及对侧肢体或躯干感觉异常；②是否存在客观检查的同侧面部及对侧肢体或躯干感觉的异常（包括针刺检查痛觉及温度觉）。

2. 共济失调　①指鼻试验及跟膝胫试验是否存在异常；②是否在没有支撑和睁开眼睛的情况下单脚站立。

3. 眼部体征　①是否存在眼裂减小；②是否存在瞳孔不等大。

若在上述 3 项中出现一项异常，应当立即就诊于神经科。量表对于没有卒中危险因素的年轻患者有重大价值。

三、辅助检查

（一）优先检查

影像学检查为中枢性眩晕的首选项目。中枢性眩晕中最常见的为血管性病因，而头颅 MR 弥散加权成像（diffuse weighing imaging，DWI）为诊断急性后循环梗死的"金标准"，但部分急性后循环梗死（48 小时内）患者的病灶无法被识别，且较小的梗死病灶（直径小于 1cm）可能会被遗漏。因此，对于高度怀疑中枢性眩晕的患者，进行后颅窝（小脑及脑干）的磁共振薄层扫描，并且动态复查头部 DWI 进行病灶确认很有必要。磁共振前庭神经成像可有助于鉴别前庭神经周围占位性病变。在多发性硬化患者中，通过对比磁共振 T1、T2 序列对病灶进行评估，有助于早期诊断多发性硬化[18]。在癫痫患者中，磁共振检查有助于鉴别癫痫病因，功能磁共振成像能对病灶进行准确定位，并对术前脑优势功能做出判定，避

免术后功能缺失。而磁共振波谱分析能无创性检测脑内各种代谢物变化，提供生化代谢信息，对后颅窝占位患者有助于明确占位的病因。

（二）可选检查

1. 其他影像学检查方法　对于急诊眩晕患者，DWI 检查时间长，或因其他原因无法立即进行磁共振检查，可进行头部 CT 检查，初步筛查脑出血或颅内占位等中枢性眩晕的病因，但头部 CT 检查对于中枢性眩晕早期的后循环梗死识别率较低（7% ~42%）[4]。

经颅多普勒检查（TCD）可作为对颅内外血管进行初筛的检查，是一种无创性的对颅内外血管情况进行动态观察的方法；CT 血管成像（CTA）是一种对颅内外动脉显影的检查，能够直接对血管的狭窄情况及斑块的厚度、表面情况清晰地识别，但对脑第 4 ~5 级血管的显影效果欠佳，且对碘造影剂过敏者禁用；DSA 为直接评价血管情况的"金标准"，能对闭塞的血管清晰显影，且对脑第 4 ~5 级血管的显影效果佳，但 DSA 属于有创性操作，临床接受度较前两者低，具有一定检查风险，从而限制了临床应用。

经颅多普勒超声的盐水激发试验，又称 TCD 发泡试验，可以判断卵圆孔未闭，对于寻找青年卒中或心源性卒中病因有重要意义；而对于前庭性偏头痛患者，可行卵圆孔未闭筛查，若前庭性偏头痛患者伴有卵圆孔未闭，行卵圆孔封堵术可能获益[19]。

2. 前庭功能检查　视频头脉冲试验可准确、快速评估 3 对半规管中任一半规管高频率前庭眼反射功能，眼震视图检查中凝视试验可作为量化的凝视诱发眼震的评估，此两者为量化的 HINTS 检查中的第一步 HIT 及第二步凝视诱发眼震；眼震视图中的其他试验（自发眼震、温度试验、摇头试验、视动、平滑跟踪、扫视）、前庭肌源诱发电位、主观视觉垂直线/水平线、转椅试验、前庭自旋转试验、静态或动态姿势描记、平衡感觉整合能力测试、耳蜗电图等，可根据临床症状选用相应的检查进行鉴别诊断。

3. 神经耳科检查 纯音测听对于中枢性眩晕的诊断有一定鉴别意义，尤其对于小脑前下动脉区域的病变，可出现眩晕伴有听力下降，极易与周围性眩晕混淆，而在 HINTS + 中也强调这一点[20]，当小脑前下动脉闭塞导致前庭迷路缺血时，患者的甩头试验可为阳性，此时易误诊为周围性眩晕，故尽管有突发的眩晕伴有听力损伤为良性病因，但仍需警惕小脑前下动脉梗死的可能。

4. 其他检查 根据不同血管性卒中病因进行相应的卒中危险因素筛查，包括血压、血脂、血糖、血同型半胱氨酸、24 小时动态心电监测、心脏超声等[21]。对于持续性姿势 - 知觉性头晕患者，心理量表测评有助于量化评估患者焦虑情绪的程度。脑电图检查有助于癫痫的诊断。

四、 诊断标准

中枢性眩晕为一大类疾病，针对不同疾病有不同的诊断标准，而诊断的重点为区分中枢性眩晕及周围性眩晕。具体诊断需依据上述病史询问、体格检查及辅助检查综合诊断，前庭性偏头痛的具体诊断标准可见《前庭性偏头痛诊治专家共识（2018）》[22]。

五、 鉴别诊断

（一）前庭神经炎

前庭神经炎为临床上常见的前庭周围性的急性前庭综合征病因，主要临床表现为急性或亚急性起病的眩晕、行走不稳症状，站立时易向患侧倾斜，不伴有听力下降及其他中枢性体征和症状，在头部活动时症状加重，一般在 24 小时内症状达到高峰，常有前驱的头晕不适、恶心、不稳感症状，查体快相朝向健侧的水平略伴扭转的自发眼震，向健侧凝视时眼震幅度及速度增大，向患侧凝视时眼震幅度及速度减少，进行床旁甩头试验可发现患侧为阳性，进行温度试验可见患侧水平半规管低频功能受损表现。本病常易与急性卒中混淆，鉴别主要通过详细的体格检查即 HINTS 三步法进行区别[23]。

（二）良性阵发性位置性眩晕

主要临床症状为相对于重力方向的头位变化所诱发的、反复发作的短暂性眩晕和特征性眼震[24]，诊断主要依据位置试验，病程具有自限性。根据不同责任半规管出现的不同位置性眼震，本病亦与中枢性眩晕中的发作性前庭综合征混淆，进行位置试验及耳石复位治疗后评估疗效有助于鉴别。

（三）梅尼埃病

主要临床症状为至少 2 次或以上的发作性眩晕，患耳波动性听力下降、耳鸣和（或）耳胀闷感，症状持续时间为 20 分钟至 12 小时，至少有一次听力学检测证实患耳有低到中频的感音神经性听力下降[25]。仅 1 次发作的梅尼埃病在鉴别上较困难，与血管性眩晕鉴别需依据查体及影像学检查，与前庭性偏头痛鉴别需要进行纯音测听及病程上持续观察。

（四）伴有眩晕的突发性聋

在 2015 年中国的《突发性聋诊断和治疗指南》中指出，突发性聋为 72 小时内突发的、病因不明的感音神经性听力损失，且至少在相邻的两个频率听力下降≥20dBHL[26]。在 2019 年美国的《突发性聋指南》中略有不同，即 72 小时内在连续 3 个频率听力下降≥30dBHL 的感音神经性听力损失[27]。而伴有眩晕的突发性聋在临床上较常见，与中枢性眩晕中小脑前下动脉闭塞鉴别较困难，需依据体征及影像学评估明确。

（五）前庭阵发症

主要表现为反复发作旋转性或非旋转性眩晕发作，确定的前庭阵发症发作次数至少 10 次，持续时间小于 1 分钟，可能的前庭阵发症发作次数至少 5 次，持续时间小于 5 分钟，症状刻板，服用卡马西平或奥卡西平治疗有效[28]。本病的发病率较低，在鉴别上需仔细进行体格检查，过度换气试验可作为一种诱发本病的床边检查方法。本病的病因与第Ⅷ对脑神经受到血管压迫有一定关联，磁共振前庭神经成像检查可帮助鉴别[29]。

眩晕病因，但对于影像学无阳性表现的疾病，如前庭性偏头痛，患者在急性眩晕发作时，详细问诊及查体较困难，易产生误诊。

六、 误诊防范

（一）易误诊人群

中枢性眩晕在急诊科首诊的误诊率较高，尤其是对于后循环卒中患者，在缺乏卒中相关危险因素、头晕或眩晕症状较轻的患者中误诊率高达37%[5]；头部影像学检查能迅速鉴别部分中枢性

（二）避免误诊的要点

中枢性眩晕在急诊室的误诊率较高，尤其是对于孤立性眩晕患者，影像学检查是帮助诊断的"金标准"。HINTS三步法对于急性前庭综合征的患者有重要的诊断意义，临床需严格按照上述操作执行，尽快识别出中枢性眩晕，避免误诊、漏诊。

七、 诊断流程

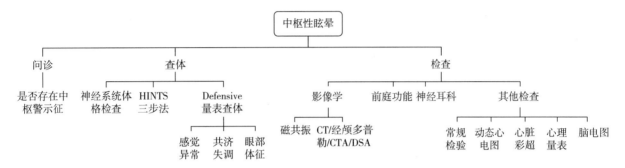

图 1-2-2　中枢性眩晕诊断流程

治疗

一、 治疗流程

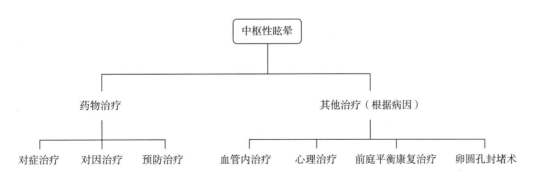

图 1-2-3　中枢性眩晕治疗流程

二、 治疗原则

中枢性眩晕病因较多，尽早明确诊断，针对病因治疗为关键，原则上应遵循相应诊疗规范及指南，制定个体化治疗方案。

三、 治疗细则

（一）药物治疗

药物治疗方案包括对症治疗药物、对因治疗

药物、预防用药三部分。

1. 对症治疗药物 对于严重眩晕、剧烈呕吐、出汗等自主神经功能症状较重患者，可短期给予前庭抑制剂对症改善症状，常用药物有盐酸氯丙嗪（成人 25 ~ 50mg 肌内注射，儿童 0.125mg/kg 肌内注射）、盐酸地芬尼多片（成人 25 ~ 50mg 口服 2 次/日，必要时）、盐酸苯海拉明（成人 25 ~ 50mg 肌内注射），此外，可酌情给予改善循环药物，如天麻素、银杏叶制剂、倍他司汀，注意在减轻症状的同时要积极寻找病因，药物使用时间不超过 72 小时。前庭性偏头痛患者除使用前庭抑制剂外，曲普坦类药物可作为抢救性治疗选择，若为前庭偏头痛持续状态，可给予静脉甲基强的松龙注射治疗[30]。

2. 对因治疗药物 对于脑血管病引起的超急性期脑梗死患者，若符合急诊静脉溶栓[31]（阿替普酶、尿激酶）或血管内介入治疗[32,33]等治疗措施指征，可按相应指南治疗；若超过上述时间窗或因其他原因失去血管再通治疗机会，可给予抗血小板或抗凝、调脂稳定斑块、控制血管病危险因素等治疗。对于疑诊为脑出血患者，应尽快完成颅脑 CT 检查，明确有无去骨瓣减压等外科治疗指征，根据情况给予脱水降颅内压、控制血压及预防并发症治疗。对于怀疑中枢性感染患者，无论是否获得病原学证据，均建议尽早进行经验性抗病毒或抗感染治疗，可经验性予以抗病毒（阿昔洛韦、更昔洛韦）、抗感染（头孢曲松、头孢噻肟）及脱水降颅内压治疗；对于中枢神经系统脱髓鞘疾病患者，给予糖皮质激素、免疫抑制剂等免疫调节治疗。对于发病在 24 小时内，具有脑卒中高复发风险即 ABCD2 评分≥4 分的急性非心源性 TIA 患者，尽早给予阿司匹林联合氯吡格雷抗血小板聚集治疗 21 天，同时严密观察出血风险[34,35]。

3. 预防用药 缺血性脑卒中及短暂性脑缺血发作患者，按照指南推荐给予抗血小板聚集（阿司匹林 75 ~ 150mg/d、氯吡格雷 75mg/d）、抗血栓（华法林、达比加群、利伐沙班）、抗动脉粥样硬化药（他汀类药）、控制血压、血糖、建议戒烟、治疗睡眠呼吸暂停、降同型半胱氨酸（叶酸、维生素 B_6、维生素 B_{12}）治疗[35]。前庭性偏头痛患者在预防用药上选择较多，如氟桂利嗪、普萘洛尔、美托洛尔、阿米替林、托吡酯、丙戊酸、坎地沙坦、文拉法辛等，可根据患者的适应证和禁忌证选择用药。

（二）其他治疗

符合血管内治疗时间窗及条件者，根据指南可选择相应的血管内治疗方案[32,33]。持续性姿势 - 知觉性头晕患者，早期心理治疗可显著降低病程加重的概率；认知行为治疗能显著改善患者症状及生活质量；前庭平衡康复治疗（详见"前庭康复训练"）可增加对自然平衡反射的适应，改善患者不良的姿势控制策略。对于前庭性偏头痛患者，若合并有卵圆孔未闭，且长期药物治疗效果差，可行卵圆孔封堵术以预防偏头痛的发作，部分患者能显著获益[14]。

四、疗效评估

根据不同病因按照相应指南治疗，以患者临床症状、体征、影像学上的恢复程度为主要评价指标。

预防

一、生活管理

脑血管病因患者，应控制血管病危险因素病因（高血压、糖尿病、高脂血症及心脏病等），劝诫患者戒烟、限酒，养成良好的睡眠习惯。有睡眠呼吸暂停患者必要时行正压通气治疗，避免药物（避孕药）及毒品的滥用，适当进食富含叶酸及 B 族维生素的食物，保持良好的生活作息，适当运动。前庭性偏头痛患者，生活中应避免接触诱发本病的因素，保持良好睡眠，规律进食，适当进行体育锻炼，学习放松技巧及应激管理等。

二、　复诊与随访

督促患者坚持服药，与患者预约好复诊时间，避免患者因缺药导致眩晕发作。每次随访应做好相应记录，若患者在院外发病且无法准确描述症状，可建议患者记录笔记，详细描述患者发病时的症状、持续时间、诱发因素、伴随症状等。

三、　患者教育

向患者进行健康宣教，使患者充分知晓自身疾病的病因，了解病情的发展及预后，尽量避免接触相关发病诱因。

作者：潘宋斌（武汉市第一医院）
二审审稿：李斐（海军军医大学附属上海长征医院）
三审审稿：马鑫（北京大学人民医院）
白雅（空军军医大学第一附属医院）

参考文献

第二章　问诊与查体

第一节　头晕/眩晕病史问诊策略

图 2 - 1 - 1　头晕/眩晕
病史问诊策略思维导图

触摸和谈话，曾经是医生探寻病因和减除病人痛苦的两件法宝[1]，临床中广为流传的"病史为王"及"五指医疗原则"无不体现着病史的重要性[2]。然而随着科学发展日新月异，新的检查方法及设备层出不穷，临床诊疗越来越依赖辅助检查，细致详尽的病史询问及传统的视、触、叩、听有被边缘化的趋势。临床诊疗中，合理与适宜的检查是必须的，但"好的病史问诊"是临床检查的基础，选择有针对性的辅助检查、解读各项检查结果，都必须建立在详细准确的病史基础之上。况且，在某些疾病早期，机体尚处于功能异常阶段，还未出现器质性或形态学方面改变，辅助检查可能没有阳性结果，这时问诊所得的资料尤其重要，而且是最早的诊断依据。

头晕/眩晕（以下简称为"头晕"）只是一种临床症状，其病因复杂，从良性发作性疾病到有生命危险的疾病都可能以头晕为表现。和头晕相关的疾病众多，相关检查更多，无论从诊疗思路还是卫生经济学角度，都不能以追求全面的检查作为头晕的诊断重点。问诊在头晕的诊疗中尤为重要，仅通过全面而有技巧的问诊，可以区分90%以上的症状是眩晕或是非旋转性头晕，可以基本明确70%~80%头晕的病因[3]。因此，在头晕诊疗中，必须先从病史入手，寻找蛛丝马迹，形成初步的诊断思路，再通过必要的、有针对性的辅助检查进行验证，然后结合病史正确解读检查结果，很多情况下还要进一步问诊及补充其他检查，以修正诊断。病史问诊不仅是诊疗的第一步，决定检查和诊疗的方向，而且贯穿反复修正诊断，直至找到"真凶"的整个过程。

首先，头晕完全是主观感觉，受患者病史长短、个人感受度、表达能力、各地语言差异、患者紧张情绪、患者的期望值等诸多种因素影响，采集病史经常不准确，面对不同的患者，采用不同的问诊方法方可奏效。其次，虽然近几年头晕疾病的诊疗有了实质性的发展，有了程式化的问诊"流程"，主要包括头晕性质、起病形式、每次发作持续时间、诱发因素、伴随症状及既往史在内的"头晕六问"内容，但头晕涉及的疾病很多，这个问诊流程中涵盖的内容非常广泛，需要花费很长时间。如何在有限的时间内有所侧重，如何在繁忙的临床工作中更准确高效地采集信息，并非易事。本文就头晕诊疗中病史问诊的流程与部分技巧做简单介绍，供从事头晕的临床医生借鉴和参考。

问诊基础

头晕问诊虽有技巧，但是要建立在基本方法之上进行灵活运用。头晕问诊最重要的是基础知识和基本方法，掌握的基础知识越全面、越熟练，才可能灵活恰当地使用技巧。头晕相关的基础知识包括以下几点。

一、头晕相关疾病知识

头晕涉及的科室和疾病非常多[4]，比如耳科包括良性阵发性位置性眩晕（benign paroxysmal positional vertigo，BPPV）、前庭神经炎、梅尼埃病、突发性聋、迷路炎、听神经瘤、上半规管裂综合征、大前庭导水管综合征、耳毒性药物、外伤等，神经科包括前庭性偏头痛（vestibular migraine，VM）、后循环梗死、短暂性脑缺血发作（transient ischemic attack，TIA）、脑干小脑出血、肿瘤、癫痫性眩晕、脱髓鞘病变、颅颈结合部位畸形等，内科疾病包括各种原因导致的晕厥前头晕、体位性低血压、高血压、甲状腺功能亢进症（简称甲亢）、贫血、阻塞性呼吸睡眠暂停低通气综合征（obstructive sleep apnea – hypopnea syndrome，OSAHS）、各种药物的副作用，精神科多为焦虑抑郁的躯体表现，以及眼科、骨科部分疾病等。

这么多疾病，全部精准掌握不太现实，要根据疾病谱中不同疾病的发病率有所侧重，所幸头晕虽然涉及的疾病很多，但是发病率差别非常大，80%的头晕患者所患疾病可能不超过 10 种，临床一线接诊医生通常首先考虑常见病，其次考虑少见病，因此对于常见的头晕疾病一定要熟练掌握其临床特点、诊断标准，准确解读各项辅助检查结果，同时对少见病也要有所了解。知道的头晕疾病越多，在临床诊断中尤其是遇到疑难头晕病例时，思路才能更加开阔。随着对疾病认识的不断深入，针对疾病的特点，可以在问诊中有所体现，如常见的 BPPV，近几年最大的进步集中在有关 BPPV 分级诊断中有争议的综合征[5]，其有一些病史特点，如患者年龄较小，经常反复发作，每次发作持续时间较短，常主诉"第 1 天头晕得起不了床，尤其一动晕得厉害，第 2 天好一些，第 3 天症状基本消失"，此时就要有所警惕，大概率不是确定的 BPPV，位置试验时要仔细观察眼震特点，同时结合反复耳石复位治疗是否有效来进一步验证您的推测。

二、　头晕相关概念

正确理解每个概念的含义，才能获得有效的信息。一直以来，国内外存在多种头晕或眩晕的定义及分类方式。在 2009 年前庭症状国际分类发表之前，国内一直沿用美国 1972 年提出的头晕分类及定义，其将 dizziness 作为所有头晕/眩晕症状

的总称，并分为四类，包括头晕、眩晕、失衡和晕厥前（状态）。2009 年巴拉尼（Bárány）协会首次提出前庭症状的共识性分类[6]，该分类中提出前庭症状包括眩晕、头晕、前庭 - 视觉症状和姿势性症状，并对具体内涵做了界定：①眩晕包括旋转感、非旋转感、摇摆、倾倒、浮动、弹跳或者滑动感；②头晕为头部昏沉感、空间定向受损，没有虚假或者扭曲的感觉；③前庭 - 视觉症状为头部运动中的虚假感觉、振动幻觉、视觉延迟、视觉倾斜、视物模糊、视景倾斜、视觉变形；④姿势症状仅见于直立位、坐位、站立或者行走时，不是体位变动中。非前庭症状包括晕厥前感觉、眼前发黑、即将摔倒，虽然晕厥前症状不在国际前庭症状分类中，但仍需要进行鉴别。

三、　全面正确的观念

要建立全面正确的观念，尤其是共病和动态的观念。同一患者的头晕在不同时期可能是不同原因导致的，同一时期的头晕也可能是多种头晕疾病共同作用的结果。对于反复发作，病史又比较长的患者，要着重问诊最近这次头晕发作是否和既往发作形式一致。如果一致，病程应包括从第一次发作头晕到最后一次发作的时间；如果不一致，则现病史为此次发病的时间，既往的头晕发作可以列在既往史中。头晕疾病很多都有共病和交叉，梅尼埃病和 VM 发作多次后对内耳造成损伤，可能会引起 BPPV，同时梅尼埃病和 VM 在同一患者出现更加常见[7,8]，因此在头晕诊断中需树立共病观念。再者，虽然前庭症状中术语是明确区分的，但在患者的发病过程中，不同的头晕形式可以共存或依次出现，如眩晕后出现头晕、眩晕时伴发姿势症状，一种症状的存在并不排斥合并其他类型的症状[4]。

当医生在患者疾病进展中后期介入时，需还原疾病从发病开始的所有头晕性质，如前庭神经炎后期可能因为代偿不良出现头晕、走路不稳，此时要还原最初眩晕的病史；而在疾病发展早期介入时，则要对疾病的预后有一定的预判，如前庭神经炎急性期患者，要考虑之后可能出现代偿

不良或伴发 BPPV。初次接诊时，可能做不到面面俱到，但随着病程的进展，如患者没有按照预期好转，则要及时调整思路，有时是初步诊断错误，有时则是最初的诊断无误，但疾病发生了进展，此时诊疗思路都要有所调整，在治疗中应始终贯穿这些观念，仔细观察、仔细询问，并随时调整。

问诊模式

医疗中所有疾病的问诊分为两种模式，即开放问诊模式和封闭问诊模式，针对头晕患者，有一些独特的特点。

开放问诊模式，是用一般的问话获得某一方面的大量资料，让患者像讲故事一样叙述他的病情，如"你今天来，有哪里不舒服"。

封闭问诊模式，基本是选择题，如"你是什么样的晕？天旋地转、昏昏沉沉还是走路不稳""头晕时有没有耳鸣和听力下降"。

随着人们的生活水平不断提高，其自我健康意识也明显增加，很多患者会详细记录自己的发病情况，而且部分患者能清晰表达，针对此类患者，可以尝试从开放问诊开始。采用这种问诊方式有两点需要注意：①要听：尽量不要打断患者，没有医学背景的患者能有条理地把自己的患病过程讲清楚很不容易，经常打断患者可能会漏掉重要内容；②会听：医生不能要求没有医学背景的患者讲出"头晕六问（头晕性质、起病形式、每次发作持续时间、诱发因素、伴随症状及既往史）"中的专业术语，所谓会听就是能够将患者的通俗语言表达和专业术语进行关联。

比如下面这段病史描述：一周前感冒了，不太重，也没当回事，结果 3 天前突然头晕，早上一睁眼，我就看着窗户在哗哗地动，我赶紧闭上眼睛，好一点，再睁眼还是那样，尤其是我想起来去卫生间，更严重，感觉卧室的柜子都在动，恶心，想吐没吐出来，第一天都起不来床，我胳膊、腿都能动，但就是一动就晕，所以不敢动，后来睡着了，再醒来好一点，但还是不行，一睁眼就是这样，我都想打"120"了。第二天稍好一点，能慢慢起床，但是还是忽忽悠悠的，走路也不行，深一脚浅一脚的，感觉控制不了方向，总是撞右边的墙。今天是第 5 天，我不敢那么快起床，感觉好多了，但是我低头穿鞋时晕了一下，前几天也顾不上，今天觉得右边耳朵也闷闷的，是不是洗澡进水了？

在这个病史陈述中，虽然患者没有说出眩晕、姿势不稳、特定体位诱发、持续性还是短暂性眩晕这样的专业词汇，但可以从中找到一一对应的生活化词语，如眩晕对应"窗户在哗哗地动"，姿势不稳对应"感觉控制不了方向，总是撞右边的墙"，特定体位诱发对应"低头穿鞋时"，持续性对应"第一天都起不来床"，短暂性眩晕对应"低头穿鞋时晕了一下"，这就是头晕问诊中的场景还原[9]，这样问诊，医生不必冰冷地问一些晦涩的医学词汇，患者不用因为不懂医学而紧张，只需要真实描述发病场景。不过，这种问诊方式对医生和患者的要求都比较高。

不是所有的患者都有这种语言组织表达能力，否则，病史问诊就没有什么难度了。大部分患者在陈述病史时，可能主次不分、杂乱无章。此时采集病史不能根据患者的描述记流水账，更不能患者怎样说就怎样记，需要进行有重点、有主次、有层次的封闭式问诊。

国际前庭疾病分类（the international classification of vestibular disorder, ICVD）是由相互关联的 4 个层面构成的体系，第一个层面为头晕相关的症状和体征；第二个层面为三个综合征，包括急性前庭综合征、发作性前庭综合征和慢性前庭综合征；第三个层面为各种头晕疾病；第四个层面为发病机制。每个层面在这个相互作用的有机整体内发挥作用[10,11]，其中诊断的第二个层面，是根据头晕的性质和起病形式划分为三种类型的前庭综合征，包括急性前庭综合征、发作性前庭综合征和慢性前庭综合征。综合征这一层是头晕诊断的关键一步，是症状、体征和疾病之间的桥梁，不同的综合征下有不同的系列疾病，选择正确的综合征，对同一综合征下的系列疾病进行鉴别诊断，会大大缩小需要鉴别诊断的范围。因此，可以将前庭综合征这一层作为病史分层问诊的分水岭，分为核心病史和鉴别病史两部分（图2-1-2）。但是该分层诊断中未纳入晕厥症状，应首先除外晕厥后再进入该分层问诊。

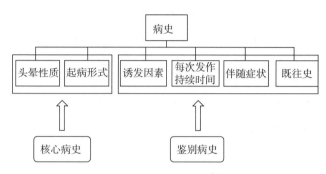

图2-1-2 将头晕病史六问按照诊断思路分为核心病史和鉴别病史

一、核心病史

核心病史主要包括两个问题，头晕性质和起病形式，这两个问题是决定选择何种综合征的关键病史，不能着急，要仔细问询，有时为了核实资料，需要从不同角度多问几次，反复核实，但要注意避免无计划地重复提问，可能会影响和谐的医患关系和失去患者的信任。

（一）头晕性质

前面已经提及，在2009年巴拉尼协会首次提出的前庭症状共识性分类中，前庭症状包括眩晕、头晕、前庭-视觉症状和姿势性症状。虽然这些术语是明确区分的，但每个人的感受不同，描述方法差异很大，而且在发病过程中，不同的头晕形式可以共存或依次出现，无论对医生，还是对患者而言，准确描述有一定的难度[4]。这点在既往文献中也有相似的结果，如对两所医院急诊的872例患者就头晕性质问卷分析显示，62%的患者选择一种以上头晕性质；218例问卷中没有选择眩晕者，70%的患者面对面回答眩晕感；6分

钟重复回答同一问题，52%的患者答案不一致[12]。Kerber KA等对12个月内以头晕或者平衡问题就诊的患者进行调查，61.1%的患者主诉两种以上头晕性质，外周前庭源性头晕患者中只有24.6%采用眩晕作为第一主诉[13]。虽然可以用场景还原的方式提高头晕性质问诊的准确率，但是医生不能过度相信患者的描述而进行诊断[14,15]。

（二）起病形式

起病形式分为三种，急性前庭综合征为急性单相病程起病，发作性前庭综合征表现为反复发作的特点，慢性前庭综合征则表现为症状持续存在，病程超过3个月。当然可以直接询问患者是哪种起病形式，但是首次发作头晕的患者，出于恐惧，经常会说一直晕，发作性前庭综合征的患者，如果长期发作也会在间歇期出现不同于发作期的头晕形式，患者也会误认为是一直在晕，知道了这些"坑"的存在，就会避免被患者误导。病程和起病形式之间有密切的关系，病程是指该症状出现的时间，对于大部分患者而言，以时间作为问诊的重点，相比头晕性质，更容易采集到更加准确的病史信息，这也是TiTrATE（时间timing，诱因triggers，针对性检查targeted bedside eye examinations）的问诊模式，以时间作为问诊的重点[16-18]。

病程可以提供很多信息，如患者主诉持续头晕3天，首先基本不考虑慢性前庭综合征，因为对于缓慢起病、头晕程度不重的慢性前庭综合征，患者很少1周内就诊，而3天内的急性前庭综合征患者精神状态会比较差，甚至可能坐轮椅或推车进诊室。首次发作头晕的患者，如果是被轮椅或者平车推来，则"持续眩晕3天"的主诉可信；如果患者是自己一个人走进来，则该主诉显然不可信；这时需要仔细追问患者是持续眩晕还是一阵阵晕，中间是否有好转的时候。追问后，患者可能回答确实是一阵阵的，这时就可以进入发作性前庭综合征的问询，但是患者也可能会表示前几天一直晕，最近好转，这提示患者是在按照良性的急性前庭综合征逐渐缓解，静态代偿逐渐建

立的过程发展，恶性头晕的概率也会有所降低。因此从患者踏入诊室，看到他的第一眼，医生的鉴别诊断就开始了。而对于慢性病程，病史超过3个月的患者，这时急性前庭综合征的可能性也会大大降低，即使之前曾有急性头晕的病史，过了这么久再次就诊，多半不会是因为之前的情况，而是至今仍有一些和开始不同的症状，但要注意慢性头晕发作中是否有反复头晕发作。

在以发病时间为切入口的问诊中，要特别注意，反复发作、病史较长的患者，每次发作的形式是否一致。总之，在核心病史的问询中，以下3个问题最为关键：①是否为第一次发作；②此次发作和既往发作是否一样；③是否有完全不晕的时候（图2-1-3）。

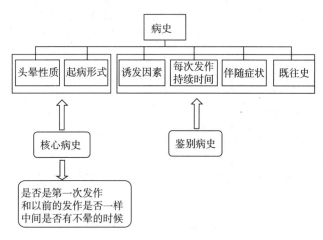

图2-1-3　核心病史询问中最重要的三个问题

二、鉴别病史

进入不同的前庭综合征诊断后，接下来要做的是同一综合征下相似疾病的鉴别诊断，主要从每次发作持续时间、诱发因素、伴随症状以及既往史4个方面问询，不同的综合征问询侧重有所不同。

（一）急性前庭综合征问诊重点：伴随症状

对于急性前庭综合征，鉴别良恶性眩晕是问诊的重点，而伴随症状是重中之重，要关注典型的中枢神经症状体征，如意识障碍、复视、肢体无力或肌张力异常、肢体或躯干共济失调、严重平衡失调、交叉性或偏身感觉障碍、构音障碍、

吞咽困难、饮水呛咳、视野缺损、霍纳征等[4]。

有研究表明，86例一过性急性前庭综合征（acute transient vestibular syndrome，ATVS）的患者，卒中的发生率高达27%，卒中和颅颈疼痛（odds ratio，9.6）以及局部神经科体征（odds ratio，15.2）高度相关[19]。Choi JH的研究发现，850例伴有头晕的急性缺血性卒中患者中，35例（4.1%）第一次DWI-MRI阴性，其中31例持续眩晕，4例短暂反复眩晕，16例有神经科体征或严重平衡障碍，21例没有自发眼震[20]。因此，对于急性前庭综合征患者，除关注常见的、典型的中枢神经体征，还需关注以下症状：①面部轻微麻木；②头痛，尤其是后枕部疼痛等非特异性症状[19]；③与眼震强度不相符的严重姿势障碍，严重恶心、呕吐等自主神经症状[21]；④罕见的房间倾斜错觉等[22]。如果只是泛泛问诊，很容易遗漏重要信息，继而干扰后续查体项目的选择，甚至误导医生过度相信影像学结果，漏诊恶性眩晕[23]。

急性前庭综合征中除中枢神经症状需关注外，若伴有心悸、胸闷、胸痛、面色苍白、晕厥等症状时，需警惕心脏病变的可能，如急性冠状动脉综合征或心律失常。肺栓塞也是恶性眩晕的原因之一，需紧急识别并给予处理。识别出恶性眩晕后，突发性聋伴眩晕和前庭神经炎是急性前庭综合征疾病谱中的重要疾病，但属良性眩晕，鉴别时需关注听力。既往史中则要着重问询既往高血压、糖尿病、高脂血症、吸烟史、饮酒史、心脑血管病史，有助于寻找动脉粥样硬化证据。因为急性前庭综合征患者表现为急性单相病程，不管何种原因，双侧前庭系统不对称，几乎任何诱发因素都会引起症状加重，所以诱发因素的问询不是重点，即使患者主诉体位改变症状加重，也要追问是特定体位还是所有体位，避免和BPPV混淆，同时也防止漏诊部分伴发BPPV的急性前庭综合征。

（二）发作性前庭综合征问诊重点：诱发因素

发作性前庭综合征可从诱发因素开始进行问

询[17,18]，这点也是患者比较容易准确描述的，但是在询问诱发因素时，尽量将诱因融入到日常生活动作中，不要使用特别专业的词汇，如"是否体位改变诱发头晕"就不太合适，而"是不是躺下、翻身、抬头晾衣服、低头系鞋带、拖地时诱发头晕"更容易让患者明白。

由此可将发作性前庭综合征患者分为诱发发作和自发发作两类，体位诱发性反复发作的眩晕疾病中以 BPPV 最为高发，其后的检查以这部分为重点。其他的诱发因素可对诊断有特别提示作用，如月经前期或月经期出现，伴随偏头痛，常见于前庭性偏头痛；瓦氏（Valsava）动作（排便、屏气）、大声或噪音可见于外淋巴瘘及上半规管裂综合征。而自发发作的发作性眩晕疾病中，每次发病持续时间是鉴别要点，其中发作时间不定的常为前庭性偏头痛、良性复发性头晕、外淋巴瘘等；每次发作时间较为固定的患者中，数秒钟者常见于前庭阵发症、上半规管裂或梅尼埃病后期等，数分钟者还可见于 TIA、惊恐发作等，数十分钟至数小时者常见于梅尼埃病及其他原因的膜迷路积水等。另外，前庭性偏头痛是和其他发作性疾病容易混淆的疾病，也是最常见的发作性眩晕疾病[24]。另外，自发发作性眩晕疾病中，每次发作时伴随的听觉症状，包括耳鸣、耳闷胀感、听力下降或听觉过敏是鉴别重点。最后要耐心问询既往和目前是否有头痛表现，以及头痛的性质和特点。前庭性偏头痛患者常有头痛家族史或低血压、晕车史，有时甚至要反复问询家族四代是否有偏头痛病史[25]，这点在急性前庭综合征中就没有这么严苛。但要注意，并不是同时有头痛和头晕就是前庭性偏头痛，而且不是所有的听力下降和耳鸣都和头晕相关。

（三）慢性前庭综合征问诊重点：既往史

慢性前庭综合征仅为引起慢性头晕的前庭系统相关疾病，主要包括双侧前庭功能低下及老年前庭病、PPPD、中枢退行性疾病等。其实慢性头晕有大量非前庭系统病因，包括精神心理相关头晕、基础疾病引起的头晕、药物性头晕、眼部及颈部相关疾病引起的头晕等。

其问诊重点是既往史的问询：①既往是否有前庭疾病及耳毒性药物使用史；②发病之初是否曾有急性前庭事件，有些患者凭主观臆断，认为没有关系的事件就不会主动提起，一定要反复追问，尽量还原疾病完整过程，这也是 PPPD 重要的诊断思路；③是否有精神疾病，表现为紧张、担心、坐立不安、情绪低落、恐惧、睡眠障碍（如入睡困难、易醒、早醒等）；④是否有起床平衡障碍（如需双手支撑床面才能缓慢坐起），走路时步幅是否很宽，或行走时像醉酒一般重心不稳，是否有"吟诗"样言语等，需警惕小脑退行性疾病的可能[26]；⑤是否有可能引起持续头晕的基础疾病，如贫血、电解质紊乱、甲状腺功能异常、阻塞性睡眠呼吸暂停低通气综合征、未控制的高血压、糖尿病相关外周神经病变等；⑥是否有多种药物合用史，老年患者尤其要关注药物性头晕，联合使用 5 种以上内科药物，头晕的发生率会大大增加，统计显示，23% 的老年慢性头晕患者可能由药物所致[27,28]。

在时间允许的情况下，除了以上介绍的切入点，其他病史也要详细采集，但由于门诊工作繁忙，若时间不允许，可优先采集重点病史[29]。

➡ 其他注意事项

1. 面对危重患者，在做扼要的询问和重点检查后，应立即进行抢救，待病情好转后再进行详细的病史询问及其他检查，以免延误治疗。

2. 不同级别的医院，不同的出诊科室，需关注疾病谱的差异。急诊科要特别关注恶性眩晕，高级别医院及中医科、眩晕专科可能长病程、共病患者比例较高。临床中根据经验划定自己门诊的疾病谱，有助于快速诊疗。

3. 不同年龄的患者，疾病谱也有所不同。随着年龄增加，各系统功能退化，老年头晕患者的疾病谱可有明显改变，药物相关头晕、多系统头晕及平衡障碍、既往前庭病变反复代偿不良等发生率逐渐增加，需要格外重视。

4. 如果问诊发现不可靠或含糊不清之处，不要随意否定或怀疑患者，要从不同角度反复询问，力求获得可靠病史，切忌主观臆断、轻易下结论。

5. 多关注细节，详细描述发病过程，具体到每个动作，遇到说方言的患者，要确保患者能够听明白问题。

6. 注意避免暗示性套问，如"头晕时耳朵响不响"，很多患者在严重头晕发作时没有特意关注耳部症状，这时可能患者就会随意回答，如果变换一种方式提问，如"头晕时，耳朵有什么不舒服吗"，这样获取的病史比较客观和真实。

7. 问诊结束时，做一个简短精练的小结，看患者有无补充或纠正之处，借机核实患者所述的病情或澄清所获信息。

8. 若患者问及自己不懂的问题时，应承认自己经验不足，并设法为患者寻找答案[29]。

▶ 总结

病史采集是加强医患沟通交流、建立良好医患关系的重要手段，正确的问诊技巧和良好的沟通技能，是获得系统准确的病史资料的前提，问诊中的人文关怀则是医患之间的情感交流，通过恰当、准确、高效的病史采集，获得的病史的可信度越高，医患的距离感也就越小，这样一方面可以构建和谐的医患关系，另一方面也会提高患者对治疗的依从性。随着科技水平的发展，应用于检查和诊断的新技术、新仪器不断涌现，但都无法改变病史采集作为一项临床医生的核心技能和医患交流纽带的重要地位。这项技能不是一朝一夕可以练成的，需要在长期的临床实践中反复练习、不断揣摩，同时不断丰富自己的专业知识，才能在头晕临床诊疗中灵活运用！

作者：马鑫（北京大学人民医院）

二审审稿：陈钢钢（山西医科大学第一医院）

三审审稿：张甦琳（华中科技大学同济医学院附属协和医院）

参考文献

第二节　前庭疾病的神经耳科学查体

图2-2-1　前庭疾病的神经耳科学查体思维导图

前庭疾病患者通常表现为眩晕、头晕、不稳感或振动幻视[1]。头晕和眩晕是临床常见的症状，也是患者经常就诊医院的原因。在眩晕和头晕患者中，由于各研究之间存在很大差异，所以目前前庭疾病的患病率仍然难以估计[2]。近年来，由Bosner[3]、Hüsle[4]、Seidel el.[5]等人发表的研究提示，前庭疾病的发病率很高，同时也促使临床医生认识到前庭疾病诊治的迫切性及必要性[6]。

然而，因为眩晕及头晕患者对症状的描述通常都是模糊和不清楚的，所以系统的临床查体是必不可少的[7]。

神经耳科学是涉及耳科学、神经内外科学、眼科学等学科的一门交叉学科，主要研究耳相关的听、前庭与耳神经的基础科学及临床疾病诊治。目前，国内很多临床医生仅重视对前庭疾病患者神经系统体征是否异常，却忽略了神经耳科查体的必要性和重要性[8]。因此，普及前庭疾病的神经耳科学查体方法，是目前面临最为突出的问题[9]。本文将简要介绍神经耳科学查体的内容。

神经耳科学查体内容繁多，分类方法并不统一，笔者结合临床实际并根据 Walker MF[10] 与 Eggers SD[11] 等，分为耳科相关查体、神经耳科床旁查体、神经科相关查体三部分。其中神经耳科床旁查体又分为静态前庭功能、动态前庭功能、诱发眼震试验、其他眼部运动和神经检查（图2-2-2）。本文重点讲述前两部分内容，神经科相关查体内容详见第二章第三节"前庭疾病的神经系统查体"。

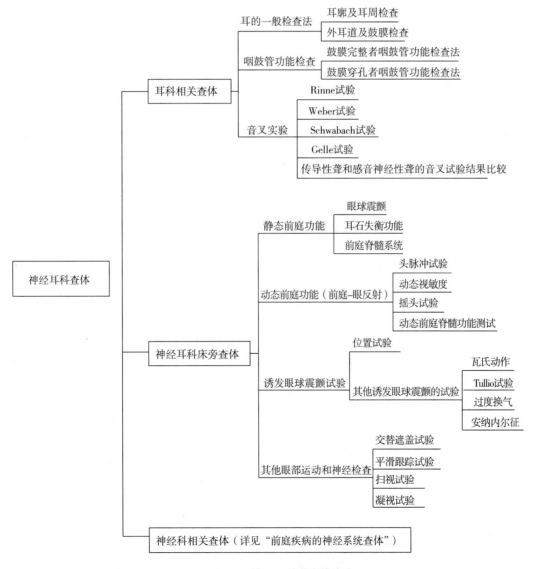

图2-2-2 神经耳科学查体内容

耳科相关查体

一、 耳的一般检查法

（一）耳廓及耳周检查

1. 视诊 注意观察外耳的存在与否。评估外耳在面部的位置以及是否双侧对称[12]。观察耳廓的形状及大小，有无畸形、疱疹、增厚及皮肤红肿等[12]。评估耳廓和耳后区域是否有瘀斑、肿胀、肿块等[13]。其次应观察耳周有无红肿、瘘口、有无副耳等[10]。

2. 触诊 触诊双侧乳突及鼓窦区，有无压痛及耳周淋巴结肿大。触诊耳屏或牵拉耳廓时，观察有无疼痛。触诊耳后肿胀有无波动感、压痛及瘘口。

3. 嗅诊 分泌物的特殊味道，有助于鉴别诊断（如中耳胆脂瘤的腐臭、中耳恶性肿瘤的恶臭）。

4. 听诊 根据与患者交流时患者说话语音的高低及言语的清晰度有助于判断耳聋的程度及性质[12]（如感音神经性聋患者常高声说话，传导性聋患者则常低声交流）。

（二）外耳道及鼓膜检查

检查者与患者相对而坐，患者侧坐，受检耳朝向检查者。调整光源及额镜，使额镜的反光焦点投照于受检耳之外耳道口。

1. 徒手检查法（manoeuvre method） 主要分为双手检查法和单手检查法。

（1）双手检查法：检查成人时，如检查右耳，左手将耳廓向后外上方牵拉，使外耳道变直；右手示指将耳屏向前推压，使外耳道口扩大，以便观察外耳道及鼓膜；如检查左耳，则与之相反（图2-2-3）。检查婴幼儿时，应向下牵拉耳廓，并将耳屏向前推移，使外耳道变直，外耳道口扩大[12]。

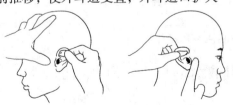

图2-2-3 双手检查法[12]

（2）单手检查法：检查右耳时，左手从耳廓上方以拇指和中指夹持并牵拉耳廓，示指向前推压耳屏；检查左耳时，左手则从耳廓下方以同样的方法牵拉耳廓、推压耳屏[12]（图2-2-4）。

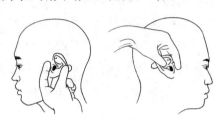

图2-2-4 徒手单手检查法[12]

2. 耳镜检查法（otoscopy） 分为普通耳镜检查法、电耳镜检查法和鼓气耳镜检查法。

（1）普通耳镜检查法：当患者外耳道狭窄或者炎症肿胀时，可使用耳镜，应小心地将耳镜放入外耳道，将耳廓夹在检查者手的拇指和示指之间，然后轻轻向后上外牵拉，以拉直外耳道，寻找有无异物、炎症、肿物等[14]。耳镜检查可采用双手或单手法（图2-2-5、图2-2-6）[15]。

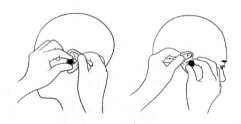

图2-2-5 双手耳镜检查法[12]

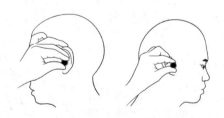

图2-2-6 单手耳镜检查法[12]

（2）电耳镜（electro-otoscope）检查法：电耳镜自带光源和放大镜，部分可调焦距，利于观察外耳道及鼓膜的细微病变。由于便于携带，适用于婴幼儿及卧床患者的检查[12]。

（3）鼓气耳镜（Siegle speculum）检查法：检查时将鼓气耳镜（图2-2-7）口置于外耳道内，通过反复挤压－放松橡皮球，在外耳道内交替产生正、负压，引起鼓膜内、外相运动[12]。鼓室积液或鼓膜穿孔时，鼓膜活动度降低或消失，咽鼓管异常开放时，鼓膜活动明显增强；细小鼓膜穿孔时，通过负压吸引作用还可以使一般检查不能见到的脓液经小穿孔向外流出；用鼓气耳镜还能进行瘘管试验和Hennebert试验。

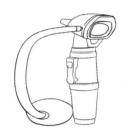

图2-2-7 鼓气耳镜

3. 耳内镜（oto-endoscope）检查法 冷光源硬管内镜，有不同的规格[12]，可以通过监视器显示外耳道和鼓膜形态。在观察病变的同时可以进行操作。

4. 手术显微镜（operative microscope）检查法 焦距225~300mm，可以精细地观察鼓膜的各种细微病变，同时可以双手进行治疗操作[12]。

5. 检查外耳道及鼓膜的意义 排除外耳道及中耳炎症、鼓膜穿孔、外耳道耵聍、异物、中耳手术术后等影响前庭功能检查结果及可能诱发头晕或眩晕疾病的各种情况。

二、 咽鼓管功能检查

咽鼓管是中耳和鼻咽之间的生理通道。正常中耳功能的实现要求中耳压力接近外界大气压，这是通过定期打开咽鼓管和以接近外界大气压的压力输送气体来实现的[16]。近年来研究发现，有些前庭疾病的发生与咽鼓管功能障碍有关，因此咽鼓管功能检查在耳科检查方法中至关重要。常用的方法如下。

（一）鼓膜完整者咽鼓管功能检查法

1. 吞咽试验法 包括听诊法、鼓膜观察法[12]。

2. 咽鼓管吹张法 本法既可大致估计咽鼓管是否通畅，也可用作治疗，包括瓦尔萨尔法（又捏鼻闭口呼气法）、波利策法（适用于小儿）、导管吹张法[12]。

3. 声导抗仪检查法 包括负压检测法、鼓室导纳曲线峰压点动态观察法、226Hz和1000Hz探测音鼓室声导抗测试[12]。

4. 咽鼓管纤维内镜检查法[12]。

（二）鼓膜穿孔者咽鼓管功能检查法

鼓膜穿孔者咽鼓管功能检查法包括鼓室滴药法、荧光素试验法、咽鼓管造影法、鼓室内镜检查法、声导抗仪检查法、咽鼓管声测法、咽鼓管光测法、压力舱检查法等[12]。

三、 音叉实验

在床旁检查时，临床上经常使用音叉测试来区分传导性和感音神经性听力损失。每套音叉由5个不同频率的音叉组成，即C_{128}、C_{256}、C_{512}、C_{1024}、C_{2048}，其中最常用的是C_{256}与C_{512}。

检查时，检查者将叉臂于手的第一掌骨外缘或肘关节处轻轻敲击，将振动的叉臂置于距被检查耳外耳道口1cm处，两叉臂末端应与外耳道口在一平面，检查气导（air conduction，AC）听力[12]。检查骨导（bone conduction，BC）时，将叉柄末端的底部置于颅面中线上或鼓窦区[12]。

（1）林纳试验（Rinne test，RT）：用于比较被检查耳气导和骨导的长短[12]。方法：取C_{256}音叉先测试骨导听力，一旦被检查耳听不到音叉声时，立刻测同侧气导听力（图2-2-8），被检查耳此时若又能听到，说明气导>骨导（AC>BC）为RT阳性（+），考虑听力正常或感音神经性聋[14]。若不能听到，再敲击音叉，先测气导听力，当不再听到时，立刻测同耳骨导听力，若此时又能听及，可证实为骨导>气导（BC>AC），为RT阴性（-），考虑为传导性耳聋。若气导与骨导相等（AC=BC），以"（±）"表示，考虑可能为传导性耳聋或混合性聋[14]。

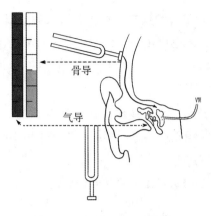

图2-2-8 林纳试验[12]

（2）韦伯试验（Weber test，WT）：用于比较被检查者双耳的骨导听力，最适用于单侧听力损失患者[14]。方法：敲击 C₂₅₆ 或 C₅₁₂ 音叉并将其置于颅面中线上任一点（多为前额或顶部）。询问被检查者仔细辨别音叉声偏向哪一侧，并以手指表示。记录时以"→"示所偏向的侧别，"="示两侧相等（图2-2-9）。传导性聋偏向患侧或较重侧，感音神经性聋偏向健侧或较健侧[14]。

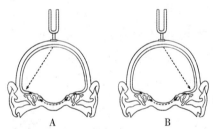

A 示骨导向试验偏患侧；B 示骨导向试验偏健侧

图2-2-9 韦伯试验[12]

（3）施瓦巴赫试验（Schwabach test，ST）：用于比较被检查者与正常人的骨导听力[12]。方法：取 C₂₅₆ Hz 音叉先测试正常人骨导听力，当不再听到音叉声时，迅速将音叉移至被检查耳鼓窦区测试。按同法先测被检查耳，后移至正常人[12]。如受试耳骨导延长，示为"（＋）"，说明为传导性耳聋；缩短示为"（－）"，说明为感音神经性耳聋；两种相同示为"（±）"，说明正常或两侧相似。

（4）Gelle 试验（Gelle test，GT）：鼓膜完整者，可用此试验检查镫骨的活动度[12]。方法：将鼓气耳镜口放于外耳道内。向外耳道内交替加、减压力，同时将振动音叉的叉柄底部置于鼓窦区[12]。如果镫骨活动正常，被检查者听到音叉声音在由强变弱的过程中有忽强忽弱的不断波动变化，为阳性（＋）；无强弱波动感，为阴性（－）。当耳硬化或听骨链固定时，本试验为阴性[12]。

5. 传导性聋和感音神经性聋的音叉试验结果比较 见表2-2-1。

表2-2-1 音叉试验结果比较

试验方法	正常	传导性聋	感音神经性聋
林纳试验（RT）	（＋）	（－） （±）	（＋）
韦伯试验（WT）	（＝）	→患耳	→健耳
施瓦巴赫试验（ST）	（±）	（＋）	（－）

神经耳科床旁查体

神经耳科床旁查体对于评估主诉头晕和眩晕的患者至关重要，包括静态前庭功能、动态前庭功能（前庭眼动反射）和诱发试验、其他眼动检查及神经系统检查。

一、 静态前庭功能

静态前庭平衡功能的评估包括对迷路平衡和耳石平衡的评估，这两种平衡分别表现在前庭 - 眼动系统和前庭 - 脊髓系统中[11]。

（一）眼球震颤

眼球震颤（nystagmus）是指由于无法持续注视目标，眼球缓慢向一侧移动偏离注视目标，之后紧随出现快速的纠正性眼球回跳，是一种不自主、双向、有节律性、往返摆动的眼球运动[17]。眼球震颤分类方法有很多种，Bárány Society 从现象学角度将眼球震颤分为生理性眼球震颤、病理性眼球震颤和眼球震颤样运动[18]。其中病理性眼球震颤又可分为自发性眼球震颤、凝视诱发眼震和触发性眼球震颤[18]。静态前庭不平衡的特征是自发性眼球震颤。这种自发性眼球震颤是鉴别急性和慢性眩晕的重要因素。具有快相和慢相的自发性眼球震颤，即急促性眼球震颤，可由前庭眼动系统紊乱引发。然而，摆动性自发性眼球震颤是由眼运动中心和通路的紊乱引起的[19]。因此，床旁查体中应注意观察眼震类型和强度，关注眼震强度是否受固视抑制影响，明确是否存在中枢性眼震[9]（详见第二章第四节"眼球震颤"）。

（二）耳石失衡功能

静态前庭不平衡的影响可出现部分或完全的眼偏斜反应（ocular tilt reaction，OTR），包括静态眼球扭转、垂直眼偏斜（垂直方向上的眼球偏斜），单侧前庭病变或累及前庭核的中央病变产生向病变侧的头倾斜[10]。床旁查体时，头倾斜和垂直眼偏斜较为容易观察，但需要进行眼底照相来判断眼球是否异常旋转（图2-2-10）。单侧前庭病变或累及前庭核的中央病变会产生向患侧的头偏斜。喙侧桥脑与中脑病变时，多表现为头偏斜向病灶对侧。内侧纵束（MLF）病变也可出现眼偏斜；患侧眼球通常较高。区分由耳石系统引起的歪斜和由于其他原因（如滑车神经麻痹或小脑疾病）引起的垂直错位是至关重要的[10]（详见第二章第六节"眼偏斜反应"）。

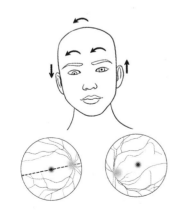

图 2-2-10　眼偏斜试验示意图[20]

（三）前庭脊髓系统

静态前庭失衡还可能影响前庭脊髓系统平衡，可以通过 Romberg 试验和 Fukuda 原地踏步试验进行评估。

1. Romberg 试验　患者双脚并拢，双眼闭合。让患者双脚并排站立或单脚站立，或者让患者站在柔软的泡沫表面上，增加检查难度。

2. Fukuda 原地踏步试验　嘱患者闭上眼睛原地踏步，可观察到患者向病变侧逐渐旋转[10]（详见第二章第三节"前庭疾病的神经系统查体"）。

二、动态前庭功能（前庭眼动反射）

前庭眼动反射（VOR）对低频和高频头部旋转的反应提供了动态前庭功能的检测依据[15]。VOR 的作用是使眼睛在轨道上旋转时精确补偿头部运动，保持眼睛在空间的稳定性。VOR 增益定义为眼速度与头动速度之比。在床旁检查时，主要测试中频（0.1~1 Hz）和高频（大于 1 Hz）VOR。低频 VOR（小于 0.1 Hz）的测试仅适用于旋转椅[10]。

（一）头脉冲试验

头脉冲试验是评估水平前庭眼动反射（VOR）完整性的一种简单有效的方法，在急性前庭综合征的评估中不可或缺。方法：患者与检查者相对而坐，紧盯检查者的鼻尖并放松颈部，检查者用双手牢牢抓住患者的头部，并将其快速向左或向右转动，转动时不可让被检查者预知方向和速度。脉冲应为低振幅（10°~20°）和高加速度［(2000~4000)/s^2］运动（图2-2-11）[20]。当 VOR 正常时，可使眼球固定在检查者的鼻尖上，从而保持对目标的视觉固定。当 VOR 单侧受损时，甩头时眼球不能紧盯目标而出现纠正性扫视，提示该侧为患侧[20]。与较慢的头部旋转相比，头脉冲试验的优势在于可以更容易地识别单侧前庭病变。

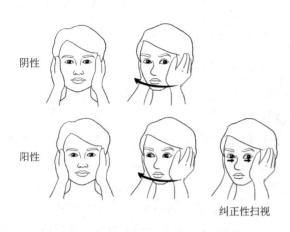

阴性

阳性

纠正性扫视

图 2-2-11　头脉冲试验示意图[19]

（二）动态视敏度

动态视敏度是指被检查者在头部移动时读取视力图表的能力[10]。方法：当头部以约 1～2Hz 的频率摇头，如果此时的视力与基线视力相比下降两行或更多，提示 VOR 功能减退。双侧前庭病的动态视敏度通常降低，尤其具有检查价值。然而，这种测试有时很难进行，因为患者可能在头部相对静止的时间间隔内阅读，例如通过抵抗旋转或在转弯点阅读[10]。

（三）摇头试验

摇头试验可用于评估迷路的动态平衡以及速度存储系统的完整性和对称性[20]。方法：检查者以大约 2Hz 的频率让患者水平摇头 10～15 秒，然后观察眼球震颤，这种眼震称为摇头性眼震。如果单侧迷路病变时，剧烈摇头后会出现水平眼球震颤，慢相最初指向患侧，通常有一个后期反转阶段，方向发生变化。在急性病变中，当速度存储被抑制时，摇头眼震可能不明显。中枢（如小脑）病变可能在水平摇头后产生垂直眼球震颤，称为"交叉耦合"[20]。

（四）动态前庭脊髓功能测试

动态前庭脊髓功能测试是通过评估患者在受到非预期干扰时做出姿势纠正的能力测试。例如，如果在进行 Romberg 试验时要求患者闭上眼睛并

拉动患者，通过其串联步态来观察患者的动态前庭脊髓功能[10]。

三、　诱发眼球震颤试验

（一）位置试验

位置试验是采用迅速改变头位和体位来诱发眩晕的一种检查方法，可以协助诊断良性 BPPV，包括 Dix-Hallpike 试验、Roll 试验、低头-仰头试验、侧卧试验等。同时，需要注意位置试验出现诱发性眼震时，应与中枢性发作性位置性眩晕（CPPV）相鉴别[21]（详见第六章第一节"良性阵发性位置性眩晕"）。

（二）其他诱发眼球震颤的试验

1. 瓦氏（Valsalva）动作　要求患者尝试对着闭合的声门呼气（好像拉紧或举起重物），这是通过增加中心静脉压来增加颅内压；第二种类型的瓦氏动作是试图对着捏住的鼻孔鼓气，这是通过咽鼓管增加中耳压力[11]。瓦氏动作诱发的眼球震颤或原有眼震增强提示可能存在颅颈交界病变、外淋巴漏、上半规管裂、听骨链病变等[11]。

2. Tullio 试验　强声刺激患者出现短暂的眩晕、眼球震颤，症状可以随声音降低而停止，提示外淋巴漏、上半规管裂、耳石器病变、膜迷路积水、镫骨手术后等[10]。

3. 过度换气　在各种前庭疾病中诱发眼球震颤或原有眼震增强，提示可能有外淋巴漏或者中枢病变，同时过度换气也可产生或增强小脑疾病患者的下跳性眼球震颤[11]。

4. 安纳贝尔征（Hennebert sign，又称 Tragal compression）　按压耳屏时患者出现眩晕或眼球震颤，则为该试验阳性。加压时眼震朝向患侧，减压时眼震朝向健侧。其阳性提示迷路感染、膜迷路积水、上半规管裂等[9]。

四、　其他眼部运动和神经检查

眼动系统检查是神经耳科查体的重要组成部

分（详见第二章第三节"前庭疾病的神经系统查体"）。

（一）交替遮盖试验

遮盖试验包括单眼遮盖试验、遮盖/去遮盖试验、交替遮盖试验。所有遮盖试验的前提是患者中心固视功能存在。遮盖试验能够发现潜在的或者明显的斜视。方法：患者被要求用眼睛注视一个小的视觉目标，如笔尖。然后，检查者用手掌或者其他遮挡物交替遮盖左右眼，观察去掉遮盖后的眼球是否运动[19]。正常人交替遮盖双眼过程中眼球不运动。如果被遮盖的眼球在去掉遮盖物后出现移动，说明有隐形斜视[19]。同时，该试验对于存在垂直性错位和反向偏斜时也有帮助，如引出的垂直眼动提示病变，由斜视或滑车神经麻痹引起的隐斜视（单眼视觉期间的错位）可通过遮盖或遮盖试验进行识别[19]。

（二）平滑跟踪试验

方法：双眼跟随距离面前 30 ~ 50 cm 移动的指尖或笔尖等缓慢移动，视靶从患者一侧30°到另一侧30°的移动时间为 4 ~ 5 秒（或从上到下）[9]。如果流畅的追踪受到损害，眼球运动会呈现齿轮样的扫视动作，提示中枢病变；老年人或使用精神类药物等也可干扰眼球运动轨迹的平滑性[9]。

（三）扫视试验

方法：扫视是通过要求受试者快速地从一个视觉目标看向另一个视觉目标（如双眼在位于两侧或上下 30°的指尖等视靶之间来回迅速地扫动）[9]。眼球运动快速而准确地盯紧视靶，提示正常。扫视过度多见于小脑病变；扫视减慢则多见于中央网状结构病变、内侧纵束头端间质核病变，或眼肌病变、使用镇静药物等。

（四）凝视试验

凝视保持在偏心注视的每个方向上有保持稳定注视的能力。最常见的凝视障碍是凝视诱发眼球震颤，在前庭小脑疾病患者中很常见[20]。引起凝视诱发眼震的其他常见原因包括抗惊厥药物、催眠药和镇静剂的使用[20]。

总结

神经耳科查体技能是临床诊治前庭疾病的基本技能，其重要性远高于辅助检查。熟练应用神经耳科查体技术，可以在前庭疾病的诊治过程中起到积极的作用。临床医生要重视并且掌握规范的神经耳科查体技能，提升前庭疾病的诊疗水平。

作者：李莹（山西医科大学第一医院）

二审审稿：张瑾（陕西省人民医院）

三审审稿：马鑫（北京大学人民医院）

参考文献

第三节 前庭疾病的神经系统查体

图2-3-1 前庭疾病的神经系统查体思维导图

一、自发性眼震

检查者位于受检者前面，嘱患者睁眼、直视正前方，观察有无自发性眼震，注意观察眼震的类型、方向、强度。双侧眼球震颤的方向一般是一致的（除非存在眼肌麻痹），因此检查时要集中精力观察一侧眼球，这一点对轻微眼震的观察极其重要[1]。

二、固视检查

让患者盯住前方视靶，观察自发眼震的速度和幅度是否有变化，如固视后速度、幅度明显降低，称为固视抑制成功，常提示周围性前庭病变；如固视后速度、幅度无明显降低甚至增强，称为固视抑制失败，常提示中枢病变[1]。

三、凝视诱发眼震（gaze-evoked nystagmus，GEN）

检查者位于受检者前面，嘱被检查者注视示指，并向左、向右、向上、向下移动，观察每一方向上的眼震，注意示指距离受检者40~60cm，移动偏离正前方不超过45°，以免出现生理性终末性眼震。不管患者向哪一方向注视，眼震的方向均一致，称为"固定方向"眼震，多见于周围性前庭病变；若眼震快相方向发生改变（如一侧凝视时眼震向左，另一侧凝视时眼震向右；或一侧凝视时为水平眼震，另一侧凝视时呈垂直眼震），则称为"方向改变"眼震，多提示中枢性病变。周围性眼震水平成分通常朝向健侧，朝向快相侧凝视时眼震更强，朝向慢相侧凝视时眼震减弱，但是眼震方向不改变，符合亚历山大（Alexander）定律[2]。

四、甩头试验（head impulse test）

甩头试验又称头脉冲试验。要求患者眼睛紧盯检查者鼻尖。检查者双手固定患者头部，约在外耳道上方。要求患者尽可能放松颈部肌肉，并缓慢地在水平位前后左右旋转头部，感受患者颈部肌肉弹性。然后，告知患者下一步要进行的检查动作，叮嘱患者尽量避免眨眼，同时在甩头过程中尽量将眼睛固定在检查者鼻尖上。之后，检查者以连续不断的、突然的、尽可能快的速度将受试者头部向两侧甩动，角度约为15°，尽可能使患者无法预测头部甩动方向和甩头开始时间。每次甩动后，将头部保持在偏心位置，并仔细观察眼睛是否有纠正性扫视[3]。

如果患者双眼无法始终注视检查者鼻尖、出现纠正性扫视动作，则为甩头试验阳性。头部脉冲峰值速度应≥150°/秒，以实现外周前庭功能的单侧特异性评估[4]。每次甩头后，头部慢慢转回中心位置。

在伴有自发眼震的急性前庭综合征患者中，甩头试验阴性高度怀疑脑干或小脑内的急性损伤[5]；相反，甩头试验阳性强烈提示外周前庭功能障碍。但也有例外，如小脑后下动脉内侧支供血区急性梗死患者，即所谓的"假性前庭神经炎"，常表现为甩头试验阳性[1]。

随着视频眼震电图（video nystagmograph，VNG）的广泛应用，甩头试验也进一步发展为视频头脉冲试验（vHIT）。VNG的视频眼镜，通过摄像头、传感器等集成电子元件，可以记录眼球活动情况，并通过其配套的软件系统分析眼球活动的特点。vHIT既可以记录、分析部分肉眼难以分辨清楚的扫视，又可以通过特定方向的头部活动，记录、分析双侧的上半规管（前半规管）、水平半规管（外半规管）以及后半规管所参与的VOR功能。通过vHIT，可以对外周前庭系统功能障碍进行更加精确的定位诊断（详见第三章第二节"视频头脉冲试验"）。

五、 摇头试验 （head shaking test）

患者端坐位，头前倾30°，先记录摇头开始前的眼动。然后嘱患者闭眼，根据频率3Hz的音乐节拍器由检查者对患者行水平方向摇头，左、右范围均为30°，次数30次，停止摇头后嘱患者睁眼，裸眼观察1分钟并记录患者是否出现眼震及眼震方向，至少5个连续的眼震，记为摇头眼震（head shaking nysdagmus，HSN）阳性[6]。注意严重颈椎病、老年患者慎行。

摇头试验是检测前庭外周和中枢疾病较敏感的筛查试验，1964年由Kamei等首次提出，在其研究的眩晕患者中，摇头眼震出现率达86%。摇头试验是以前庭动眼神经通路为基础，其机制是[6,7]在水平半规管，向壶腹偏移是刺激性信号，离壶腹偏移是抑制性信号，根据Ewald第二定律，相同的刺激兴奋反应大于抑制反应。因此，对于前庭功能对称的个体，在摇头试验中，两侧反向的输入信号会相互抵消；然而，对于单侧或不对称性的前庭功能低下患者，在每一个摇头试验循环中，患侧前庭输入会减少，中枢速度储存机制使健侧累加到更多的前庭信号输入，逐步增加的双侧前庭信号不对称性在摇头停止后释放出来，表现为偏离患侧的眼震。因此，摇头眼震是前庭神经炎的敏感体征，也出现于脑干或小脑病变[6-8]，前庭神经炎患者多出现方向向健侧的水平摇头眼震，若出现垂直、扭转眼震，应考虑为中枢病变。

摇头试验需要检查者分析摇头前、后的眼震表现及变化。周围性眩晕疾病引起的摇头眼震，通常首先出现一个向健侧的眼震，然后在20秒内逐渐减弱，并转为向患侧的微弱的眼震。中枢性眩晕疾病患者，摇头性眼震表现多变，如轻微摇头即引起强烈的摇头眼震、向患侧的摇头眼震、强烈的双相摇头眼震、没有冷热试验轻瘫表现的强烈摇头眼震和反常性摇头眼震（perverted head - shaking nystagmus）（即摇头试验前为水平向眼震，摇头后变为垂直/扭转眼震）等情况出现时，应该高度怀疑中枢性摇头眼震[9]。反常性摇头眼震出现时通常是下跳性的，上跳性眼震非常罕见。Huh YE等人调查72例孤立性小脑梗死患者的自发性眼震和摇头眼震，发现约51%（37例，主要是PICA供血区梗死）的患者存在摇头眼震，其中62%（23例）为反常性摇头眼震，主要为下跳性眼震，而且患者是否出现摇头眼震与年龄、性别、发病就诊间隔或自发性眼震的出现与否无关[10]。反常性摇头眼震产生的机制，目前认为是由中枢性眩晕疾病导致动眼神经核团、内侧纵束、前庭神经核团、腹侧被盖束等结构受累，影响前庭眼反射通路，从而导致特征性的垂直向眼震表现[11]。

六、 扫视试验 （ocular dysmetria test）

扫视试验又称视辨距不良试验。患者头保持不动，眼睛看着受试者的鼻子，检查者位于受检者前面，双手握拳位于受检者左右两侧，角度约20°，让患者快速注视检查者伸出的手指，观察眼动的潜伏期、速度、精确度。异常包括：①扫视缓慢：多见于药物或毒素不良反应，也见于神经退行性病变；②扫视欠冲：扫视幅度不足，略有停顿然后再扫视至注视点；③扫视过冲：扫视幅度过大，超过注视点，扫视过冲后可以很容易观察到纠正性扫视，多见于小脑或小脑通路的病变[12]。

七、 平滑追踪试验（smooth pursuit test）

患者头保持不动，检查者用笔或手指作为缓慢移动的视靶，让患者用双眼跟踪移动的视靶，先水平方向，后垂直方向。意义：视跟踪系统涉及的解剖结构众多，包含视皮层、额叶眼区、脑桥核、小脑、前庭核、眼动核等，因此平滑追踪的定位意义不大，还受觉醒、认知、年龄、药物等影响。正常情况下，眼球运动的速度与手指移动的速度完全匹配，眼球运动很平滑；平滑追踪途中出现断续性停顿样动作（即插入性扫视），即为平滑追踪异常，提示中枢损害[12]。

八、 前庭眼动反射 （VOR） 抑制试验

让患者坐在可转动的椅子上，双手合拢，平伸向前方，嘱患者双眼注视伸出的大拇指，转动椅子时患者头部与双手运动一致。双眼能始终注视着目标，则 VOR 抑制试验阴性；如果出现明显的眼震，则 VOR 抑制异常，提示中枢尤其是小脑损害[13]。

九、 动态视敏度 （dynamic visual acuity）

用标准视力表（如 Snellen 视力表）测定患者的静态视力。然后重复这一过程，但要在患者头部不断被动水平或垂直振荡的情况下进行，通常为 2Hz 和 10°。将头部摆动时的视敏度，即动态视敏度与静态视敏度进行比较，头部摆动导致的视力下降不应超过视力图上两行。使用或不使用眼镜进行测试均可。动态视力测试依赖于完整的前庭眼反射[14]，动态视力的降低提示双侧前庭功能障碍[15]，动态视敏度也可作为监测前庭康复效果的床边测试。

十、 交替遮盖试验 （alternating cover test）

患者用眼睛盯住一个小的视觉目标，如笔尖（注意检查者鼻尖、模糊的手电筒或类似的目标太大，不适合作为此项检查的视靶），然后，检查者交替用手掌或遮盖板遮住其中一只眼睛，几秒钟后快速交替，遮盖另一只眼，检查者观察未遮盖眼的眼球运动，这些运动与眼睛在被遮盖时的偏移方向相反[1]（详见第二章第六节"眼偏斜反应"）。

十一、 Romberg 试验

Romberg 试验又称闭目难立征试验，是临床常用的共济失调检查方法，检查时首先让患者两足并拢站立，然后平伸双手，首先睁开双眼看是否能站稳，然后闭上眼去除视觉校正作用再次检查。若患者出现向一侧倾倒或身体摇摆不稳，即

为 Romberg 征阳性[16]。临床上根据病变部位的不同将 Romberg 征（+）分为以下 5 型。

（1）后索病变型：因脊髓后索病变而出现运动觉、位置觉和震动觉的减弱或丧失，睁眼时仍可站立，闭眼时出现障碍，且向前、后、左、右各个方向摇摆，甚至倾倒。代表性的疾病是梅毒所致的脊髓痨。除此之外，还见于维生素 B_{12} 缺乏所致的脊髓亚急性联合变性、脊髓肿瘤、遗传性共济失调等。

（2）小脑型：小脑蚓部病变主要引起躯干的共济失调，表现为站立或步态不稳，易向前后倾倒；一侧小脑半球病变主要引起同侧肢体的共济失调，躯干的平衡障碍不明显；全小脑病变引起躯干及四肢的平衡障碍。

（3）前庭迷路型：前庭周围性损害时，躯体多向患侧倾倒，方向与眼震慢相一致，倾倒方向随头位变化而改变，可见于迷路炎、梅尼埃病、前庭神经炎、听神经瘤等；前庭中枢性损害时，躯体和上肢倾倒的方向与眼震慢相不一致，与头位无关。

（4）末梢神经型：末梢神经及后根病变时，由于意识性及非意识性感觉传导均发生障碍，患者睁闭眼可出现明显的平衡障碍，闭眼时更明显，同时可伴有周围神经及神经根损害的其他表现。可见于吉兰 - 巴雷综合征、中毒性或代谢性周围神经病等。

（5）周围型：当下肢远端肌肉，特别是腓骨肌群无力或麻痹时，由于足内收无力，故当两足并拢站立时出现身体摇晃和倾倒，且闭眼时更明显，此型为腓骨肌群瘫痪征，不属于共济失调。

Romberg 加强试验：嘱患者一只脚在前，另外一只脚的脚尖抵住前位脚的足跟，两足一前一后直立的方式，记录维持此种站立姿势稳定性的时间、睁闭眼时身体的摆动，最长维持时间为 60 秒。余步骤同 Romberg 试验。用于发现患者的倾倒方向，敏感性较高。周围前庭到桥脑下段之间的病变，患者向病灶侧偏斜或倾倒；桥脑上段以及中脑病变，患者向病灶对侧偏斜或倾倒；丘脑和皮层病变，患者偏斜或倾倒方向不定。需注意

的是，患者向前位足侧倾倒时，有可能是前后足站立导致的躯干不平衡，向后位足倾倒意义相对较大[17]。

十二、 原地踏步试验 （FUKUDA）

在消除声光刺激的情况下，嘱被检者闭目、以常速在原地踏步、大腿抬平，踏步 100 次，时间 60 ～ 70 秒，正常人移行距离在 1.5m 以内，自转角在 90° 以内，偏转角在 45° 以内，原地踏步试验对前庭功能轻度损害者有很好的临床实用价值[18]。

星状步迹试验（babinski – weil test）的原理与原地踏步相同。检查方法[18]：在地上画一直径 3m 的圆圈，先让受检者睁眼前进、后退各 5 步，然后蒙眼嘱其在圆圈内直线走行，前进 5 步后退 5 步（施令时检查者始终面向受试者），来回 5 趟后正常人仍能停留在原出发点，第 5 趟回到圆圈时自转度数不超过 90°。前庭病变时前进偏向患侧，后退偏向健侧，前进后退步迹似星状，适用于前庭功能轻度障碍者。

十三、 起坐试验

让患者仰卧，嘱其两手置于胸前并尽力使躯干向前抬起的试验。正常时，躯干抬起双下肢并向下压，若躯干抬起双下肢后但不下压，出现臀部和躯干联合屈曲（又称联合屈曲征），即为起坐试验阳性。起坐试验阳性见于小脑性共济失调患者。

十四、 步态测试 （gait test）

步态测试包括随意步态、串联步态（直线行走）。要求患者从座位站起，以先较慢后较快的速度正常行走、转身，然后脚跟抵脚尖直线行走。对步态障碍的观察可能有助于区分感觉、小脑、基底神经节相关、脑积水、脑白质和其他病因[1]。

十五、 卧立位血压

比较卧位和站立位的血压、心率，站立 3 分钟收缩压下降 ≥30mmHg 和（或）舒张压下降 ≥15mmHg，或者血压虽然无明显变化，但心率增快超过 30 次/分钟，则提示血管自主神经功能下降[19]。

双上肢血压：当近端动脉的压力降低 10% 时，远端分支的血流就会减少，当减少超过 20% 时，血流就会反向流动。患侧的血压低于健侧 20mmHg 以上，是锁骨下动脉狭窄的征象之一，同时会伴患侧桡动脉搏动减弱或消失、锁骨上窝闻及收缩期杂音、活动上肢后出现后循环缺血的症状[20]。

十六、 位置诱发试验

详见第六章第一节 "良性阵发性位置性眩晕"。

十七、 HINT 床旁检查法

详见第二章第五节 "HINT 检查"。

作者：钱淑霞（嘉兴市第二医院）

解龙昌（广州医科大学附属第二医院）

二审审稿：李斐（海军军医大学附属上海长征医院）

三审审稿：陈钢钢（山西医科大学第一医院）

白雅（空军军医大学第一附属医院）

参考文献

第四节　眼球震颤

图 2 - 4 - 1　眼球
震颤思维导图

概念及分类

一、定义

　　眼球震颤（nystagmus）简称眼震，是常见的眼球运动类型之一，指一种不自主的、快速节律性眼球振荡运动，至少有一个慢相[1]。急跳性眼震（jerk nystagmus）有一个慢相和一个快相；摆动性眼震（pendular nystagmus）只有慢相。除眼震外还有一些其他的异常眼球运动类型（目前称为眼震样眼动），如因扫视系统受影响而导致的扫视侵扰和扫视振荡等。扫视侵扰和扫视振荡是在无视觉干扰的情况下眼球偏离原固视目标的不恰当扫视（快速眼动），主要包括方波急跳、巨扫视振荡、眼扑动和眼阵挛等。因本章内容仅涉及眼震，故上述其他类型的异常眼动不在此详细介绍。

二、眼震相关的基础知识

　　描述眼震时需要从眼震的轨迹或方向、共轭性波形、幅度、速度、强度、持续时间、诱发和缓解因素等方面进行。注意进行眼震（或其他眼动）检查时，应注明被检查者的体位或头位，如坐位直视前方、平卧位、（左、右）侧卧位或（左、右）悬头位等。描述眼震时，建议基于被检查者的角度（注意非检查者的角度），并且明确所使用的参照系（即描述眼球在三维空间中的运动轨迹时，需要首先明确其运动的参考平面或围绕着的旋转轴），包括半规管、眼球、头或者地球参照系[1]。多数情况下，选择一个方向权重最大的参照系（此参照系通常也能提示潜在的病理机制）作为主要参照系。此外，大多数情况下眼震是双眼的，无须注明，但如为单眼眼震，则需要特殊指出。

　　1. 轨迹或方向　指眼球运动的旋转轴或平面，以及当眼球处于直视（中心眼位）时包括水

平、垂直和扭转成分的方向。在描述眼震中的眼动时，从眼球的初始位置到眼球终末位置的路径称为轨迹。急跳性眼震以快相方向来描述眼震的方向（图 2 - 4 - 2、图 2 - 4 - 3）。

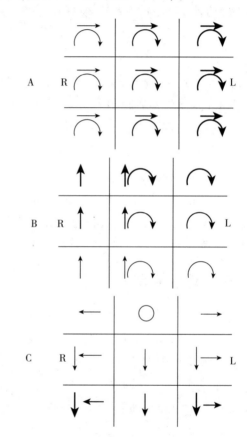

图 2 - 4 - 2　急跳性眼震示意图

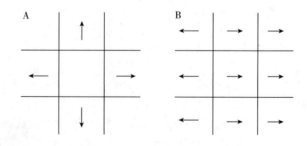

图 2 - 4 - 3　眼震方向示意图

　　2. 共轭性　指双眼旋转运动的方向和程度相同。如果双眼在相同的平面和方向上旋转的程度

不同，则为非共轭性。对于非共轭性眼震，如果双眼的速度或幅度不同则称为分离性眼震，如果双眼向不同方向同时旋转则称为背离性眼震，如会聚性或发散性眼震。

3. 波形　主要包含急跳性眼震和摆动性眼震两种类型。通过床旁查体可识别急跳性眼震和摆动性眼震。急跳性眼震由慢相和快相组成，通过眼动描记图，根据慢相波形特点可进一步将急跳性眼震的特征描绘为线性、速度减弱型、速度递增型3种类型。摆动性眼震由来回往复振荡的慢相组成，眼动描记图上的波形近似正弦曲线。

4. 速度　通常使用慢相速度（单位：度/秒）。其是对眼震强度进行定量分析的最重要变量，是利用眼动记录量化以描述自发性或诱发性眼震的方法[3]。仅通过临床观察很难估计慢相速度。

5. 强度　从定量角度而言，可以通过眼动描记图上记录眼震振幅和频率的乘积计算出强度。在眼震示意图中可以用箭头粗细表示强度大小。在临床查体无法直接测量凝视诱发性眼震的速度和频率时，也可通过简单的分级来反映强度。①Ⅰ度：仅向一个方向（向左或向右，通常是眼震的快相）注视时出现眼震；②Ⅱ度：向一个方向和向前直视时均出现眼震；③Ⅲ度：向各个方向（包括眼震的慢相方向）注视时均出现眼震。

6. 持续时间　眼震的时间变化特征是需要注意的，包括眼震出现为间歇性、持续性或其特征随时间的改变情况，可以用秒、分、小时或天记录。一些情况下，如果眼震自出生或幼年就存在，通常提示先天性或婴儿眼震。此外，注意眼震方向是否随时间改变等。

7. 诱发因素　注意诱发出眼震时的情况，如声音、头位、体位、摇头、振动、咳嗽、屏气或过度换气等动作，以及眼球运动如辐辏或去除固视后对眼震的影响等。

三、分类

根据不同的分类方法，眼震可有多种不同的划分类型，如按眼球运动规律、眼震形成机制或影响因素、眼震波形、解剖学、病因等分类。基于科学研究和临床工作的目的以及便于交流，不同专业（如眼科或神经耳科）对眼震的类型进行了不同方式的分类。没有一种分类方案是完美的，分类的目的旨在服务于不同专业的疾病诊断或治疗目标。

（1）根据眼震的运动轨迹和方向，可分为水平性眼震（直立头位观察到的完全水平或以水平为主的眼震，在9个眼位都可观察到）、旋转性眼震（正中原位出现的以旋转为主的眼震）、垂直性眼震（包括下跳性眼震和上跳性眼震）、混合性眼震。

（2）根据眼球运动规律，主要分为急跳性眼震和摆动性眼震。其中，前者眼球运动存在交替性快慢相改变（即含有一个慢相一个快相的眼震），而后者主要表现为眼球运动等振幅慢相交替出现（仅慢相眼震）。协同性眼震包括共轭性眼震、非共轭性眼震或会聚-分离性眼震。

（3）根据眼震的产生是否存在诱发因素，可分为自发性眼震、诱发性眼震（主要包括凝视诱发性眼震以及触发性眼震）。其中，自发性眼震是指直立头位注视正前方时在原位出现的眼震；凝视诱发性眼震是指眼睛离开原位（正中位）在离心眼位固视时产生的眼震，眼震方向随注视方向不同而发生改变，即向左注视时，眼震方向向左，向右注视时，眼震方向向右；触发性眼震是指除凝视诱发性眼震外，还有一些其他特定触发因素或动作所致的眼震，包括头处于某一或几个特定位置所诱发的位置性眼震、交叉耦合性眼震、反复头部晃动后诱发的头动性眼震、声音诱发的声音性眼震、增加颅内压或中耳压的瓦氏动作诱发性眼震、外部压力变化所致的压力性眼震、头部或颈部震动所致的震动性眼震、过度通气性眼震以及追踪诱发的眼震[2]。

（4）根据不同的解剖结构受累，可分为前庭功能失衡引起的眼震、固视维持机制失衡所致的眼震以及视觉系统疾病相关眼震。

（5）根据不同的病因，病理性眼震可分为先天性眼震和后天获得性眼震。

2019年巴拉尼协会前庭体征-检查技术分类

委员会发表了前庭疾病国际分类《眼震和眼震样眼动的检查和分类》英文版专家共识，根据临床现象学对不同的病理性眼震进行分类。该共识首先将眼震分为生理性眼震和病理性眼震，并对病理性眼震进行详细分类[2]。

发生机制

眼震的产生根源在于人维持正常固视的 3 种机制紊乱。健康人存在 3 种独立的机制协同来保障视线不从目标物体偏离。

第一种机制为前庭眼动反射，是身体运动过程中或头部晃动时，双侧眼球运动在较短的潜伏期内（通常在数毫秒内）进行调整，以维持人在正常活动下的清晰视野。

第二种机制涉及眼球运动的中枢整合功能，大脑需要在眼球异常凝视状态下保持双侧眼球位置的稳定性。如眼球向一侧凝视时，大脑发出信号维持眼球的位置，与此同时眼外肌收缩来对抗眼球悬韧带和眼肌的弹性恢复作用将其恢复至正中原位。

第三种机制为固视，包括①抑制异常扫视；②视觉系统发现视网膜图像漂移并迅速启动缓慢且扫视的眼球纠正运动；③具有长期效应的视觉信息输入，能够监控眼球运动的视物结果，不断地重新校准以获得最优的凝视稳定状态，这些视觉信息输入作为误差信号促使大脑更加精准地优化前庭功能和固视维持功能（神经调节机制）。

这些机制中，任何一个或多个机制出现紊乱都会导致双侧眼球无法保持正常的凝视状态，从而引起不同类型的眼震。总之，眼震的形成机制可简单划分为前庭眼动反射异常、凝视维持机制（神经整合机制）破坏或不稳定和视觉通路损害导致固视时抑制眼球漂移的功能障碍。

前庭眼动反射异常所致眼震，如前庭周围性眼震，是由双侧迷路之间或前庭神经之间的前庭张力不平衡所致；前庭中枢性眼震，是由中枢神经系统参与的前庭眼动反射环路或与适应性控制前庭眼动反射环路的中枢神经系统功能障碍所致。其中，下跳性眼震主要由于病变累及延髓交界处（两侧前庭神经核间、第四脑室底部）或小脑绒球结构，引起双侧后半规管至前庭中枢的通路受损[4]；上跳性眼震主要与病变累及小脑上脚（结合臂）、延髓旁正中、舌下前置核周围，尤其与 intercalatus 核团受累有关，导致双侧前半规管前庭中枢通路受损[5,6]；旋转性眼震主要是由于病变累及单侧前庭神经核经内侧纵束至 Cajal 间质核通路，导致一侧前后半规管中枢通路受损[7-11]。中枢整合机制障碍相关眼震主要为神经整合中枢、速度储存机制、协同性眼动通路及皮层病变所致眼震。其中，反跳性眼震和向心性眼震都反映了脑干或小脑尝试纠正凝视诱发眼震的向心性移动机制。

临床特征

下面按照解剖结构和病因结合的分类方式描述眼震特征。

一、生理性眼震

生理性眼震是指正常生理条件下出现的眼震，包括眼睛向侧方或向上极度注视较长时间出现的生理性终末性眼震、注视快速移动的景物引起的生理性视动眼震，以及前庭功能检测或强静息磁场条件下诱发的生理性眼震。典型的生理性终末性眼震多见于极度侧视眼位，偶见于上视眼位，通常表现为双眼低振幅、低频率、左右凝视对称，且持续时间较短（数秒），与其他眼球运动或神经系统异常无关[10-12]。

二、病理性眼震

病理性眼震是指由于疾病打断正常机制造成的眼震，多出现在直立头位直视正前方的原位时，其他头位或眼位也可出现，包括先天性眼震和后天获得性眼震。

（一）先天性眼震

主要包括 3 个综合征[2]。

1. 婴儿眼震综合征　原名先天性眼震，常在出生时或婴儿出生早期出现，大部分患者伴摇头或头部旋转症状。眼震特点为水平共轭眼震，并伴较小的扭转或垂直成分。会聚或眼睑闭合时眼震可被抑制，而在注视时眼震增强。同时，当眼球靠近眼眶的零区域时，眼震最小。中央凹期的眼震波形主要是摆动型或速度递增型，在这个时期，眼球是相对静止的，并稳定注视靶目标[7-9]。

2. 与弱视和斜视相关的融合发育不良眼震综合征（fusional maldevelopment nystagmus syndrome，FMNS）　原名隐性眼震，是双眼视力发育不良的结果，在婴幼儿期出现，包括眼震、斜视、分离性垂直偏转、双眼视力缺失、无立体视觉的特征。眼震特点是通常为水平、共轭眼震，可伴有扭转成分（摆动性或急跳性）和垂直上跳成分，慢相波形呈线性或速度递减型。单眼被遮盖时可以诱发出眼震或眼震增强。眼震方向受患者单眼注视的影响，通常遵循亚历山大定律。在完全黑暗环境中，当被遮盖眼换到另一只时，眼震方向会发生改变。同时，FMNS 患者有单眼平滑跟踪不对称，常伴发分离性垂直偏转，即遮盖的眼向上偏转[10-12]。

3. 点头痉挛综合征　主要表现为眼震、点头和异常头部姿势，症状通常在出生后第一年出现，常在 2~8 年内自发缓解。患者可能存在斜视和弱视，神经功能正常，但需要常规的眼底检查和磁共振成像（MRI）排除器质性病变，眼震是其最重要体征，主要为非共轭眼震或分离性眼震，亦可见单侧眼震。侧视时，外展位眼的眼震更明显。慢相的波形为间歇性的、振幅小、呈高频摆动型波

形。眼震成分主要为水平成分，但也可能有垂直或扭转成分，在会聚时更明显。常伴不规则的点头症状，频率约为 3Hz，含水平、垂直或扭转成分。同时，大部分患者伴有头部倾斜或旋转[13,14]。

（二）后天获得性眼震

当不同疾病导致调节眼动系统的相关解剖部位损害时，会导致相应的眼震。根据解剖部位受损不同可进行如下分类。

1. 前庭功能失衡引起的眼震　主要包括周围前庭系统疾病引起的眼震及中枢前庭系统疾病引起的眼震。

（1）前庭周围性眼震：特征为混合性水平扭转性轨迹；在单一平面上跳动，眼震方向与凝视位置无关；眼震遵循亚历山大定律；眼震波形为恒速线性慢相；固视可抑制眼震；头部位置变化、剧烈摇头、过度换气、乳突振动或瓦氏动作眼震强度增加；床边温度刺激可发现单方面调节自发性眼震的能力受损；扫视和平稳追踪相对保留[15-19]。

（2）前庭中枢性眼震：主要包括下跳性眼震、上跳性眼震及旋转性眼震。下跳性眼震的特点为下视或侧视时眼震加剧；小脑绒球结构损伤同时可伴凝视诱发性眼震；可有异常垂直前庭反射，眼球平稳追踪异常；眼球会聚可改变眼震[20,21]。上跳性眼震的特点为上视时眼震加剧；可伴有异常垂直前庭反射和平稳追踪；眼球会聚可改变眼震[22,23]。旋转性眼震的特点为因内侧纵束在脑桥水平交叉，故交叉前后损伤的眼震方向相反。脑桥延髓病变扭转性眼震快相朝向对侧，旁正中脑桥和中脑病变扭转性眼震快相朝向同侧。极少数 riMLF 病变时朝向对侧；处于不同眼位可有水平或垂直成分；常伴随眼倾斜或单侧核间性眼肌麻痹；垂直平稳跟踪、会聚可能诱发眼震改变。中脑 Cajal 间质核下部或延髓内侧损害引起中枢耳石通路病变或垂直半规管前庭通路障碍，会出现半跷跷板眼震（眼震有快慢相之分）[24-26]。

2. 视觉系统病变所致眼震　影响视觉系统各个部分的疾病，从视网膜到视觉皮层区域或其脑

桥和小脑投射纤维，都可伴发眼震。具体可分为以下几种类型。

（1）视网膜和屈光介质疾病相关眼震：视网膜疾病引起的双眼失明，如 Leber 先天性黑矇，会同时出现具有水平、垂直、旋转三个平面成分的持续性急跳性眼震，眼震方向大约在数秒钟或数分钟后发生改变。同时，眼球在眼震方向发生变化的零点眼位持续性波动，这反映了视力丧失使眼动系统失去设定点的能力。单侧视力丧失患者，失明眼会出现慢性垂直性视振荡和低振幅水平眼震，同时出现 Heimann – Bielschowsky 现象（HBP），主要见于失明眼出现垂直导联的固视不稳伴有缓慢漂移的现象[27,28]。

（2）影响视神经的疾病和眼震：肿瘤或创伤性疾病造成视神经病变，通常引起单侧或不对称的视力缺失。这种情况下，眼震特点主要表现为病变侧的单眼眼震，即低频率双向漂移，垂直方向更为突出，快相期见于水平方向，脱髓鞘对视神经的影响是不对称性，眼震幅度在弱视侧更为明显；患者可出现 HBP，该现象不仅发生于原发性视神经疾病，也发生于长期存在的单眼视力丧失和弱视患者；儿童期发生的致密性白内障和高度近视可见眼球震荡，而且当视力恢复后眼震会消失或因眼震持续存在产生眼球震荡，这种现象支持眼球震荡的主要原因是由于缺乏视觉信号的"再校准"引起，而非眼球运动系统原发病引起[29-31]。

（3）累及视交叉的疾病和眼震：鞍旁病变（例如垂体肿瘤）与跷跷板眼震相关。跷跷板眼震是一种摆动型眼震，半个周期由一只眼的上旋（内旋）和另一只眼的下旋（外旋）同步，而在下半个周期反转过来。摆动型跷跷板眼震需与半跷跷板眼震相鉴别，后者为一种急跳型眼震，有快、慢相之分，是由于前庭传入信号至 Cajal 间质核不平衡所致。先天性跷跷板性眼震见于缺乏视交叉的变异犬种中、无视交叉的斑马鱼，以及影像和视觉诱发研究发现的类似视交叉缺陷的患者，跷跷板性眼震也见于视网膜色素变性所致的进行性视力缺失的患者。因此，视觉输入特别是来自

鼻侧视网膜（颞侧视野）的交叉信号对于优化垂直扭转性眼球运动很重要[32-35]。

（4）累及视交叉后视觉系统疾病和眼震：单侧大脑半球受损，尤其病变部位较大或位于大脑后部区域的患者，可出现水平眼震。眼震特点为眼球朝向正常侧大脑半球匀速度眼球移动（即快相期朝向患侧）。眼震是低幅度的，有时只有在检眼镜检查时才被发现。同时，这些患者通常伴水平平稳追踪的不对称性，即朝向患侧的水平平稳追踪受累。它可能反映了视觉运动相关皮层区域、前庭感觉、预测和引导注意力有关的皮层区域之间的不平衡性[36,37]。

（5）获得性摆动性眼震与视觉通路的关系：视觉系统疾病（如脱髓鞘性视神经病），某些脱髓鞘疾病、眼 – 腭肌震颤综合征、Whipple 病等疾病都可以引起获得性摆动型眼震。其主要特点是眼球震荡和视力模糊[21,38]。

3. 中枢整合机制障碍相关眼震　具体特征如下。

（1）神经整合中枢障碍相关眼震：主要表现为凝视诱发性眼震，指眼球离开原位在离心固视位产生的眼震，眼震快相方向与注视方向一致。多见于小脑绒球及脑干环路受损或药物中毒。如果鼓励凝视诱发性眼震患者坚持偏心注视，其眼震可能会减弱，在极少数情况下甚至发生方向逆转，从而使眼球开始向心性移动，这称为向心性眼震。如果眼球转回正中原位，就会出现一种短暂的眼震，并向先前的偏心注视方向缓慢漂移，即反跳性眼震。见于累及桥小脑脚的肿瘤（如第Ⅷ对脑神经施万细胞肿瘤），引起神经整合及前庭功能联合受损，看向同侧时出现低频率大振幅眼震，从而引起前庭系统失衡，在看向对侧时出现高频率小振幅眼震。这种同侧凝视诱发眼震和对侧前庭性眼震的联合称为 Bruns 眼震[39-41]。

（2）速度储存机制障碍性眼震：主要表现为获得性周期性交替性眼震。小脑小结叶 – 舌叶等小脑结构病变、脑干病变、某些视力丧失后的患者可出现周期性交替性眼震。眼震特点为水平自发性眼震，周期性改变眼震方向；90 ～ 120 秒为

一个周期，某些患者周期可能更短，如视力丧失患者周期约为 30 秒；可伴有周期性头动，即头转向眼震的快相方向，而眼睛转到与慢相方向一致的位置，通过亚历山大定律将眼震最小化；眼震周期很少受固视的影响；前庭刺激，如头部旋转，可以改变或暂时停止眼震。如果患者同时伴有下跳性眼震或上跳性眼震，当水平眼震在眼震零区间内减弱然后逆转时，更容易观察到下跳性眼震、上跳性眼震和方波急跳。该眼震需与乒乓凝视相鉴别，后者见于双侧半球病变意识丧失患者[22,,43]。

（3）非协同性眼震：主要包括分离性眼震及非共轭眼震。分离性眼震多见于核间性眼肌麻痹眼震及跷跷板眼震；非共轭眼震可见于会聚-离

散钟摆型眼震、伴会聚-离散的水平成分的垂直眼震和会聚-回缩性眼震。分离性眼震常见于内侧纵束损害所致的核间性眼肌麻痹，即患侧眼球内收障碍，而健侧眼球过度外展并同时形成眼震。会聚-离散钟摆型眼震常见于多发性硬化、脑干卒中（眼软腭肌阵挛）及大脑 Whipple 疾病；伴会聚-离散的水平成分的垂直眼震常见于多发性硬化患者，表现为向上眼震伴会聚，向下的慢相通常向外；会聚-回缩性眼震常见于中脑背侧接近后联合中脑导水管周围的病变，如垂体瘤，中脑病变累及后联合可见于松果体瘤，眼震通常表现为间歇性，可在扫视时诱发，主要表现为在水平扫视时常可以见到一过性会聚。

▶ 检查

一、相关病史的询问

如果发现患者存在眼球震颤，有必要在进行系统地眼球运动检查之前详细询问相关病史。所有病理性眼球震颤都需要彻底检查以确定病因。通常情况下，病史询问和检查由小儿眼科、神经眼科和/或神经科医生进行。

现病史和系统回顾是初步评估的一部分，主要包括以下内容。

1. 起病年龄　或首次发现眼球震颤的时间。

2. 发作形式　是持续性还是间歇性，加重或缓解因素（如当视远物或近物时视觉症状是否加重，头部运动或某种姿势时是否加重，是否受凝视方向影响如右侧凝视加重）等。

3. 伴随症状　包括视觉、耳部、神经系统表现及与其他疾病相关症状。

（1）视觉表现：所有形式的眼震都会在一定程度上影响视力，大振幅眼震可能会影响与他人对视，如视物模糊或振动幻视（视幻觉，可以是旋转或线性的）。持续的振动幻视提示为后天获得性疾病，仅在头部运动或身体移动时出现，多见于前庭系统病变。振动幻视，是在静止时还是在移动时复视，特别是在某些注视位置，如核间性

眼肌麻痹患者可能仅在侧向凝视或间歇性视力模糊时主诉视物成双。畏光和眼震是视锥细胞功能障碍和白化病的常见表现。

（2）耳部表现：听力损失或耳鸣，提示前庭周围性病变。

（3）神经系统表现：眩晕和不平衡感常提示合并前庭系统病变；合并言语或吞咽困难，常提示脑干受累或重症肌无力可能；共济失调或不协调，提示小脑受累可能。

（4）与其他疾病相关症状：如与脱髓鞘疾病相关的症状（如视力丧失、眼痛或四肢麻木或无力的病史）、与脑血管意外相关的症状（如偏瘫、失语）及硫胺素缺乏（如酗酒、减肥手术）等。

4. 药物、酒精的使用和毒物接触史　如抗惊厥药、镇静剂、巴比妥酸盐、锂等药物可能与眼震有关，凝视诱发的眼震与饮酒有关。

5. 家族史　如眼部、神经系统疾病或全身性疾病的家族史，许多眼球运动障碍具有遗传性因素，不同遗传模式可能提示涉及遗传突变的基因。

6. 先天性眼震的评估　患有眼震的婴儿或儿童，需询问其母亲的产前病程、出生史（如早产、

早产儿视网膜病、间歇性低氧性事件等）、新生儿代谢筛查（感染、疾病、药物、吸烟、酒精和毒品等）、外伤史、生长发育史（如体重增长、身高增长、智能发育和目前的药物治疗）、是否有头部姿势异常或摇头（旧照片可能有助于发现）、是否有眼罩或眼部手术史等。同时，应询问患儿眼部、神经系统疾病及全身性疾病的家族史，如患者父母有无跳跃性眼球、震动幻视、内斜视眼、弱视等。

二、 检查前注意事项

眼球运动检查前，测量矫正视力，检测双眼视野。利用检眼镜观察各种眼睛震荡（向下看），视神经有无苍白或畸形，如发育不良。其他的检查包括对比远近距离视力、检查色视觉（最好使用 Hardy - Rand - Rittler 板材检查）、检测立体视觉、寻找眼白化病征象、利用瞳孔笔保持在角膜边缘进行虹膜扩散照射、检查瞳孔反射并观察有无眼睑异常，如眼睑下垂。这些检查可观察异常头部姿势时如倾斜或旋转或任何头部震颤。

三、 检查内容

眼震的检查是眩晕床旁查体最重要的环节之一，对于很多患者来说，眼震可能是患者就诊时的唯一体征，仔细检查并且认真观察眼震的特点，可提供有价值的诊断方向并指导治疗。首先通过眼球运动检查眼球震颤的特征，包括眼球震颤的轨迹和方向、类型、幅度、频率、中央凹注视时间、集合阻滞、中心眼位、震颤视功能及眼震的周期性变化；其他检查包括专业的屈光检查、感觉功能的检查和基因检测等。

1. 直立坐位或平卧位 固视原位、8 个离心固视眼位（<30°）。

固视眼位共 9 个（图 2-4-4）：①原位：正中央直视前方（眼位 0），即第一眼位；②第二眼位：水平左右方向（眼位 1 和 2），垂直上下方向（眼位 3 和 4）；③第三眼位：4 个斜角方向眼位（眼位 5、6、7、8）。

第三眼位 5	第二眼位 3	第三眼位 6
第二眼位 1	第一眼位 0	第二眼位 2
第三眼位 7	第二眼位 4	第三眼位 8

图 2-4-4 固视眼位

2. 眼震的协同性或共轭性 如果双眼在相同的平面和方向上旋转的程度不同，则为非协同性或非共轭性。对于非协同性眼动，如果双眼眼震速度或振幅不等，则称为分离性眼震；如果双眼眼震方向不同，则称为异向性眼震，其包括会聚-散开性摆动性眼震、伴会聚-散开性水平成分的垂直眼震和会聚-回缩性眼震 3 种形式。

3. 眼震的形式（波形） 根据眼震有无快慢相成分，可分为跳动性和摆动性。特殊波形如扫视性侵扰引起的偏离视靶，无快慢相，扫视实质上不是眼震。

4. 眼震的方向 包括水平性、垂直性、旋转性、混合性和方向变化性等。

5. 眼震的强度 可简单分为三度，如眼震过于细小，肉眼不易观察时，可嘱受检者戴上 Frenzel 眼镜，使眼震放大而便于观察。①Ⅰ度：仅向一个方向（向左或向右，通常是眼震的快相）注视时出现眼震；②Ⅱ度：向一个方向和向前直视时均出现眼震；③Ⅲ度：向各个方向（包括眼震的慢相方向）注视时均出现眼震。

6. 眼震的持续时间 可分为数秒、数分、数小时、数天或持续性存在。可短暂也可持续较长，如周期交替性眼震的一个周期可达 2 分钟才可以看到减慢或进入零区的过程，如观察时间过短，可能会错过这些现象而无法正确判断眼震的性质。此外，需观察眼震是连续性还是间歇性的。

7. 固视和眼球运动对眼震的影响 眼球在眼眶内的位置可影响眼震特征，应在 9 个主要固视眼位以及会聚条件下观察固视对眼震强度的影响（表现、强度和方向）。外周性眼震的方向不受注视的方向影响，快相侧注视时眼震强度增加，符合亚历山大定律，可被固视抑制眼震减弱或消失；中枢性眼震固始抑制眼震可增强，向不同方向注视时，眼震方向可产生变化。

8. 眼震对视力的影响　如果眼震强度或振幅过大，对视力会产生一定影响。先天性眼震由于有零区间，同时患者已建立一定适应性，对视力的影响较小。

9. 头部运动对眼震的影响　某些形式的眼震可因日常活动或床旁诱发试验引起，常见的诱发因素包括位置、声音、Valsalva 动作、Tullio 现象、Hennebert 现象、摇头、振动和过度换气等。

10. 位置性试验　包括 Dix – Hallpike 试验、Roll 试验、直悬头试验等。

11. 双眼性　眼震可以是单眼或双眼。大多数眼震是双眼的。

四、 检查方法

1. 裸眼检查法　先直立坐位进行原位检查，后直立坐位在 8 个固视眼位检查。检查者位于受检者正前方或稍偏一侧，受检者按照检查者的手指所指示的方向注视。侧方注视不超过 30 度，以免产生疲劳性终末性眼震；太长时间维持在离心固视眼位可产生疲劳，眼震减弱并可能出现方向倒转。避免固视的方法有：①遮盖单眼以打断固视，用眼底镜观察另一侧的眼底视乳头是否有飘移；②间断遮盖一侧眼睛以打断固视作用，同时观察另一侧眼睛眼震情况；③暗室使用 Frenzel 镜；④暗室眼震电图检查等。

2. Frenzel 眼镜检查法　受检者佩戴 Frenzel 眼镜在暗室内进行检查。因受检者的瞳孔被照亮并被凸透镜放大，所以观察眼震更为清楚。

3. 其他　如眼震电图、眼球运动记录技术等检查。

▶ 治疗

一、 治疗目标

眼震治疗的主要目标是通过减少眼震的慢相速度而减少相关的视觉症状，恢复清晰、稳定、单一的视力。需要及时处理引起眼震的病因，如前庭周围性疾病或由于药物引起的眼震等。对于影响视力的眼震，在选择治疗方法时，首先需考虑潜在的获益与风险。选择治疗的指导原则是"不伤害"。无视觉症状的眼震患者通常不需要特殊治疗。

二、 治疗方法

（一）非手术治疗

1. 基因治疗　可改善先天性黑矇的视功能。

2. 光学治疗方法　先天性眼球震颤可采用光学设备（棱镜、角膜接触镜、电子光学设备），包括采用高度正棱镜联合高度负隐形眼镜治疗，或采用便携式的电光学设备对眼震进行代偿。隐形眼镜还可以通过减少异常眼球运动和增强感觉反馈来减少眼球震颤。

（二）手术治疗

手术是先天性眼球震颤的主要治疗方法，通过减轻患者原位的眼震程度，纠正其代偿头位，从而达到改善患者视锐度及视功能的目的。根据患者是否有代偿头位可将手术方式分为不合并代偿头位的手术方式和合并代偿头位的手术方式两类。

药物注射至眼外肌，增强集合阻滞，或对特定时期的患者注射减弱眼球震颤的药物。肉毒杆菌毒素可用于治疗获得性眼球震颤患者，以抑制眼球震颤并改善视力和减少视觉振荡，也可用于消除补偿性头位异常和摇头。

（三）药物治疗

前庭周围性眼震由于适应性机制的存在，随着原发病恢复，眼震会在几天内逐渐减弱消失。根据不同病因，治疗方案以原发疾病急性发作期的治疗为主，包括短时间使用前庭抑制药物治疗，除此之外无其他特殊治疗。

前庭中枢性眼震根据眼震类型常用的药物治疗见表2-4-1[44]：

表2-4-1　前庭中枢性眼震常用药物治疗方案

眼震类型	药物治疗
上跳性眼震	美金刚（10mg qid） 4-氨基吡啶（5~10mg bid 或 tid） 巴氯芬（5~10mg tid）
下跳性眼震	4-氨基吡啶（5~10mg bid 或 tid） 3，4-二氨基吡啶（10~20mg tid） 氯硝西泮（0.5~1mg bid） 氯唑沙宗（500mg tid）
旋转性眼震	加巴喷丁（300mg qid）

续表

眼震类型	药物治疗
跷跷板眼震	氯硝西泮（0.5~1mg bid） 美金刚（10mg qid） 酒精
周期性交替性眼震	巴氯芬（5~10mg tid） 美金刚（10mg qid）
多发性硬化所致获得性眼震	加巴喷丁（300mg qid） 美金刚（10mg qid）
眼-腭肌阵挛所致获得性眼震	加巴喷丁（300mg qid） 美金刚（10mg qid） 苯海索（5~20mg tid）

作者：鞠奕（首都医科大学附属北京天坛医院）

二审审稿：张甦琳（华中科技大学同济医学院附属协和医院）

三审审稿：马鑫（北京大学人民医院）

陈钢钢（山西医科大学第一医院）

参考文献

第五节　HINTS 检查

一、定义

HINTS 检查的全称为头脉冲-眼震-垂直眼偏斜检查（head impulse - nystagmus - test of skew），由水平甩头试验（horizontal Head Impulse test，h-HIT）、眼震观察（nystagmus）及垂直眼偏斜试验（test of skew）组成[1]。HINTS 检查为急性前庭综合征（acute vestibular syndrome，AVS）常用的床旁检查之一，主要用于快速区分中枢性及外周性病变。

二、发展历史

急性前庭综合征为急性突发的持续性眩晕，通常持续时间大于 24 小时，伴有恶心、呕吐、头动无法耐受、行走不稳等表现。尽管 AVS 常见的病因为急性外周前庭功能障碍（Acute peripheral vestibulopathy，APV），而 25% ±15% 的 AVS 病因

为后循环脑卒中[2]。Kerber 等研究发现，35% 以 AVS 起病的卒中患者被漏诊[3]。早期（起病 24 小时内）后循环脑卒中的 MRI 假阴性率达 20%，而后循环小卒中（病灶 <10mm）的 MRI 假阴性率更是高达 53%[4]。因此，如何在急诊室快速、有效识别早期卒中，区分中枢及外周性病变显得尤为重要。

从 1988 年 Halmagyi 和 Curthoys 发明甩头试验（HIT）[5]，到 2009 年 Newman-Toker 等提出 HINTS[1]，再到加入视频甩头的 HINTS 检查，这中间经历了超过 1/4 个世纪长的发展历程（图 2-5-1）[6]。Newman-Toker 等的 HINTS 研究[1] 纳入 101 例至少有 1 项脑卒中高危因素（吸烟、高血压、糖尿病、高脂血症、房颤、子痫、高凝状态、近期颈部外伤、既往脑卒中或心肌梗死病史）的 AVS 患者，对这些患者进行前瞻性、横断面研究。结果显示，101 例 AVS 患者中有外周性

病变25例、中枢性病变76例（缺血性脑卒中69例、脑出血4例、其他病变3例）。采用"HINTS三步法"（即h-HIT阴性、方向改变的凝视诱发眼震、垂直眼偏斜试验阳性）识别脑卒中的敏感

度达100%，特异度96%。而该研究中早期MRI-DWI（症状起始48小时内）的假阴性率达12%[1]。由此认为，"HINTS三步法"是在AVS中识别卒中的有效手段，敏感性甚至高于早期MRI。

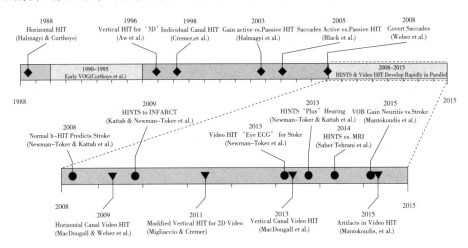

图2-5-1 水平甩头试验、HINTS、视频眼震HINTS试验的发展里程碑

2013年Newman-Toker和Kattah等研究发现，"HINTS+"即HINTS加上听力（HINTS+）对卒中的敏感性（99.1%）和特异性（83.1%）均优于ABCD2评分（年龄、血压、临床特征、症状持续时间、糖尿病）和MRI-DWI，尤其有助于识别后循环小卒中患者[7]。该结论与其他研究结果类似[8, 9]。随着前庭检查技术的发展，后续HINTS研究中采用视频甩头及眼震视图技术来提高结果的准确性[10]。HINTS试验在AVS诊治中的应用逐年增加[11]。Kemar等甚至指导患者在摄像头拍摄下完成HINTS的三步查体，将HINTS作为远程诊治的重要步骤之一[12]。

三、意义解读

HINTS检查的初衷为通过组合有用的床边查体来提高中枢病变的识别率。因此，掌握每项检查的意义，有助于对结果的综合判读。

（一）水平甩头试验

水平甩头试验（h-HIT）主要反映外半规管传入的前庭眼动反射（VOR）相关外周及中枢通路是否异常（具体操作见第二章第三节"前庭疾病的神经系统查体"）。

床边h-HIT在单侧外周性前庭功能损害时的阳性率约为80%[13]。当外周前庭损害程度轻、只累及垂直半规管、仅存在隐性扫视或检查者经验不足时，床边h-HIT也可能为阴性。视频甩头试验（video head impulse test, vHIT）能单独反映3对半规管的功能，将VOR的增益定量化，记录到隐性及显性纠正性扫视，因此也可采用vHIT来提高h-HIT的准确性[10]。

水平甩头试验在中枢性前庭病变（主要为后循环病变）时通常为阴性（n=31/34，91%）[14]。若病灶累及中枢前庭的一些重要结构，如前庭神经核、第Ⅷ对脑神经移行区、舌下神经前置核、小脑绒球时，h-HIT也可为阳性[15, 16]。其区别在于，如累及单侧前庭神经核，可表现为病灶同侧或双侧h-HIT增益下降（同侧下降>对侧），而累及舌下神经前置核、小脑绒球时，通常为病灶对侧或双侧h-HIT增益下降（对侧下降>同侧）[15-17]。如按血管分布来分类，由于上述区域多由小脑前下动脉（anterior inferior cerebellar artery，AICA）供应，且支配迷路血供的内听动脉也为AICA分支，因此AICA梗死时可出现h-HIT异常[16]。而小脑后下动脉（posterior inferior cerebellar artery，PICA）及小脑上动脉（superior cerebellar artery，SCA）的支配区域较少累及 VOR 中枢通路，其 h-HIT 结果多为阴性[16]。

值得注意的是，尽管中枢病变也可出现 h-HIT 异常，但它们在视频甩头试验中的表现与外周性病变仍略有不同。前庭神经炎的 h-HIT 通常表现为单侧增益下降伴大波幅扫视，双侧增益不对称性大。而 AICA 梗死时可出现双侧增益下降，增益不对称性小，且扫视波幅相对较低[18]。因此，当床边 h-HIT 无法分辨时，也可行视频甩头试验来帮助鉴别。

【要点】 床边 h-HIT 阳性≠外周性病变，部分中枢性病变也可出现 h-HIT 阳性。需结合病史、体征综合判断，必要时采用视频甩头试验提高 h-HIT 的准确性。

（二）眼震

HINTS 中的"眼震"主要是观察患者不同凝视眼位的眼震（具体操作见"眼球震颤"）。如患者存在向不同方向凝视时眼震方向和类型的改变，即方向改变的凝视诱发性眼震（gaze evoked nystagmus，GEN），则提示为中枢性病变[1]。

单侧外周前庭障碍的凝视眼震通常为水平略带扭转的单向眼震。方向改变的 GEN 为中枢性眼震，其机制主要与脑干或小脑病变所致的凝视维持障碍有关[16]。在 Newman-Toker 等的研究中，中枢性 AVS 的 GEN 阳性率为 20%（n=73）[1]。除此以外，临床上如观察到纯垂直或纯扭转性凝视眼震，也提示为中枢性眼震[19]。

需要注意的是，HINTS 中的凝视眼震是在静态观察到的，并非位置诱发试验中的变位性眼震。两者的意义不同，不能混淆[16]。做凝视试验时需包括 9 个注视方位，避免凝视角度过大（>30°）而产生生理性终极眼震。

【要点】 HINTS 中的"眼震"为不同眼位的凝视眼震，而非位置诱发试验中的变位眼震。如观察到凝视眼震的方向、类型改变，或为纯垂直、纯扭转性，则考虑为中枢性眼震。

（三）垂直眼偏斜试验

垂直眼偏斜（skew deviation）是眼球的垂直运动整合失调，由重力感知通路损害所致[16,19,20]（具体操作见"眼偏斜反应"）。这类患者在行双眼交替遮盖试验时可观察到眼球垂直方向的位移[1]。部分患者甚至可能因此而主诉垂直方向的视物重影[16]。

垂直眼偏斜通常与头斜（head tilt）、眼扭转（ocular torsion）构成眼偏斜反应（ocular tilt reaction，OTR）三联征[21]，主要反映从外周椭圆囊及垂直半规管传入至眼动输出通路的异常[20,22]。Newman-Toker 等的研究中，垂直眼偏斜在单侧外周前庭障碍的阳性率为 4%（25 例中 1 例阳性），在单纯小脑病灶患者中阳性率为 4%（24 例中 1 例阳性），而在脑干病灶患者中阳性率为 30%（50 例中 15 例阳性）[1]。多数（59%）垂直眼偏斜阳性的病灶位于外侧延髓和外侧脑桥。尽管该体征在外周前庭及中枢病变时均可阳性，但中枢病灶的垂直偏斜发生率更高，通常角度较大，而外周前庭障碍时发生率低，角度较小[1,16]。因此，大角度的垂直眼偏斜在 HINTS 中被视为中枢性体征[1]。

【要点】 大角度的垂直眼偏斜多见于后颅窝的中枢性病变。外周前庭障碍时也可存在垂直眼偏斜，但通常角度较小，需注意鉴别。

（四）听力丧失（hearing loss）

2013 年，Newman-Toker 等提出在原有 HINTS 三步法的基础上加入床边快速听力评估（用手指摩擦声），即"HINTS+"四步法。由于耳蜗对缺血非常敏感，急性中重度感应神经性聋伴眩晕有可能是迷路或脑干梗死所致，或者为脑干梗死的前兆[23]。负责内耳血供的内听动脉主要起源于 AICA（约 80%）、基底动脉（15%~20%），仅有极少数起源于 PICA[16]。而 AICA 支配区域的梗死在中枢性 AVS 中又最容易漏诊。因此，加入听力评估能进一步提高 HINTS 识别中枢病变的敏感性（HINTS 为 96.5%，HINTS+为 99.1%）[7]。

需要注意的是，神经性聋伴眩晕的病因并不限于血管性病变，还可见于内耳病毒或细菌感染、免疫炎症、外伤、遗传、代谢、细菌性脑膜炎等。

因此，检查者也需完善耳内镜等检查来排除其他病因。

【要点】急性中重度感应神经性聋伴眩晕可能是迷路或脑干梗死所致，但同时需要排除感染、炎症等其他病因。

（五）HINTS 的组合意义

Newman – Toker 认为，最能提示中枢病变的组合模式是 INFARCT（impulse normal，fast – phase alternating，refixation on cover Test），即甩头正常或方向改变的凝视诱发性眼震或垂直眼偏斜阳性，对脑卒中识别的敏感性达 100%、特异性达 96%[1]。但实际临床应用中，如发现明确的中枢性眼震，也可视为"眼震"阳性（表 2 – 5 – 1）[11]。

表 2 – 5 – 1　HINTS 检查结果的意义

HINTS	提示外周前庭障碍	提示中枢前庭障碍
甩头试验（HIT）	异常[1]	正常[2]
眼震（N）	单向水平略扭转眼震或无眼震	方向改变的水平凝视眼震或垂直、扭转眼震
垂直眼偏斜试验（TS）	多数为阴性[3]	阳性

1. 当外周前庭损害轻、只累及垂直半规管、仅有隐性扫视或检查者经验不足时也可正常。
2. 当 AICA 支配区域病灶累及前庭神经核、舌下神经前置核、小脑绒球、迷路等结构时也可出现异常。
3. 一部分外周前庭病变也可呈阳性，但垂直眼偏斜的波幅通常较小。

Krishnan 等汇总了 6 项研究（n = 644）共 200 位（31.1%）急性脑卒中患者的资料，发现后循环脑卒中患者出现 HINTS 阳性表现的概率是 HINTS 阴性的 15 倍（RR = 15.84，95% 置信区间 5.25～47.79）。HINTS 对脑卒中的敏感性为 95.5%，特异性为 71.2%[24]。HINTS + 对后循环小卒中（DWI 上病灶 < 10mm）的敏感性（100%，n = 15）优于早期 MRI 的 DWI 序列（47%，n = 15）[4]。

四、 HINTS 的限制和不足

尽管 HINTS 在 AVS 研究中识别急性脑卒中的敏感性和特异性很高，但在实际临床应用中仍有自身的限制和不足。

首先，HINTS 研究设计的初衷是在 AVS 中快速区分后循环脑卒中和前庭神经炎，因此纳入的研究人群为至少有 1 项脑卒中高危因素的 AVS 患者，而临床实践中，很多 AVS 患者并不符合这一条件[7]。HINTS 的敏感性高和特异性也不适用于其他少见病因的 AVS[16]。

其次，部分眩晕程度很重的 AVS 患者，如严重恶心呕吐、无法配合睁眼、有酒精或药物影响时，可能根本无法配合完成 HINTS 检查[24]。

最后，HINTS 的敏感性和特异性与操作者的评估水平密切相关。Ohle 等的研究发现，神经科医生评估 HINTS 的敏感性可达 96.7%，特异性达 94.8%，而当评估者变成急诊室医生和神经科医生时，敏感性下降至 83%，特异性仅有 44%[25]。

无论如何，HINTS 给了我们一个启示：可以通过查体组合的方式提高诊断的敏感性和特异性。除了 HINTS 外，还可以综合 STANDING、PCI score、TriAGE + score、eNHISS 等结果来帮助 AVS 的诊断[26]。

五、 总结

HINTS 是由水平甩头试验、眼震观察及垂直眼偏斜试验组成的床边查体组合，帮助快速、有效地区分中枢及外周性前庭障碍。在有至少 1 项脑血管病危险因素的 AVS 患者中，HINTS 识别脑卒中的敏感性、特异性均高于早期 MRI 的 DWI 序列。临床医生需要熟练掌握 HINTS 各项检查的意义，充分利用这些诊断工具来提高诊断的准确性。

作者：杨怡（浙江大学医学院附属邵逸夫医院）

二审审稿：朱佳浩（珠海市中西医结合医院）

三审审稿：陈钢钢（山西医科大学第一医院）

参考文献

第六节　眼偏斜反应

一、引言

眼偏斜反应（ocular tilt reaction，OTR）是由于一侧重力感知（graviceptive）通路受损导致的包括头倾斜（head tilt，HT）、垂直眼偏斜（skew deviation，SD）、眼球扭转（ocular torsion，OT）在内的三联征，伴随的主观视觉垂直（subjective visual vertical，SVV）偏斜可作为OTR的第四个指征。其中HT是指头在冠状面上向一侧肩膀倾斜；OT是眼球的上极向头倾斜侧扭转，表现为低位的眼外旋（extorsion）、高位的眼内旋（intorsion）；SD是指垂直方向的斜视，通常伴随OT出现，合称为skew - torsion征，SD的典型表现为一眼上斜视（hypertropia），而另一眼下斜视（hypotropia），即双眼一高一低呈相反方向垂直斜视，故SD又称为反向偏斜；重力感知通路受损后无法准确感知重力线，表现为SVV的偏斜，是对重力垂直线的知觉错误。由此可见，OTR涉及姿势（HT）、眼动（SD与OT）和知觉（SVV）三个方面。外周或中枢前庭病变导致的冠状面前庭眼动反射（VOR）张力失衡，或者病变累及中脑的神经整合中枢导致的冠状面与矢状面头眼协同异常，均可引起病理性的OTR[1]。

二、OTR的历史

1975年Westheimer与Blair用电刺激猴子的中脑被盖部靠近Cajal间质核（interstitial nucleus of Cajal，INC）的区域，发现双眼发生了垂直偏斜与共轭扭转，他们称此现象为眼偏斜反应（OTR）。对INC进行刺激或损毁的实验表明，INC与冠状面的眼球扭转与头倾斜密切相关，是头眼协同运动的整合中枢。1977年Rabinovitch报道了首例OTR病例，是由丘脑底部的海绵状血管瘤（一开始考虑为多发性硬化）导致的；1979年Halmagyi等报道了因手术意外损伤外周前庭导致的OTR病例，推断是由于椭圆囊受损后双侧前庭

张力失衡的缘故。1987年Brandt与Dieterich发现除了中脑病变，延髓梗死（前庭核受累）也可导致OTR，而且这类患者双眼的扭转不共轭，以病灶同侧的眼外旋为主，考虑是后半规管通路受损导致的。在随后的30余年间，从外周前庭、前庭神经核、内侧纵束到中脑、间脑这条传导通路上不同病变部位导致的OTR病例被广泛报道。除了外周前庭与脑干病变，小脑病变也可出现OTR，丘脑及以上的前庭病变多仅有SVV偏斜而无OTR的其他成分[2-7]。

三、OTR的机制

耳石器（主要是椭圆囊）与垂直半规管的传入信息在前庭神经核整合后经重力感知通路向上传递，在低位脑桥水平交叉至对侧，经内侧纵束继续上行至中脑的Cajal间质核（INC），最后经丘脑传递至前庭皮质中枢，使大脑能够感知躯体与重力线的关系（是否倾斜）。OTR正是基于椭圆囊及垂直半规管的传入信息来调节头眼协同运动的一组反应，分为生理性与病理性[4]（图2-6-1）。

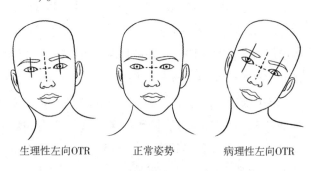

生理性左向OTR　　正常姿势　　病理性左向OTR

图2-6-1　生理性的左向OTR（左）与病理性的左向OTR（右）

头倾斜（HT）是生理性OTR的主要表现，如摩托车手在急转弯时头连同躯干向一侧倾斜，此时头会代偿性地往反方向倾斜，恢复头与重力线的平行（图2-6-2），由于头倾斜已基本代偿躯干的倾斜，眼球扭转（OT）仅需很小的角度

（头倾斜的 10%）[4]。正常人在直立时头向一侧倾斜，眼球会代偿性地向反方向扭转，称为 OCR（ocular counterroll），此时并无垂直眼偏斜（SD）出现。另一个与 OTR 的区别是，OCR 眼球扭转方向与头倾斜方向相反，而 OTR 的眼球扭转方向与头倾斜方向一致。

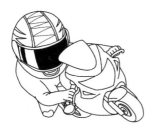

图2-6-2 生理性 OTR（摩托车手在急转弯时头连同躯干向一侧倾斜，此时头会代偿性地往反方向偏斜，恢复头与重力线的平行）

病理性的 OTR 是由于病变导致双侧前庭张力失衡，大脑误以为在向张力高的一侧倾斜（实际上为直立位），于是启动 OTR 向张力低的一侧偏斜进行代偿[8]。病理性 OTR 的几个成分不总是同时出现，急性脑干梗死出现 OTR 敏感性最高的为 SVV 偏斜（94%），其次为 OT（83%）与 SD（31%），完全性的 OTR 仅占 20%[7]。外周前庭（椭圆囊与垂直管）受损、延髓病变（累及前庭核与前庭脊髓束）均可出现完全性的 OTR，若前半规管或后半规管通路单独受损，双眼的扭转不共轭，后半规管通路受损以同侧眼外旋为主，前半规管通路受损则以对侧眼内旋为主（图2-6-3）；脑桥-中脑之间（pontomesencephalic）的重力感知传导通路（如内侧纵束）病变由于前庭脊髓束不受累，表现为 skew-torsion 征而无头倾斜，SD 通常伴随 OT 出现，而 OT 可不伴有 SD；中脑 INC 是头眼协同运动的整合中枢，其病变可导致完全性的 OTR，并且双眼的扭转共轭；中脑 INC 上端、丘脑旁中央或后外侧的病灶可仅有 SVV 偏斜而无头-眼偏斜，前庭皮质中枢如 PIVC（parietoinsular vestibular cortex）病变也多仅有 SVV 偏斜，提示主要涉及知觉层面[7]。小脑病变也可导致完全性或部分性的 OTR，主要与前庭小脑、齿状核等结构或它们与前庭核之间的联系纤维（如小脑脚）受损有

关[5,6]，使同侧前庭神经核去抑制，从而表现为双侧张力失衡引起 OTR。

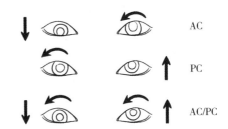

AC：前半规管，PC：后半规管；AC 通路受损，表现为同侧眼下转，对侧眼内旋；PC 通路受损，表现为同侧眼外旋，对侧眼上转；AC、PC 通路同时受损，表现为同侧眼下转 + 外旋，对侧眼上转 + 内旋

图2-6-3 前半规管或后半规管通路受损

四、OTR 的识别

OTR 并非疾病诊断，而是一种生理或病理现象。病理性的 OTR 除了可能会导致垂直复视，本身无其他临床症状，患者并无外界环境的倾斜感，但实际上其垂直知觉发生了偏斜[4]。OTR 的几个成分可完全或部分出现，其中 SVV 偏斜可单独出现。OTR 的不同成分偏斜方向一致，如 OTR 偏向左侧，典型表现为头向左倾斜，左眼下转并外旋、右眼上转并内旋，SVV 偏向左侧。若 OTR 的成分间偏斜的方向不一致，注意是否为检查方法有误或是其他原因导致的头眼偏斜。头倾斜虽然最容易观察，但是正常人也可有轻微的斜颈存在，仅有头倾斜而无 OTR 的其他表现临床意义有限。明显的垂直眼偏斜（SD）在不同的眼位静态观察下即可发现（图2-6-4），对于隐性的垂直斜视需要采用交替遮盖法（alternate cover test）进行检查[9]，嘱受试者注视前方的视靶，检查者用手掌或遮眼板交替遮盖受试者的双眼。遮盖与去遮盖时出现小幅度的水平性眼动在人群中较常见，一般无临床症状，但如果出现垂直方向的眼动，提示存在垂直性的斜视，可进一步在三棱镜下行交替遮盖试验测定 SD 的角度（棱镜度）。垂直眼偏斜一般合并有眼球扭转（OT），OT 无法在裸眼下观察，需要通过眼底照相来检查[10]，根据视乳头与黄斑中心凹连线与水平线的夹角来测量眼球外

旋或内旋的角度，正常人眼球基本无内旋（<1°），但可有轻微的外旋（<12°）[11,12]（图2-6-5）。SVV需要在屏蔽外界参照物（垂直信息）的情况下，让患者将其看到的斜线调整至其认为垂直为止，再测量与实际垂直线间的夹角，正常在±2.5°范围内[13]。目前基于虚拟现实（virtual reality，VR）技术的眼罩已被用于检测SVV（图2-6-6）。

图2-6-4 头向右侧倾斜，左眼明显上斜视　　图2-6-5 正常人视乳头与黄斑中央凹基本平行（左）或仅有轻微的外旋（右）

OTR需要与滑车神经麻痹导致的上斜视及头倾斜鉴别，可行Bielschowsky歪头试验。滑车神经麻痹患者头倾斜是向健侧，是一种代偿头位（减轻复视），此时将患者的头向另一侧倾斜，若眼球上斜视及复视加重，提示为上斜

图2-6-6 基于VR技术的SVV检测设备（受试者手持旋钮调节其在眼罩内看到的斜线至垂直，系统会自动计算与真实垂直线的夹角）

肌麻痹。滑车神经麻痹的眼球扭转方向为高位眼外旋，而OTR为高位眼内旋[8]。在仰卧位时OTR的眼球扭转与垂直斜视较直立时可明显减弱，而滑车神经麻痹的眼球扭转与垂直斜视不随体位变化而变化[14]。

五、OTR的定位价值

临床中完全性的OTR主要见于外周前庭及脑干病变，以后者更多见。这可能是由于来自椭圆囊及垂直半规管的重力感知信息在脑干（前庭核）中整合，脑干的病灶更容易同时累及椭圆囊及垂直半规管通路，而外周前庭病变两者不容易同时严重受损，OTR可不明显或较轻微[8]。OTR有一定的定位诊断价值，特别是对于脑干病变，有助于判定病变平面与侧别。根据病变部位及性

质的不同，OTR可以偏向病灶同侧或对侧[4]（图2-6-7），由于重力感知通路在脑桥水平交叉到对侧，交叉以下的破坏性病变OTR偏向同侧（如前庭神经炎、前庭神经核梗死），交叉之上的破坏性病变OTR偏向对侧（如核间性眼肌麻痹、中脑梗死），如果是刺激性病变（如多发性硬化、海绵状血管瘤），OTR偏斜的方向则与破坏性病变相反。丘脑及以上的前庭通路或前庭皮质中枢病变多仅有SVV偏斜，但方向不定，可偏向同侧或对侧，幅度小于脑干或外周前庭病变[13]。小脑病变导致的OTR可偏向同侧或对侧，若前庭小脑（绒球小结叶）、齿状核受累多偏向对侧[5,6,15]。

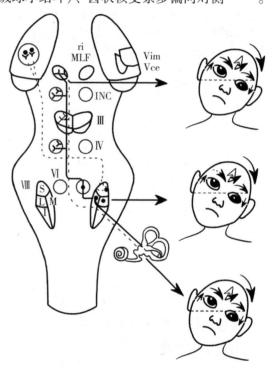

图2-6-7 脑干不同病变部位的OTR偏斜方向

六、导致OTR的常见疾病

（一）前庭神经炎（vestibular neuritis，VN）

虽然VN出现完全性的OTR相对少见，但是SVV偏斜与眼球扭转（OT）常见，发病7天内的VN患者中SVV与OT的异常率分别为94%与82%，而且两者的偏斜角度显著相关，垂直眼偏斜（SD）则相对少见，仅有14%[16]。SD更多见于脑干病变，外周前庭病变的SD偏斜角度更小[4]。VN导致的SD有时在裸眼下采用交替遮盖

法仍难以察觉，用马氏杆（Maddox rod）检查才能发现[17]。Korda 等在眼动视图（video – oculography）下对急性前庭综合征患者进行交替遮盖试验发现，24% 的 VN 患者存在 SD，若偏斜角度 > 3.3°（约 5.8 棱镜度），提示为中枢病变[18]。

（二）脑干梗死（brainstem infarction）

急性单侧脑干梗死患者中 20% 有完全性的 OTR，敏感性最高的为 SVV 偏斜（94%）与 OT（83%），SD 则见于 31% 的患者[7]，根据病灶的部位 OTR 偏向同侧或对侧。延髓外侧梗死（lateral medullary infarction，LMI）如 Wallenberg 综合征患者中，约 1/3 有完全性的 OTR，由于病灶（前庭神经核受累）位于重力感知通路在脑桥的交叉之下，故 OTR 偏向同侧；SD 较常见，但是伴随的 OT 双眼不共轭，以同侧的眼球外旋为主，提示选择性的损害椭圆囊及后半规管通路[4]。脑桥（前庭神经核）与中脑（INC）之间的病灶可仅有 skew – torsion 征与 SVV 偏斜而无头倾斜，如一侧

内侧纵束（medial longitudinal fascicle，MLF）受损导致的核间性眼肌麻痹（internuclear ophthalmoplegia，INO），由于重力感知通路在下位脑桥交叉至对侧后通过 MLF 继续上行，故 OTR 偏向对侧[19]。中脑梗死累及 INC 可导致完全性的偏向对侧的 OTR，与延髓外侧梗死不同的是，双眼的扭转共轭[4]。

（三）小脑梗死（cerebellar infarction）

21% 的单侧小脑梗死患者出现完全性的 OTR，其中出现 SVV 偏斜的达 85%，但是方向不定，偏向对侧的占多数（58%），可能与齿状核（dentate nucleus）受累有关[5,6]。小脑后下动脉（PICA）梗死若累及小脑小结（nodulus），SVV 偏向对侧，同时伴有 OT 与 SD；反之若小脑小结不受累，SVV 偏向同侧，并且无 OT 与 SD[15]。小脑前下动脉（AICA）梗死若内耳同时受影响，OTR 偏向同侧，仅累及小脑绒球（flocculus）时则偏向对侧[20 – 22]。

作者：朱佳浩（珠海市中西医结合医院）
解龙昌（广州医科大学附属第二医院）
二审审稿：李斐（海军军医大学附属上海长征医院）
三审审稿：陈钢钢（山西医科大学第一医院）

参考文献

第七节　头晕/眩晕患者的常用症状评估量表

图 2 - 7 - 1　头晕/眩晕患者的常用症状评估量表思维导图

目前，随着人们生活水平的提高和工作压力的日益增大，头晕、眩晕疾病的发病率在逐渐提升，这类患者可能就诊于耳鼻喉科、精神科、神经内科、老年科、心内科等相关科室。在一项分析头晕、眩晕就诊患者的回顾性研究中，前庭疾病患者的比例高达 87%[1]。而这类患者中，头晕、眩晕程度常为主观表述，医生难以明确真实

情况；前庭疾病相关诊治仍在不断修正变化，还未在基层医院得到普及，导致误诊漏诊现象严重；另外前庭疾病除药物治疗外，辅以前庭康复治疗可使患者获益更大[2]。

因此，对患者头晕、眩晕进行症状评估、前庭疾病筛查以及康复疗效评价至关重要，本节旨在从问卷或量表的角度对这三方面进行简要阐述。

一、眩晕评估量表

（一）头晕残障量表

头晕残障量表（dizziness handicap inventory, DHI）于1990年由美国学者Jacobson等人[3]研制，是目前使用最广泛的头晕、眩晕评估工具，由患者自行填写，需要10分钟完成，目前已经被翻译成14种语言[4]。该量表包括功能（functional, F）、情绪（emotional, E）和躯体（physical, P）三个子量表，共25个条目，每题回答"是"为4分，"有时"为2分，"否"为0分。分数越高，表明患者的头晕、眩晕程度越重。0～30分为轻度眩晕；31～60分为中度眩晕；61～100分为重度眩晕[5]（表2-7-1）。

表2-7-1　头晕残障量表

条目	是	有时	否
P1 抬头看的时候眩晕症状会加重吗			
E2 你会因为眩晕的症状感到沮丧吗			
F3 眩晕会限制你出差或娱乐吗			
P4 在超市的过道上行走会加重眩晕的症状吗			
F5 因为眩晕，上床或起床有困难吗			
F6 眩晕会大大限制你参与社交活动（出去吃晚餐、看电影、跳舞、聚会）吗			
F7 因为眩晕，使你阅读有困难吗			
P8 参加剧烈的活动（如运动、跳舞）、做家务琐事（如扫地、收盘子）能加重眩晕的症状吗			
E9 因为眩晕，你害怕没有人陪同情况下一个人出门吗			
E10 你会因为眩晕感到在别人面前难堪吗			
P11 你的头快速运动时能加重眩晕的症状吗			
F12 因为眩晕，你会避开高的地方吗			
P13 在床上翻身时会加重眩晕的症状吗			
F14 因为眩晕，做较重的家务劳动或庭院劳作对你而言有困难吗			
E15 你担心别人把你的眩晕症状误认为是喝醉酒吗			

条目	是	有时	否
F16 因为眩晕，自己出去散步对你有困难吗			
P17 在人行道上行走会加重眩晕的症状吗			
E18 因为眩晕，使你集中注意力有困难吗			
F19 因为眩晕，在黑暗中绕自己家房子走一圈有困难吗			
E20 因为眩晕，你害怕自己独自一人在家吗			
E21 你会因为自己眩晕而觉得自己有缺陷吗			
E22 你眩晕的病情对你与家人、朋友的关系的压力大吗			
E23 你因为眩晕而感到压抑吗			
F24 眩晕的症状妨碍你的工作和家庭责任吗			
P25 弯腰能加重眩晕的症状吗			

该量表除了可以评估患者头晕、眩晕主观症状的严重程度及其对生活质量的影响外[6]，还可以评价治疗效果，指导医生根据得分结果采用恰当的治疗方法。例如，当患者的DHI-F、DHI-E分数较高，说明其主要以功能性和情绪性头晕、眩晕为主，而与器质性病变关系较小，可酌情给予抗焦虑、抑郁药物等[7]。老年、女性成年患者和伴有焦虑症的患者DHI得分更高。另外，该量表还可以检测BPPV复位后的残余头晕[8]。有研究者使用DHI量表发现，梅尼埃病对患者生活质量的影响比BPPV更大[9]。但DHI量表不包括恶心、呕吐等头晕常见的伴随症状[10]。

DHI-S（screening version of the dizziness handicap inventory, DHI-S）是DHI量表的筛查版本[11]，包括原始量表中的10个条目，与原始DHI量表高度相关，不到5分钟时间即可完成，可用于快速问诊。DHI-S得分增加，可能提示患者步速较慢，有跌倒风险。DHI-SF（short form of the dizziness handicap inventory, DHI-SF）包括13个条目，每个条目分为两个等级，"是"计1分，"否"计0分[12]。目前针对这两个版本的研究较少。

（二）眩晕症状量表

眩晕症状量表（vertigo syndrome scale，VSS）由英国学者 Yardley 等人于 1992 年设计而成的，也是用来评估眩晕的严重程度及治疗效果，还可评估前庭症状持续时间，适用于所有症状的眩晕患者，由患者进行填写[13]（表 2 - 7 - 2）。目前已有土耳其[14]、波斯[15]、南非[16]等多种语言的版本，我国于 2015 年将其汉化，但汉化时所选样本是主要表现为眩晕症状的椎动脉型颈椎病患者，所以该汉化量表在一般头晕、眩晕者患者人群中还需进一步验证。

VSS 量表包括两个版本。我国汉化的完整版本 VSS - lv（the long version）由 22 个问题共 34 个项目组成，分为两个子量表。其中，眩晕症状子量表（the vertigo scale，VSS - VER）用于评估前庭系统疾病的相关症状，包含 7 个问题共 19 个项目；自主神经焦虑症状子量表（the anxiety and autonomic symptom scale，VSS - AA）用于评估由自主神经或躯体焦虑引起的症状，包含 15 个问题。

该量表每个条目按 0 ~ 4 分划为 5 个等级。每题得分越高，表明最近一年内的发生频率越高；总分越高，表示受试对象眩晕程度越严重，其中 0 ~ 33 分为轻度眩晕，34 ~ 67 分为中度眩晕；68 ~ 101 分为重度眩晕；102 ~ 136 分为极重度眩晕[17]。

表 2 - 7 - 2 眩晕症状量表[17]

在过去 12 个月中，您发生以下症状的频率	0 从来没有	1 少许（1~3 次/年）	2 有些时候（4~12 次/年）	3 经常发生（平均 >1 次/月）	4 非常频繁（平均 >1 次/周）
1. 感到周围的物体旋转或者晃来晃去，这种感觉的持续时间为：（请回答以下所有小问题）					
a. 少于 2 分钟 b. 不超过 20 分钟 c. 20 ~ 60 分钟 d. 数小时 e. 超过 12 小时					
2. 有心区或胸前区疼痛感					
3. 有忽冷忽热的感觉					
4. 因为感到严重不稳而跌倒					
5. 有恶心或者反胃的感觉					
6. 感到肌肉紧张、板滞或酸痛					
7. 感到头晕、头昏或者视物模糊，这种感觉的持续时间为：（请回答以下所有小问题）					
a. 少于 2 分钟 b. 不超过 20 分钟 c. 20 ~ 60 分钟 d. 数小时 e. 超过 12 小时					
8. 发抖					
9. 有耳堵塞感					
10. 心慌					

续表

在过去 12 个月中，您发生以下症状的频率	0 从来没有	1 少许（1~3 次/年）	2 有些时候（4~12 次/年）	3 经常发生（平均 >1 次/月）	4 非常频繁（平均 >1 次/周）
11. 呕吐					
12. 有四肢沉重感					
13. 视觉障碍（如眼花）					
14. 有头痛或头部困重的感觉					
15. 需要借助支撑才能站立或行走					
16. 气短，呼吸困难					
17. 记忆力减退或注意力不集中					
18. 感觉不稳、即将失去平衡，这种感觉的持续时间为：（请回答以下所有小问题）					
a. 少于 2 分钟 b. 不超过 20 分钟 c. 20~60 分钟 d. 数小时 e. 超过 12 小时					
19. 在身体某些部位有刺痛、针刺或者麻木的感觉					
20. 下腰部疼痛					
21. 多汗					
22. 有神志不清、接近昏厥的感觉					

患者可因眩晕导致焦虑，焦虑反过来又会使眩晕加重，二者相互作用，使患者关于眩晕程度的主诉常与前庭检查结果存在出入。而这两个子量表间相关系数仅为 0.38，彼此相互独立，可将患者的眩晕和焦虑程度给予区分。比如对同时合并单侧前庭病和 PPPD 的患者使用该问卷，眩晕症状子量表可以评估由单侧前庭病引起的眩晕症状，而自主神经焦虑症状子量表可以评估由 PPPD 引起的焦虑症状，使医护人员更容易了解患者的真实情况。

另有 VSS – sf（the short form）版本，包含完整版本中的 15 个题项，用于测量过去 1 个月内患者出现头晕、眩晕、不稳感以及伴随焦虑症状的次数，主要用于评估治疗效果，目前已用于临床试验[18]。

除此之外，还有眩晕残障量表（VHQ）、欧洲眩晕评估量表（EEV）、眩晕结构问卷（SQV）、加州大学洛杉矶分校头晕问卷（UCLA – DQ）等，也可以评估患者的头晕、眩晕症状。

二、 前庭疾病筛查问卷

前庭疾病患者的治疗依赖于病史、临床查体及各类仪器检查等。临床查体包括判断患者有无自发眼震，应用甩头试验、位置试验、压力试验、视跟踪试验诱发出的眼震以及姿势步态试验（Romberg 试验和 Fukuda 试验）来综合判断患侧。实验室检查包括由双温试验、转椅试验等生成的眼震电图、视频头脉冲试验、前庭诱发肌源电位、耳蜗电图、主观视觉垂直线检测等判断患者前庭损伤的程度。

详细询问病史对于正确诊断前庭疾病至关重要，可使 70% ~ 80% 的头晕、眩晕诊断近乎明确[19]。近年来，前庭疾病病史问诊的重要性已受到广大学者和临床医生的关注和重视。而相关问卷和量表则为规范化问诊提供了有力工具。目前，筛查问卷大致分为两类，一类是可同时对目前常见的多个前庭疾病进行筛查；另一类则是针对单个疾病。

（一）多个疾病筛查问卷

目前国外已有多位学者[20-25]依据头晕类型、持续时间和发作频率等特征设计了可对良性阵发性位置性眩晕、前庭神经炎、梅尼埃病、前庭性偏头痛等常见前庭疾病进行筛查的问卷或模型，

对疾病的正确诊断率为 60% ~ 90%。

2011 年，美国学者 Zhao 等人[23]设计了一份基于病史的头晕筛查问卷（表 2 - 7 - 3），可对良性阵发性位置性眩晕、前庭神经炎等前庭疾病以及其他中枢神经系统疾病进行筛查。其中对偏头痛、BPPV、梅尼埃病和前庭神经炎的预测能力分别为 92%、90%、86% 和 63%。可以看出，其对前庭神经炎的预测能力较低。在之后研究中，我们可以结合临床资料和大数据分析确定对诊断前庭神经炎更有价值的病史因素。该问卷对所有头晕患者整体的预测能力为 84%。

表 2 - 7 - 3 病史调查问卷[23]

	Positive predictors（阳性预测因素）	Negative predictors（阴性预测因素）
BPPV（良性阵发性位置性眩晕）	Dizziness greatest in position：lying down（在此位置时头晕最严重：躺下）	Pain or discharge of ear（耳部疼痛或耳内分泌物）
	Dizziness greatest in position：head movement（在此位置时头晕最严重：头部运动）	Unilateral hearing change for worse（单侧听力下降）
	Dizziness greatest in position：bending over（在此位置时头晕最严重：弯腰）	Unilateral ringing in ears（单侧耳鸣）
	Free from dizziness between spells（间歇期没有头晕）	Male sex（男性）
	Age when observed for first appointment（第一次就诊时的年龄）	Length：20 min to hours（时长：20 分钟至数小时）
		Length：hours to 1 day（时长：数小时至 1 天）
		Length：1 day to 1 week（时长：1 天至 1 周）
	Positive predictors（阳性预测因素）	Negative predictors（阴性预测因素）
MD（梅尼埃病）	Hearing change during attack（发作时听力改变）	Recent head trauma（近期的头部创伤）
	World spinning around（视物旋转）	Mucus（耳内分泌物）
	Male sex（男性）	Lying down（躺下出现症状）
	Unilateral ringing in ears（单侧耳鸣）	Head movement（头部运动时出现症状）
		Sitting or standing（坐下或站起时出现症状）
	Positive predictors（阳性预测因素）	Negative predictors（阴性预测因素）
Migraine - associated dizziness（偏头痛相关的头晕）	Light - sensitive（畏光）	Change in hearing when Dizzy（头晕时听力改变）
	Dizziness menstrual related（月经周期）	Lying down（躺下出现症状）
	Stuffy nose（鼻塞）	Male sex（男性）
	Frequency：daily or more（频率：每天或更多）	Frequent night urination（夜间尿频）
	Frequency：weekly to daily（频率：每周或每天）	Age when observed for first appointment（第一次就诊时的年龄）
	Frequency：monthly to weekly（频率：每月或每周）	

	Positive predictors（阳性预测因素）	Negative predictors（阴性预测因素）
Vestibular neuritis（前庭神经炎）	Nasal obstruction（鼻塞）	Shortness of breath（呼吸短促）
	Nausea（恶心）	

	Positive predictors（阳性预测因素）	Negative predictors（阴性预测因素）
Other vestibular（其他前庭疾病）		Indigestion（消化不良）
		Free from dizziness between spells（间歇期没有头晕）
		Fall to one side（向一侧倾倒）

	Positive predictors（阳性预测因素）	Negative predictors（阴性预测因素）
Other CNS（其他中枢神经系统疾病）	Swimming sensation（漂浮感）	Light - sensitive（对光敏感）
	Confusion/memory loss（混乱/记忆丧失）	Hearing change when dizzy（头晕时听力改变）
	Severe headache（严重头痛）	World spinning around（周围世界在旋转）
	Constant dizziness/unsteadiness（持续头晕/不稳）	Age when observed for first appointment（第一次就诊时的年龄）

	Positive predictors（阳性预测因素）	Negative predictors（阴性预测因素）
Other miscellaneous（其他疾病）	Decreased appetite（食欲减退）	Tingling around mouth（唇周有刺痛感）
	Loss of consciousness（意识丧失）	Dizziness overexertion related（过度用力导致头晕）
	Black outs or faint when dizzy（眩晕时昏厥）	World spinning around（周围世界在旋转）
	Slurred speech（口齿不清）	Unilateral fullness in ears（单侧耳部胀满感）
	Indigestion（消化不良）	Dizzy lying down（躺下时头晕）
	Joint pain/stiffness（关节痛）	
	Fatigue（疲劳）	
	Age when observed for first appointment（第一次就诊时的年龄）	

2019 年，美国学者 Jacobson 等人[25] 设计了 DSP 问卷（dizziness symptom profile，DSP）用于筛查因头晕、眩晕和慢性不稳就诊的患者，由患者进行填写。该问卷包含 31 个条目，每个条目分为 5 个等级，"完全不同意"为 0 分，"完全同意"为 4 分；可对 8 类疾病进行诊断，其中对梅尼埃病、前庭性偏头痛、BPPV 的正确诊断率分别为 100%、95% 和 82%，整体的预测能力为 70.3%；重测信度达中度以上[26]（表 2 - 7 - 4）。

其他问卷在选取样本时，往往排除了同时合并两个或两个以上前庭疾病的患者，而该问卷可诊断合并有 3 个前庭疾病的患者。为避免患者对所有条目都选"非常同意"而造成患者合并多个疾病的假象，作者规定得分为前三的前庭疾病作为患者的诊断。

表 2 - 7 - 4　头晕症状问卷[25]

Item（序号）	Statement（条目）	Strongly Disagree（完全不同意）		Not Sure（不确定）	Strongly Agree（完全同意）
1	My dizziness is intense but only lasts for seconds to minutes（我的头晕很厉害，但只持续几秒钟到几分钟）				
2	I have had a single severe spell of spinning dizziness that lasted days or weeks（我曾经有过一次严重的眩晕，持续了几天或几周）				

续表

Item （序号）	Statement （条目）	Strongly Disagree （完全不同意）	Not Sure （不确定）	Strongly Agree （完全同意）
3	I have spells where I get dizzy and also have irregular heartbeats（palpitations）［我有时会头晕，心跳也会不规则（心悸）］			
4	I hear my voice more loudly in one ear compared with the other（我一只耳朵听到的声音比另一只耳朵听到的要大）			
5	I am unsure of my footing when I walk outside（我走到外面时，站立不稳）			
6	I get dizzy when I turn over in bed（我在床上一翻身就头晕）			
7	I get dizzy when I am in open spaces and have nothing to hold onto（当我在空旷的地方，没有东西可以抓住的时候，会感到头晕）			
8	I have a roaring sound in one ear only before or during a dizziness attack（我只有在头晕发作前或发作时，一只耳朵才会发出轰鸣声）			
9	I am depressed much of the time（我大部分时间都很沮丧）			
10	I lost hearing in one ear after an attack of spinning dizziness（我有一只耳朵因为眩晕而失去了听力）			
11	I had a big dizzy spell that lasted for days where I could not walk without falling over（我感到一阵眩晕，持续了好几天，走路会摔倒）			
12	I get dizzy when I sneeze（我打喷嚏时会头晕）			
13	There are times when I get dizzy and also have a headache（有时我感到头晕和头痛）			
14	I get dizzy when I strain to lift something heavy（当我用力举起重物时，就会头晕）			
15	I get a short – lasting, spinning dizziness that happens when I bend down to pick something up（当我弯腰捡东西的时候，就会出现短暂眩晕）			
16	My hearing gets worse in one ear before or during a dizziness attack（我的一只耳朵在头晕发作前或发作时听力会变差）			
17	I had a single constant spell of spinning dizziness that lasted longer than 2 – 3 days（我有过一次持续的眩晕，持续时间超过2~3天）			
18	When I get a headache, I am very sensitive to sound（I try to find a quiet place to rest）［当我头痛的时候，对声音非常敏感（我尽量找一个安静的地方休息）］			
19	I get short – lasting, spinning dizziness that happens when I go from sitting to lying down（我从坐到躺的时候会有短暂的眩晕）			
20	I can trigger a dizzy spell by placing my head in a certain position（我的头部在运动到某一特定位置时出现眩晕）			
21	I had a spell of spinning dizziness that lasted for days or weeks after I had a cold or flu（我患感冒或流行性感冒后，会有一阵眩晕，持续数天或数周）			

续表

Item （序号）	Statement （条目）	Strongly Disagree （完全不同意）	Not Sure （不确定）	Strongly Agree （完全同意）
22	I have a feeling of fullness or pressure in one ear before or during a dizziness attack（在头晕发作之前或发作期间，我的一只耳朵有饱胀感或压迫感）			
23	I get headaches that hurt so badly that I am completely unable to do my daily activities（我头痛得很厉害，以至于完全不能进行日常活动）			
24	I have spells where I get dizzy and it is difficult for me to breathe（我有时会头晕、呼吸困难）			
25	I have a sensation of dizziness or imbalance daily or almost daily（我每天或几乎每天都会有头晕或身体不平衡的感觉）			
26	My vision changes before a headache begins（在头痛之前我的视力会发生变化）			
27	I am unsteady on my feet all the time（我一直站不稳）			
28	I am anxious much of the time（我大部分时间都很焦虑）			
29	When I cough I get dizzy（我咳嗽时会头晕）			
30	When I get a headache, I am very sensitive to light (I try to find a dark room to rest)［当我头痛时，对光线非常敏感（我会找一个黑暗的房间休息）］			
31	I feel dizzy all of the time（我总觉得头晕）			

需要注意的是，由于以上两类问卷，均未进行信度检验，且尚未有其他研究者使用该问卷，所以还需要进一步的验证支持，我国目前还未对其进行汉化。

（二）单个疾病筛查问卷

1. BPPV 筛查问卷　目前关于前庭疾病的筛查问卷，研究最多的就是 BPPV 的筛查。

2005 年，Whitney 等人[8]发现 DHI－5 项和 DHI－2 项在对 BPPV 筛查方面具有较好的鉴别作用。DHI－5 项是指在抬头、弯腰、躺下起床、床上翻身以及头部快速运动时头晕或眩晕是否加重，这也是目前 BPPV 最常见的诱发体位；DHI－2 项是指起床或躺下、床上翻身时头晕或眩晕是否会加重。二者的每个条目和 DHI 量表计分方式一致，回答"是"得 4 分，"有时"得 2 分，"否"得 0 分[27]。

为了提高正确诊断率，2015 年之后，有多位学者[28－32]结合 BPPV 病史，如眩晕发作的持续时间、伴随症状、发作频率等特征自设问卷。目前国内外的相关研究中，常见问卷题项可概括为：①头晕是否在躺下或起床时发生；②头晕是否有天旋地转的感觉；③头晕持续时间是否小于 5min；④是否无耳鸣、听力下降等症状；⑤直立行走时头晕或眩晕是否明显。其中，前三题为 BPPV 发作时的特征；后两题用以鉴别 BPPV 与梅尼埃病、突发性耳聋、直立性低血压等易混淆的疾病。

但部分问卷设计不足，如有的问卷未进行信效度检验或信度较低；有的并未将题项在经金标准诊断的 BPPV 组和非 BPPV 组进行组间比较，无法判断各题项在组间是否存在统计学差异，这可能导致问卷即使在灵敏度、特异度较高的情况下，仍无实际的临床意义[30,32]；有的问卷题项在筛查 BPPV 人群上并无实际意义，可予以舍去[33]；还有的问卷在样本量选择上存在偏倚和局限性，并未针对头晕或眩晕的一般人群，这可能使研究结果外推受限[29]。因此，所有的问卷尚需经过临床的不断验证。

有部分问卷还提到将耳鸣作为鉴别点。有研究显示，前庭神经炎[34]、梅尼埃病[34]、前庭性偏头痛[35]、突发性耳聋[36]等疾病均会出现耳鸣症状。而 BPPV 也可伴随耳鸣症状。Barozzi 等[37]在样本量为 171 名听力正常的 BPPV 患者中发现，19.3% 的患者在眩晕发作时会出现耳鸣；Messina 等[38]在一项样本量为 2682 名患者的观察性研究中发现，BPPV 伴发耳鸣症状的患者达 41.2%；Kocabaş 等[39]在研究中发现，伴发耳鸣的 BPPV 患者，其耳鸣侧别与受累耳侧别一致。因此耳鸣症状可能无法区分常见的外周前庭疾病，在之后关于 BPPV 的筛查问卷设计中，可考虑将耳鸣予以舍去。

2. 前庭性偏头痛筛查问卷 前庭性偏头痛（vestibular migraing，VM）是临床常见的具有遗传倾向，以反复发作的头晕或眩晕，可伴恶心、呕吐或/和头痛为症候的一种疾病。人群中 VM 的整体患病率高达 1%，是导致头晕或眩晕的常见疾病之一。VM 缺乏特异性体征，且辅助检查也常无特异性，导致其误诊率高达 80%[40]。

2016 年，土耳其学者 Nese 等人[41]基于 2013 年国际头痛疾病分类诊断标准第 3 版试行版（ICHD - Ⅲ β）设计了一份问卷（vestibular migraine diagnosis questionnaire），用于筛查前庭性偏头痛。该问卷包含 8 个问题，对反复出现前庭症状的患者进行筛查，其与临床诊断之间的一致性达 83.3%，灵敏度和特异度约为 80%，可作为筛查 VM 的有力工具（表 2 - 7 - 5）。但目前只有土耳其版本，尚未在其他国家进行翻译使用。

表 2 - 7 - 5　前庭性偏头痛诊断问卷[41]

题项	选项 A	选项 B
1. What is your main complaint（你主要的症状是什么）	Vertigo, unsteadiness（眩晕、不稳）	Light - headedness, near - faint feelings, loss of consciousness（头重脚轻、非常虚弱、意识丧失）
2. How is the course of your complaints（症状的进展是怎样的）	Go with recurrent attacks（反复发作）	Continuous（持续性）
3. If you experience recurrent attacks what can you say about the duration in most of the episodes（如果反复发作，大多数情况下的持续时间是多久）	Minutes to days（数分钟到数天）	Less than a minute or longer than a week（少于 1 分钟或超过 1 周）
4. Are your complaints provoked just by positional changes such as turning in bed or looking up（症状主要是由床上翻身或抬头看等体位改变引起的吗）	Yes（是）	No（否）
5. Do you experience accompanying hearing problems such as hearing loss, tinnitus, aural pressure during your complaints（发作时是否伴随耳聋、耳鸣、耳闷等耳部症状）	Yes（是）	No（否）
6. Do you experience headache during your complaints in around half of the attacks（是否有半数以上的发作伴有头痛）	Yes（是）	No（否）
7. Do the headache attacks last more than four hours without treatment（未接受治疗时头痛持续 4 小时以上吗）	Yes（是）	No（否）
8. Do your headaches display at least two of the below characteristics（头痛性质是否至少具有以下两种症状） （1）Unilateral location（单侧疼痛） （2）Pulsating quality（搏动性） （3）Moderate or severe intensity（中至重度疼痛） （4）Aggravation by physical activity（躯体活动可加重）	Yes（是）	No（否）

3. PPPD 筛查问卷 持续性姿势 - 知觉性头晕（persistent postural - perceptual dizziness, PPPD）是一类功能性疾病，核心症状为头晕、不稳感和非旋转性眩晕，患者常在直立姿势、主动或被动运动、暴露于移动视觉刺激或复杂视觉环境中时症状加重。巴拉尼协会关于 PPPD 的诊断标准中并没有涉及任何实验室或客观检查，这使得对 PPPD 患者进行准确评估更为重要[42]。

2019 年，日本一位学者[43]设计了一份用于诊断和评估过去 1 周内 PPPD 患者症状严重程度的 NPQ 问卷（the niigata PPPD questionnaire，NPQ）（表 2-7-6）。该问卷的三个维度就是 PPPD 的三个加重因素，每个维度包括 4 个条目，每个条目又分为 7 个等级，没有为 0 分，无法忍受为 6 分，共 12 个题项，总分 72 分。当问卷总分为 27 分时，可获得最佳的灵敏度和特异度，约为 70%。

表 2-7-6　NPQ 问卷[43]

Item（序号）	Statement（条目）	None（没有）			Unbearable（无法忍受）		
1	Quick movements such as standing up or turning your head（快速动作，如站起来或转头）						
2	Looking at large store displays（看大型商店的货架）						
3	Walking at a natural pace（以正常步伐行走）						
4	Watching TV or movies with intense Movement（看激烈的电视或电影）						
5	Riding a car, bus, or train（乘坐汽车、公共汽车或火车）						
6	Sitting upright in a seat without back and arm support（笔直地坐在座位上，没有靠背和手臂的支撑）						
7	Standing without touching fixed objects（站立时不接触固定物体）						
8	Watching a scroll screen on a PC or smartphone（看电脑或智能手机上的滚动屏幕）						
9	Performing activities such as housework or light exercise（从事家务或轻度运动等活动）						
10	Reading small letters in a book or newspaper（读书本或报纸上的小字）						
11	Striding at a rapid pace（快速大步前进）						
12	Riding an elevator or escalator（乘坐电梯或扶梯）						

但这份问卷没有包含头晕、不稳、非旋转性眩晕三大核心症状以及症状持续时间是否超过 3 个月，而这些都是 PPPD 的诊断标准，所以作者认为若患者满足 PPPD 的核心症状及持续时间的前提下，使用该问卷进行鉴别诊断更有意义。由于这份问卷尚未用于随访当中，所以还不能评价治疗效果，而且其纳入人群包含未接受治疗和已接受治疗的患者，对评分可能存在影响。我国目前尚未使用过该问卷。

因焦虑或抑郁可能为患者前庭症状的唯一原因或与 PPPD 共病[42]，若在问诊中患者过于焦虑、抑郁或可疑为 PPPD 时，还应该对患者的情绪进行评估。其中常用的问卷或量表有广泛性焦虑疾病量表（GAD-7）、患者健康问卷抑郁量表（PHQ-9）、医院焦虑和抑郁量表（HADS）等（图 2-7-2、表 2-7-7、表 2-7-8、表 2-7-9）。

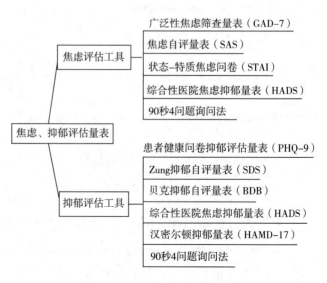

图 2-7-2　焦虑抑郁评估量表

表 2 - 7 - 7　广泛性焦虑疾病量表（GAD - 7）

过去两周内，你感受到以下任何问题所困扰的频率有多少？

条目	完全没有 0 分	有几天 1 分	一半以上时间 2 分	几乎每天 3 分
1. 感到紧张、焦虑或烦躁				
2. 不能停止或无法控制担心				
3. 对各种各样的事情担忧过多				
4. 很难放松下来				
5. 非常焦躁，以至无法静坐				
6. 变得容易烦恼或易被激怒				
7. 感觉好像有什么可怕的事会发生				

注：总分 21 分，其中 0～4 分为没有焦虑，5～9 分为可能有轻度焦虑，10～14 分为可能有中度焦虑，15 分及以上为可能有重度焦虑。

表 2 - 7 - 8　患者健康问卷抑郁量表（PHQ - 9）

过去两周内，你感受到以下任何问题所困扰的频率有多少？

条目	没有 0 分	有几天 1 分	一半以上时间 2 分	几乎每天 3 分
1. 做事时提不起劲或没有兴趣				
2. 感到心情低落、沮丧或绝望				
3. 入睡困难、睡不安或睡得过多				
4. 感觉疲倦或没有活力				
5. 食欲不振或吃太多				
6. 觉得自己很糟或觉得自己很失败，或让自己或家人失望				
7. 对事物专注有困难，例如看报纸或看电视				
8. 行动或说话速度缓慢到别人已经察觉？或刚好相反——变得比平日更烦躁或坐立不安，动来动去				
9. 有不如死掉或用某种方式伤害自己的念头				

注：总分 27 分，其中 0～4 分为没有抑郁，5～9 分为可能有轻度抑郁，10～14 分为可能有中度抑郁，15 分及以上为可能有重度抑郁。

表 2 - 7 - 9　医院焦虑和抑郁量表（HADS）

请您阅读以下各个项目，选择其中最符合您上个月以来情绪的选项，对这些问题不要做过多的考虑，立即做出的回答会比考虑后再答更切合实际。

HAD - A	HAD - D
1. 我感到紧张（或痛苦）	2. 我对以往感兴趣的事情还是有兴趣
A. 几乎所有时候	A. 肯定一样
B. 大多数时候	B. 不像以前那样多
C. 有时	C. 只有一丁点儿
D. 根本没有	D. 基本上没有了
3. 我感到有点害怕，好像预感到有什么可怕事要发生	4. 我能够哈哈大笑，并看到事物好的一面
A. 非常肯定和十分严重	A. 我经常这样
B. 是有，但并不太严重	B. 现在已经不大这样了
C. 有一点，但并不使我苦恼	C. 现在肯定是不太多了
D. 根本没有	D. 根本没有
5. 我的心中充满烦恼	6. 我感到愉快
A. 大多数时间	A. 根本没有

HAD – A	HAD – D
B. 常常如此	B. 并不经常
C. 时时，但并不经常	C. 有时
D. 偶然如此	D. 大多数
7. 我能够安闲而轻松地坐着	8. 我对自己的仪容（打扮自己）失去兴趣
A. 肯定	A. 肯定
B. 经常	B. 并不像我应该做的那样关心
C. 并不经常	C. 我可能不是非常关心
D. 根本没有	D. 我仍像以往一样关心
9. 我有点坐立不安，好像感到非要活动不可	10. 我对一切都是乐观地向前看
A. 确实非常多	A. 差不多是这样做的
B. 是不少	B. 并不完全是这样做的
C. 并不经常	C. 很少这样做
D. 根本没有	D. 几乎从不这样做
11. 我突然发现恐慌感	12. 我好像感到情绪在渐渐低落
A. 确实很经常	A. 几乎所有的时间
B. 时常	B. 很经常
C. 并非经常	C. 有时
D. 根本没有	D. 根本没有
13. 我感到有点害怕，好像某个内脏器官变坏了	14. 我能欣赏一本好书或一项好的广播或电视节目
A. 根本没有	A. 常常
B. 有时	B. 有时
C. 非常经常	C. 并非经常
D. 非常经常	D. 很少

注：HADS 量表分为左侧的焦虑分量表（HAD – A）和右侧的抑郁分量表（HAD – D）2 个子量表，每个子量表各 7 题，每题分为 0 ~ 3 分和 4 个等级，每个子量表总分为 21 分，其中 0 ~ 7 分无症状，8 ~ 10 分为可疑，11 ~ 21 分为肯定存在症状。

三、前庭功能评价量表

前庭系统的适应性和可代偿性为康复治疗提供了良好的生理学基础。前庭康复治疗（vestibular rehabilitation therapy，VRT）是对前庭受损患者采用非药物、非创伤性、具有高度专业化设计的训练方法，属于眩晕的特殊治疗[44]。对前庭功能损伤的患者尽早开展前庭康复，有利于患者维持姿势稳定、减轻头晕眩晕、改善心理状态，让更多患者从中受益。而规范、科学地开展前庭康复工作，离不开准确、有效的针对性评估。

（一）前庭康复获益量表

前庭康复获益量表（vestibular rehabilitation benefit questionnaire，VRBQ）由英国学者 Morris 等人[45]于 2009 年研制而成，是专门针对接受前庭康复治疗的患者而设计的特异性自评量表，能从患者的角度来评价康复治疗的效果和生活质量变化。我国于 2020 年对其进行了汉化[46]（表 2 – 7 – 10）。

表 2 – 7 – 10 前庭康复获益量表[46]

序号	条目	分级						
		从不 0	1	2	3	4	5	总是 6
1	我感到眩晕							
2	我的身体有刺痛或麻木的感觉							
3	我感到我身边的东西在旋转							
4	我感到心脏怦怦跳							
5	我感到站不稳，好像会失去平衡							
6	我感到呼吸急促							

一点都不晕 0 1 2 3 4 5 6 极度晕

续表

序号	条目	分级							
		从不 0	1	2	3	4	5	总是 6	
7	弯腰让我感到								
8	躺下或坐起或在床上翻身让我感到								
9	抬头让我感到								
10	我的头缓慢地从一侧转向另一侧时感到								
11	我的头快速地从一侧转向另一侧时感到								
		差 -3	-2	-1	0	1	2	3	好
12	与眩晕之前的情况相比,我现在觉得旅游的可行性								
13	与眩晕之前的情况相比,我现在感到自信的程度								
14	与眩晕之前的情况相比,我现在照顾自己的困难度(如洗头、刷牙梳头等)								
15	与眩晕之前的情况相比,我现在觉得独自外出的可行性								
16	与眩晕之前的情况相比,我现在能集中的注意力和/或记住的事情								
17	与眩晕之前的情况相比,我现在需要借助支撑来保持身体稳定								
18	与眩晕之前的情况相比,我现在觉得生活质量的改善								
19	与眩晕之前的情况相比,我现在尽量避免的一些活动、体位或场景								
20	与眩晕之前的情况相比,我现在乐意独处的程度								
21	与眩晕之前的情况相比,我在黑暗中或闭眼时的平衡感								
22	与眩晕之前的情况相比,我现在参与社会活动								

该量表包含 22 个条目,分为症状模块(1～11 题)和生活质量模块(12～22 题),其中症状模块又包括眩晕(1～3 题)、焦虑(4～6 题)和运动诱发(7～11 题)3 个子量表,共计 4 个维度;每题分为 7 个等级。最后将原始得分乘以 0.76 转换为百分数,总分在 0～100% 之间,分数越高表示患者越偏离正常状态,分数越低表示其康复获益程度越高。该量表与同类量表相比,具有更强的反应度敏感性。

(二)特异性活动平衡信心量表

跌倒恐惧(fear of falling,FOF)是一种对跌倒的持续关注而导致个体避免活动的心理状态[47]。1995 年,加拿大学者 Lynda 等人[48]设计了一份特异性活动平衡信心量表(activities - specific balance confidence,ABC)。该量表主要是对患者两周内跌倒恐惧的心理状态进行评估,与很多平衡及步态评价量表呈中、高度相关,具有良好的信度和效度,是国内外广泛用于评估患者跌倒恐惧的工具。该量表要求患者对从事以下 16 项活动时的平衡信心进行打分,每个条目以 0～100 分计,0 分表示无信心完成,100 分表示有充分的信心完成,所有条目加和求平均值为最后得分(表 2-7-11)。目前已广泛应用于老年人、骨折患者、帕金森患者、脑卒中患者。

表 2-7-11 特异性活动平衡信心量表[49]

1. 在房间散步	9. 上下公交车
2. 上下楼梯	10. 穿过停车场去商场
3. 弯腰从地上捡起一双鞋子	11. 走上或走下较短的斜坡
4. 从与自己一样高的架子上拿东西	12. 一个人到拥挤的商场(周围的人走得很快)
5. 踮起脚从比自己高的地方拿东西	13. 在拥挤的商场里被人撞了一下
6. 站在凳子上拿东西	14. 拉住扶手上下自动扶梯
7. 扫地	15. 手拿东西时不能握住扶手、上下自动扶梯
8. 外出搭乘出租车	16. 在结冰的路面上行走

头晕和眩晕是跌倒的重要危险因素[50],头晕或眩晕患者也常伴有跌倒恐惧心理。因此,近年来我国已有学者[51]将其用于评估前庭康复及药物治疗前后患者跌倒恐惧心理的变化程度,从而间接反映干预措施的效果。

(三)日常活动前庭功能障碍等级量表

2000 年,美国学者 Cohen 等人[52]设计了一份日常活动前庭功能障碍等级量表（vestibular disorders activities of daily living scale，VADL）。该量表分为功能（functional，F）、步行（ambulation，A）、工具（instrumental，I）3 个维度共 28 个条目。其中功能子量表包括自我护理和亲密活动两个方面，步行子量表包括步行和上下楼梯两个方面，工具子量表包括家庭管理、工作和休闲活动三个方面。每个条目分为 1～10 分，共 10 个等级。1 分表示能独立完成；2 分表示不舒服但独立完成的能力无变化；3 分表示能力降低但完成方式没有变化；4 分表示变慢、变谨慎、很小心；5 分表示更愿意借助物体的帮助；6 分表示必须借助物体来完成；7 分表示必须借助特殊设备来完成；8 分表示需要他人体力帮助；9 分表示依赖别人；10 分表示太难了、不再做这个活动了；N/A（not applicable）表示从未做过这项活动。分量表和总量表采用中位数来进行计分（表 2-7-12）。

Cohen 等人[53]在应用该量表时，选取的样本为健康人、BPPV 和前庭功能损伤患者（排除梅尼埃病和双侧前庭功能丧失患者），发现该量表得分可以将健康人和前庭功能损伤患者给予区分，但得分在疾病组间没有差异。对于前庭损伤严重的患者，VADL 量表比 DHI 量表更为灵敏。

表 2-7-12　日常活动前庭功能障碍等级量表[53]

任务条目	1	2	3	4	5	6	7	8	9	10	N/A
F1. Sitting up from lying down（从卧位站起来）											
F2. Standing up from sitting on the bed or chair（从床或椅子上由坐位到站起）											
F3. Dressing the upper body（eg, shirt, brassiere, undershirt）［穿上衣（衬衣、文胸、汗衫等）］											
F4. Dressing the lower body（eg, pants, skirt, underpants）［穿裤子（长裤、短裤、裙子、内裤等）］											
F5. putting on socks or stockings（穿短袜或长筒袜）											
F6. Putting on shoes（穿鞋）											
F7. Moving in or out of the bathtub or shower（能够进出浴缸或淋浴）											
F8. Bathing yourself in the bathtub or shower（自己用浴缸或淋浴洗澡）											
F9. Reaching overhead（eg, to a cupboard or shelf）［拿到超过头部高度的物品（如橱柜或书架上部）］											
F10. Reaching down（eg, to the floor or a shelf）［拿到较低位置上的物品（如地板或书架底层）］											
F11. Meal preparation（做饭）											
F12. Intimate activity（eg, foreplay, sexual activity）［亲密行为（如爱抚、性行为）］											
A13. Walking on level surfaces（在平坦地面上行走）											
A14. Walking on uneven surfaces（在不平坦地面上行走）											
A15. Going up steps（上台阶）											
A16. Going down steps（下台阶）											

续表

任务条目	1	2	3	4	5	6	7	8	9	10	N/A
A17. Walking in narrow spaces (eg, corridor, grocery store aisle) [在狭窄空间内行走（如走廊、超市货架的过道）]											
A18. Walking in open spaces (在开阔的空间里行走)											
A19. Walking in crowds (在拥挤的人群中行走)											
A20. Using an elevator (乘坐直梯)											
A21. Using an escalator (乘坐扶梯)											
I22. Driving a car (开车)											
I23. Carrying things while walking (eg, package, garbage bag) [边走边提东西（如包裹、垃圾袋）]											
I24. Light household chores (eg, dusting, putting items away) [轻度的家务活（如打扫灰尘、收好物品）]											
I25. Heavy household chores (eg, vacuuming, moving furniture) [重体力的家务活（如吸尘、搬家具）]											
I26. Active recreation (eg, sports, gardening) [活动娱乐（如运动、园艺）]											
I27. Occupational role (eg, job, child care, homemaking, student) [职业角色（如工作、照看孩子、做家务、学生）]											
I28. Traveling around the community (car, bus) (在市区乘坐汽车、公交车)											

此外，前庭症状指数评分（VSI）、Berg 平衡量表（BBS）等也可以用来评估前庭康复的疗效。

反复就医、增加经济负担。另外，结合筛查问卷进行问诊，有利于降低误诊、漏诊现象。

四、意义

前庭疾病相关问卷除了可以筛查疾病，还可以评估患者的心理状态及社会生活质量，践行了现代生物－心理－社会医学模式。同时，因前庭疾病易反复发作，若将筛查问卷用于随访，随访人员根据结果对患者进行远程指导，可避免患者

五、展望

我们可通过互联网技术将问卷上传至网络，有利于实现自动化的医疗辅助诊断；在未来，基于大数据和云计算生成的问卷，将更具科学性和普适性，而这需要多学科合作，共同推动大数据医疗的发展。

作者：乔琦（空军军医大学第一附属医院）

审稿：陈钢钢（山西医科大学第一医院）

参考文献

第三章　辅助检查

第一节　眼震视图

引言

当前庭系统发生病变时，可出现病理性的眼震与眼动，通过记录和分析这些异常，可以评估前庭眼动通路和视眼动通路的完整性，为外周与中枢前庭疾病的诊断提供重要线索。过去，眼震与眼动的描记要通过眼周围皮肤表面电极，记录角膜和视网膜之间的电位差变化来实现，故称为眼震电图（electronystagmography，ENG）。但 ENG 操作相对繁琐，须反复校准，检查耗时长，且易受干扰，临床应用受到一定限制，目前基本被眼震视图（videonystagmography，VNG）取代。眼震视图又称视频眼震图，是采用红外摄像头对瞳孔进行跟踪来实现对眼球运动的记录与分析，主要包括眼动检查、位置试验和温度试验等。眼震视图操作简便，患者舒适度高，同时具有较高的可靠性和准确性，在众多前庭评价技术快速研发应用的今天，眼震视图仍然位居首要位置。

测试原理

一、眼震与眼动

广义上，眼震是眼动（oculomotor）的一种，后者的范畴更广，除了眼震还包括眼震样运动（如方波急跳、眼球扑动、眼球阵挛等），以及用于维持视觉清晰的主动性或反射性眼球运动。不同的眼球运动满足视网膜中央凹对视觉功能的特定要求，如需获取新的信息时，扫视将位于周边的物象带至中央凹，此时跟踪、前庭眼动反射、固视维持等机制使物象保持相对静止，使大脑有充分的时间来处理新的图像信息。

眼震是一种不自主的、快速节律性眼球震荡运动，可分为生理性眼震和病理性眼震，前者是指生理条件下出现的眼震，如极度向侧方注视时出现的生理性终末眼震，后者是疾病打断正常机制导致的眼震，来源于外周前庭器官、脑干或小脑等疾病或损伤，包括自发性眼震（spontaneous nystagmus，SN）、凝视诱发性眼震（gaze-evoked nystagmus，GEN）、摇头眼震（head-shaking nys-tagmus，HSN）、位置性眼震（positional nystagmus，PN）等[1]。

自发性眼震是在无外界干预并去除固视抑制后（遮光或者暗室环境），头部保持直立和正中姿势，眼睛直视前方（正中位）时出现的自发性眼动反应。

凝视诱发性眼震是在注视视靶时出现的眼震，由于固视维持（gaze-holding）系统功能障碍所致，来源于中枢。

摇头眼震是因为双侧前庭存在潜在的张力不平衡，通过摇头刺激之后诱发出来的眼震。速度存储机制是否健全也是能否诱发出 HSN 的必要因素。

位置性眼震是头位、体位相对于重力发生改变时出现的眼震。其机制复杂，除良性阵发性位置性眩晕（BPPV）所致的变位性眼震已有明确原因外，其他类型的位置性眼震的病理机制仍不十分清晰，可能与前庭系统疾病、颅内病变导致的中枢性位置性眩晕（central paroxysmal positional vertigo，CPN）或颈部病损有关[2]。

生理性眼动包括凝视、扫视、平稳跟踪、辐辏、视动、前庭眼动反射，其作用均是使物象稳定在黄斑中央凹，从而维持清晰的视觉[3]。眼震视图中的眼震与眼动检查主要包括自发性眼震、凝视试验、扫视试验、平稳跟踪试验、视动试验，通过对瞳孔的跟踪与描记实现对这些眼球运动的记录，再通过计算机软件分析相关的参数。

二、温度试验

温度试验（caloric test）又称冷热试验或双温试验，即用冷、热水或气向外耳道内灌注，温度刺激经鼓膜传递至内耳，由于热胀冷缩的原理内淋巴液密度发生改变，进而产生流动。水平（外）半规管最靠近外耳道，故可以得到有效刺激；垂直半规管由于离外耳道相对较远，故无法被有效刺激。在仰卧位头抬高约30°时，水平半规管呈垂直位，对一侧耳行热刺激使该侧水平半规管中的内淋巴液上升，引起嵴帽向壶腹偏斜，根据 Ewald 定律，该侧水平半规管兴奋，产生快相向同侧的水平眼震；反之冷刺激使同侧水平半规管抑制，产生快相向对侧的水平眼震，称为 COWS 原则（cold - opposite - warm - same）。温度试验属于非生理性刺激，主要通过双耳冷热交替刺激的诱发眼震，评估双耳水平半规管超低频（0.003 Hz）前庭眼动反射功能。温度试验结果通过 VNG 记录产生的眼震慢相角速度（slow phase velocity，SPV）来计算，先计算左右每侧冷热刺激眼震 SPV 之和，再比较两者的差异，若一侧减弱超过25%，提示该侧水平半规管的超低频功能减弱，若双侧冷热刺激眼震 SPV 之和均小于12°/s，提示双侧水平半规管的超低频功能均减弱[4, 5]。但是，在巴拉尼协会最新的共识文件中，双侧冷热刺激眼震 SPV 之和均小于6°/s 时才符合双侧前庭病诊断标准。

▶ 测试步骤

眼震视图测试步骤通常包括测试前准备、眼动检查、位置试验和温度试验。眼动检查又分为自发性眼震、凝视试验、扫视试验、平稳跟踪试验和视动试验，下面对每个步骤分别进行阐述。眼动检查不同设备测试相关的参数（如视靶运动的频率）及相应的正常值范围有所不同，本文不做具体推荐（位置试验详见"良性阵发性位置性眩晕"）。

一、测试前准备

1. 病史询问　在眼震视图检查前，对头晕或眩晕患者进行简单、有针对性的病史询问，可以了解患者的整体病情，这有利于在测试过程中进行综合分析，对异常结果和伪差做出准确判读。检查者还需根据病史、用药史判断患者当前是否适合接受检查，如服用前庭抑制剂或镇静类药物可能会影响检查结果，应在情况允许下待停药充分时间后再进行检查；对于外耳道炎、中耳炎急性期的患者，不宜进行温度试验；对于眩晕急性发作、有严重心脑血管或中枢神经系统疾病的患者，可能不耐受检查。

2. 床旁查体　测试前应常规进行床旁眼动检查，包括：①双眼是否共轭，各个眼位运动是否充分，是否有上睑下垂；②自发性眼震的观察；③凝视诱发性眼震的识别；④床旁扫视试验；⑤床旁平稳跟踪试验。据此初步判断患者的病变来源，同时便于对测试方式进行选择，如患者存在核间性眼肌麻痹（internuclear ophthalmoplegia，INO）等导致双眼非共轭的疾病，VNG 检查时则需分别记录每只眼的眼动[5,6]。

3. 耳镜检查　通过耳镜进行外耳道检查对于温度试验的顺利进行具有重要意义。主要观察：①耳道内有无耵聍等异物堵塞，行温度试验之前需要清除；②观察耳道有无狭窄、弯曲，是否会影响灌注，导致温度试验反应减弱；③观察有无鼓膜穿孔，穿孔耳不能进行水灌注，但可进行气灌注[5,6]。

4. 环境布置 除检查设备以外，房间需要能够容纳一张检查床，检查床无法调节角度者需准备30°斜角枕头（图3-1-1）。房间在关灯后需为暗室环境

图3-1-1 灌注体位

若不具备暗室条件要确保自发性眼震、位置试验、温度试验受试者佩戴眼罩后不漏光，以免固视而抑制眼震。另外，房间最好有通风及恒温装置，以保证室内温度的恒定。

5. 充分告知 测试前，向受试者说明检查过程，告知可能存在的不适感，以减少过度的紧张情绪。向受试者强调测试过程中需集中注意力，遵从指令，睁大双眼，避免频繁眨眼或眼球四处搜寻目标。做自发性眼震、位置试验、温度试验时需保持眼球位于原位，做凝视试验、扫视试验、平稳跟踪试验时则需保持头部固定的同时注视或跟踪视靶。

6. 校准 患者端坐于视靶前特定的距离处（1~1.2m），与视靶的距离过近或过远可能使系统错误估算眼动幅度，不同厂家的设备距离设定不同，原则是使水平眼动测量范围不小于±30°、垂直眼动不小于±20°的情况下，在此范围内眼球活动时瞳孔均不应有遮盖[7]。校准采用的水平视靶高度应与受试者视线平行，佩戴好眼罩，调节头带松紧使眼罩无明显松动，注意充分暴露瞳孔，根据设备的要求进行校准。注意嘱患者头部保持固定，不预判视靶出现的位置与时机。与ENG不同，理论上在VNG的摄像头与受试者眼睛之间相对位置不变的情况下，首次校准成功后不同测试项目间无需重复校准。

二、眼震图检查

1. 自发性眼震（spontaneous nystagmus）

校准后一般首先进行自发性眼震检查，受试者取端坐位，盖上遮光罩在未加任何刺激的情况下，观察眼球在正中位（原位）平视时有无眼球震颤，记录眼震的方向与慢相角速度（SPV），时间不小于20秒[7]，随后打开固视灯，观察眼震是否

被抑制或出现变化（图3-1-2）。

2. 凝视试验（gaze test） 受试者取端坐位，打开眼罩，依次注视正中位的视靶及左、右、上、下四个偏心视靶，理论上四个偏心注视角度均应达到30°，临床实践中市售的VNG系统注视上下视靶可能难以达到30°，但不应小于20°。观察每个眼位有无眼震出现（凝视诱发性眼震），或者眼震的方向与性质是否发生改变，时间同样不小于20秒（图3-1-3）。

图3-1-2 自发性 **图3-1-3 正常凝视**
眼震图 **试验图**

受试者依次注视正中位的视靶及左、右、上、下四个偏心的视靶，各凝视位均无眼震。

3. 扫视试验（saccade test） 受试者取端坐位，保持头部固定，眼球快速捕获前方闪现的视靶（图3-1-4）。目前VNG系统采用的扫视视靶多在水平或垂直方向一定范围

图3-1-4 正常水平扫视试验图

内随机闪现，向受试者强调不要预判视靶出现的位置与时机。主要观察指标有扫视的潜伏期、速度和准确度[8]。潜伏期是扫视启动的时间；速度是扫视的眼动速度；准确度是指扫视能否精准达到目标，超过视靶称为过冲（overshoot），未能一次性达到视靶为欠冲（undershoot）。应分别测试水平与垂直方向的扫视，记录充分的时间（至少30秒），若注意到扫视异常，可延长测试时间以观察重复性与一致性。

4. 平稳跟踪试验（smooth pursuit tracking test） 受试者取端坐位，保持头部固定，集中注意力，眼球跟踪前方一定范围内缓慢地左右或上下正弦摆动的视靶，主要观察眼动曲线是否为与视靶一致的正弦曲线（图3-1-5）。当视觉平稳跟踪功能受损时，会启动扫视来代偿，

图3-1-5 正常跟踪曲线

表现为眼动曲线不平滑，出现连续的扫视波（扫视样跟踪），提示为病理性。平稳跟踪的定量分析参数有增益、不对称比、相位角[5]。增益是眼动速度与视靶速度的比值，不对称比是左右（或上下）眼动增益的差异百分比，而相位角反映的是眼动与视靶的同步性（是否滞后或提前于视靶）。受试者注意力不集中、疲倦、精神类药物均可明显影响结果，当存在明显的自发性眼震或凝视诱发眼震时，注意是否为眼动曲线叠加了眼震而导致的异常。另外，平稳跟踪功能随年龄的增长而下降，在分析增益等参数时应根据不同年龄段的正常值进行分析[5]。由于平稳跟踪受影响的因素较多，所以对于异常的结果建议重复测试进行验证。

5. 视动试验（optokinetic test） 受试者取端坐位，保持头部固定，眼球注视从正前方经过的以恒定速度水平运动的一系列刺激（常用竖条纹），产生由跟踪（慢相）和扫视（快相）组成的节律性的视动眼震（optokinetic nystagmus, OKN），其快相与视动刺激的方向相反，正常情况下左右两个方向的OKN强度对称。为保持注意力集中，可嘱受试者默数经过正前方的图案数量。视动试验主要观察和分析的参

图 3-1-6 不同速度下双侧视动反应均正常

数是视动眼震的增益和不对称性，增益是OKN慢相速度与视动刺激移动速度的比值，不对称性则反映的是左右向OKN增益的差异，通常不超过25%[6]（图3-1-6）。

6. 位置试验（positional test） 盖上遮光罩去除固视抑制的情况下对受试者行Dix-Hallpike、Roll test等位置试验（详见"良性阵发性位置性眩晕"）。

7. 温度试验（caloric test） 受检者取仰卧位，头抬高约30°（灌注位），先盖上遮光罩观察有无自发性眼震，若坐位时无自发性眼震而在灌注位时出现，应观察充分的时间以明确眼震是否为持续性（排除假性自发性眼震），记录眼震的方向与SPV。温度刺激产生的眼震将与灌注位的

自发性眼震叠加或抵消，故在分析温度试验结果之前应进行校正。

选择一定的顺序进行灌注（如右热→左热→右冷→左冷），水刺激与气刺激的温度、灌注量及灌注时间不同（表3-1-1）。检查者位于受检耳一侧，充分暴露受检耳，以便近距离观察外耳道及鼓膜情况。简要说明检查过程，消除受检者紧张情绪，强调测试过程中眼球需注视正前方（原位注视），避免向一侧凝视。

表 3-1-1 温度刺激的常用参数[9]

	水	气
温度	44±0.4℃/30±0.4℃	50±0.4℃/24±0.4℃
灌注量	250±10ml	8±0.4L
灌注时间	30s	60s

将灌注器喷嘴伸入受检者外耳道开始灌注，注意调整角度使水流或气流径直灌入外耳道，达到设定的时间后停止灌注。为了减少对眼震的抑制，可以嘱受检者连续数数或算数（如连续100减7）。检查者需关注眼震的变化，通常在灌注后60~90秒眼震强度达到峰值并开始衰减，此时立即打开固视灯行固视抑制试验，10秒后关闭固视灯继续记录眼震至消失。通常单次刺激总记录时间在2~3分钟，待眼震消失后间隔5分钟再进行另一次刺激（图3-1-7）。

完成4次灌注后对结果进行分析，VNG系统通常会自动识别每次灌注的（平均）峰值SPV，分别用RW（右热）、LW

图 3-1-7 正常双耳双温温度试验图

（左热）、RC（右冷）、LC（左冷）表示，注意系统并不能总是正确识别峰值SPV，有时需手动选择。主要的观察指标有单侧反应减退指标（unilateral weakness, UW）、优势偏向（directional preponderance, DP）以及固视抑制指数（fixation index, FI），VNG系统一般会自动完成计算。UW值又称CP值（canal paresis, CP），反映的是双耳对温度刺激的差异，是判断半规管功能是否减弱的主要指标，其计算公式为

UW（%）=（RW+RC）-（LW+LC）/（RW+RC+LW+LC）×100，正常值为<25%；DP值则反映的是右热+左冷刺激产生的右向眼震与左热+右冷刺激产生的左向眼震之间的差异，其计算公式为DP（%）=（RW+LC）-（LW+RC）/（RW+RC+LW+LC）×100，正常值为<30%；FI是固视后眼震SPV与固视前眼震SPV的比值，正常值为<0.6（表3-1-2）。

表3-1-2　温度试验参数的正常值及阳性指标[5]

	常用正常值	可选正常值范围
单侧反应减弱指数（UW>25%）	<25%	20%~30%
优势偏向（DP>30%）	<30%	25%~50%
双侧减弱（每侧耳总值均<12°/s）	右耳总值>12°/s 左耳总值>12°/s	右耳总值+左耳总值>（22°~30°）/s 右冷或左冷或右热或左热>8°/s
亢进（每侧耳总值均>140°/s）	右耳总值<140°/s 左耳总值<140°/s	右耳总值<110°/s 左耳总值<110°/s

续表

	常用正常值	可选正常值范围
固视抑制（FI>60%）	<60%	50%~70%

当双耳温度试验均无反应时，可考虑做冰水试验来检测是否有残余的超低频功能。受检者仍取灌注位，头转向一侧使受检耳朝上，用注射器抽取2ml提前配置好的冰水，缓慢注入外耳道，等待约20秒后，将受试者头转回仰卧位，使外耳道内的冰水流出。观察并记录眼震（30~60秒），如果两耳均无眼震引出，则提示双耳水平半规管的超低频功能丧失；若存在朝向受检耳对侧方向的眼震，则说明该侧的水平半规管仍有残存的超低频功能。若受检者测试前存在自发性眼震，行冰水试验后记录的眼震与自发性眼震的方向及强度相同，则受刺激耳水平半规管无反应；若原自发眼震的方向及强度发生改变，则受刺激耳水平半规管有功能残留。

结果判读

一、自发性眼震

1. 外周性自发性眼震　多以水平性为主，可伴扭转成分，方向固定，可被固视抑制（打开固视灯后眼震减弱），符合亚历山大定律（即向眼震快相侧凝视时增强，而向眼震慢相侧凝视时减弱或消失）。眼震波形（waveform）的慢相呈恒速型[10]（图3-1-8）。多由双侧迷路或前庭神经的静态张力失衡所致，如单侧梅尼埃病、前庭神经炎等。

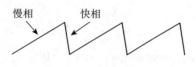

图3-1-8　恒速型眼震图

2. 中枢性自发性眼震　若水平性自发眼震的慢相呈减速型或增速型（图3-1-9），提示神经整合中枢病变，纯垂直性或纯扭转性自发眼震也主要见于中枢病变。中枢性自发眼震可不被固视抑制，或者在固视后眼震反而增强，提示合并有凝视诱发眼震（图3-1-10、图3-1-11）。另外还有一些少见类型的自发眼震，如周期交替性眼震、跷跷板样眼震、钟摆性眼震等，均提示为中枢来源[10]。中枢性自发眼震多见于脑干或小脑病变，特别是累及中枢前庭通路或前庭小脑结构时。

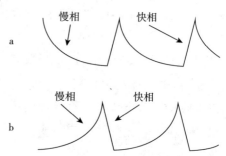

图3-1-9　减速型（a）、增速型眼震图（b）

图 3-1-10　快相向右的
水平性自发性眼震，
在 30 秒打开固视灯
后眼震明显增强

图 3-1-11　无自发性
眼震，在 20 秒打开固
视灯后出现快相向
右的水平性眼震

二、　凝视试验

若无自发性眼震，在打开固视灯或凝视试验注视正前方视靶时反而出现眼震，提示为凝视诱发性眼震（GEN）。凝视诱发性眼震通常在离心注视时出现，眼震的方向可随凝视方向而改变，如水平性 GEN 向右注视时眼震的快相向右，向左注视时眼震的快相变为向左，称为方向改变的 GEN（图 3-1-12）。注意 GEN 也可不随凝视而改变方向，如下跳性眼震（down-beating nystagmus，DBN）与上跳性眼震（up-beating nystagmus，UBN），其本质均为 GEN[3]。GEN 主要是由固视维持系统受损导致的，是中枢病变特异性较高的指征，具体的定位价值为[11]：①凝视试验各方向均有 GEN 可见于小脑退行性病变，或由抗惊厥药物、苯二氮䓬类药物、酒精引起；②纯水平性的 GEN 提示前庭核、舌下前置核或小脑绒球受损；③纯垂直性 GEN 见于中脑 Cajal 间质核（INC）病变；④分离性的水平 GEN（向侧方凝视时外展眼出现水平眼震）提示内侧纵束受累，见于核间性眼肌麻痹；⑤DBN 是前庭小脑病变的特征之一，可在向下及向侧方注视时增强，多因双侧小脑绒球受损如小脑退行性病变、Arnold-Chiari 畸形导致，小脑小结与蚓垂病变也可导致 DBN，但是强度不随凝视方向改变，且可被固视抑制，延髓旁中央病变引起 DBN 相对少见；⑥UBN 多为短暂性，较 DBN 少见，可见于延髓及中脑旁中央病变，如多发性硬化、脑干梗死或肿瘤、Wernicke 脑病等。

图 3-1-12　方向
改变性凝视诱发性眼震

三、　扫视试验

扫视异常的患者无法快速且准确地捕获或注视视靶，表现为扫视的潜伏期延长、速度过慢或过快、准确度下降（辨距不良）。

（1）扫视启动潜伏期延长受很多因素影响，如年龄、觉醒水平、注意力集中程度等，故不是评估扫视功能是否异常的敏感指标[6]，病理情况下扫视潜伏期延长多由幕上病变导致（额顶叶眼区）[11]。

（2）水平扫视速度减慢见于脑桥旁中央网状结构或内侧纵束病变，最典型的是核间性眼肌麻痹，程度不重时可仅表现为内收眼的扫视速度减慢（图 3-1-13）；垂直扫视速度减慢见于中脑内侧纵束嘴侧核（rostral interstitial medial longitudinal fascicle，riMLF）病变，如进行性核上性麻痹（progressive supranuclear palsy，PSP），垂直扫视速度减慢是其早期的主要表现之一；所有方向扫视均减慢见于神经变性病或药物中毒[11]。发现扫视速度过快时，首先须排除有无校准错误、评估扫视幅度是否正常，扫视速度与扫视幅度成正比，中枢神经系统会根据眼球与视靶的距离提前计算扫视所需的速度，距离越大速度越快，若眼球运动在扫视过程中提前停止（眼球活动受限），由于速度是基于更远的视靶计算的，所以根据扫视波形计算速度会增快（图 3-1-14）。

图 3-1-13　左向扫
视速度减慢

图 3-1-14　扫视过冲

（3）小幅度的扫视辨距不良（dysmetria）可见于正常人，通常为欠冲，特别是当离心的大幅度扫视时。病理状态下的扫视欠冲多见于脑干病变、神经变性病（图 3-1-15），小脑顶核病变引发向同侧扫视过冲，向对侧扫

图 3-1-15　扫视欠冲

视欠冲；小脑眼动蚓部病变则反之。临床中更为常见的延髓背外侧（Wallenberg's）综合征，可表现为向病灶侧扫视过冲，向对侧扫视欠冲，多由于小脑下脚受累导致[11]。

四、平稳跟踪试验

平稳跟踪功能受损时，由于眼球运动滞后于视靶，眼动系统将采用扫视性眼动重新捕获视靶（扫视样跟踪），表现为波形呈"齿轮样"的眼动曲线。平稳跟踪眼动与视觉皮层的多个区域、脑桥背外侧核团、前庭小脑（绒球/旁绒球）、前庭核与眼动核团等有关[6]，这些结构受累均可导致扫视样跟踪。若合并凝视诱发眼震，扫视样跟踪提示为脑桥背外侧或前庭小脑病变，通常在向病变同侧跟踪时更明显，双向对称性的扫视样跟踪提示弥漫性的病变，如脊髓小脑共济失调、药物中毒等[11]（图3-1-16）。当存在明显的自发性眼震时，向眼震的快相侧跟踪呈齿轮样，向慢相侧跟踪可为正常，双侧明显不对称，此时需鉴别是外周性还是中枢性（图3-1-17）。需要注意的是，平稳跟踪能力会随年龄下降，还容易受药物、患者配合程度等因素影响[6]，如眼动超前于视靶，提示患者存在预判或者注意力不集中，需重新指导患者进行测试。

图3-1-16 双向扫 图3-1-17 单向扫视样跟踪
视样跟踪 （向右跟踪时呈扫视样
跟踪，增益下降）

五、视动试验

用于评估视动功能的主要参数是增益，不同速度的视动刺激所诱发的视动眼震增益不同，速度越快增益越低，目前缺乏不同速度的增益参考值，一般认为当视动刺激速度为60°/s时，增益不小于0.5[5]。不同设备的增益正常值范围也有所不同，各实验室需建立自己的正常值。另一个视动试验的观察指标是增益不对称性，正常情况

下双侧增益差异小于25%[6]。双侧增益明显不对称最常见的原因是自发性眼震的影响，若是由中枢病变导致的，常合并平稳跟踪及扫视异常（图3-1-18）。双侧视动反应减弱可见于平稳跟踪、扫视系统受损，药物、视力下降或注意力不集中也可导致双侧视动反应减弱，应注意甄别（图3-1-19）。

图3-1-18 不同速度 图3-1-19 不同速度
下双侧视动反应均 下视动刺激向右时诱发
减弱、增益均减低 的左向视动眼震减弱，
增益明显不对称

六、温度试验

1. 单侧或双侧反应减弱 虽然VNG系统会自动计算每次灌注的眼震SPV及UW值，若存在单侧反应减弱（UW>25%），检查者须首先判断结果是否可靠，排除由于操作或其他因素导致的假阳性。特别是采用气刺激时若一侧气流灌于外耳道壁上，可导致该侧水平半规管未得到有效刺激，进而导致反应减弱。受试者警觉程度不够、镇静类药物的使用也可导致温度试验反应减弱，反之受试者过于焦虑或紧张时可导致反应增强，特别是首次刺激时。温度试验单侧反应减弱主要见于前庭神经炎、梅尼埃病等外周前庭病变（图3-1-20）。若双侧冷热刺激眼震SPV之和均小于12°/s，一般认为双侧温度试验反应减弱[5]，同样需排除上述因素的影响，并且结合病史及其他前庭功能检查（如vHIT）进行判断。双侧反应减弱时，由于眼震SPV的绝对值均较小，细微的差异即可导致UW值处于或超过正常范围，此时计算UW值的价值不大[6]（图3-1-21）。

图3-1-20 温度试验 图3-1-21 温度试验
左侧反应减弱 双侧反应减弱

2. 优势偏向　根据 COWS 原则，右热刺激与左冷刺激产生的均为右向的眼震，而左热刺激与右冷刺激产生的均为左向的眼震，优势偏向（DP）反映的是两个方向眼震的差异，即哪个方向的眼震更"强"。优势偏向有基线偏移与增益不对称两种不同的情况。DP 超过正常范围（＞30%）最常见的原因是存在明显的自发性眼震，导致在温度刺激前眼震的基线已发生偏移，单侧反应减弱伴随基线向同侧偏移提示外周前庭受损尚未代偿。目前的 VNG 系统一般可自动对基线偏移进行校正，得出正确的 DP 值。无自发眼震但由于存在增益不对称导致的优势偏向较罕见[5]。

3. 固视抑制指数　固视抑制指数（FI）反映的是温度试验中眼震被固视抑制的程度，用固视后与固视前眼震 SPV 的比值表示，一般认为正常人 FI＜0.6（即眼震被抑制 40% 以上）[6]。固视抑制不仅有赖于固视维持功能的完整性，还与平稳跟踪系统有关。固视抑制失败最常见的病变部位是小脑绒球，前庭神经核与小脑绒球间的联系纤维受损也可影响固视抑制功能（图 3-1-22）。双侧固视抑制失败提示为弥漫性病变（如小脑退行性病变），单侧则考虑为局灶性病变（如脑血管病、肿瘤）[6]。但需要注意的是，不能仅根据固视抑制指数来判断是否为中枢或外周前庭病变，中枢病变导致的固视抑制失败往往还合并扫视样跟踪、凝视诱发眼震等其他眼动异常。

图 3-1-22　4 次温度刺激固视抑制均失败（FI＞60%）

临床应用

一、前庭神经炎

在视频头脉冲试验（video head impulse test，vHIT）与前庭诱发肌源性电位（vestibular evoked myogenic potential，VEMP）普及之前，ENG/VNG 一直是前庭神经炎（vestibular neuritis，VN）的主要实验室诊断依据。前庭神经炎亚急性期或发病已有一段时间的患者，由于静态代偿的建立以及固视对眼震的抑制，裸眼可能难以观察到自发性眼震，VNG 可以非常便捷地去除固视对外周性自发眼震的抑制。需要注意的是，外周性的自发眼震也会影响平稳跟踪以及视动眼震，导致双侧增益明显不对称，需与中枢性的平稳跟踪及视动异常鉴别。温度试验对 VN 有重要的诊断价值，可以评估水平半规管的超低频功能，且敏感性较高。VN 发病 1 年后仍有接近 70% 的患者温度试验为异常（UW＞25%），而发病 1～3 个月后 50% 以上的患者头脉冲试验已恢复正常（vHIT 增益易恢复正常，纠正性扫视可能会持续更长的时间）[12]。对于非急性期就诊的眩晕患者，如病史提示为前庭神经炎，即便 vHIT 为阴性，仍有必要行温度试验[13]。但是由于 VN 有时仅累及前庭下神经，水平半规管不受累，对于这部分患者，温度试验不能识别，VNG 检查可能仅有下跳伴扭转向对侧的自发性眼震[14]。

二、梅尼埃病

虽然梅尼埃病（meniere's disease，MD）的实验室诊断依据是纯音测听，前庭功能检查未包含在 MD 的诊断标准中，但 VNG、VEMP 等检查证实的前庭功能异常在 MD 患者中不少见，65% 的患者温度试验提示一侧水平半规管轻瘫，可能与 MD 损害 II 型前庭毛细胞或者膜迷路积水后扩张，导致温度刺激不能有效引起内淋巴流动有关，不过需要注意的温度试验正常并不能排除 MD。温度试验结果虽不能用于诊断 MD，但可提示积水是否累及水平半规管[15-17]。

三、前庭性偏头痛

前庭性偏头痛（vestibular migraine，VM）可有自发性眼震、位置性眼震以及眼动异常，最常见的是中枢性位置性眼震、摇头眼震、扫视样跟踪，这些异常提示 VM 主要来源于中枢前庭系统；VM 也可合并外周前庭功能受损，通常较轻微，

7% ~ 21% 的 VM 患者有单侧水平半规管轻瘫。VM 的诊断主要基于病史，VNG 的眼动检查与温度试验结果不能作为诊断依据，但有助于与 BPPV、MD 等外周前庭疾病的鉴别[18-21]。

四、 双侧前庭病

温度试验是双侧前庭病（bilateral vestibulopathy，BVP）的实验室诊断依据之一，虽然一般认为双侧冷热刺激眼震 SPV 之和均小于 12°/s 提示双侧反应低下，但 BVP 的诊断标准更为严格，要求每侧的冷热刺激眼震 SPV 之和均小于 6°/s，而且其采用的是水刺激[22]。临床中遇到气刺激双侧反应低下时，须首先排除灌注不到位、中耳病变、药物等因素的影响，再结合病史、vHIT 结果等进行综合判断。

五、 良性阵发性位置性眩晕

良性阵发性位置性眩晕（BPPV）的位置性眼震有时仅持续数秒，裸眼观察完全依赖检查者的主观判断，可能难以准确识别眼震方向，在 VNG 下去除固视后行位置试验，可以客观记录与分析眼震，有助于 BPPV 的诊断，特别是对于床旁查体时位置性眼震不典型，或者对复位效果不佳的患者，有必要在 VNG 下进行检查，并注意有无中枢性的眼动异常。另外，对于继发性 BPPV 的患者，温度试验可能存在半规管轻瘫。手法复位治疗在 VNG 下完成时，可以监视每个位置的眼震变化，有助于判断复位是否成功。

六、 中枢神经系统疾病

中枢神经系统疾病（central nerve system disor-ders，CNSD）累及脑干、小脑中的特定结构时，可表现为包括眼震在内的一系列眼动异常，故 VNG 对 CNSD 有一定的定位价值，如脑卒中、神经变性病、脱髓鞘疾病、代谢性疾病等。中脑是垂直扫视与固视维持的中枢，孤立性的垂直扫视异常与凝视诱发眼震提示可能为中脑病变（riM-LF、INC 受累）；水平扫视的中枢位于脑桥旁中央网状结构（pontine reticular formation，PPRF），孤立性的水平扫视异常提示可能为脑桥病变；水平固视由舌下前置核、前庭核与前庭小脑共同维持，称为水平神经整合中枢，水平性凝视诱发眼震可能由这些结构受累导致，提示病灶位于脑桥 - 延髓（pontomedullary）水平；若水平与垂直方向均有 GEN，提示可能为弥漫性的小脑病变，如双侧小脑绒球或旁绒球受累，通常还伴有扫视样跟踪、下跳性眼震等眼动异常。小脑眼动蚓部（ocular motor vermis，OMV）与顶核（fastigial nucleus，FN）病变可导致扫视辨距不良（过冲或欠冲）；周期性交替眼震、中枢性位置性眼震则提示可能为小脑小结（nodulus）或蚓垂（uvula）病变[11]。中枢前庭系统病变温度试验多无半规管轻瘫，小脑绒球病变可导致固视抑制失败。若病灶累及前庭神经进入脑干后的穿行区（root entry zone，REZ）或前庭神经核时，表现为假性前庭神经炎，温度试验可有半规管轻瘫。另外，内耳的血供主要来自小脑前下动脉（anterior inferior cerebellar artery，AICA），AICA 梗死除了累及脑桥的腹外侧、小脑绒球外，还可以引起迷路梗死，从而导致温度试验异常[23]。

作者：马小琦（沈阳市第一人民医院）

二审审稿：陈太生（天津市第一中心医院）

三审审稿：陈钢钢（山西医科大学第一医院）

参考文献

第二节 视频头脉冲试验

引言

前庭功能检查已有100多年的历史，温度试验（caloric test）在很长一段时间被视为前庭功能检查的"金标准"，但是其检测的是水平半规管的超低频（0.003Hz）前庭眼动反射功能，属于非生理性刺激，检查须在暗室中进行。由于其会诱发眩晕，部分患者不能耐受，耗时亦较长，所以临床中无法将其作为在床旁快速筛查前庭功能的手段。

直到1988年Halmagyi与Curthoys报道了头脉冲试验（HIT），证实其可作为床旁的前庭功能检查方法，简单快速地评估前庭眼动反射（VOR）[1]。HIT有别于温度试验，属于高频的前庭功能检查（2~5Hz），是人日常活动所覆盖的频率。床旁HIT阳性提示该侧的VOR通路异常，但床旁检查无法定量分析VOR增益，纠正性扫视仅是增益下降的间接证据。而且床旁HIT仅能观察到头动结束后的显性扫视（overt saccade），可靠性依赖检查者的经验，主观性较强，对于头动过程中出现的隐性扫视（covert saccade）则无法观察，并且床旁对垂直VOR也难以进行检查。于是巩膜搜索线圈（scleral search coil）技术被用于头脉冲试验，解决了床旁检查中的问题，实现了对VOR增益的定量分析，从而成为头脉冲试验的"金标准"[2]。但是由于巩膜搜索线圈技术具有设备昂贵、操作复杂、半侵入式（受试者须佩戴角膜接触镜）等缺点，仅适用于有条件的实验室，无法在临床中广泛应用。随着技术的发展与进步，采用高速摄像头对眼动进行精准的记录与分析成为可能，视频头脉冲试验（vHIT）技术应运而生[3]。vHIT是利用内置高速摄像头与速度传感器的眼罩，分别记录受试者的眼动与头动，并通过计算两者的速度比值而实现对前庭眼反射增益定量分析的一项前庭检测技术，也是目前vHIT的主要技术形式。该检查不需要在暗室中进行，眼罩使用便捷，连接笔记本电脑即可运行，测试总时间一般在10分钟以内，眩晕急性发作的患者通常也可以耐受检查，近年已被广泛用于临床。此外，还衍生出头脉冲抑制试验（suppression head impulse protocol, SHIMP），作为对vHIT的补充。

测试原理

VOR是重要的生理反射，是一个连接外周前庭感受器、前庭神经核、眼动核团的三级神经元通路，其主要作用是在头部运动中使视觉目标成像稳定在视网膜黄斑中央凹。头部在低频运动时主要依靠视觉–眼动系统跟踪视觉目标，而高频的头部运动超过了视觉–眼动系统的作用范围，此时由VOR来维持运动时的清晰视觉。

VOR的感受器为内耳中的半规管和耳石器，前者由水平、前、后三对处于共轭平面的半规管构成，主要感知三维空间的角（旋转）加速度，后者包括椭圆囊与球囊，主要感知线性（直线）加速度。头脉冲试验检测的是半规管介导的高频VOR，频率在2~5Hz之间。以水平面（yaw旋转轴）为例，当注视固定视靶，同时头向一侧转动，同侧水平半规管兴奋，同侧内直肌及对侧外直肌收缩，驱使眼球向头动相反方向运动，产生的眼动（即VOR慢相眼动）刚好补偿头动，使眼球始终注视于视靶，故正常人在头部运动时能维持清晰的视觉。当VOR通路受损时，眼动速度慢于头动速度，导致眼球随头动离开视靶，患者需要产生与头动方向相反的快相眼动即纠正性扫视，才能使眼球重新回到视靶。头脉冲抑制试验（SHIMP）

则是嘱受试者注视随头部一起移动的视靶，在高速的被动甩头时前庭眼反射抑制（vestibulo - ocular reflex suppression，VORS），需要约80毫秒的潜伏期，也就是说正常人在甩头启动后的前80毫秒不能抑制VOR，而VOR驱使眼球仍停留在原先视靶所处的位置，在头动快要停止时（80毫秒后）VORS才开始起作用，由于视靶随头部一起移动，此时眼球已离开视靶，为了使眼球注视位于新位置的视靶，需产生与头动方向一致的扫视。可见与HIT不同的是，正常人SHIMP会产生扫视，当

VOR明显受损时，眼球随头动离开视靶，由于视靶也一起移动，无须产生扫视[4]。

增益在动力系统（dynamic system）中是指输出/输入，在VOR系统中输出＝眼动，输入＝头动。vHIT通过计算眼动速度与头动速度的比值实现对VOR增益的定量分析，正常人因为眼动与头动速度匹配，故增益值趋向于1.0。VOR受损的患者由于眼动速度慢于头动，故出现增益下降。头动过程中的隐性扫视或者头动结束后的显性扫视，均可以被vHIT客观地记录与分析。

测试步骤

不同的vHIT系统具体操作步骤及注意事项有所不同，本文仅阐述各系统通用的部分。

一、 测试前准备

（1）vHIT应在明亮的房间进行，光线太暗会导致瞳孔变大，容易被眼睑遮盖从而影响瞳孔跟踪，并且不建议光源从受试者侧方照入（镜片会有反光）。

（2）受试者坐在离视靶1.0～1.5m的位置，调节视靶高度使其与受试者视线平行。

（3）将眼罩佩戴于受试者头部并调节眼罩使瞳孔完全暴露，注意拉紧头带使眼罩牢牢固定于受试者的头部。

（4）根据各vHIT系统的要求进行校准，并在测试开始前对校准进行验证，嘱受试者注视视靶，缓慢左右转动其头部，观察眼动与头动曲线是否匹配，若不匹配须重新校准。

二、 开始测试

（1）水平半规管：嘱受试者注视视靶，检查者站在其身后，双手置于受试者头顶或下颌（图3－2－1a、b），注意不要触碰头带或眼罩，快速（100°/s至250°/s）、小角度（10°～20°）、脉冲式地将受试者头部甩向一侧，停顿时应干脆利落，不要有过多回弹动作，注意每次甩头完成后应将头转回原位后再甩下一次，使受试者不可预测每

次甩头的方向，避免左右交替规律地甩头。

（2）垂直半规管：不同的vHIT系统在测试垂直半规管时对受试者头位与凝视角度要求不同，但本质上并无区别，均是在左前、右后半规管（left anterior - right posterior，LARP）与右前、左后半规管（right anterior - left posterior，RALP）两个共轭平面进行甩头，检查者两手分别置于受试者头顶与下巴（图3－2－1c），注意甩头刺激平面必须与LARP及RALP平面一致，甩头速度、角度等其余操作要求同水平半规管。

（3）头脉冲抑制试验：SHIMP试验采用的靶点随头部转动而移动，如让受试者始终注视眼罩投射出的激光点，其余操作与头脉冲试验一致。

三、 完成测试

在各平面完成规定次数的有效甩头（通常为10～20次，可自行设置），手动删除眼动曲线不平滑、伪迹较多的波形再生成最终的报告，主要的观察指标为增益值大小、增益不对称比以及扫视波。不同的vHIT系统采用的增益计算方式不同，常用的有瞬时增益、位置（面积）增益、回归增益等。若增益值离散度较大（标准差＞0.2），提示测试过程往往有问题，数据准确性受影响，建议重新测试。

四、 操作细节与注意事项

（1）头带尽可能绑紧以减少眼罩滑动，甩头过程中应确保瞳孔不被眼睑遮盖，关注实时的眼动曲线是否平滑，若干扰较大应寻找原因，解决问题后再重新测试。

（2）以不同速度进行甩头，从而在不同的速度区间（100°/s 至 250°/s）观察 VOR。

（3）甩头的质量比数量更重要，瞳孔识别、校准、检查者操作、受试者配合等因素均可影响结果，获得平滑的眼动曲线是关键，技术人员需要经过一段时间的训练与实操方可掌握。

图 3 - 2 - 1　vHIT 测试不同半规管时检查者双手的位置

结果判读

vHIT 检测的定量指标是 VOR 增益，纠正性扫视是建立在增益下降的前提下，故理论上判断结果是否异常的依据应是增益值大小，纠正性扫视则是间接依据，同时存在增益下降与扫视是明确的 VOR 受损（图 3 - 2 - 2）。在距离视靶 1m 的情况下，水平半规管增益的正常值在 0.9～1.0 之间，垂直半规管在 0.8～0.9 之间[5]，有些 vHIT 系统提供了其 VOR 增益正常值的参考范围，但是仍建议各实验室建立自己的正常值。增益值不对称比的正常值尚未建立，而且不同 vHIT 系统的增益值不对称比计算方式亦有所不同。纠正性扫视为定性指标，其潜伏期、波幅、重复率等相关参数的定量分析是否可作为诊断依据有待进一步研究。一般来说，增益越低，扫视的波幅越大，随着增益的恢复波幅下降，扫视的潜伏期可提前，由显性扫视变为隐性扫视。

临床中在对 vHIT 结果判读时，应先通过波形判断增益值是否可靠，眼动曲线不平滑或伪迹较多时增益值不可靠，此时仅以增益值来判断是否异常可能会造成误判，增益值不可靠时纠正性扫视的意义更大（图 3 - 2 - 3 至图 3 - 2 - 5）。

图 3 - 2 - 2　左水平半规管 vHIT　　图 3 - 2 - 3　眼动曲线平滑与不平滑的 vHIT 对比

图 3 - 2 - 4　有明显伪迹象的 vHIT　　图 3 - 2 - 5　增益下降但无扫视的 vHIT

对于 VOR 轻微受损的患者，或急性受损后的恢复期，可出现增益仍在正常范围（轻微下降），但是有明显的纠正性扫视（图 3 - 2 - 6）。需要注意的是，若眼罩存在滑动或校准错误，导致增益值比实际高时，亦可出现增益"正常"有扫视的情况（图 3 - 2 - 7）。增益下降无扫视则多为操作、配合问题，垂直管多见，如受试者眨眼、瞳孔暴露不充分、被眼睑遮盖等导致（图 3 - 2 - 8）。

图 3 - 2 - 6　增益正常但有扫视的 vHIT　　图 3 - 2 - 7　增益偏高但有扫视的 vHIT

图 3 - 2 - 8　M 型眼动曲线 vHIT

增益升高多为头带未绑紧、眼罩滑动或校准错误导致（图 3 - 2 - 9），距离视靶过近（<1m）也可导致增益升高。病理性的增益升高可能与膜迷路积水有关，或由弥漫性的小脑病变导致。

图 3 - 2 - 9　增益升高的 vHIT

SHIMP 试验的观察指标同样为增益与扫视，不同的是正常人会出现与甩头方向一致的扫视，VOR 受损的患者除了增益下降，扫视不如正常人明显（波幅下降），前庭功能严重受损的患者

SHIMP 扫视可基本消失（图 3 - 2 - 10）。在不完全损害的双侧前庭病患者中，SHIMP 扫视提示仍有残存的 VOR 功能。此外，SHIMP 的增益值略低于 vHIT[4]。

图 3 - 2 - 10　头脉冲试验与头脉冲抑制试验

临床应用

一、 急性前庭综合征

vHIT 临床应用最广泛的是急性前庭综合征（AVS）的诊断，包括外周病变与中枢病变的鉴别。前庭神经炎（VN）是 AVS 最常见的病因，前庭神经有上、下两个分支，前庭上神经支配水平、前半规管与椭圆囊以及球囊的前上部，前庭下神经支配后半规管与球囊的后下部[6]。临床中 VN 可表现为前庭上、下神经单独或全部受累，通过 vHIT 检测各半规管的 VOR 增益，可鉴别 VN 的三种亚型。水平与前半规管增益下降而后半规管正常提示为前庭上神经炎，反之仅后半规管增益下降提示为前庭下神经炎，一侧三个半规管增益均下降则为前庭全神经炎[7]。如果是 VN 发病数周或更久的患者，vHIT 敏感性下降。在一项小样本的研究中，VN 急性期所有患者的 vHIT 均有异常，但 1~3 个月后随访发现温度试验水平半规管轻瘫（canal paresis，CP），小于 40% 的患者 vHIT 均为正常[8]。vHIT 的另一个重要价值是识别中枢性 AVS，约 25% 的 AVS 由后循环卒中导致[9]，首发的持续性眩晕 + 自发眼震的患者，若 vHIT 无增益下降及扫视，须警惕中枢病变。特别是小脑后下动脉供血区的梗死，可以表现为孤立性眩晕，由于不累及 VOR 直接通路，vHIT 增益为正常，进而可以与 VN 鉴别[10]。需要注意的是，vHIT 阳性并非外周前庭病变的可靠依据，特定的

脑干或小脑结构受损可出现选择性的半规管 VOR 增益下降，如小脑前下动脉供血区的梗死累及小脑绒球和（或）前庭神经核时[11]。

二、 梅尼埃病

患侧 vHIT 增益可为正常、升高或者下降，发作间期与急性发作时结果不同。MD 温度试验的异常率较高，65% 的患者有水平半规管轻瘫，但高频 VOR 功能可保留甚至增强，水平 vHIT 正常但温度试验异常被认为是 MD 的一个特征[12-15]。也有证据表明，MD 发作间期患侧水平半规管的增益虽在正常范围，但低于对侧及健康对照，差异有统计学意义，发作时增益明显下降，发作后又恢复至发作前水平，呈波动性[16]。另外，MD 水平半规管增益在正常范围但存在纠正性扫视的情况不少见[17, 18]。通过 vHIT 对所有半规管进行检测发现，MD 异常率最高的是后半规管[19, 20]。vHIT 还可用于 MD 鼓室内注射庆大霉素后对 VOR 增益的动态监测及疗效评估，若注射后增益下降不明显，眩晕发作可能控制不理想，须再次注射[21-23]。

三、 前庭性偏头痛

vHIT 结果一般为正常，但也有报道约 10% 的 VM 患者 vHIT 有异常，可能与 VM 叠加其他外周前庭病变或继发外周前庭受损有关[24-27]。

四、 良性阵发性位置性眩晕

继发性的 BPPV 可有异常 vHIT 发现，原发性的 BPPV 不影响半规管 VOR，故 vHIT 无异常[28, 29]。

五、 双侧前庭病

vHIT 的应用使得 BVP 可以被迅速识别，根据 vHIT 结果与以往采用温度试验或转椅检查诊断 BVP 在阳性率方面无差异[30]。研究还发现，BVP 存在选择性的半规管损害，氨基糖苷类药物、MD 导致的 BVP 以及不明原因的 BVP 前半规管功能可相对保留，以水平半规管与后半规管损害为主，而内耳感染、伴神经病变和前庭反射消失的小脑性共济失调综合征（cerebellar ataxia with neuropathy and vestibular areflexia syndrome，CANVAS）引起的 BVP，所有半规管均受累[31]。

六、 中枢前庭病变

中枢病变累及脑干或小脑中的前庭通路可出现 vHIT 异常，特别是表现为 VOR 增益下降的中枢病变，须与外周前庭病变鉴别。不过现有的不同中枢病变导致头脉冲试验异常的结论多数是基于巩膜搜索线圈得出，理论上 vHIT 应可以复现。

孤立性的前庭神经核梗死可表现为双侧水平半规管及后半规管 VOR 增益下降[32]，前庭神经核邻近的舌下前置核（nucleus prepositus hypoglossi，NPH）梗死导致对侧水平半规管 VOR 增益下降[33]，而单侧的小脑绒球梗死可出现对侧或双侧水平半规管 VOR 增益下降[34, 35]，单侧内侧纵束病变（核间性眼疾麻痹）主要引起对侧后半规管 VOR 增益下降[36,37]。除脑血管病，头脉冲试验在 Wernicke 脑病、小脑退行性病变中也有一定应用价值。Wernicke 脑病选择性的损害水平 VOR，vHIT 表现为双侧水平半规管增益下降，垂直半规管基本不受累[38]。脊髓小脑性共济失调 3 型（spinocerebellar ataxia type 3，SCA3）亦表现为双侧水平 VOR 增益下降[39]，而 SCA6 的 VOR 增益变化与病变程度有关，程度轻的患者增益可升高，而病变程度重的患者增益则下降[40]，故 vHIT 可作为 SCA6 患者病情严重程度的评估手段之一。急性小脑炎引起的弥漫性小脑功能受损，除导致 VOR 增益升高外，还合并反向的"倒退性"扫视（back – up saccades），是由于眼动速度快于头动导致的，在 SCA6 患者中也可见到此现象，可见 VOR 增益升高与倒退性扫视提示广泛且严重的小脑功能下降[11, 41]。

总结

vHIT 作为新兴的前庭功能检测技术，可快速对高频前庭眼动反射通路进行定量评估。增益值与纠正性扫视是 vHIT 主要的观察指标，其中增益值是关键的定量指标，其准确性与操作密切相关，技术人员须知晓 vHIT 技术原理、操作规范及注意事项，经过长时间训练与实操方能掌握，而临床医生与研究人员更须理解 vHIT 的基本原理、适应证及操作规范，才能对结果做出准确判读。vHIT 对于急性前庭综合征的定位诊断与鉴别诊断有重要的意义，对其他累及前庭通路的结构性或非结构性中枢病变均有一定的价值。

作者：朱佳浩（珠海市中西医结合医院）
二审审稿：陈太生（天津市第一中心医院）
三审审稿：马鑫（北京大学人民医院）

参考文献

第三节　前庭诱发肌源性电位

图 3-3-1　前庭诱发
肌源性电位思维导图

引言

前庭诱发肌源性电位（vestibular evoked myogenic potential，VEMP），是由高强度声信号刺激前庭耳石器而记录到的一种肌源性电位[1-4]。VEMP 是一项评价前庭系统中球囊和椭圆囊等耳石器及前庭神经传导通路的客观检测技术，可联合其他用于评估半规管功能的检查，完整地对前庭系统感受器进行全面评价[5,6]。根据记录部位的不同，VEMP 可分为颈性前庭诱发肌源性电位（cervical vestibular evoked myogenic potential，cVEMP）和眼性前庭诱发肌源性电位（ocular vestibular evoked myogenic potential，oVEMP）两种主要类型。

cVEMP 最早由 Colebatch 和 Halmagyi 于 1994 年进行详细描述[7]，在同侧胸锁乳突肌（sterno-cleidomastoid，SCM）记录到高强度短声诱发的肌源性电位，进一步研究证实，单侧前庭神经切断后，同侧的 cVEMP 消失；而在极重度感音神经性听力损失患者中，也可记录到 cVEMP，进一步证实了 cVEMP 的发生源是前庭，而非耳蜗。cVEMP 是一种抑制性同侧反应，峰值出现在约 13 毫秒和 23 毫秒，可被用于评估球囊功能。

oVEMP 最早由 Rosengren、Todd 和 Colebatch 于 2005 年进行首次描述[8]，研究发现，在眼外肌也可记录到高强度短声诱发的肌源性电位。oVEMP 是一种兴奋性交叉反应，峰值出现在约 10 毫秒和 15 毫秒，可用于评估椭圆囊功能。结合 cVEMP 和 oVEMP 可对耳石器及前庭神经进行综合评估。

生理基础

VEMP 是一种由高强度声信号刺激前庭系统外周感受器，通过前庭神经反射通路传导，并在肌肉效应器上记录到的肌源性电位。完整的神经传导通路包括前庭外周感受器、传入神经、前庭神经中枢核间联系、传出神经和肌肉（颈肌和眼外肌）效应器等结构完成[9,10]。

一、cVEMP 的神经传导通路

强声刺激球囊后，沿前庭神经（以前庭下神经为主）和螺旋神经节到达位于脑干的前庭核，形成 cVEMP 的传入神经通路。神经冲动进一步通过内侧前庭脊髓束（medial vestibulospinal track，MVST）和副神经投射到胸锁乳突肌，构成 cVEMP 的传出神经通路[11]。

二、oVEMP 的神经传导通路

oVEMP 的传导通路更为复杂，在研究领域尚存争议。多项动物实验的证据表明，oVEMP 的感受器主要为椭圆囊。神经冲动沿前庭上神经传入，并通过前庭眼动反射通路，投射到对侧眼外肌，构成 oVEMP 的传出神经通路[12]。

三、cVEMP 的波形特征

典型的 cVEMP 为双向波形（图 3-3-2），正波的潜伏期在 13 毫秒附近，标记为 p13 或 p1，负波出现在 23 毫秒附近，标记为 n23 或 n1。cVEMP 属于抑制性肌源性电位，其幅度与刺激声强度和 SCM 的肌紧张程度直接相关，随刺激强度和肌紧张程度的增大而增高。cVEMP 的潜伏期比较稳定，通常不受刺激强度和肌紧张程度的影响，但需注意，13毫秒和23毫秒是早期采用短声作为刺激声，记录到cVEMP的潜伏期，目前通用的方案采用短纯音，记录到的波形潜伏期相对更长[13]。

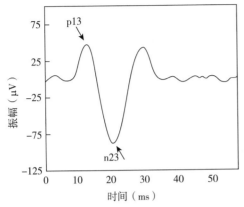

图3-3-2 cVEMP的波形

四、 oVEMP的波形特征

oVEMP的第一个波为负波，潜伏期约10毫秒，标记为n10或n1，后第二个波为正波，潜伏期通常在15毫秒附近，标记为p15或p1，图3-3-3所示为典型的oVEMP波形。

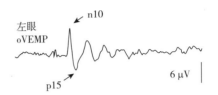

图3-3-3 oVEMP的波形

测试原理

临床使用的听觉诱发电位设备均可用于记录VEMP，但在cVEMP记录中，由于反应幅度与肌紧张程度相关，要求测试设备具备胸锁乳突肌的肌电监测功能。

一、 刺激参数

刺激参数对VEMP波形有很大影响，包括换能器类型、刺激声类型，频率、短纯音的上升、下降，平台时长，刺激强度、刺激重复率和叠加次数等。

1. 换能器的类型 气导或骨导刺激均可诱发VEMP，换能器可选择插入式耳机、压耳式耳机、骨振器等。气导刺激时，由于插入式耳机可降低记录系统中电极对刺激信号的拾取，建议常规采用。骨导刺激设备可选用肌腱锤[14]、B-71骨振器[15]和电子机械振动器[16]等。

2. 刺激声类型及频率 刺激声可选择短声（click）或短纯音（tone burst），球囊对声音的反应具有频率特异性，对500~1000 Hz声音最为敏感[17]，气导VEMP测试的最佳刺激声为500~1000 Hz的短纯音，推荐临床采用500 Hz短纯音作为刺激声。临床和科研测试中也可增加1000 Hz短纯音进行频率调谐测试，梅尼埃病患者1 kHz处的VEMP幅度要高于500 Hz[18]，而大前庭水管综合征（large vestibular aqueduct syndrome，LVAS）患者的VEMP调谐频率范围更宽[19]。

3. 短纯音刺激声的设置 短纯音的参数可通过设置上升时长、平台期和下降时长进行调整，增加时长可提升声音强度，进而提高VEMP幅度。但如果时长超过6~8毫秒，反而会造成cVEMP幅度降低[20]。VEMP用于临床诊断时，建议短纯音时长不超过6毫秒。由于oVEMP的潜伏期更短，测试时尤其要考虑刺激声时长的设置，避免产生刺激伪迹。此外，刺激声的上升时间会显著影响VEMP的幅度和潜伏期[21]。上升时间越短，VEMP幅度越高，潜伏期越短。临床测试时，建议将短纯音上升、平台和下降期分别设置为1毫秒、2毫秒、1毫秒。

4. 刺激声强度 推荐临床检查使用90~95dB正常听力级（normal hearing level，nHL）作为起始刺激强度，并以10dB为步距寻找阈值。注意气导VEMP的最佳刺激声强度通常已接近于安全噪声暴露级的上限，同时需明确正常听力级的校准数值，避免由于单位换算的误差导致刺激声对听力造成损害[22]。此外需注意，由于儿童外耳道容积与成人存在差异，其安全刺激声强度低于成人。

对于cVEMP，建议采用标准的刺激声作为起始强度。特殊患者可采用较低强度起始，如无反应再增加到标准刺激强度。而对于 oVEMP，因为其阈值往往高于 cVEMP，起始强度可更高。

5. 刺激速率和叠加次数 推荐采用的刺激速率为（4.9～5.1）次/秒之间，超过 10 Hz 将导致 VEMP 幅度降低[23]。由于 VEMP 属于肌源性电位，幅度可达数十微伏，因此进行 100～200 次叠加即可记录到稳定的波形。

二、 记录参数

记录设置包括电极导联方案、滤波器和放大器设置、记录开窗时间等。

1. 电极导联 cVEMP 的电极导联推荐如下：记录电极（或非反转电极）置于 SCM 中点或稍微靠上的位置，这是 cVEMP 记录的最佳位置[24]。参考电极（或反转电极）置于胸骨柄。共用电极（或接地电极）置于前额正中。

oVEMP 的电极导联推荐如下：记录电极（或非反转电极）置于眼眶下缘中点，注意需要进行左右电极交叉，即左侧电极置于右眼下方，右侧电极置于左眼下方。参考电极（或反转电极）置于非反转电极下方 1～2 cm 处。共用电极（或接地电极）置于前额正中。这种电极导联方案可降低其他眼外肌的影响，主要记录眼下斜肌的电活动[25]。

2. 滤波器和放大器设置 对于 cVEMP，放大器增益建议设置为 2000；oVEMP 的幅度相对较低，放大器增益应该调高。cVEMP 的主频率成分位于 40～60 Hz 之间，因此滤波器推荐设置为高通 1～5 Hz，低通 200～1000 Hz。oVEMP 所含的频率成分比 cVEMP 高，因此其滤波器设置应适度调宽。

3. 开窗时间 由于需要对 SCM 的肌紧张程度进行监测，除刺激声给出后的 50～60 毫秒外，还需对刺激前 20 毫秒进行记录，因此推荐的开窗时间范围是 -20～60 毫秒。

综合上述 VEMP 的刺激和记录参数描述，推荐临床开展的 VEMP 参数设置明细见表 3-3-1。

表 3-3-1 VEMP 参数设置

参数设置	500 Hz 短纯音
刺激声参数	上升-平台-下降：1-2-1ms
刺激速率	4.9～5.1/s
滤波器设置	高通：1～5Hz 低通：200～1000 Hz
开窗时间	-20～60ms
叠加次数	100～200 次

三、 受试者测试体位

前庭诱发肌源性电位作为一种肌源性电位，需在测试过程中保持一定的肌紧张程度。cVEMP 通过来自副神经的神经冲动抑制 SCM 产生，每次声刺激都会造成 SCM 的运动单元降低或暂停活动[24]，只有肌肉保持收缩才能记录到电反应。并且 SCM 收缩程度越高，cVEMP 幅度越高。临床测试中可选用不同的方式保持肌紧张，以下是两种 cVEMP 记录中保持 SCM 肌紧张的方法。

1. 坐位转颈 患者处于坐位，头部分别转向左右两侧约 45°，采用这种方式时，适合进行单侧刺激。其优点是容易保持测试体位，尤其是针对老年人或儿童进行测试；缺点是难以保证双侧转头时肌紧张程度同样。电极导联和患者测试体位如图 3-3-4 所示。

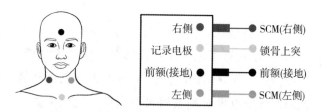

图 3-3-4 cVEMP 电极导联与坐位测试

2. 仰卧位抬头 患者处于冷热试验体位（头部与水平面成 30°），并保持头部抬起，采用这种方式可使 SCM 产生更强的收缩程度。其优点是双侧肌紧张程度相对一致；缺点是容易引起过度疲劳，部分患者无法保持足够的测试时长。

临床推荐采用坐位转颈记录方式，并对 EMG 进行监测和记录，确保双侧转颈位时肌紧张程度尽量一致。

oVEMP 是来自下斜肌的兴奋性反应，测试时要求受试者处于坐位并向上凝视。患者向上凝视时，oVEMP 幅度增高，在平视位和最大向上凝视位之间，oVEMP 幅度与凝视角度存在近似线性关系[26]。凝视角度越高，下斜肌收缩越强，肌肉越靠近记录电极。在进行 oVEMP 测试时，推荐要求患者保持坐位，眼睛向上凝视约30°。电极导联和患者测试体位如图 3-3-5 所示。

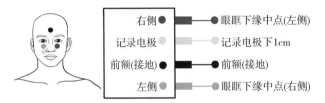

图 3-3-5　oVEMP 电极导联

测试步骤

前庭诱发肌源性电位的基本测试流程包括以下几个重要环节。

（1）向受试者讲解测试要求和注意事项，让其充分理解测试并进行良好的配合。

（2）准确进行电极导联并佩戴耳机。

（3）设置标准的气骨导声音刺激参数和记录参数。

结果判读

一、潜伏期和幅度测量

1. 潜伏期的测量　在 cVEMP 和 oVEMP 潜伏期的测量中，起点为刺激声的给声时刻，终点为对应波形峰值的出现时刻，即峰潜伏期。

2. 幅度的测量　在 cVEMP 和 oVEMP 幅度的测量中，一般选用各波的波峰到波谷的方式进行，双侧幅度分别表示为 A_L 和 A_S。相对于潜伏期的测量，cVEMP 的幅度受 SCM 紧张程度影响，为了消除肌紧张程度的差异对不对称度造成的影响，除了在测试过程中尽量保持双侧肌肉紧张对称外，VEMP 系统还需针对 SCM 紧张程度的差异进行校正。

四、VEMP 幅度校正

由于 cVEMP 反应幅度直接受胸锁乳突肌的肌紧张程度影响，在测试过程中有必要对其进行校正，可消除因为双侧肌紧张程度不同而导致的 cVEMP 幅度不对称的误差。

cVEMP 两个峰值之间的幅度可计算出峰峰值（PP）幅度，测量 SCM 肌紧张程度后，可通过公式（PP 幅度/SCM 幅度）换算为校正后幅度。在波形记录完成后，通过测试设备自带的软件对肌紧张程度进行校正。在报告 VEMP 幅度比和双侧不对称度时，推荐使用校正后的数值。

（4）对于 cVEMP 测试，示范并指导、监测受检查者的 SCM 紧张程度。

（5）开始测试并记录波形：①起始刺激强度设置为 90~95dB nHL；②以 10dB 为步进降低刺激强度，寻找阈值；③记录 CVEMP 和 oVEMP 结果，分析图形；④撰写规范的测试报告。

二、VEMP 幅度比和幅度不对称度

VEMP 的绝对幅度受肌紧张程度影响，临床应用更多的是其相对幅度，包括双侧幅度比和双侧不对称度。为比较双侧反应间的差异，一般用耳间不对称度（interaural asymmetry ratio，IAR）表示。具体计算方式为，如双侧幅度分别表示为 A_L 和 A_S（A_L 表示幅度较高者，A_S 表示幅度较低者），幅度比为 A_L/A_S；双侧幅度不对称度为双侧幅度之差除以双侧幅度之和：$(A_L - A_S)/(A_L + A_S)$。上述两个指标的正常范围，在文献报道中存在差异，建议测试机构根据自身设定的测试方案收集正常值范围。

三、 VEMP 阈值

通常情况 VEMP 都需要较高的刺激强度，其阈值分析主要应用于半规管裂综合征等第三窗开放疾病的评估。在这种病变情况下，可记录到异常低的阈值，如 60～70dB nHL。其他影响第三窗的疾病如大前庭水管综合征也可能会记录到较低的 VEMP 阈值。但应注意，对这些疾病的确诊需要 CT 等影像学检查的证实。

四、 VEMP 潜伏期

cVEMP 的潜伏期一般出现在 13 毫秒和 23 毫秒附近，oVEMP 潜伏期分别出现在约 10 毫秒和 15 毫秒。但潜伏期还会受到刺激声类型的影响，短纯音比短声记录到的 cVEMP 潜伏期更长。VEMP 的潜伏期通常不受刺激强度的影响。此外，多数前庭外周疾病都不会造成 VEMP 的潜伏期改变，只有少数中枢病变会造成潜伏期延长[27, 28]。

临床应用

VEMP 已经广泛应用于临床中，可对球囊和椭圆囊等耳石器官，以及前庭上神经和前庭下神经进行综合评估。

一、 梅尼埃病

梅尼埃病（MD）是常见的耳内科疾病，常表现为反复发作的眩晕、波动性听力损失以及耳鸣和耳闷胀感。研究表明，MD 早期内淋巴积水在耳蜗导水管和球囊中形成。因此，可以利用 VEMP 对该类患者的球囊功能进行评估。针对 MD 患者的 VEMP 研究表明，VEMP 异常在该患者群体中的发生率达 58%。这种波形异常主要表现为幅度降低或未记录到反应。

在针对 MD 患者的 VEMP 频率调谐研究中发现，MD 患者的最佳调谐频率从正常受试者的 500 Hz 变为 1000 Hz。这种频率的改变可能是由于球囊结构中的共振频率变化导致的。因此，比较 MD 患者在 500 Hz 和 1000 Hz 刺激声诱发的 VEMP，有助于提高疾病的诊断率。

二、 前庭神经炎

前庭神经炎（VN）表现为一次急性眩晕发作后的持续性严重眩晕，不伴有耳蜗症状或其他神经科症状。

前庭上神经支配水平半规管，而支配 cVEMP 的是前庭下神经，推测 cVEMP 正常而温度试验异常的患者，属于前庭上神经炎；温度试验正常而 cVEMP 异常的患者，属于前庭下神经炎。可结合 VEMP 与温度试验，对 VN 的病变部位进行评估。

三、 上半规管裂和第三窗综合征

上半规管裂患者的症状是压力或强声会造成眩晕或振动幻视，出现 Tullio 现象，即前庭系统对声音的敏感度病理性升高。在

图 3-3-6　上半规管裂患者的 cVEMP 表现

这种病变情况下，可记录到异常低的阈值，如 60～70dB nHL。其他影响第三窗的疾病如后半规管裂或 LVAS 也可能会记录到较低的 VEMP 阈值。如图 3-3-6 所示 SSCD 患者，左侧 cVEMP 阈值明显降低，可记录到 70dB nHL；右侧阈值为 90dB nHL。

四、 中枢神经系统病变

除了上述提到的外周神经系统病变之外，由于 VEMP 的传导通路包括位于脑干的前庭脊髓束，因此 VEMP 还可对一些中枢神经系统的病变提供诊断依据，包括多发性硬化、脊髓小脑退行性改变、脑干梗死等。其中在多发性硬化中，VEMP 的潜伏期会延长，或者波形消失。

五、 慢性头晕或平衡障碍

双侧前庭病（BVP）有共济失调、振动幻视

和不平衡感等表现。VEMP 可作为视频头脉冲试验、温度试验和转椅试验之外，用于诊断双侧前

庭病的辅助技术。

作者：傅新星（首都医科大学附属北京同仁医院 北京市耳鼻咽喉科研究所）

二审审稿：邢娟丽（西安交通大学第一附属医院）

三审审稿：马鑫（北京大学人民医院）

参考文献

第四节 前庭自旋转试验

图 3 - 4 - 1 前庭自旋转试验思维导图

引言

日常生活中，人体自然运动条件下的头动频率范围为 0.5 ~ 6.0Hz，多数在 2.0 ~ 6.0Hz[1]，因此要得到符合日常生活状态下的 VOR 功能数据，最佳方法是运用模拟真实日常生活状态，且用等性质、等量刺激条件下的前庭功能检查技术。近 30 年，出现了各种经 VOR 直接通路介导的前庭功能新型检测方法，如 1988 年 Halmagyi 等报道

的头脉冲试验[2]、高频脉冲转椅为代表的时域方法；1987 年 O'Leary 报道的前庭自旋转试验（Vestibular Autorotation Test，VAT）为代表的频域方法[3,4]。近几年来，VAT 在鉴别良恶性眩晕及实时监测前庭康复中的价值日益受到临床工作者的关注[5-7]。

测试原理

这种频域方法是使用自然存在的声波、电磁波等复合波的频谱分析，提供时域方法不能提供的 VOR 功能频率信息。VAT 主要由计算机控制中心、头带套装（采集头动和眼动信息）和信号接收处理器三个部分组成[8]。其是采用快速小角度转头，在未诱发快相复位机制和速度储存机制参与下，通过无中枢机制参与的 VOR 直接通路，连续性直接检测 2 ~ 6 Hz 高频 VOR 慢相；由于有固定视靶作为头动和眼动的起点，可以计算单位刺激量的 VOR 反应量；分别通过主动快速水平摇头和垂直点头检测水平 VOR 通路和垂直 VOR 通路

整体功能状态。

VAT 的优点：①主动性：头部自然、主动转头；②生理性：检测 2 ~ 6 Hz 高频段接近人体在日常生活中的自然运动频率范围 VOR 功能状态；③高频性：高频旋转消除了视觉主导优势，排除了平稳跟踪、视动反射以及颈眼反射参与的可能，避免干扰检测前庭功能；④简便性：简便方便，用时较短（18 秒/次）。

VAT 的缺陷：高龄、幼童、听力严重受损、智障、转头过程中引起头晕加重的患者无法配合进行该项试验。

测试步骤

检测环境要求光照充足、室内安静，但光线不可太刺眼，避免使用荧光灯。

一、 测试前

1. 患者准备 ①患者尽可能在测试前24小时内停止使用对中枢神经系统有影响的药物（如抗组胺剂、安眠药、镇静剂、止痛剂、麻醉剂以及治疗头晕的药物）进行治疗；②按医嘱服用治疗基础疾病（如高血压、心脏病、糖尿病等）的药物；③颈椎有损伤或医生叮嘱减少颈部活动、有眼肌麻痹或眼肌运动障碍的患者不能耐受VAT检查；④VAT应该在眼震电图或视图之前进行测试。

2. 医生准备 ①用物准备：磨砂清洁膏（或95%酒精），有效期内的一次性电极片（大于5片），剪刀（裁剪电极片至合适大小），结实且有扶手的椅子；②测试者的学习：因患者群体多为中老年人群，理解、配合度差，故需耐心讲解核心动作，如扭头的幅度、频率，必要时协助示范患者扭头，眼睛在头左右、上下摆动的同时注视视靶。

3. 清洁皮肤、黏贴电极 ①垂直电极位置：彻底清洁一只眼睛的上、下2cm处（上方为眉毛以上的眼眶骨皮肤处，下方为下眼睑的眼眶骨皮肤处）；②水平电极位置：双眼外眦角约0.5cm处皮肤；③地线电极位置：鼻梁眉心上方（额头正中）。

注意事项：①若遇到油性皮肤、多汗的患者，清洁皮肤后，在每一部位都使用一滴电极膏，待皮肤干燥后再贴电极，遇到皮肤有褶皱时要拉平皮肤；②电极不能触碰睫毛、头发，防止头动时牵拉造成电极接触不良或产生伪差信号。

4. 测试距离 ①患者端坐在距离圆形靶点（直径2cm）1.0～1.5m处的正前方，调整视靶高度与患者的视线保持平行；②佩戴眼罩于受试者头部并调节眼罩使瞳孔完全暴露（必要时使用胶带提起上眼睑），并拉紧头带使眼罩必须牢牢固定于受试者头部（生活、工作中需要佩戴眼镜者，测试时必须戴上眼镜并且用胶带固定防止滑脱）。

二、 开始测试

医技人员在测试过程中应该站在患者旁边，以便随时观察患者的眼睛是否时刻注视着视靶。

1. 水平测试（左右摇头）的步骤 ①前6秒以0.5Hz/s至0.6Hz/s摇头，既是定标也是对平稳跟踪系统的检测；②后12秒加快头部摆动速度，减小摆动幅度，在接近测试结束的6Hz/s时，尽可能跟随计算机节奏快速、平稳摆动头部（并保持颈部及全身放松）；③重复测试后（>3次）计算结果。

2. 垂直测试（上下点头）的步骤 ①前6秒以0.5Hz/s至6Hz/s上下摆动头部，既是定标也是对平稳跟踪系统的检测；②后12秒加快头部上下摆动速度，减小摆动幅度，在接近测试结束时，跟随计算机节奏尽可能快速、平稳上下摆动头部（并保持颈部全身放松），通过小幅度上下摆动头部达到要求；③重复测试后（>3次）计算结果；④在两次测试过程之间放松一次头带。

3. 评判眼速与头速是否匹配的标准 在测试过程中，眼速和头速成相反的峰值，即眼速的峰顶对应头速的峰底，且幅度大约一致。如果眼速和头速的幅度严重不对称，则说明患者可能颈部僵硬或者身体和头部一起运动导致。伪差结果产生原因有电极松动、电极线牵拉皮肤、皮肤清洁不彻底、头套接触电极。

三、 注意事项

（1）二次检查调整头套防止滑脱。

（2）指导患者跟随计算机的节奏平稳放松地左右摇头，并要时刻盯住视靶。

（3）垂直测试时指导患者在前6秒的定标段不能眨眼睛。易眨眼的患者在测试前闭上眼睛，指导准备测试时再睁开眼睛，从而防止眼睛干燥并有利于减少眨眼次数。

（4）在眼位图上，曲线开始的度数在 ±10° 内，即为正常，若 ±10° 以外范围说明患者在测试开始时没有盯住视靶，叮嘱患者在音乐响起后再摇头，不要提前预判。

（5）颈部僵硬会导致眼速幅度高于头速幅度；头部和身体一起运动会导致头速幅度高于眼速幅度。

结果判读

一、评价指标

水平增益、垂直增益、水平相移、垂直相移和非对称性五项参数作为评价指标（图 3-4-2）。

图 3-4-2　各参数指标正常结果

增益指眼球运动与头部运动的速度之比，运动速度相等、方向相反时增益为 1.0，分为水平增益和垂直增益。相移（相当于时域的潜伏期）指眼动速度波相对于头动速度波的时间关系。正常值为 180°，VAT 检测图已标注正常范围在绿线标示区域内，高于或低于这个正常的时间延迟反应范围，则表示 VOR 的反应时间延迟，提示前庭功能异常。非对称性反映眼球向左右运动速度的对称性（正常 ≤ ±10%）。

第一步：判断均值图中水平增益指标是否正常（增高：中枢；降低：外周）；第二步：判断均值图中其他指标是否正常；第三步：根据判断结果给出结论（表 3-4-1）。

表 3-4-1　VAT 结果及常见病

VAT 印象	常见疾病
水平增益高	中枢病变、头部外伤
水平增益低	前庭神经炎、迷路炎、梅尼埃病、听神经瘤
垂直增益高伴水平增益降低	外周性前庭损害
水平相移高	中枢神经系统病变、头部外伤、良性阵发性位置性眩晕

续表

VAT 印象	常见疾病
水平相移低	前庭神经炎、迷路炎、梅尼埃病、听神经瘤
垂直相移高	良性阵发性位置性眩晕、耳毒性
垂直相移低	前庭神经炎、迷路炎、听神经瘤
不对称性伴增益高	中枢系统病变、头部外伤
不对称性伴增益低	外周前庭病变
不对称性伴听力损伤	梅尼埃病、听神经瘤、突发性聋伴眩晕

另外，VAT 检测对患者配合度要求较高，临床常见因患者配合欠佳所致的假阳性表现，建议结合其他前庭功能检查结果综合分析。

二、VAT 常见结果图示（部分）

见图 3-4-3 至图 3-4-6。

图 3-4-3　水平增益异常结果

图 3-4-4　水平相移异常结果

图 3-4-5　垂直增益异常结果

图 3-4-6　水平非对称性异常结果

临床应用

一、前庭外周性损伤

前庭外周性损伤以 VAT 水平增益降低为主，多因前庭终末感受器、前庭神经颅外段损害造成 VOR 直接通路反射弧的完整性损伤和中断而引起。常见疾病有良性阵发性位置性眩晕、梅尼埃病、前庭神经炎、突发性聋伴眩晕、耳毒性药物损伤等[9]。

1. 良性位置性阵发性眩晕 BPPV 是临床上最常见的外周性前庭疾病，指头部在重力方向特定位置时诱发短暂的眩晕特征性的眼球震颤，多见于老年人。BPPV 是由于椭圆囊内的耳石颗粒或碎屑移位至半规管内，使内淋巴液密度发生改变、耳石堵塞管腔、耳石黏附于嵴帽等致半规管功能减弱，传导严重滞后，BPPV 患者 VAT 水平相位值多为降低。

2. 梅尼埃病 MD 是一种特发性内耳疾病，此病主要的病理改变是膜迷路积水，临床表现以反复发作性眩晕、波动性听力下降、耳鸣和耳闷胀感为特点。VAT 检查常显示水平增益降低为主。而 Perez N 对 30 例 MD 患者的 VAT 结果进行分析，发现水平和垂直 VAT 增益和相移都有所降低，以 2~3.5Hz 为著[10]。

3. 前庭神经炎 当外周前庭感受器或前庭神经受累后，前庭外周感受器传入到前庭神经核的信号强度降低，前庭中枢控制眼球的运动会随之减少。因此，大多 VN 患者 VAT 表现为水平增益降低[11, 12]、相移延迟，或水平通路增益降低和相移延迟明显多于垂直通路。

4. 突发性聋伴眩晕 有研究显示，突发性聋伴或不伴有眩晕，VAT 无特异性表现，但疗效显示有差异，提示 VAT 对判定突发性聋疗效有一定指导意义[13]。

5. 耳毒性药物损伤 庆大霉素为最常见的耳毒性药物，其可通过前庭毒性作用部分或完全破坏前庭系统感觉的上皮细胞。因为药物导致前庭感受器及前庭神经受累[14,15]，前庭感受器无法正常工作，信号无法传入前庭神经核，导致前庭外周功能低下，头部运动速度大于眼球运动速度。VAT 的代表性表现为水平和垂直增益降低，但水平和垂直相移增高。

二、前庭中枢性病变

前庭中枢性病变以 VAT 增益增高为特征，其病变部位多数在前庭神经核及以上部位，或累及脑干、小脑、皮层等结构的前庭传导通路，通常会带来反应滞后。

1. 前庭性偏头痛 VM 的 VAT 结果多为异常，表现为增益增高[16, 17]，说明 VM 可能更多累及中枢前庭通路，而 MD 多为增益减低的外周性前庭功能损害；VAT 结果表现为 MD 以 4~6Hz 增益降低、相移滞后，非对称性异常；VM 以 2~4Hz 增益增高，4~6Hz 相移滞后，非对称性无异常。因 VM 和 MD 早期临床表现有重叠，所以诊断主要依靠病史和症状，VAT 可辅助鉴别 MD 和 VM[18]。

2. 后循环缺血 部分后循环缺血可表现为 VOR 反射亢进，VAT 增益增高，恰好反映了机体因小脑的抑制性减弱，而导致前庭眼动反射亢进；而部分患者 VAT 常表现为既有部分频率增益增高又有部分频率增益减低，可能是因后循环缺血同时伴有迷路动脉缺血，而迷路动脉缺血造成内耳前庭终末器官功能受损；或因为缺血累及穿行于脑干中的前庭神经段致其受损；破坏 VOR 直接通路反射弧的完整性，最终导致高频频段的前庭外周性损害[19-21]。

3. 颅脑外伤 颅脑外伤可能存在大脑皮层、脑干、或小脑的损伤，从而影响眼动通路，在视眼动系统检查中出现扫视异常和平稳跟踪异常，引起视动中枢和前庭中枢系统受损表现，VAT 多表现为高水平增益和相移的中枢性损害，由前庭中枢或前庭外周或颈部损伤所致，或由以上多种因素综合所致。

三、前庭康复治疗

前庭康复治疗（vestibular rehabilitation therapy）作为前庭疾病临床干预策略中的一种无不良

反应、非药物性、非创伤性的有效疗法，可以增强患者原有保留的部分前庭功能，促进姿势和运动平衡的恢复。其机制是通过促进前庭代偿来发挥作用的。目前国内外研究[11, 12]显示，VAT有助于客观、定量评价前庭康复训练效果。

总结

VAT可用于分析和测定VOR功能，对前庭损伤侧进行辅助诊断；还可用于监测及评估前庭疾病动态代偿状态及康复疗效。

作者：邢娟丽（西安交通大学第一附属医院）
二审审稿：陈太生（天津市第一中心医院）
三审审稿：陈钢钢（山西医科大学第一医院）
张甦琳（华中科技大学同济医学院附属协和医院）

参考文献

第五节 旋转试验

图3-5-1 旋转试验思维导图

引言

旋转试验（rotational testing）是检查前庭眼动反射（VOR）的重要手段之一。Robert Bárány在1907年首次详细描述了旋转试验。他让受试者端坐于手摇转椅上，低头30°。检查者手推转椅20秒内顺时针或逆时针转动10圈然后立即停止，肉眼观察旋转后眼震的方向、幅度和持续时间，以此判断水平半规管的功能状态[1]。由于手摇转椅的转速难以控制，加上明室内光线对前庭眼震的影响和对眼震无法定量评估，因此该检查方法并未在临床上广泛应用。经历100多年的漫长技术发展，转椅由手控发展为电机驱动，计算机程序精确控制；模式由单一旋转停动模式发展到多种旋转模式，如阶跃、脉冲、正弦摆动、谐波旋转等，由低频低速发展到高频高速，由只绕垂直轴向（Z轴）旋转发展为绕纵轴向（X轴）滚转、

绕横轴向（Y轴）翻转，由只绕重力中心旋转发展到偏离重力轴心离心旋转，各种旋转模式引发的前庭性眼震的规律逐渐清晰[2-8]；观察指标由眼震持续时间发展为经过计算获得的指标，从而定量反映前庭眼动反射功能；建立多种物理模型和数学模型，其中特别有效的模型指标是阶跃试验旋转中和旋转后的眼位变化时间常数（time constant，Tc）等。

尽管科学家和临床医生对旋转试验做了大量的研究，既往因设备昂贵等因素导致该检查方法尚未在国内临床广泛应用，目前仅十余所区域眩晕中心开展该项检查。随着前庭医学的发展和设备国产化，相信今后该技术会被更多的医生熟悉和应用。

测试原理

内耳中的半规管系统，由外（水平）、前（上）、后三对处于共轭平面的半规管构成，主要感知三维空间旋转的角加速度。半规管中内淋巴液、壶腹嵴有弹性的顶部（胶顶）可以随头部旋转运动而移动，属于惯性部分；胶顶偏移带动纤毛弯曲，由此引发神经冲动。头部旋转呈加速或减速时，胶顶的移动仍遵循惯性定律[2]。半规管壶腹嵴胶顶位移的规律具体如下。

（1）骨半规管静止状态时，内淋巴液无相对运动，胶顶处于直立位。

（2）骨半规管向某方向加速转动，启动时内淋巴液因惯性力向相反方向流动，胶顶随淋巴液流动反向偏移。

（3）骨半规管向某方向匀速转动时（加速度为零），内淋巴液经过一定时间与骨半规管同方向同速度流动，胶顶处于直立位。

（4）骨半规管减速或者突然停止运动时，内淋巴液受自身惯性作用仍沿原来的方向转动，胶顶随淋巴液偏移；内淋巴液经过一定时间后停止流动，胶顶凭借自身弹性恢复到原来的直立位。

壶腹嵴胶顶的位移通过前庭眼动反射的生理机制，表现为眼震。因此，研究人员通过记录眼震强度，进一步掌握头部不同加速度旋转方式时壶腹嵴胶顶的运动规律；旋转试验通过人为设定不同的旋转速度（角加速度），检查前庭系统对一定（加）速度刺激的反应情况，记录眼震的参数间接判断半规管的功能，从而定量评价前庭系统功能。

绕垂直轴做的旋转试验通常包括以下3种旋转模式（图3-5-2）。

图3-5-2 3种头旋转模式下壶腹嵴胶顶移位的关系

（1）恒角加速度刺激（constant acceleration stimulus）：旋转角加速度恒定，故角速度线性增加到达峰值，此时眼震强度最大，对应壶腹嵴胶顶受角加速度刺激达到最大位移需要较长时间，整个反应过程的63%被称为胶顶长时间常数。T_1角加速度终止后胶顶回到休止位，眼震也逐渐衰减，衰减至峰值37%所需要的时间被称为时间常数，是胶顶对加速度敏感性的参数。

（2）阶跃刺激（step stimulation）或脉冲刺激（impulse stimulation）：与恒角加速度刺激原理相同，但是角速度瞬间（1秒内）到达峰值，壶腹嵴胶顶也在短时间内达到最大位移，此时眼震强度最大，然后眼震强度会随胶顶归位而逐渐衰减。恢复原位的时间与恒角加速度刺激模式相同，因此时间常数 T1 接近。临床检查常采用此种刺激方法。

（3）正弦谐波加速刺激（sinusoidal harmonic acceleration stimulation）：也称为正弦旋转试验（sinusoidal rotational test）、正弦振荡试验（sinusoidal oscillation test）。角速度曲线呈正弦波（横轴上方表示向右顺时针旋转，横轴下方表示向左逆时针旋转），对应的壶腹嵴胶顶的位移曲线也呈正弦波形。

测试步骤

一、测试前准备

（1）转椅需要在暗室中进行（剥夺固视抑制），清除转椅周围障碍物，避免影响测试。

（2）受试者安全且舒适地坐在转椅上（舒适有助于缓解焦虑、紧张的情绪，过于紧张或焦虑会抑制眼震的产生，影响眼震的采集），固定受试者腰部安全带及头部绑带（腰部安全带可保障受试者测试安全，头部绑带将受试者头部和转椅固定，以保障头速和椅速一致）。

（3）将眼罩佩戴于受试者头部并调节眼罩使瞳孔完全暴露，注意拉紧头带使眼罩牢牢固定于受试者头部。

（4）根据各转椅系统的要求进行定标校准，并在测试开始前对校准进行验证，嘱受试者注视视靶，缓慢左右转动其头部，观察眼动与头动曲线是否匹配，若不匹配须重新校准。

（5）患者测试前 48～72 小时禁止服用镇静剂、酒精，以及抑制或兴奋中枢神经系统作用的相关药物；不戴有色隐形眼镜，不画睫毛膏、眼线，避免影响眼震波形的描记（不同旋转系统的具体操作步骤及注意事项有所不同，本文仅阐述各系统通用的部分）。

二、开始测试

（1）正弦谐波模式：在暗室睁眼条件下进行，受检者端坐于转椅上，头前倾 30°，转椅分别以 0.01、0.02、0.04、0.08、0.16、0.32 和 0.64Hz

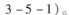

视频 3－5－1 正弦谐波试验

频率，（40°～60°）/s 峰速度的正弦摆动模式运行各 2～5 个周期，观察并连续记录眼震[9-11]（视频 3－5－1）。

（2）阶跃试验：在暗室睁眼条件下进行，受检者端坐于转椅上，头前倾 30°，转椅速度呈阶梯（梯形）模式，加速（1 秒内）到恒速（100°/s），持续一段时间（120 秒以上）后，减速（1 秒内）至停止（急停），记录加速和急停后眼震一段时间至眼震停止[12]（视频 3－5－2）。

视频 3－5－2 脉冲加速试验

（3）完成测试：一般在观察对比分析眼震慢相散点图与转椅速度曲线关系基础上，计算增益、时间常数和不对称性等参数。若慢相散点图离散度较大，提示测试过程往往有问题，数据准确性受影响，建议重新测试。

（4）操作细节与注意事项：①受试者头部尽可能紧贴转椅（头部的绑带要绑紧），以减少头部与转椅间的滑动，确保转动过程中头速等于椅速；②眼震记录仪尽可能紧贴面部，头带尽可能绑紧以减少眼罩与面部之间的滑动，以避免产生滑动影响眼震数据的准确采集；③关注实时的眼动曲线是否平滑，若干扰较大应寻找原因，解决问题后再重新测试。

结果判读

一、正弦谐波加速试验

1. 增益（gain） 增益为眼动慢相速度与转椅速度之比，（可用眼动慢相速度曲线与转椅运动速度曲线之斜率表示，或眼动最大慢相速度与转椅最大速度之比表示），增益随旋转频率增大而增大，一般 0.01、0.02Hz 频率时分别不小于 0.3、0.4，0.04Hz 以上频率不小于 0.5。连续两个邻近频率的增益低于常值多有临床意义，常提示一侧或双侧前庭功能下降，增益异常增大（大于 1）可见于中枢病变、技术误差（眼罩漏光）、未经校准的转椅速度。

2. 相位（phase） 相位为眼动慢相速度与对应的转椅速度之（时间）相位差，常用眼动最大慢相速度与转椅最大速度之（时间）相位差表示，眼动时相可超前于转椅，即所谓相位提前，实质是眼动时相的严重滞后，常见于一侧或双侧前庭功能下降。

3. 对称性（asymmetry） 对称性为左右向眼动最大慢相速度之差与左右向眼动最大慢相速度之和的比值，一般不大于 15%，不对称性增大常见于双侧不对称受损情况[13,14]（图 3－5－3A）。

图 3－5－3 正常受试者的图形，参数值位于正常范围（空白区域）

二、阶跃试验

1. 增益 增益为最大慢相速度与转椅最大速

度之比，一般不小于0.6，增益降低常提示一侧或双侧前庭功能下降。

2. 时间常数 时间常数为最大眼震慢相速度值衰减至峰值37%所经时间，一般不小于10～12秒，降低常提示一侧或双侧前庭功能下降（图3－5－3B）。

临床应用

由于旋转试验所测试的频率接近人体正常生理活动的频率，所以其适应证广泛，如双侧半规管麻痹、完善中频前庭功能评估、评估特定人群前庭功能（如婴幼儿等）、评估前庭代偿、耳毒性药物的随访监测[14,15]等。

一、双侧前庭病

旋转试验曾经被认为是BVP诊断的"金标准"[16,17]。但是随着研究的深入，发现单侧前庭损害患者急性期和损害较重时，旋转试验也会表现出双侧下降。因此，要结合高频前庭功能检查，如脉冲试验等充分评估。巴拉尼协会制定的标准中建议旋转试验正弦刺激模式测试中首选0.1Hz、峰速度为50°/s，以获得尽可能准确的反应[16]。然而某些商用旋转椅该模式下旋转的频率范围0.01～0.64Hz，尚达不到标准要求。另外，标准中各种参数值界定偏低，旋转试验正弦刺激模式0.1Hz时，增益小于0.1，相位提前超过68°；阶跃模式时，时间常数低于5秒。界定值偏小有助于减少误诊，但有漏诊的概率。典型的BVP患者旋转试验结果见图3－5－4。

图3－5－4 双侧前庭
功能损害患者

二、单侧外周前庭疾病

不同病情阶段，旋转试验参数数值不同。如单侧前庭神经炎急性期患者表现为：①正弦谐波模式中增益下降，非对称性数值增大，可以提示损伤侧别，相位数值增大（提前）提示代偿尚未建立；②阶跃试验模式可以帮助确定侧别，顺时针方向（clock wise，CW）旋转后急停（相当于顺时针旋转）的时间常数下降提示左侧半规管及其通路的功能下降（图3－5－5），而逆时针方向（counter clock wise，CCW）旋转后急停（相当于逆时针旋转）的时间常数下降提示右侧半规管及其通路的功能下降。在实际检测中，单侧受损程度严重可能出现两方向时间常数都下降的情况，因此需要结合其他前庭功能检查综合判断分析，或病情随访，复查对比。

图3－5－5 左侧前庭
功能损害患者急性期

单侧外周前庭疾病缓解康复后（图3－5－6），表现为正弦谐波模式中即使增益下降，数值可能逐渐趋于正常，非对称性数值可能恢复或接近于正常，多个频率的相位恢复到正常范围，提示中枢代偿逐步建立，是前庭康复治疗有效的客观评价指标。在针对慢性前庭综合征患者，如持续姿势感知性眩晕与单侧外周前庭疾病失代偿鉴别时，该参数数值尤为关键。

图3－5－6 单侧前庭
功能损害患者缓解康复期

三、晕动病

患者表现为：①正弦谐波模式中增益增高、非对称性和相位正常；②阶跃试验模式两方向的增益和时间常数都正常[6]。

→ 总结

旋转试验作为经典的前庭功能检测技术，可安全有效地对低、中频前庭眼动反射通路进行定量评估。正弦谐波模式主要的观察指标包括增益值、非对称性、相位，不仅可以帮助确定功能受损，也提示前庭代偿；阶跃模式主要的观察指标是急停后时间常数，可以帮助确定受损侧别，而临床医生与研究人员须理解旋转试验的基本原理、了解操作过程才能对结果做出准确的判读。旋转试验对于双侧前庭病、单侧前庭综合征的鉴别和随访评估有重要的意义。

作者：林颖（空军军医大学第一附属医院）

二审审稿：陈太生（天津市第一中心医院）

三审审稿：马鑫（北京大学人民医院）

参考文献

第六节　主观视觉垂直线检查

图3-6-1　主观视觉垂直线检查思维导图

→ 引言

耳石器包括负责感知水平线性加速度的椭圆囊和感知垂直加速度的球囊，是机体感知自身偏斜、俯仰等信息的主要来源。两者在维持机体的视觉稳定、调节和控制姿势方面均起重要作用。其中椭圆囊损害可导致耳石重力传导通路静态张力不平衡，出现眼偏斜反应（OTR），导致由视觉提供的重力线方向感知偏差。主观视觉垂直线检查（subjective visual vertical，SVV）作为一种针对椭圆囊及相关神经通路进行测评的主观检查方法，是量化视觉感知偏差的测试之一。SVV是在无任何视觉参照的暗环境内，用与地面垂直线略倾斜的暗光线检测人的主观视觉感知偏离实际重力垂直线的度数，从而评估椭圆囊神经通路的功能状态，在一定程度上反映椭圆囊功能的静态代偿程度。目前，SVV在鉴别外周前庭与中枢前庭的病变中具有重要意义。

1971年Friednann首先发现一侧前庭功能受损的患者对重力垂直线的判断与正常人相比会表现出明显的偏差。自此，有关SVV方面的研究便不断引起神经耳科学界的关注，并涌现了诸多测试SVV的方法。

传统的测试方法根据背景条件分为光亮环境下和黑暗环境下测试两大类。在光亮环境下，需扰乱视觉参照信息，避免受试者从视觉环境信息中获得可参照的垂直方向线索，其中代表的测试方法有半球罩（hemispheric dome）主观视觉垂直线系统[1]以及水桶试验（bucket test）[2]；而另一种测试条件是在暗室中，受试者仅能看到需受试者根据自身感知的垂直方向进行调节的视靶（部分测试提供干扰视觉的图像），其代表测试方法有暗室中光束调节（投影仪投影光束[3]、显示屏显示光束[4,5]）、暗室中荧光棒调节（visuo-haptic vertical）[6]以及暗室中视觉干扰后荧光棒调节（rod and frame）[7]。上述测试方法大多存在占地面积大、成本高昂、维护不易、视觉干扰或屏蔽不彻底、医生和患者双主观判断、测量角度不够精确等问题[2]。近年来，随着虚拟现实（virtual reality，VR）技术的兴起，融合 VR 技术的 SVV 检查方法[8-11]（图 3-6-2 至图 3-6-5），不仅对测试环境要求低，而且明显降低了设备的成本，更好解决了视觉屏蔽、视觉干扰不彻底的问题，同时明显提高了测试的精度，该方法的出现有望取代传统的测试方法，将 SVV 检查广泛应用于临床。

图 3-6-2　基于 VR 设备的 SVV 测试现场　　图 3-6-3　SVV 测试中的 VR 眼罩设备

图 3-6-4　VR 场景中的视杆　　图 3-6-5　VR 场景中的背景可产生移动的视觉干扰

测试原理

椭圆囊通过对感知重力产生一定的姿势反射维持人体的平衡。同时，这种对重力的感知还会产生特定的皮层反应，即对重力垂直线的知觉，从而从主观上判断出重力垂直线的方向。参与 SVV 感知的神经通路并不十分明确，目前的研究结果显示，前庭传入通路、视觉通路以及视动通路均与 SVV 的感知存在着密切关系[12-14]。

现有的研究显示，在前庭传入的过程中，双侧的耳石器和双侧半规管一样，经由一种推拉机制（push-pull）共同参与头位相对重力方向偏斜信息的感知和传递。生理状态下，当机体的头位发生偏斜时，外周感受器（椭圆囊斑）将其获得的信息经初级传入纤维传入脑干前庭神经核，随后前庭神经核发出的二级传入纤维向眼动核团后给予同侧眼的上斜肌、上直肌以及对侧眼的下斜肌、下直肌发送兴奋信息，这些信息使眼位保持正立的视网膜成像并传入大脑皮层。当一侧椭圆囊和/或其神经通路的功能受损后，对侧椭圆囊

通路即相对兴奋，此时 SVV 知觉推向该侧（相对抑制侧）；而当一侧椭圆囊通路被激惹兴奋时，SVV 知觉推向对侧（依然为相对抑制侧）。由此可见，兴奋性高、放电率高的一侧椭圆囊通过实施"推"的功能来辅助大脑实现 SVV 的感知[15]。

除了双侧椭圆囊通路的配合、感知、传递，SVV 的感知过程中大脑还需要整合本体觉及视觉等信息来共同提升 SVV 感知的准确性。耳石器与半规管的各自与整合的信息以及视觉、本体觉的空间定位信息，三者经中枢再次整合后［中脑被盖嘴侧核团：Cajal 间质核、内侧纵束嘴侧核（riMLF）、丘脑旁正中和背外侧亚核］，最终形成 SVV 的感知。

由此可见，当前庭感受器、前庭神经核团、整合中枢等中枢传导通路损伤时，两侧之间的平衡以及参与其间的信息传导遭到破坏，或者本体觉和视觉干扰，都可引起 SVV 与实际重力方向产生偏差，导致 SVV 结果的异常[16]。

测试步骤

一、静态 SVV

1. 测试准备　正如前文所述，SVV 测试与其他的空间定向任务一样，易受多种因素的干扰，

其中视觉是最重要的一个干扰因素，即 SVV 测试极易受视觉参照的影响。因此整个测试过程中，需要在一间黑暗、环境舒适、安静的房间内进行，避免存在视觉参照和其他干扰因素。受试者保持

直立端坐，尽量保持头部直立、固定不动，眼睛直视前方。在距离受试者 0.5～2m 的位置处，利用发光二极管等材料、屏幕投影等方式在与眼球位置同高处显示一条测试线，初始倾斜程度随机，亮度以受试者不能看见或觉察到周围参照物为准。

2. 测试过程 测试过程可因不同的设备而存在一定差异，一般情况下，受试者是通过按键、鼠标或摇杆等控制系统自行调节测试线直至自己认为的重力垂直状态。然后，经检查者或计算机测量并记录测试线偏离实际重力垂直线的角度。连续测试数次，取平均值作为 SVV 的偏离值。

二、动态 SVV

动态 SVV 主要通过动态单边离心（dynamic unilateral centrifugation, DUC）旋转试验进行。受试者在水平面以过头正中心的垂直线为旋转轴或偏心旋转轴，匀速旋转条件下检测的 SVV 即为动态 SVV。动态 SVV 测试环境准备要求同静态 SVV，与静态 SVV 不同的是，动态 SVV 需要一个运动平台提供旋转动力，平台上安置固定座椅，

受试者头部与躯体均需与该运动平台保持相对固定以期实现同步运动。转椅自中间位开始经 10 秒逆时针加速旋转至峰速（常用速度 >60°/s）后匀速旋转，依照检查需求，偏心或不偏心状态下，继续旋转 60 秒。受试者在匀速旋转的 60 秒内调节前方 1m 处同步显示的随机角度激光线或 VR 眼罩内的光调至自己认为的重力垂直状态。旋转 60 秒后转椅逐渐减速直至停止旋转。受试者逆时针旋转测试结束后休息 5 分钟，再顺时针旋转加速至峰速进行第二次 SVV 测试，方法同前。重复上述测试过程至少 5 次。取多次检测的结果计算均值。

理论上，过头正中心的垂直线为旋转轴匀速旋转时，正常人的双侧椭圆囊会受大小相等、方向相反的离心力刺激作用，双侧感知信息相互抵消，此时 SVV 感知无明显偏斜。如果旋转轴偏离正中心，则两侧耳石器受到的刺激强度不一致，导致受试者感知的垂直线偏向刺激较弱的一侧。如果有一侧耳石器通路功能受损，患者在旋转中检测的 SVV 结果多会向受损侧倾斜。

结果判读

评估 SVV 检查的参数主要有偏离值和偏离方向两项。

偏离值越小，说明受试者感知的重力垂直线与实际的重力垂直线越吻合。正常人群对重力垂直线的判定也会存在一定的偏斜，此时称为生理性偏斜。目前，受不同的设备和操作方法影响，SVV 的正常偏离范围尚无统一标准，多数临床研究公认的正常人直立位静态 SVV 最大偏离程度在 $\pm 1.5°～3°$ 之间，超出这一范围提示单侧椭圆囊通路功能受损。在单侧急性前庭病变累及椭圆囊的患者中，SVV 的偏离值越大，说明病程越急，损伤范围越广。除了行前庭神经切断的患者，一般随着病程的进展，患者的 SVV 偏离值会逐渐恢复到正常范围内。

偏离方向为受试者感知的重力垂直线相对于实际重力垂直线的偏斜侧别（向左侧/向右侧偏斜），对于判断病变侧别有一定的提示作用。一般情况下，当一侧前庭外周（迷路和/或前庭神经水平）损伤或前庭核水平损伤时，眼球向患侧扭转，SVV 多向患侧偏斜，此时如同步震荡患侧乳突或胸锁乳突肌，可能会增强主观视觉垂直线的偏斜；当病变发生在前庭神经核以上的前庭中枢，如累及间质核的高位脑干病变、小脑小结损害等，则 SVV 偏斜方向多向健侧[2, 15, 17-20]。

正常 SVV 结果示（图 3-6-6、表 3-6-1）：头直立正中位时，主观垂直线偏差角度小于参考阈值（2°～3° 以内，各检查室需确立自己的判定阈值）。

图 3-6-6 正常 SVV 结果

表 3-6-1　正常 SVV 结果数据表

分组	R90	R75	R60	R45	R30	R15	0	L15	L30	L45	L60	L75	L90
试验次数	0	0	0	5	0	0	5	0	0	5	0	0	0
翻滚角 Ø [°]				43.8			-1.6			-45.2			
偏差 Ø [°]				-4.1			-0.9			7.8			
SD [°]				2.4			0.7			3.4			

异常 SVV 结果示 (图 3-6-7、表 3-6-2):直立头位和左右侧头位置皆主观垂直线偏向患侧 (右侧)。

图 3-6-7　前庭神经炎急性期 SVV 结果

表 3-6-2　前庭神经炎急性期 SVV 结果数据表

分组	R90	R75	R60	R45	R30	R15	0	L15	L30	L45	L60	L75	L90
试验次数	0	0	0	5	0	0	5	0	0	5	0	0	0
翻滚角 Ø [°]				43.8			1.2			-44.3			
偏差 Ø [°]				9.6			9.9			20.3			
SD [°]				3.4			1.9			3.7			

临床应用

确切的 SVV 异常往往出现于急性单侧前庭功能受损的患者,如前庭神经炎、听神经瘤切除术后、梅尼埃病前庭神经切断术后的患者,他们术后的检查结果与术前相比具有明显改变。随着前庭功能逐步代偿,SVV 偏斜异常将逐渐减小甚至完全恢复正常区间,因此 SVV 检查不仅可用于急性前庭病变患者椭圆囊通路的评估,而且可用于动态评估受损通路的代偿情况。目前,SVV 被应用于梅尼埃病、前庭神经炎、良性阵发性位置性眩晕、前庭性偏头痛等常见眩晕疾病椭圆囊神经通路的测评及动态观察中。

一、梅尼埃病

在梅尼埃病患者中,SVV 检查在发作急性期与慢性期均有价值。Faralli 等学者[21]曾对 21 名急性发作期的梅尼埃病患者进行 SVV 测试,患者 SVV 偏斜的平均值为 4.36° ±1.66°。Kumagami 等学者[22]对 22 名单侧梅尼埃病患者的 SVV 结果进行研究,发现 63.6% (14/22) 的患者在急性发作时出现 SVV 的异常偏斜,其中 92.9% (13/14) 的患者 SVV 向患耳偏斜;密切随访 1 个月后,

85.7% (12/14) 的患者 SVV 指标恢复正常。2021 年一项德国针对梅尼埃病慢性期患者的研究中,26 名患者和 39 名健康志愿者参与了试验,利用模拟水桶 SVV 测得的结果显示两组 SVV 平均偏斜值分别为 1.125° 和 0.75°,经比较具有统计学差异[23]。SVV 测试相对方便快捷,可作为梅尼埃病患者的动态长期跟踪随访指标。

二、前庭神经炎

根据文献报道,前庭神经炎的 SVV 偏斜大多朝向患侧,偏斜值跨度较大。Ogawa 等学者[24]对 36 名前庭神经炎患者进行 SVV 测试,发现 69.4% (25/36) 的患者 SVV 偏斜异常,偏斜值在 2.68° ~17.64° 不等,除 1 名患者,其余 24 名患者的 SVV 结果均向患侧偏斜;在随访 20 天后,这些患者异常 SVV 值都恢复到正常水平。在对儿童与青少年前庭神经炎患者的调查中也有类似的发现[25]。一项韩国的研究对前庭神经炎患者在前庭康复前后的 SVV 结果进行比较,结果显示患者急性期的 SVV 平均偏斜值为 3.51° ±2.49°,在进行前庭康复 4 周后 SVV 偏斜值明显下降,降至

1.35°±1.14°[26]。另一项针对前庭下神经炎的研究明确显示，所有患者的 SVV 测试结果均在正常范围内[27]，可见 SVV 在明确前庭上、下神经炎及全前庭听神经炎，观察病情动态变化时具有指导价值。另一项研究针对不同优势偏侧的前庭神经炎进行比较发现，左手或左眼优势的患者 SVV 偏斜恢复的速度比右手或右眼优势的患者快；并且右侧优势的患者，其右侧前庭神经炎的恢复速度要明显慢于其罹患左侧前庭神经炎的恢复速度。根据这个研究结果，学者们推测在左侧感觉运动优势的患者大脑中可能存在更多的中线交叉向顶叶皮层投射，这种结构联结的不同使他们能够更快应对单侧前庭受损[28]。

三、良性阵发性位置性眩晕

一般认为，BPPV 主要由耳石颗粒进入半规管所致，对耳石产生部位椭圆囊进行测试有重要的研究意义[29]。近年来，有研究发现 BPPV 患者的 SVV 偏斜值与正常人群存在显著差异，并且在复位前后可能偏斜结果可呈现方向倒置的情况。Faralli 等学者[30]对 30 名后半规管 BPPV 患者进行 SVV 测试，结果显示右后半规管 BPPV 患者的 SVV 平均偏斜值为 0.88°±0.50°，左后半规管 BPPV 患者的 SVV 平均偏斜值为 0.62°±0.47°，偏斜方向均向受累侧，与健康对照组（0.10°±0.73°）相比统计学差异具有显著性。在复位后进行复测显示，一半患者的 SVV 偏斜方向发生倒置，且 2/3 的患者 SVV 偏斜值产生明显的变化。在复位一周后再次进行测试，则发现 BPPV 患者 SVV 检查结果恢复正常。关于 BPPV 患者 SVV 偏斜方向的问题，不同文献报道的结果不尽相同。另一项研究结果[31]显示，BPPV 患者的 SVV 偏斜方向并不完全一致地朝向受累侧，且复位前后 SVV 偏斜方向也未显示显著的倒置现象；但是该研究另一部分的结果与上述研究结果也存在一致的方面，即本研究中的大部分患者在复位前后 SVV 偏斜值同样显著降低了。这项研究的结果整体上与过去的另一项研究结果几乎完全一致[32]。

针对 BPPV 患者 SVV 向不同方向偏斜的问题，目前有学者认为，可能是因为椭圆囊囊斑上发生

耳石脱落的区域不同，尽管耳石从同一侧的椭圆囊脱落，却因脱落源头在囊斑内相对微纹的位置不同，而产生对同侧或对对侧头部倾斜更敏感的不同反应；也有学者推测，患者可能本身存在双侧椭圆囊通路的功能障碍，但只表现为单侧 BP-PV，因此 SVV 测试时在双侧推拉效应下不一定是发生 BPPV 的那一侧椭圆囊通路异常更为严重，从而结果提示向健侧偏斜（无耳石症表现的一侧）；还有学者认为，出现向健侧偏斜可能是视觉前庭整合中枢为保持视觉和前庭信息之间的协调而进行一种矫正[33]。

关于部分 BPPV 患者的 SVV 结果在成功复位后仍然异常的问题，有学者猜测可能是这些患者存在更广泛的耳石器功能损害，或由于存在患侧半规管狭窄、阻塞或复位未能完全将所有脱落的耳石颗粒送回，此时建议尝试多次复位或联合多种治疗措施，以期解决 SVV 异常偏斜问题[34-36]。

四、前庭性偏头痛

SVV 在前庭性偏头痛患者诊断中的价值目前仍存争议。一项关于 66 名前庭性偏头痛患者处于发作间期状态下的静态、动态 SVV 研究，结果显示这些患者动态 SVV 偏斜值显著高于正常人群，为 3.0°±1.7°，而静态 SVV 与正常人群并没有明显差别[37]，该结果与 Winnick 等人[38]的研究结果相似。这样的结果可能说明，前庭性偏头痛患者在发作间期能够实现静态的前庭代偿，但尚未实现耳石通路异常的动态代偿。在其他前庭功能检查正常的情况下，孤立的动态 SVV 异常也许可以解释部分需要进行前庭康复治疗的患者部分症状。另一项研究证实，移动刺激可能对前庭性偏头痛患者产生更大的影响，推测这些患者存在潜在的感觉统合障碍[39]。而 2021 年庄建华教授团队的研究指出，在前庭性偏头痛患者中，SVV 的异常可能源于小脑或高级皮质中枢的持续功能障碍，或与前庭代偿有关，其对 VM 的诊断价值有待未来进一步研究[11]。

五、双侧前庭功能障碍

关于 SVV 在双侧前庭功能障碍的患者中的应

用，Funabashi 等人[40]发现，对 SVV 偏斜值的绝对值的分析相比于用平均值更能准确反映双侧前庭功能障碍患者的主观视觉垂直感知问题。Toupet 等人发现，SVV 在双侧前庭功能障碍患者中并不限于评价耳石器功能，还可用于评价视觉输入和本体觉输入[41]。

六、 内耳畸形

在内耳畸形患者中，SVV 结合前庭诱发肌源性电位（VEMP）可了解患者耳石器的完整功能，间接评估蜗后听神经功能，对患者在耳蜗植入中"井喷"（gusher）的发生起到一定的预测作用，未来还可结合形态学从功能上对内耳畸形进行新的分型[42]。

七、 前庭中枢疾病

在中枢前庭病变中，累及前庭核的低位脑干病变，SVV 偏斜方向多与外周前庭病变一致，偏向患侧；累及间质核的高位脑干病变、小脑小结节损害，SVV 偏斜方向多向健侧偏斜。在一项区分中枢前庭疾病和前庭性偏头痛的研究中，测量结果显示中枢前庭疾病患者 SVV 平均偏斜值为 4.8°±4.1°，而前庭性偏头痛患者 SVV 平均偏斜值为 0.7°±1.0°，并且中枢前庭疾病患者中的 SVV 异常率明显高于前庭性偏头痛患者[43]，由此提出 SVV 对于鉴别不易区分的中枢性前庭病变与前庭性偏头痛有一定的辅助价值。由于外周前庭系统和中枢前庭系统还参与一些更高级的认知及感觉统合功能，所以在损伤时也可能会出现认知及多感觉统合障碍，包括房间倾斜错觉和空间定向障碍等，此时 SVV 也可辅助评估这些更高级的前庭功能[44]。

总结

一、 SVV 检查的优点

SVV 检查设备成本相对低廉，操作便捷，检查过程时间短，相对温和、不刺激受试者，是一项临床上非常实用的评估耳石器神经通路功能的检查。不仅能辅助临床医生对外周和中枢前庭疾病进行定测、定位诊断，还能动态监测疾病的康复过程，为个性化康复训练的定制提供指引。

二、 SVV 检查的缺点

（1）影响 SVV 测试结果的混杂因素相对较多，检查过程中需尽量减少干扰。

（2）SVV 检查工具和检查方法众多，检查结果差异大，目前缺乏检查流程规范以及精准的正常值区间。

（3）SVV 检查涉及的功能区域和神经通路复杂，需要结合病史及其他辅助检查来完成对其结果的恰当解读。

作者：罗旭（上海志听医疗科技有限公司）
王辰楠（复旦大学附属眼耳鼻喉科医院）
袁庆（深圳大学总医院）
二审审稿：陈太生（天津市第一中心医院）
三审审稿：马鑫（北京大学人民医院）

参考文献

第七节　动态视敏度

图 3-7-1　动态
视敏度思维导图

引言

日常活动中，人们如果要清晰地观察外界的视觉目标，就必须保持目标在视网膜上的成像相对稳定，若视网膜上影像的运动速度超过（2°~3°）/s 即可引起视物模糊[1,2]。而实际上在日常生活中，身体和头部的活动相当频繁且复杂，即便是站立不动的状态，头部活动的主频率甚至可达到 5Hz，最大频率可达到 10Hz[3,4]。在跑步时，头部活动的最大速度可达 90°/s，水平方向的主频率约为 2.7Hz，垂直方向约为 8.2Hz[5,6]。这就会引起视网膜上相对应的目标产生不断变化，人体若无一定的生理机制对抗或其中存在相关功能障碍，则必然会导致视力降低。

动态视敏度（dynamic visual acuity，DVA）就是针对受试者与视觉目标之间存在相对运动时受试者视力的检查。最初，DVA 主要应用于航天航空领域，通过 Landolt C 字视力表对飞行员在空中追踪运动目标的能力进行评估[7]。自 20 世纪 70 年代起，DVA 逐渐在前庭功能评估中针对前庭眼动反射（VOR）通路检测展开应用。目前，DVA 在视力表法的基础上发展出多种测量方式。1998 年，Herdman 等[8]人采用速度传感器检测头动速度，只有当头动速度达到一定数值范围后计算机屏幕上才闪现视标，对比传统视力表法受试者的头动速度、频率等由其自身掌握，采用计算机技术控制的 DVA 测试精度明显提高。1999 年，Hillman 等[9]设计了一种跑步机运动状态下的 DVA 测试，模拟实际生活，可以评估在日常活动中的凝视稳定情况。2001 年，为了将头动的速度、频率等精确到某一具体数值，Tian 等[10]采用转椅进行 DVA 测试，可以准确量化和严格控制头动，并对颈、躯体等本体成分和颈眼动反射在目标固视中的作用进行评价。2006 年，Schubert 等[11]人设计在 DVA 测试时给予受试者被动甩头动作，实现了 DVA 对单个半规管功能的评价。随着 DVA 测试的发展，其测试特异性与敏感性逐步得到提升，已在前庭功能评估领域占据一席之地。

生理基础

VOR 的直接通路是由一种极为快速的 3 级神经元介导的反射弧。头部运动激活前庭终末器官，运动信息经前庭神经传入前庭核内 PVP 神经元，继续将信息传至眼球运动神经核团，支配相应眼肌，使头转向一侧的同时眼球转向对侧，视靶停留在视网膜中心凹从而维持稳定的视觉。

VOR 还存在一种间接通路，是由上述直接通路及其中枢结构神经元参与介导的多于 3 个神经元所构成的反射弧，主要经过神经整合中枢（neural integrator，NI）、速度存储整合中枢（ve-locity storage integrator，VSI）、脑桥旁正中网状结构（pontine paramedian reticular formation，PPRF）等中枢结构。

VOR 之所以在头动时能够全方位稳定视网膜成像功能，主要依赖前庭系统中感受角加速度的三对半规管和感受重力与直线加速度的椭圆囊和球囊。这两类前庭感受器均可发出初级神经纤维到达相应的前庭核团，再由此发出次级纤维上行至眼动神经核团。

测试原理

人体主要是通过前庭系统 VOR 来对抗和消除头部运动所带来的视网膜成像位置变化的影响，从而维持清晰的视觉成像。当前庭系统病变时 VOR 受到影响，其功能不能正常发挥，因而在头部运动时看不清以往在同样运动条件下可看清的目标，出现振动幻视（oscillopsia），即表现为运动时的"视力"下降、常无法阅读街上的标牌或辨认对面行人的面孔。但是，头部运动期间的凝视稳定性并不完全依靠 VOR，而是由平稳追踪、周边视网膜的视动刺激和颈眼反射与 VOR 之间的相互复杂作用来维持。慢速头动时视动系统起主要作用，而在高频、高速头动时，视动系统受限，VOR 起重要作用。然而二者的作用不是截然分开的。在中频头部运动情况下，VOR 不能完全抵消头动对视网膜成像的影响，因此单纯依靠 VOR 不能维持对视靶的清晰成像，还需依靠上述多项机制共同作用，在前庭神经核团水平，视觉、颈部本体觉的传入等与前庭信号进行整合。因此，如果想要在 DVA 测试中将视觉跟踪等机制分离出来，只单纯检测 VOR，头动频率需在 2 Hz 以上，速度 >120°/s 时才能超出视动系统的控制[12, 13]。

测试步骤

一、 测试准备

受试者采取端坐头直位，在距受试者 1.5m 处放置一显示屏，高度与受试者的眼睛平齐。受试者佩戴附有速度传感器的头带，端坐于屏幕前。向受试者介绍测试过程与要求，如测试中要求头部随节拍器指令做水平（或垂直）运动，同时说出屏幕中央出现 1~2 秒的视标开口方向等，测试前可进行适度练习。

二、 测试过程

首先测试头部静止状态时的静态视敏度（static visual acuity，SVA），犹如常规视力检测。屏幕中央显示单个视标（字母"E"），视标的方向随机改变，显示时间为 1~2 秒，要求受试者确定视标开口的方向，逐步缩小视标直到其无法准确判断视标方向，此时的阈值即为受试者的 SVA，就是通常的视力水平。

测量 DVA 时嘱受试者按照节拍器指令做 ≥2Hz 或（80°~180°）/s 的水平或垂直头部运动。视标初始大小为 SVA + 0.2logMAR（MAR 是视力测量中最小分辨角，logMAR 视力是指最小分辨角的对表视力），即在视力表中比静态视敏度大两行。测试过程中，患者需维持头部运动状态，并判断视标开口方向，逐步缩小视标直到其无法在摆头中准确判断方向，此时的阈值即为受试者的 DVA。

三、 动态视敏度测试新方法

改进后的 DVA 测试是在基础测试步骤上，改变测试工具、场景等结构，以达到提高测试敏感性、特异性、贴近日常生活模式等目的。

1. 计算机控制 DVA 1998 年，Herdman 等[8]人采用速度传感器检测头动速度，只有当头动速度达到一定数值范围后计算机屏幕上才闪现视标，对比传统视力表法受试者的头动速度、频率等由其自身掌握，采用计算机技术控制的 DVA 测试精度明显提高。

2. 转椅条件下的 DVA 测试 受试者坐于转椅上进行 DVA 测试，用整体运动代替单纯头动，可以将头动的速度、频率等精确到某一具体数值，并对颈、躯体等本体成分和颈眼动反射在目标固视中的作用进行评价[14]。Tian 等[10]研究中有稳态正旋模式和瞬态正旋模式。稳态正旋模式以

2Hz 旋转时的正弦波头部位置，峰值速度为 130°/s。视标 E 仅在转速达到峰值 80% 时才出现。瞬态正旋模式的转椅峰值加速度有 3 种，分别是高速 2800°/s² 以获得 250 毫秒内最大速度 190°/s、头动 40°；中速 1600°/s²；低速 1000°/s² 以获得 250 毫秒内最大速度 70°/s、头动 14°。旋转方向随机，持续 2000~3000 毫秒。视标 E 全程出现。

3. 跑步机运动下的 DVA 测试 受试者在跑步机上行走时进行 DVA 测试。日常生活中头部活动包括 3 个轴向的复杂角运动和线运动，与单纯头动和转椅条件下的测试相比，跑步机运动更能模拟日常生活中的头动。

4. 功能性头脉冲测试（functional head impulse test，fHIT） 2006 年，Schubert 等人发明了一种 DVA 测试方法，称为甩头 DVA（head thrust DVA，htDVA）[11]。其是在 6 个半规管方向上给予受试者突然的被动甩头动作，同时进行 DVA 测试。

在上半规管裂术前患者、半规管栓塞术后患者和前庭神经切除术后患者中进行试验，结果显示 htDVA 可以排除平稳跟踪和扫视对目标固视的作用，定量评价单个半规管的功能，并且在不可预测的被动头动条件下，避免中枢预调节机制参与引起扫视等非前庭眼动。在前期研究的基础上，Boehler 等人研发了一种新型头脉冲检查设备[15]，与 DVA 结合测试 VOR 功能，称为 fHIT 测试。受试者需佩戴专用传感器，进行完 SVA 测试后，由

检查者在患者后方手动施加头脉冲运动，当头部角加速度达到一定阈值后，嘱患者识别屏幕上的闪烁视标 E 的开口方向，计算正确率。Colagiorgio[16] 和 Ramat[17] 等人在此基础上进行优化，采用 Landolt C 字视力表进行测试，要求受试者在高速头脉冲（2000°~6000°）/s² 条件下识别屏幕上短暂出现的 C 字视标的开口方向（上、下、左、右、左上、左下、右上、右下 8 个方向）（图 3-7-2）。这种测试设备和软件可以同时输出眼动和头动速度曲线图，计算增益值及正确率，能够有效检测分辨单侧前庭功能低下的侧别。

图 3-7-2 甩头 DVA 操作示意图

5. 凝视转移 DVA 测试[18]（gaze shift dynamic visual acuity） 包括静态视敏度（SVA）、站位凝视转移（gsDVA）、行走时凝视转移（gsDVAw）。受试者面前有 3 个显示器，SVA 测试方法同前。gsDVA 测试是中间的显示器显示一个随机指向左边或右边的箭头，要求受试者尽可能快地将头部朝箭头方向转 60°，看第二个显示器上出现的字母 E 开口方向并说出答案，随后字母消失，提示受试者将目光（眼睛和头部）返回到中央显示器，然后箭头随机指示下一个头部旋转方向。gsDVAw 测试是在 gsDVA 基础上加入舒适的跑步速度。这种任务在日常生活中会遇到（如走路时注视转移），是一种实现凝视稳定性的功能性测试。

结果判读

DVA 测试的主要参数为静态视敏度、动态视敏度，以及两者相比视敏度的变化。一般认为，动态视敏度与静态条件下相比在视力表中下降应该不超过 3 行，或者下降不超过 0.2±0.08logMAR。其意义在于：①MAR 是视力测量的绝对值；②任何视标大小增率的视力表均可以使用；③在不同检测距离视力表中可以直接比较；④可以在远近视力表之间进行视力的直接比较；⑤很容易转换成 Snellen 视力表的分数值或是小数值；⑥是目前国际通用的视力记录方法，logMAR 视力是临床科研中统计平均视力的最佳方法。超过上述范围可能提示存在 VOR 功能受损。若需提高 DVA 的特异度，可能需要要求视力下降超过 4 行为阳性指标，但相应的敏感度会随之降低。

临床应用

日常生活中，头部活动是一种包含3个轴向角运动和线运动的复杂活动，主要由 VOR 通路保持目标在视网膜上的成像相对稳定。相较于其他单纯评估 VOR 功能的检查，如冷热试验、转椅试验、头脉冲试验，DVA 可通过跑步机等方式模拟真实头动过程中受试者的凝视稳定性情况，因此其在临床应用中具有更大的优势。

一、 外周前庭功能异常

Bhansali 等[19]用 Snellen 视力表对 22 名双侧前庭功能下降者进行 DVA 测试，其中82%的患者显示异常，但其采用了 1Hz 的频率进行测试，结果存在一定局限性。在此基础上，Kim 等[20]采用 rosenbaum 视力表、2.5Hz 频率对双侧前庭病患者进行测试，显示96%的患者存在 DVA 受损，提高了双侧前庭功能丧失患者 DVA 异常的检出率。1998 年，Herdman 等[8]开发了采用计算机技术控制的 DVA 检查，对 55 名单侧和双侧前庭功能低下的患者进行测试，单侧前庭功能低下患者识别视标的错误个数少于双侧患者，后续研究也佐证了这一结果[21, 22]。并且经过分析得出，DVA 检查的敏感度可达 94.5%，特异度可达 95.2%，阳性病变的预测率为 96.3%，提示 DVA 可作为前庭功能低下的辅助检查。在一项采用跑步机测试不同步行速度下 DVA 变化情况的研究中，与健康受试者相比，双侧前庭功能低下患者在所有步行速度下的 DVA 均显著降低，且随速度的增加而下降[23]，这与 Hillman 等人的研究结果一致[9, 22, 24]。

二、 脑震荡

目前 DVA 在脑震荡的应用多在运动员中进行[25,26]。在运动环境中运动员头部撞击后不可能长时间等待评估，需专业医疗人员立即评估运动员视觉前庭系统功能是否良好，能否在运动场上保持清晰的视觉成像，以做出是否安全重返赛场的决定。大部分遭受脑震荡的运动员温度试验和旋转椅试验无明显异常，而 DVA 却出现异常，考虑是前庭功能的中枢异常而非外周前庭功能减退[25]。研究群体有待于进一步扩展。

三、 前庭康复

DVA 可帮助评估前庭康复效果。在单侧与双侧前庭功能减退[27, 28]、前庭神经炎患者[29, 30]中，均采用 DVA 作为前庭康复效果的评估工具之一，相较于其他前庭功能检查，DVA 测试较为便捷，并且模拟真实生活中的头动情况，更能体现前庭康复的效果。

四、 跌倒预测

DVA 测试记录的视力下降可能对跌倒风险筛查敏感。Honaker 与 Shepard[31]将发生过跌倒的老年人和未发生跌倒者进行对比，存在跌倒事件老年人的 DVA 较差，且感知时间较长。以动态步态指数为参考，视力下降 3 行为识别跌倒风险的界值，其敏感性为 92%，特异性为 62%。

作者：原皞（山西省儿童医院）

王辰楠（复旦大学附属眼耳鼻喉科医院）

罗旭（上海志听医疗科技有限公司）

二审审稿：陈太生（天津市第一中心医院）

三审审稿：马鑫（北京大学人民医院）

参考文献

第八节 静态姿势图

图 3-8-1 静态
姿势图思维导图

引言

人类对自身平衡功能及其在相关疾病中的异常表现、平衡功能评估的认识始于 19 世纪上半叶，自 Marshall Hall、Moritz Romberg 和 Bernardus brach 等欧洲医生先后发现脊髓痨患者在黑暗中失去姿势控制能力，才开始关注人体平衡及其异常情况，Romberg 和 Brach 则强调该平衡失调和脊髓痨的关系[1]。1840—1846 年，Romberg 在他的《人类神经疾病》专著中对该临床所见进行了详细描述，尤其是对"位置感"的记述代表了本体感觉的最早描述。该著作是第一部系统的神经学专著，被认为是神经学发展的里程碑[1,2]，而脊髓痨患者的共济失调体征也被称为"Romberg's 征"，此后"Romberg's 征"也用于描述其他疾病的共济失调。

Moritz Romberg 在《人类神经疾病》书中对脊髓痨患者共济失调进行了如下详细描述[2,3]：脊髓痨早期，患者的触觉和肌肉本体感觉减弱，而皮肤痛温觉的敏感度没有改变；患者在站立、行走或躺下时，感到脚部麻木，就像身上覆盖了一层皮毛，好像脚底触到羊毛、软沙或充满水的膀胱；步态开始变得不稳，在黑暗更明显，因为患者觉得脚下不踏实并试图努力改进，就用更大的力气踩脚跟；患者的眼睛会一直盯着自己的双脚，以防止自己的动作变得更加不稳定等；如果令患者直立时闭眼，就会立即开始摇晃、左右摇摆等。

Moritz Romberg 等医生开启了平衡功能评定研究及其临床实践。闭目直立试验（Romberg test）就是通过患者直立时，睁眼和闭眼状态下的身体晃动情况评估其平衡功能，若闭眼时身体摇晃加剧甚至跌倒，即视为闭目直立试验阳性。作为床边查体的静态平衡试验，闭目直立试验从最早的脊髓痨被逐渐应用到其他平衡障碍疾病患者的平衡功能测评，如对运动共济失调患者，阳性提示

属于感觉性，阴性提示属于小脑性。此后，其他神经科学者使用各种简单但越来越精确、敏感的临床测试，在更广泛的神经疾病中测评这一现象[4,5]。

目前，临床平衡功能测评可通过主观量表、查体及姿势图进行。主观量表如 Berg 平衡量表（BBS）、Tinetti 量表等，临床应用方便且无须特殊设备，尤其 BBS 是国内外常用的平衡功能评估方法[6]。床边平衡查体主要通过静态的闭目直立试验进行，试验阳性提示身体姿势平衡主要依赖视觉维持；试验阴性时，也可通过动态的踏步试验做进一步测评。该静态和动态的平衡查体，也是前庭损伤后平衡功能静态和动态代偿的床边检测方法。姿势图是平衡功能的客观测评技术，分为静态姿势图（static posturography，SPG）、动态姿势图（Dynamic posturography，DPG），主要通过静态、动态平衡台完成。

SPG 可谓客观量化的闭目直立试验，是通过受试者站立于静态平衡台，分别测评睁眼及闭眼（视觉剥夺与否）时身体静态平衡功能的试验技术之一。其对眩晕及平衡功能障碍疾病患者诊疗康复中的平衡功能进行定量分析，为初步定位定性诊断、前庭康复效果动态评估及康复训练处方实时调整提供帮助。SPG 既是闭目直立试验的客观量化，也是现代 DPG 的基本内涵（SPG 的 2 个或 4 个检测模式纳入 DPG 的 6 种检测模式中）与参照[7,8]，具有快捷、无痛苦、客观量化、动态观测和评价平衡功能等优点。DPG 需要大型动态平衡台，主要在更高级的医疗或研究机构应用，而通过量表、查体和 SPG 的平衡功能测评仍然具有广泛实用性，在临床眩晕、头晕及平衡障碍疾病的诊疗康复中发挥重要作用。本节主要介绍 SPG 及其临床应用。

测试原理

人体在不同空间位置、运动状态的平衡稳定有赖于相关感觉器官（平衡三联：本体、前庭和视觉）及其传导通路、各级运动感觉整合中枢、运动通路和效应结构完好，并且平衡三联的感觉权重随身体所处不同位置状态而变化。在静止稳定的支持面上，身体平衡感知主要依赖本体觉系统，其感觉权重达70%，而前庭觉和视觉权重分别为20%、10%。从静止稳定支持面到不稳定支撑面上，平衡感知主要依赖前庭系统，前庭权重达60%，而视觉权重提高到30%，本体觉权重则减少到10%[8,9]。因此，静态平衡主要依赖本体感觉，动态平衡主要靠前庭觉，但两种状态也受另两种平衡感觉的功能状态及其相互权重变化的影响。SPG检测中，身体平衡感知以本体觉为主导，通过睁眼及闭眼（视觉剥夺或保留、前庭觉不变）暴露本体觉通路功能状态。若受试者出现本体觉通路（脊髓后索的薄束、楔束）病变，可通过视觉调节保持身体静态稳定，而闭眼视觉剥夺时则身体晃动甚至跌倒。

SPG系统包括静态平台、计算机及输出打印机三部分，静态平台采集受试者在睁眼和闭眼时足底压力中心（center of pressure，COP）或身体重心（center of gravity，COG）的变化轨迹，计算机软件分析COP或COG的轨迹变化特征，根据该轨迹的总长度、轨迹包络总面积，垂直和水平分量的最大位移、平均位移、位移速度、特征频率，睁闭眼变异系数可用（闭－睁）÷（闭＋睁）×100量化分析睁眼闭眼条件下的平衡功能状态。不同型号的SPG设备及不同实验室应具有各自观测指标的正常参考值[10,11,12]。

常规SPG只有睁、闭眼两种检测模式，检测中本体和前庭觉始终存在，难以分别评估平衡三联各感觉系统在姿势调控中的作用，也不能真实反映前庭功能状况，由于脊髓痨及脊髓后索病变的病例在临床并非常见，所以SPG的临床价值一度受到质疑[13]。静态平衡台干扰本体方法的融入提升了SPG检测的敏感性，可以通过干扰本体的睁眼－闭眼模式分别排除或减弱视觉和本体觉影响，初步实现平衡三联各感觉权重的分别评定。常用干扰本体觉的方法包括球底平台、在静态平衡台加海绵垫、腓肠肌震荡或直流电刺激等[11,14-16]。当受试者站在海绵垫平台或球底平台时，海绵的柔性及球底平台的随动性使足底平面随身体重心变化做同步升降移动，足底与踝关节角度相对恒定，从而削弱身体重心漂移对足底及踝关节本体感受器的刺激。采用干扰本体觉技术是改进、提高SPG临床价值的有效方法。

测试步骤

（1）检测准备：室内光线温度适宜、安静，避免声光及视觉刺激。受试者脱鞋及外套等服装。

（2）站立姿势：根据SPG设备要求，受试者在静态平台中部指定位置站立，保持立正或双足并拢双手自然下垂姿势。检测过程中，保持足部位置不变。

（3）受试者站立于静态平台，注视正前方平视高度视靶，先睁眼测试60秒，即测试1（T1）；稍放松再闭眼测试60秒结束，即测试2（T2）。

（4）加试干扰本体时，在静态平台上加垫适宜泡沫海绵垫，受试者在海绵垫中部指定位置，先睁眼后闭眼分别测试60秒，分别作为测试3（T3）、测试4（T4）。通过以上检测，可以完成SPG 4种模式的测试（图3-8-2）。

（5）完成测试后，根据计算机程序分析的各项测试指标，进行结果分析评判。

在检测过程中，测试人员立于受试者身后，随时关注受试者身体晃动情况，做好保护防止跌

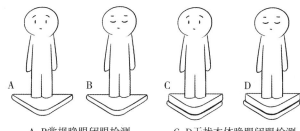

A-B常规睁眼闭眼检测　　　C-D干扰本体睁眼闭眼检测

A.视觉-前庭-本体　B.前庭-本体　　C.视觉-前庭　　D.前庭

图 3-8-2　静态姿势图的检查模式

倒。在任何一个模式的检测过程中，发生身体倾斜跌倒则记为该试验失败。

以上4种测试模式，分别评估身体在平衡三联共同或分别作用下的静态平衡功能。①T1：平衡三联中本体+前庭+视觉全部同时参与姿势平衡调节；②T2：测试本体+前庭的联合作用；③T3：测试视觉+前庭的联合作用；④T4：测试姿势平衡调节中前庭的单独作用[11]。

结果判读

一、常规 SPG

根据 COP 或 COG 变化轨迹图特征，SPG 可呈球心型、中间型、弥漫型、前后型、左右型和多中心型[17]。计算机程序依据 COP 或 COG 变化轨迹，自动分析得出不同参数指标，常用指标包括轨迹总长度、包络总面积、垂直和水平分量的最大位移、睁闭眼变异系数等[11,17]。

轨迹总面积大小可反映平衡障碍程度；轨迹长包括总轨迹长、单位时间轨迹长和单位面积轨迹长，可评估受检者重心摇晃的变量值；垂直和水平分量的最大位移是受检者 COP 或 COG 在 X、Y 轴上的距离，Y 轴显示前后偏位，X 轴显示左右偏位。SPG 呈现的上述指标值大小及轨迹图的不同特征，与平衡感受器尤其是前庭和本体觉感受器的损伤侧别及平衡代偿中两侧前庭张力变化有关。

睁闭眼变异系数又称罗姆伯格（Romberg）率，是检测睁眼与闭眼状态 SPG 相关参数的差别，常用轨迹总面积或总轨迹长计算，可反映视觉的代偿作用[17]。

二、干扰本体的 SPG

SPG 常规的 T1 与 T2 模式，主要测评本体觉在静态平衡中的作用，目前也用于评估前庭权重在前庭损伤静态代偿中的变化，但前庭代偿完成后可呈现正常结果。干扰本体的 T3 与 T4 模式，主要测评身体在消除或削弱本体觉条件下，依赖

前庭和视觉或单独依靠前庭觉在静态平衡中的作用，尤其是可以一定程度上消减前庭代偿作用，充分暴露被前庭代偿掩盖的前庭损伤（图 3-8-3）。

图 3-8-3　干扰本体的 SPG 示例

T2 与 T3 分别代表平衡三联的两种感受器不同组合（前庭与本体、前庭与视觉）的联合作用，通过 T2 和 T3 测试比较，可以分析评估视觉和本体感觉在人体静态平衡代偿中的作用，T1、T4 可以评估单侧前庭周围病变后的视觉、本体感觉代偿作用，T3 与 T4 模式的拓展可进一步提高 SPG 的临床敏感度和功效[11]。

单侧前庭外周损伤时，视觉、本体觉代偿对人体姿势稳定恢复有益，但对常规 SPG 评估前庭功能则是干扰因素，常提示正常结果，掩盖存在的前庭病变。干扰本体觉结合视觉屏蔽能够排除或降低视觉、本体觉作用，提高 SPG 的敏感性。单侧前庭周围病变者尽管缺乏健全的前庭作用，但 T1、T2 检测的异常率低，与病程进入缓解期、平衡中枢对既存的前庭损伤形成包括视觉和本体觉的代偿有关。

T2（前庭与本体）、T3（前庭与视觉）都是前庭参与下两平衡感觉因素的联合作用，但是 T2 的指标值小于 T3，说明 T2 的联合作用优于 T3，即本体觉的作用大于视觉，前庭损伤后静态平衡中本体觉的作用更大，提示在前庭康复中不但要进行前庭视觉稳定性训练，也要加强本体觉的代偿训练。干扰本体觉结合闭眼屏蔽视觉的 SPG 检

测不但反映静态条件下平衡三联或两联在姿势稳定调节中的协同作用，也可以反映平衡三联中单独的前庭功能状况，初步实现了 SPG 对平衡三联的感觉权重的分别测评[11]。

➡ 临床应用

一、 脊髓后索损伤疾病

在医学发展进程中，人体平衡和脊髓后索损伤关系的认识源于脊髓痨患者的 Romberg 征，在此基础上逐渐形成了平衡医学及不同的主客观平衡检测方法，并运用到其他脊髓后索病变的诊疗中。脊髓痨在国内人群中一度消失，近年来又有病例报道，但受学科诊疗方向及前庭医学滞后的影响，对此类具有 Romberg 征的患者鲜有运用 SPG 测评平衡功能的研究报道[18,19]，不利于该类患者运动功能康复，值得引起关注。

累及脊髓后索的常见脊髓压迫症（compressive myelopathy）包括脊髓肿瘤、脊髓空洞症、脊柱肿瘤、椎间盘突出等。此类患者早期即可存在平衡障碍。早期脊髓压迫症患者的 SPG 睁眼检测指标中，重心摇动轨迹长、轨迹面积、前后动摇度的指标值与健康对照组比较存在差异，而闭眼时因患者的视觉平衡障碍代偿能力被削弱，上述指标值显著增高。该结果提示早期脊髓压迫症患者的平衡障碍与脊髓后索受压引起的深感觉减退有关，并且这种平衡障碍可通过视觉得到一定程度的代偿。SPG 可为脊髓压迫症患者的平衡障碍情况进行量化测评，并对该类疾病诊断及病损程度的量化评估提供帮助[20]。同理，SPG 也适用于其他平衡障碍疾病平衡功能的客观测评。

二、 前庭外周眩晕疾病与前庭康复

眩晕是临床常见病症，多由前庭系统疾病引起，主要表现为眩晕、平衡障碍及恶心、呕吐等自主神经症状。前庭平衡功能检测是眩晕诊疗的关键环节之一，缓解眩晕及自主神经症状、恢复身体平衡稳定是前庭外周眩晕诊疗的两个主要任务。既往针对前庭外周眩晕的临床诊疗，重在前庭眼动反射的眼震检查与缓解眩晕症状，平衡功能测评因受设备限制主要依赖床边查体如闭目直立试验。SPG 作为闭目直立试验客观量化的静态平衡检测技术，曾在耳科引起过关注，但在神经科及康复科疾病的临床诊疗康复中的应用更广，尤其在康复医学。

王尔贵等[17]检测包括梅尼埃病、突发性聋伴眩晕、良性阵发性位置性眩晕、迷路震荡、前庭药物中毒及前庭神经炎等 144 例前庭周围性疾病患者的 SPG，分析包括重心动摇图形、动摇面积、轨迹长、罗姆伯格率等指标，发现前庭周围性疾病 SPG 的外周面积罗姆伯格率大于正常范围，且睁眼状态的外周面积多在正常范围；梅尼埃病患者的 SPG 轨迹图呈球心型、中间型居多，轨迹图外周面积较小，尤其是在间歇期。梅尼埃病间歇期、突发性聋伴眩晕缓解期、BPPV 患者总轨迹长在睁、闭眼状态均在正常范围，提示总轨迹长指标的临床价值有限。

在突发性聋伴眩晕及梅尼埃病的急性期患者中，SPG 的轨迹图可呈弥漫型、前后弥漫型。在睁眼状态下，突发性聋伴眩晕急性期患者的弥漫型、前后弥漫型出现率高于梅尼埃病急性期患者，而闭眼状态下则无差异。该结果与梅尼埃病属发作性前庭综合征，对已受损的前庭功能有较好的视觉前庭代偿有关。而突发性聋伴眩晕属于急性前庭综合征，急性期患者尚未形成前庭代偿，既使睁眼也难以维持正常的姿势稳定，故弥漫型、前后弥漫型轨迹 SPG 图出现率高。当闭眼状态时，由于剥夺了视觉维持机体平衡的作用，所以可影响梅尼埃病患者已建立的视觉代偿能力，重心轨迹动摇程度增大，与突发性聋患者比较不存在明显差异。该结果提示弥漫型、前后弥漫型 SPG 轨迹图多见于急性前庭综合征患者，是前庭静态代偿不全的指征。

梅尼埃病间歇期患者 SPG 的球心型、中间型轨迹图明显多于缓解期的突发性聋伴眩晕患者。这与梅尼埃病患者相对于急性前庭综合征的突发性聋伴眩晕患者的前庭损伤程度轻，并有较好的前庭代偿有关，甚至属早期梅尼埃病前庭功能正常，因此重心动摇程度轻，呈球心型；而突发性聋伴眩晕缓解期患者眩晕症状虽明显好转，但病程多小于 2 周，受损前庭功能未形成健全前庭代偿能使重心轨迹动摇程度较大，难以成为球心型轨迹图。因此，球心型 SPG 轨迹图属前庭损伤轻或前庭代偿良好的标志。

BPPV 患者的 SPG 各项指标均在正常范围[17]，与该组患者的前庭功能多正常，不影响机体的平衡功能有关。BPPV 的基本病理过程是某种原因使椭圆囊耳石脱落，并移位至某一半规管或黏附于半规管壶腹嵴，头位在相对重力方向变化时，异位耳石因重力在半规管游动带动内淋巴流动刺激半规管壶腹嵴，或对壶腹嵴构成直接压迫，具有生理属性的刺激效应。BPPV 患者在 SPG 检测中，移位耳石无位移，对半规管壶腹嵴无刺激而呈现正常 SPG 结果。若 BPPV 继发于各种前庭外周损伤，SPG 当呈现异常结果[21]，但国内外 BPPV 诊疗指南中均对前庭功能检测进行严格限制，很大程度上影响了 BPPV 患者包括 SPG 检测的平衡功能研究。

源于前庭外周损伤的眩晕及平衡障碍患者临床治疗的重点存在以下几种类型，即受损前庭的完全可逆恢复、部分可逆与不可逆，后者临床症状的缓解主要依赖前庭康复。前庭康复的实质主要是平衡三联功能的再统合，常规及干扰本体的 SPG 有利于各类型患者在不同病程阶段平衡功能恢复的监测、康复训练效果评估及康复策略的适时调整[22]，临床实用性强。

三、 中枢性平衡障碍疾病

SPG 除了能够对脊髓后索损伤疾病、前庭外周眩晕及平衡障碍疾病诊疗康复中的平衡评定给予帮助外，在前庭性偏头痛、脑卒中、帕金森病等中枢性平衡障碍疾病患者的平衡功能测评中，同样发挥着不可或缺的作用。

VM 既是致残性头痛之一，也是最常见的中枢性眩晕，并可累及前庭外周，严重影响患者生活质量。目前在 VM 的临床诊疗中，关注更多的是头痛、眩晕、自主神经及视听觉症状，而失衡和姿势不稳未得到足够重视。有限的报道显示，VM 患者的 SPG 存在多项测评指标异常，身体平衡稳定性减退[23]，即使没有明显前庭症状的偏头痛患者同样存在轻度且有特征的前庭中枢性姿势不稳[24]。而无先兆 VM 患者在发作时，SPG 显示存在显著的姿势不稳，且头痛的严重程度与 Romberg 指数呈负相关，平衡障碍呈短暂的小脑功能障碍模式。此外，剧烈头痛还会导致平衡感觉权重调整，减少对视觉和本体感受信息的依赖[25]。目前，VM 的病理机制、临床特征等尚未完全明确，其相关平衡功能在其病理进程及康复中的作用与特征仍需进一步关注。

脑卒中是临床常见的脑血管病，偏瘫是急性期遗留的最常见功能障碍，严重影响患者的平衡运动和生活质量。平衡训练能够有效改善脑卒中偏瘫患者各项静态平衡的参数，促进平衡功能的恢复。因此，脑卒中偏瘫患者全面的平衡功能评估及 SPG 实时测评，对个性化性平衡训练选择、训练效果评估，并为康复处方调整提供客观依据尤为重要[26,27]。

PD 的临床症状以肌僵直、静止性震颤、姿势平衡障碍及运动迟缓 4 个主症为特征，早、中、晚各期均可出现，这也是 PD 诊断的主要依据。随着平衡障碍症状逐渐加重，PD 患者可出现行走不稳、步态冻结、转向和起立困难，甚至跌倒等症状[28]。PD 患者睁闭眼 SPG 的轨迹包络面积、重心晃动轨迹长及速度 Romberg 比值等指标均较健康老年人显著增高。因 PD 药物治疗不佳，其运动功能的维持主要依赖平衡康复训练，所以客观量化的 SPG 对于 PD 患者个性化康复方案制定及康复效果具有重要作用[29,30]。

四、 老年人防摔倒

随着社会老龄化进程的加剧，老年人防摔倒风险评估的重要性日益凸显。在老年人中，保持和控制姿势平衡对日常生活活动很重要，不良的姿势平衡既是未来跌倒的前兆，也可能表明从微小的姿势扰动中恢复的能力受损，并可预测未来的跌倒风险[31]。SPG 可以区分老年人跌倒者和未跌倒者，资料显示老年跌倒者和未跌倒者、多次跌倒与非跌倒者的静态姿势图指标存在差异，其中 SPG 压力中心前后晃动幅度的 Romberg 指数与老年人跌倒风险相关，跌倒一次风险老年人的 Romberg 指数为 1.64，多次跌倒老年人 Romberg 指数的临界值为 0.541，该临界值可用作老年跌倒风险的筛查评估[32]。

总结

当前，人体平衡功能的临床评定仍然以主观的床边查体及量表为主，其在现代医疗诊疗体系中的局限性日益凸显。随着 SPG 及 DPG 等客观平衡功能检测技术的逐渐成熟完善，尤其是不需要大型设备的 SPG 在各种眩晕及平衡障碍类疾病的诊疗康复中的临床价值，以及对相关研究的支持将不断拓展加强。SPG 作为闭目直立试验客观量化的静态平衡试验，已经从最初的本体觉功能评定，逐渐融入平衡三联相互作用评估，并作为前庭康复中前庭脊髓反射静态代偿的测评、运动神经系统及老年人防摔倒管理指标，在临床眩晕、头晕及平衡障碍类疾病诊疗康复中发挥重要作用。随着可穿戴及智能化的便携式平衡功能检测设施的不断完善和临床应用推广，有望成为未来临床平衡功能测评技术新的发展方向。

作者：陈太生（天津市第一中心医院）
二审审稿：邢娟丽（西安交通大学第一附属医院）
三审审稿：陈钢钢（山西医科大学第一医院）

参考文献

第九节　动态姿势图

图 3-9-1　动态姿势图思维导图

引言

计算机动态姿势图（computerized dynamic posturography，CDP）最早由 Nashner 于 1970 年提出[1]。当时他还是美国麻省理工学院的研究生，在美国国家航空航天局（NASA）的资助下，完成了人体姿势控制（human postural control）、运动控制（motor control）以及与神经病学相关的异常反应等研究。此后，Black 与 Nashner 合作，运用 CDP 技术对前庭功能正常和异常的受试者进行了诸多姿势感觉控制（sensory control of posture）方面的研究[2-9]，这为 CDP 的临床应用奠定基础。1985 年，Nashner 开发出 EquiTest 测试系统，该系统开始在约翰逊宇航中心（Johnson space center）被应用于从太空返回的宇航员的姿势稳定性的研究。

动态姿势图（dynamic posturography）是指由计算机系统记录的人体重心在支持面上投影的轨迹，可定量测量身体晃动的程度，是一种评估人体动态平衡能力的手段和依据。所谓平衡，是指在不同环境下维持人体重心在支持面上的能力；人体的重心，位于第 2 骶椎下缘、第 3 骶椎上缘的前方7cm的骨盆入口处；支持面，是指人体在各种体位下所依靠的平面，站立位的支持面即为水平面。重心是三维空间中的一点，而动态姿势图记录的是该点在支持面上的投影。

人体的平衡分为两类：①静态平衡，指无外力作用下，人体能控制并及时调整身体平衡的能力，主要依靠肌肉的等长收缩和关节两侧肌肉协同收缩完成，如站或坐等姿势；②动态平衡，指在外力作用下，原有的身体平衡被破坏，人体不断调整自身姿势来维持新的平衡的能力，主要由肌肉的等张收缩完成。动态平衡又可分为自动动态平衡和他动态平衡。自动动态平衡指人体进行各种自主运动能重获稳定状态的能力，如站或坐等各种姿势间的转换运动；他动的动态平衡指人体对外界的干扰做出反应以维持平衡的运动，如人体受外界推、拉后恢复稳定状态的过程。

测试原理

人体的动态平衡过程（图3-9-2）包括感觉传入、神经中枢整合和运动控制3个重要环节。

感觉传入主要包括视觉、本体感觉和前庭系统的信息输入。视觉信息由视网膜收集经视通路传入神经中枢，提供周围环境及身体运动和方向的信息。老年人易患的5种眼部疾病均会引起视力下降，包括溢泪症、眼睑萎缩、眼睑内翻、白内障和老花眼。当视力下降时，发生跌倒的危险性会增加。本体觉可向神经中枢提供体重分布、身体重心和位置等信息，其外周的压力感受器分布于肌肉、关节及肌腱等处，以收集身体各部位的空间定位信息和肌紧张状态信息。正常人站立在固定支撑面上时，足底皮肤和踝关节的本体觉传入起主导作用。当本体觉感知支撑面信息的能力减弱时（如站在海绵垫上或松软不平整的地面上时），肢体的稳定性就会受到影响。在这种情况下就需要借助视觉系统和前庭系统的信息传入来维持人体平衡。如果同时失去视觉信息的传入（如闭目或周围环境较黑暗），在这种情况下由于同时失去本体和视觉的感觉传入信息，身体就会更容易出现倾斜、摇晃，引发跌倒。前庭系统的外周感受器包括内耳前庭器官中的3个半规管中的壶腹嵴、前庭中的椭圆囊斑和球囊斑，3个半规管壶腹嵴主要感知身体及头部的旋转运动信息，球囊斑与椭圆囊斑分别感知重力及直线加速度信息，以判断头部位置和运动方向，对人体的定向能力有重要作用。在本体觉和视觉系统正常的情况下，前庭系统维持平衡的作用很小。只有当本体觉和视觉信息传入均被阻断或传入信息发生冲突时（如闭目站立在海绵垫或松软不平整的地面上），前庭系统在维持平衡的过程中才变得至关重要。以上所述的三种传入感觉，即本体觉、视觉和前庭觉，统称为平衡三联[10]。

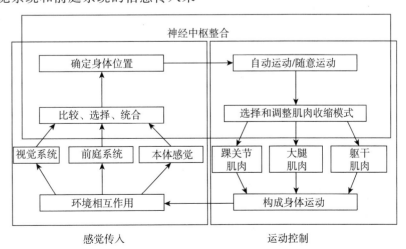

图3-9-2 人体的动态平衡过程

神经中枢整合是指经本体觉、视觉、前庭觉传入的感觉信息在脊髓、前庭核、内侧纵束、脑干网状结构、小脑及大脑皮层等多级神经中枢中进行整合加工，并形成运动方案。

运动控制是指在神经中枢形成运动方案后，运动系统以不同的协同运动模式控制相应的肌肉系统，产生适宜的运动，使身体重心落在稳定极限范围内以维持身体平衡，或重新建立新的平衡，否则人体就会失去平衡而跌倒。

动态姿势图为上述人体动态平衡过程的定量测试提供有力的依据，其本质是可以实时绘制出人体重心在支持面上的轨迹图，由此可以定量计算人体晃动的幅度、频率、反应时间等参数。

测试过程

基于人体动态平衡的过程，利用动态姿势图定量测试人体动态平衡过程的测试主要包括感觉统合测试（sensory organization test，SOT）、运动控制测试（motor control test，MCT）、适应性测试（adaption test，ADT）、稳定极限测试（limits of stability test，LOS）4 项。SOT 主要评估感觉传入这一过程；MCT 和 ADT 主要评估运动控制这一过程；LOS 是对整个动态平衡过程的评估。

测试时需要使用计算机动态平衡台系统（图 3 - 9 - 3）进行。为受试者穿戴好防护用具，让受试者站立于平衡台上，依次进行上述 4 项测试。测试顺序可以任意，受试者只需站立于平衡台上的规定位置，所有测试均在此站立状态下完成。

图 3 - 9 - 3　计算机动态平衡台系统及受试者站立的位置

一、感觉统合测试

1. 测试目的　测试受试者能否有效利用前庭觉、本体觉和视觉输入信息进行平衡控制，以保持姿态稳定的能力，并识别姿态不稳是由于哪种感觉系统障碍所致。

2. 测试内容　通过平衡台设置 6 种不同的感觉传入环境（图 3 - 9 - 4），其具体对应的不同环境下感觉传入信息见表 3 - 9 - 1、表 3 - 9 - 2。

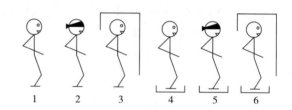

图 3 - 9 - 4　SOT 6 种不同感觉传入环境示意图

表 3 - 9 - 1　不同环境下的环境刺激信息和身体反应情况

环境	环境刺激			身体反应	
	前庭觉信息	支持面情况	视觉信息	缺失的感觉系统	主要依靠的感觉系统
1	存在，不受干扰	稳定	睁眼，正确视觉信息	无	本体觉
2	存在，不受干扰	稳定	闭眼，无视觉信息	视觉	本体觉
3	存在，不受干扰	稳定	睁眼，错误视觉信息	视觉	本体觉
4	存在，不受干扰	不稳定	睁眼，正确视觉信息	本体觉	视觉和前庭觉
5	存在，不受干扰	不稳定	闭眼，无视觉信息	本体觉和视觉	前庭觉
6	存在，不受干扰	不稳定	睁眼，错误视觉信息	本体觉和视觉	前庭觉

表 3 - 9 - 2 不同环境下各感觉参与动态平衡的情况

测试环境	前庭觉	本体觉	正确视觉	错误视觉
1	存在	存在	存在	缺失
2	存在	存在	缺失	缺失
3	存在	存在	缺失	存在
4	存在	缺失	存在	缺失
5	存在	缺失	缺失	缺失
6	存在	缺失	缺失	存在

3. 结果判读 SOT 测试的结果如图 3 - 9 - 5 所示。在每种环境下进行 3 次测试,计算每一次测试的得分再进行平均,最后生成一个综合得分（composite）。得分是根据受试者实际前后摆动的幅度,再结合理论摆动幅度（理论上人体向前最大摆动 8°,向后最大摆动 4.5°,总和为 12.5°）进行计算的,具体计算公式为平衡得分 =（12.5° - 实际摆动幅度）÷ 12.5° × 100%。

可以看出,如果受试者前后摆动幅度很小,可实际摆动幅度接近 0,最终的平衡得分为接近于 100 分,为最好成绩。

不同年龄、不同环境下的平衡得分见表 3 - 9 - 3。

图 3 - 9 - 5 SOT 的结果

表 3 - 9 - 3 不同年龄、不同环境下平衡得分的正常值[9]

年龄（岁） \ 环境	1	2	3	4	5	6	综合得分
3 ~ 4	62.9	65.3	42.1	15.6	2.8	1.4	31.7
5 ~ 6	69.2	61.8	58.2	34.5	8.8	6.1	39.8
7 ~ 8	80.4	71.6	73.4	43.9	8.4	11.1	48.1
9 ~ 10	81.6	77.5	76.5	47.9	25.4	6.8	52.6
11 ~ 13	86.6	85.7	82.2	52.2	21.8	23.3	58.6
14 ~ 15	87.2	86.8	83.3	67.5	28.7	29.9	63.9
16 ~ 59	90	85	86	70	52	48	70
60 ~ 69	90	86	80	77	51	49	68
70 ~ 79	70	63	82	69	45	27	64

4. 临床意义 根据实际临床经验提出如下几种异常类型（表 3 - 9 - 4）。

表 3 - 9 - 4 异常类型

障碍分型 \ 测试场景	1	2	3	4	5	6
前庭功能障碍型	正常	正常	正常	正常	异常	异常
	正常	正常	正常	正常	异常	正常
视觉前庭功能障碍型	正常	正常	正常	异常	异常	异常
视觉优势偏向型	正常	正常	异常	正常	正常	异常
	正常	正常	正常	正常	正常	异常
视觉优势偏向/前庭功能异常型	正常	正常	异常	正常	异常	异常
本体觉/前庭功能障碍型	正常	异常	异常	正常	异常	异常
严重功能障碍型	正常	正常	异常	异常	异常	异常
	正常	异常	异常	异常	异常	异常
	异常	异常	异常	异常	异常	异常
矛盾型	异常	异常	异常	异常	正常	正常

（1）前庭功能障碍型：表明患者难以单独利用前庭觉信息保持平衡，当提供足部本体觉和（或）视觉信息时，平衡稳定性方可在正常范围之内。

（2）视觉前庭功能障碍型：表明患者难以利用正确的视觉和前庭觉信息，或难以单独利用前庭觉信息保持平衡，当提供足部本体觉信息时，平衡稳定性方可在正常范围之内。

（3）视觉优势偏向型：表明患者异常依赖视觉信息，甚至当视觉信息错误时也依赖视觉维持平衡，只有提供正确的视觉信息或视觉信息不参与维持平衡过程时，平衡稳定性方可在正常范围之内。

（4）视觉优势偏向/前庭功能异常型：视觉优势偏向型和前庭功能障碍型的合并障碍类型。

（5）本体觉/前庭功能障碍型：表明患者难以利用足部本体觉信息和前庭觉信息，或难以单独利用前庭觉信息保持平衡，只有当提供正常的视觉信息时，平衡稳定性方可在正常范围之内。

（6）严重功能障碍型：表明患者不能依赖前庭觉、本体觉、视觉维持平衡。

（7）矛盾型：对于正常人，场景5、6的难度高于场景1~4，此型表明患者可能有意或无意夸大测试表现。

二、运动控制测试

1. 测试目的　评定自动运动系统在受到预料不到的外界干扰后能否快速恢复正常姿态的能力。

2. 测试方法　要求受试者双眼平视前方，双手下垂直立在平台上。平台支持面会突然向后或向前移动（图3-9-6），这时受试者必须快速调整身体平衡，以恢复正常的平衡姿态。

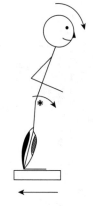

图3-9-6　支持面突然向后移动的情况

3. 结果判读　平衡台可以记录左右负重对称

性、反应潜伏期和双腿反应强度的结果。

（1）左右负重对称性：负重得分越接近100，说明越左、右负重越对称；如果受试者未按指定位置站于平衡台上，也会造成负重不对称。图3-9-7为受试者负重偏左的情况。

（2）反应潜伏期：当信度（潜伏期柱状图上的数字）≤2时，说明患者的反应不能真实反映结果，需要重新进行该项测试；当信度为0时，受试者可能为运动员，反应速度极快。反应潜伏期延长可能的原因有骨科创伤、脊柱受损、运动传出系统受损、外周神经损伤、多发性硬化、脑干皮层损伤等（图3-9-8）。

图3-9-7　MCT结果中　　图3-9-8　MCT结果
负重偏左的情况　　　　中反应潜伏期延长的情况

（3）双腿反应强度：对于支持面的一个干扰刺激，患者需对此做出适当强度的反应，对于不同的干扰刺激，反应强度也不同。正常情况下，左右两侧的反应强度应对称。图3-9-9和图3-9-10分别展示了反应强度偏大和偏小的情况。反应强度偏大的可能原因为使用镇静剂、辨距不良、焦虑害怕；反应强度偏小的可能原因为下肢无力、异常的随意运动。

图3-9-9　MCT结果　　图3-9-10　MCT结果
中反应强度偏大的情况　　中反应强度偏小的情况

4. 临床意义　姿态自动反应是平衡遇到外界意外干扰时防止摔倒的第一道防线。影响上述结果的因素既包括动态平衡过程的完整性，又包括下肢生物力学的正常状态。若此项测试结果异常，则提示骨骼肌的生物力学特性发生改变，同时也多见于整个中枢系统的病变。

三、适应性测试

1. 测试目的　评定受试者在支撑面突然发生改变时，保持身体平衡所需要的施加在支撑面的力的大小、反应潜伏期和多次测试的适应性能力。

2. 测试方法　要求受试者双眼平视前方，双手下垂，站立在平台上。平台支持面会以 20°/s 的速度旋转 8° 上翘或下俯（图 3 - 9 - 11），连续做 5 次以观察其适应能力。

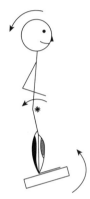

图 3 - 9 - 11　平台支持面上翘的情况

3. 测试参数和结果判读　反应潜伏期，图 3 - 9 - 12 显示的是正常的结果，5 次反应潜伏期均在正常范围，并且每次反应潜伏期逐渐缩短；图 3 - 9 - 13 显示的结果也属于正常，5 次测试中有两次反应潜伏期异常但未摔倒，每次反应潜伏期并没有逐渐缩短；图 3 - 9 - 14 显示 5 次测试存在两次以上的摔倒，属异常结果，可能原因为焦虑、害怕，可让受试者重新测试；图 3 - 9 - 15 显示 5 次测试的反应潜伏期均延长或 5 次测试均摔倒，属异常结果，可能原因为重心过于前移或后移、踝部损伤、中枢神经系统损伤等。

图 3 - 9 - 12　ADT 正常结果　　图 3 - 9 - 13　ADT 正常结果（两次反应潜伏期异常但未摔倒）

图 3 - 9 - 14　ADT 异常结果（两次以上摔倒）　　图 3 - 9 - 15　ADT 异常结果（5 次反应潜伏期均异常或 5 次均摔倒）

4. 临床意义　在日常生活中经常遇到地面高低不平或上坡下坡等情况，此测试结果异常的受试者遇到上述环境时平衡稳定性较差，提示是由于受试者适应性控制能力差、踝关节活动能力弱、运动活动范围受限所致。

四、稳定极限测试

1. 测试目的　稳定极限测试是一项能够较好地反映患者随意运动的测试，能够反映人体各方向移动重心的最大限度。

2. 测试方法　依次要求受试者向前、右前、右、右后、后、左后、左、左前 8 个方向移动，并保持重心稳定。受试者需尽快、尽量准确、尽可能地移动到稳定极限范围边界。

3. 测试参数　①反应时间：当发出电脑发出指令后，患者从静止到开始移动重心的时间间隔；②运动速度：患者从静止移动到最大移动距离的平均速度；③最大移动距离：患者倾斜身体，重心可以移动到的最大距离；④终点稳定性：患者移动到最大距离后，在该点的稳定程度；⑤方向控制：患者由静止移动到最大移动距离的过程中，对方向的掌控能力（图 3 - 9 - 16）。

图 3 - 9 - 16　LOS 的结果

4. 临床意义　量化人体移动重心的能力，即可使身体向某一方向倾斜，而不失去平衡、不跨步、不用任何扶持的能力。

临床应用

动态姿势图是一种定量评估人体平衡能力的有效方式，但其并不能单独作为一种诊断前庭功能障碍的测试。动态姿势图的结果是多系统协同作用的综合结果，并非仅反映前庭系统的功能状态。

虽然动态姿势图并不是一种临床诊断评估手段，但特定的疾病在动态姿势图的结果上可有特异性的表现模式。

本体觉功能障碍者会更多地使用髋策略进行姿势控制，而前庭功能障碍者会更多地使用踝策略进行姿势控制[11]。双侧重度前庭功能丧失者，在 SOT 中的环境 5、环境 6 的摔倒风险会增加，在环境 3、环境 4 中的晃动程度可能会增加[12,13]。良性阵发性位置性眩晕（耳石症）的患者，SOT 中环境 3、环境 5、环境 6 的得分可能异常[14-16]。约有 90% 以上的中枢神经障碍患者的 MCT 反应潜伏期延长[17]。多发性硬化的患者在 SOT 的环境 2 至环境 6 中，得分显著低于正常对照组，而在环境 1 中与正常对照无显著差异。多发性硬化的患者根据患者自评阶段量表（patient-determined disease steps，PDDS）可分为低障患者和高障患者，在 SOT 的环境 2 至环境 6 中，高障患者的得分又显著低于低障患者[18]。脊髓损伤的患者在动态平衡各个方面的得分均低于正常对照，尤其是脊髓损伤患者在闭眼状态下的较差表现，揭示了视觉补偿对脊髓损伤后人体维持平衡的重要性[19]。一项关于亨廷顿病（huntington's disease）、前显亨廷顿病（premanifest huntington's disease）的研究表明，SOT 的环境 3 至环境 6 中，亨廷顿病组的得分显著低于前显亨廷顿病组和正常对照，而前显亨廷顿病组和正常对照之间无显著性差异；SOT 的环境 1 和环境 2 中，上述 3 组两两之间的得分均无显著性差异；在 LOS 中，亨廷顿病组和前显亨廷顿病组在最大移动距离、终点稳定性、方向控制方面，均显著低于正常对照，而且前显

亨廷顿病组在身体左侧的姿势稳定性会更差，这意味着前显亨廷顿病群体可能在身体左侧开始出现姿势控制障碍。因此，动态姿势控制障碍在亨廷顿病和前显亨廷顿病群体中较为常见，并随疾病的进展而加剧[20]。存在内耳结构异常的人工耳蜗植入患者常伴有前庭功能障碍，该人群的平衡能力较无内耳结构异常的人工耳蜗植入者差，建议对于存在内耳结构异常的人工耳蜗植入者进行更多的前庭康复治疗方案[21]。老年人较慢的中枢决策处理速度和知觉抑制的降低会导致 SOT 所有环境下的得分降低。随着年龄增长，老年人在维持平衡的过程中对视觉的依赖越来越大，即使在本体觉足以维持平衡的情况下，老年人的视觉信息整合能力在维持平衡中也变得越来越重要。在 SOT 环境 5 中，当视觉和本体觉被移除而只能依靠前庭觉维持平衡时，视觉空间能力（visuospatial ability）也会参与其中[22]。

动态姿势图还可以作为定量反映前庭康复效果的评估手段。SOT 可将本体觉、视觉、前庭觉拆分开分别定量评估，在环境 1、环境 2、环境 3 中，可在稳定的支持面上放置一海绵垫，结合实时的动态姿势图，受试者可以在姿势稳定性训练中定量、可视地观察自身的重心移动情况，以便更好地进行前庭康复；ADT 中支持面上翘和下俯可定量评估下肢肌肉的运动感觉能力；LOS 除了评估稳定极限范围，还可作为自主运动的训练手段，受试者实时观察动态姿势图上自身重心的位置，鼓励受试者尽可能向不同方向上移动重心，这样可以提高受试者在前庭康复过程中的兴趣和注意力。

综上，动态姿势图的测试内容并非前沿的新技术，其核心原理是将经典的、徒手进行的姿势控制和平衡能力的测试精确化、系统化、可视化、定量化，以发挥其在姿势控制、平衡评估、前庭代偿和前庭康复中的重要作用。

作者：刘冬鑫（首都医科大学附属北京同仁医院）

二审审稿：陈太生（天津市第一中心医院）

三审审稿：陈钢钢（山西医科大学第一医院）

参考文献

第十节　纯音听阈测定

图 3-10-1　纯音听阈测定思维导图

引言

听力计问世于 1919 年，距今已有 100 余年的历史。在此之前，人们评估听力灵敏度的方式有口语检查、秒表检查和音叉检查。其中音叉检查简单实用，但是仅能简单评估听力情况，不能进行定量评估。

纯音听阈测定利用电声学原理，不仅可以了解受试耳的听敏度，而且可以预估听觉损害的程度，并可初步判断耳聋的类型和病变部位，是公认的最基础的听力学检查技术。临床上往往通过纯音听阈和声导抗及其他电反应测听结果综合分析，为受试耳的诊断提供有力的佐证。

目前，纯音听阈测定已在国内各级医院广泛应用，但是由于听力检查者水平参差不齐，缺乏专业培训、规范学习，使检查结果与其真实听力相差甚远，导致部分患者错过最佳的治疗时机。因此，除了强化听力师的培训、提高听力师的检测水平之外，临床医生还要能够判断检测报告的准确性。

测试原理

纯音是指频率单一的声音信号。听阈是指人能听到的最小声音强度，在临床纯音测试中，听阈是指在规定条件下，对于多次给予的声音信号，正确反应次数在一半以上的最小声压级。

人耳听到声音方式有两种，即气导与骨导。气导是指声音通过外耳道，经由鼓膜，听骨链进入内耳的过程；骨导是指声音振动颅骨继而进入内耳的过程。骨导听到声音的机制有 3 种[1]：①振动骨导机制[2]：骨导振子振动颅骨的同时也会引起内耳的振动，基底膜的移位，继而引起耳蜗毛细胞的电活动产生听觉；②听骨链惯性机制：由于听骨链的惯性作用，当颅骨振动时听骨链也会随之振动，从而引起内耳的活动；③骨鼓膜机制：颅骨的振动会导致外耳道内空气的振动，一部分振动能量和气导机制一样会经鼓膜、听骨链传入内耳。平时工作中，有人认为骨导反映的是耳蜗及其之后的听觉传导通路的功能状态，但是通过骨导的产生机制会发现，这种理解其实并不准确。临床中一些外耳、中耳的改变也会导致骨导听阈的变化，如骨导的堵耳效应和耳硬化症患者骨导 2 kHz 处的卡哈切迹。

外耳和中耳的病变主要可导致气导阈值升高，而耳蜗及蜗后病变则会导致气、骨导阈值均升高。通过比较气、骨导听阈，可以判断听力损失的程度和类型。

测试步骤

一、 测试前准备

1. 检查仪器 每天开始工作前检查者可以先通过自己的听力了解气、骨导耳机工作是否正常。

2. 询问病史 检查者在测听之前应询问病史，如听力损失时间、有无耳鸣、有无噪声接触史、家族史、助听装置佩戴史等。通过询问病史，检查者可以对受试者的听力损失的程度、性质有一个大致的印象。

3. 电耳镜及声导抗检查 测试前可用电耳镜检查外耳道是否有耵聍、异物，观察鼓膜是否有穿孔。纯音听阈测定前可先行声导抗检查，声导抗结果可以帮助检查者对受试者听力损失的类型有个初步的印象，但是切不可仅凭鼓室图结果判断耳聋性质。

4. 讲解测试要求 告诉受试者耳机将放出一系列声调不同、时大时小的声音，一般从健侧耳开始，声音由大到小。不管声音大小，每次听到声音后立即举手或按应答器按钮，没听到声音不要做出反应。检查者应根据受试者的不同，选择合适的反应方式，如按按钮这种反应方式比较简单，容易被受试者接受。对于听到声音不按、按着不放或未听到声音却频繁按按钮的患者，可以采取举手的方式，但是举手次数多了之后，受试者可能会感觉累，而且举手时衣物摩擦往往会带来噪音影响测试。对于某些特殊患者（以上两种方式都配合不佳或无法配合者），也可以在每次给声时通过手势指示受试者，受试者则可以通过点头、摇头或口头回答的方式给予反馈。

5. 耳机的放置 测试前需摘除眼镜、发卡和助听设备等。气导耳机佩戴时耳罩应与耳部紧密贴合，耳机膜片正对外耳道口，有红色标志的是右耳耳机，蓝色标志的为左耳耳机。骨导振子常置于同侧乳突处，对于无法佩戴在乳突处者，可将其置于前额。骨导振子与皮肤之间不应夹有头发和异物，骨导振子也不能接触耳廓。

6. 受试者位置 检查者与受试者分处两室，受试者位于室内，与室外检查者呈90°，这种位置既便于观察受试者的反应，又可减少受到暗示的可能性。

二、 气导听阈测试

（1）一般测试顺序为1000Hz、2000Hz、4000Hz、8000Hz、1000Hz、500Hz、250Hz、125Hz。复测1000Hz是因为一开始受试者可能并不十分熟悉测试过程，以至于对一些小的声音没有做出反应。若1000Hz两次结果相差10dB以上，说明之前的反应不准确，需要重新测定。若两次结果重复性很好（≤10dB），则可继续测试其他频率。目前一些医院没有测试气导125Hz，虽然250～8000Hz用于临床诊断已经足够，但是对于低频突发性聋，还是建议测试125Hz，因为这类突发性聋的听力下降主要发生在1000Hz以下。在中高频，如果相邻的两个倍频程的阈值相差≥20dB时，应加测半倍频程听阈。尤其是对噪声性听力损失或耳鸣者，如果不测半倍频程，就不会发现其在3000Hz或6000Hz处出现的切迹。

（2）通常先测试健耳或听力相对较好耳。初始给声强度应尽可能保证受试者能够清晰地听到，测试开始之前可以先和受试者简单交流，大致了解其听力情况。一般人群初始给声强度40dB HL即可，有明显听力损失者可调至60～70dB HL。

（3）如果受试者对初始给声强度没有反应，则以20dB为步距逐步升高强度，直到做出反应。

（4）一旦受试者做出正确反应，则以10dB为步距逐步降低强度直至无反应。

（5）再以5dB为步距逐步增加强度，直至重新得到反应。

（6）接下来的操作步骤同上，听到则下降10dB，没听到则上升5dB，即"降10升5"法。

（7）将在上升过程中，对一半以上的声信号做出正确反应的最小声音强度定义为听阈，即在某一强度的 3 次给声中最少 2 次能做出正确反应。

三、 骨导听阈测试

1. 测试步骤　骨导测试步骤同气导，只是骨导的测试频率没有 125Hz 和 8000Hz，同时骨导的最大输出也相对较小，中高频最大输出一般为 75dB HL，低频一般为 45 ~ 55dB HL。由于骨导的耳间衰减极小，所以可认为无论骨导耳机放置在哪一侧乳突，所得到的听阈都代表两耳中骨导相对较好耳的听阈。使骨导振子紧贴乳突表面，注意不要接触耳廓，振子与乳突间不要夹有头发，充分固定骨导耳机，避免在测试过程中产生滑动。当骨导振子无法置于乳突时，可将其置于前额，但要注意前额与乳突处听阈存在差值（表 3 - 10 - 1）。

表 3 - 10 - 1　前额与乳突听阈差值（前额 - 乳突）[3]

频率（Hz）	250	500	1000	2000	4000
差值（dB）	12	14	8.5	11.5	8

2. 注意要点　骨导的一些特性可能会影响测试结果，因而要尤其注意骨导的振触觉、堵耳效应和声辐射。

（1）振触觉（vibrotactile）：是指受试者误把耳机的振动认为是声音的现象。振触觉多发生在 1 kHz 以下，气导和骨导测试中均会出现振触觉，但骨导多见。振触觉是出现假阳性反应的原因之一，如果受试者对振触觉做出反应，则会使测得听阈好于实际听阈，进而改变听力损失的性质和程度，导致误诊、误治。因此，对于听力损失较重者，在高强度给声时，一定要向患者解释，听到声音才能做出反应，振动不能做出反应。当骨导耳机置于乳突处时，引起振触觉的声音强度分别为 250Hz 约 40dB HL，500Hz 约 60dB HL，1000Hz 约 70dB HL，如果骨导耳机置于前额，则上述值降低 10dB[4]。

（2）堵耳效应（occlusion effect）：是指当外耳道堵塞后受试者对同一骨导测试音主观感觉响度较堵塞前增加的现象。堵耳效应会导致患者骨导阈值降低，通常发生在 1000Hz 以下的低频。骨导测试时骨导振子的振动引起颅骨振动，颅骨的振动继而引起外耳道内空气的运动，因为掩蔽的需要非测试耳会戴上气导耳机，所以这些振动能量就不能散播出去，会全部经由中耳传入内耳而引起骨导听阈降低。因此在骨导掩蔽时，对于非传导性听力损失一定要考虑堵耳效应的影响。在做骨导掩蔽时，建议在非测试耳初始掩蔽强度上增加一定强度，以避免堵耳效应的影响，250Hz 和 500Hz 建议加 15dB，1000Hz 建议加 10dB。[5]

（3）空气声辐射（经气放射）：临床中经常会看到听力图上 4000Hz 骨导阈值明显低于 4000Hz 气导阈值，而其他频率没有明显的气骨导差。这是因为骨导振子在振动颅骨的同时还会引起振子周围空气的振动，使受试者同时通过气导途径听到测试音，从而导致听阈值的降低。2000Hz 以上即会出现声辐射，临床测试中通常发生在 4000Hz。遇到这种现象时，可以堵塞外耳道后重新测试。

四、 测听注意事项

1. 假阴性反应　是指受试者听到声音却未做出反应。这样往往会导致测试结果高于真实听阈。出现这种情况多由于受试者没有明白测试要求，需重新讲解测试要求，也可见于伪聋。个别皮层级别损害的患者也可表现为听力图正常。

2. 假阳性反应　是指没有给出测试声，受试者却做出反应。其通常发生在低强度给声时，常见于耳鸣患者，也可能是受试者对测试结果期待过高，以至于错误反应。对于这类患者，尤其对于耳鸣患者，可以改用啭音或脉冲音，也可以告知受试者确定听到测试音后再做出反应，对于某些声音听到又好像没有听到就不要做出反应。虽然这样会导致听阈略微升高，但是可以很好地解决这个问题。

检查者应避免受试者看到自己的动作、表情或听力计的表盘，以免对受试者产生暗示，从而影响测试的结果。每次给声时长为 1 ~ 2 秒，给声间隔不应短于给声时长且不规则，以避免出现规律给声，规律给声也是一种暗示，常会导致假阳性反应。

气导也会出现振触觉。对于极重度听力损失的受试者，还应注意气导低频的振触觉。患者往往会描述为一种冲击感，250Hz 约 100dB HL，5000Hz 约 115dB HL[6]。振触觉也是出现假阳性反应的原因之一，对此需向患者解释，听到声音才能做出反应，感觉到振动或冲击感不能做出反应。

3. 其他 纯音听阈测定过程中不建议让患者区分声音是在左侧还是右侧，部分患者并不能很好地区分声音的来源，尤其是在掩蔽过程中，他们可能会感觉声音在中间，这样就不能及时给予反馈。

理论上骨导阈值是一定小于等于气导阈值的，但是在实际检测过程中，可能会出现骨导阈值略微高于气导的情况，这可能是由于骨导耳机未正确佩戴、夹有头发或异物等所致，或存在个体差异。若此类情况经常出现，则需要注意测听设备是否需要校准了。

每个频率的初始给声强度最好能保证受试者清晰听到，如果测试时的给声强度长时间在听阈附近，这样往往会导致受试者长时间精神高度集中，耗费大量的精力而导致错误反应。

五、 掩蔽

1. 掩蔽的概念 一种声音的听阈会由于另一种声音的存在而提高的现象，称为掩蔽。例如，在安静的环境中，用较小的声音就能清晰地听到彼此的讲话，但是在嘈杂的地方，要将声音说到很大才可以勉强听到彼此的讲话，这是由于对话声被嘈杂的环境声掩蔽了。

2. 掩蔽的目的 如果两耳间的听力差距较大，在检查听力较差耳时，测试音可能在没有达到其听阈前传至听力较好的非测试耳，使好耳听到声音而做出反应。这种由非测试耳参与得到的听力，称为交叉听力或影子听力。掩蔽的目的是去除非测试耳的参与，得到测试耳的真实听阈。测试音从测试耳传到非测试耳后在声音强度上会有一定衰减，衰减的强度称为耳间衰减。耳间衰减受耳机类型、测试音频率、个体差异等多种因素影响。压耳式耳机耳间衰减一般为 40～70dB。骨导的耳间衰减范围在 0～15dB，因此可以认为在骨导测听中交叉听力是一直存在的，无论骨导耳机置于颅骨任何位置，测试结果都反映的是两耳中在该频率骨导听力较好耳的听力情况。

3. 需要掩蔽的时机 气导压耳式耳机耳间衰减值一般为 40～70dB，为了尽可能避免交叉听力的产生，取其最小值 40dB 作为判断是否需要掩蔽的标准。当测试耳未掩蔽气导阈值与非测试耳骨导阈值之差大于等于 40dB 时就需要掩蔽。骨导的耳间衰减较小，一般为 0～15dB。理论上只要测试骨导就需要掩蔽，但在实际测试过程中，只有当测试耳的气、骨导阈值之差大于 10dB 时才考虑加掩蔽。

4. 掩蔽的方法 如果测试耳气骨导差值达到掩蔽要求，检查者就会在非测试耳加入噪声，测试信号为纯音时噪声为窄带噪声。如果纯音传到非测试耳就会被噪声掩盖掉，从而可以避免偷听，只要不发生过度掩蔽，噪声几乎不会影响测试耳听到的纯音信号，这样就可以避免纯音被非测试耳听到，得到测试耳真实听阈。为了方便临床测试，临床使用的掩蔽声强度单位为 dB EML（effective masking level，有效掩蔽级）。使用 EML 可简化掩蔽过程中利用噪声的步骤，一个数值强度的纯音刚好可以被相同数值强度的噪声掩蔽，如刚好能掩蔽 20dB HL 纯音的噪声是 20dB EML，刚好能掩蔽 50dB HL 纯音的噪声是 50dB EML。

掩蔽常用的方法有阶梯法和平台法两种。

阶梯法步距较大，效率更高，临床使用较多。平台法由于所选步距较短，往往更加费时，但是对于某些复杂的听力，尤其是双侧中重度传导性听力损失，还是需要用平台法。对于新手而言，建议先使用平台法，平台法有助于提高对掩蔽的理解。其实，平台法和阶梯法的原理是类似的，通过掩蔽查找真实听阈的过程实际上都是查找平台的过程。平台法就是用小步距精确寻找掩蔽不足、平台、过度掩蔽的位置，掩蔽不足和过度掩蔽时纯音会和噪声等步距增长，处于平台时纯音不会随噪声强度增加而增加。阶梯法就是用大步距查看平台是否在其所给噪声强度内，如果未达平台，掩蔽不足噪声和纯音增加强度相同；如果达到平台或超过平台，噪声增加强度和纯音增加强度会有一定差值，这个差值就是最终所给噪声强度与最小有效掩蔽的差值或平台宽度。当检查者能够熟练掌握平台法之后，自然也就掌握了阶梯法。

（1）平台法：以图3-10-2中的右耳2000Hz骨导为例（假设测试耳骨导真实听阈为40dB HL，图中"匚"符号表示），平台法掩蔽的过程如图3-10-3所示。在测试耳给出的纯音达到40dB HL

前，纯音和掩蔽噪声均被非测试耳听到，每升高一次噪声，前一次给的纯音就会被掩蔽掉，只有再次增加纯音强度才能被听到，即掩蔽不足。如果掩蔽不足，测试耳的听阈依然比真实阈值低。当纯音强度达到真实听阈40dB HL，此时纯音被测试耳听到，不受非测试耳噪声影响，几次加大噪声的强度纯音的强度都不会改变，即平台。如果非测试耳噪声的强度继续加大传到测试耳并被测试耳听到时，就会掩蔽纯音信号（此处假设耳间衰减值为40dB）。每次加大噪声，纯音的阈值就会随之增加，直到达到仪器的最大输出，即过度掩蔽。

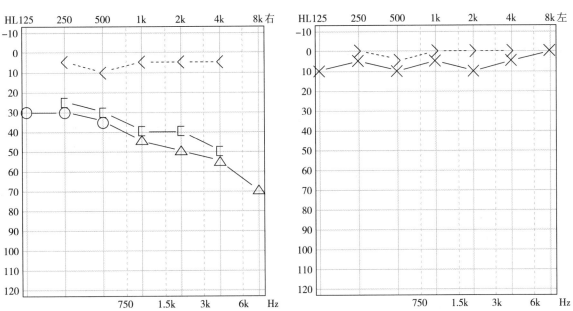

图3-10-2　对侧耳听力正常时，测试耳不加掩蔽可出现误为传导性听力损失的听力图

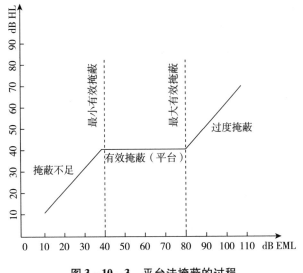

图3-10-3　平台法掩蔽的过程

影响掩蔽平台宽度的因素有：①非测试耳的气导听阈：气导听阈越高，初始掩蔽声越大，噪声传到测试耳的可能性也就越大，平台就会越小；②测试耳的骨导听阈：骨导听阈越低，非测试耳噪声被测试耳听到的可能性越大，平台就会越小；③耳间衰减：耳间衰减越小，测试声信号或噪声传至对侧耳的可能性就越大，平台就会越小。

由于纯音测试的主观性及中枢掩蔽的影响，平台往往不是一条直线，会有一定波动。实际测试过程中的表现为，即使达到平台，随着噪声加大，纯音强度也可能会稍有增加，这就需要仔细区分，尤其是平台缩短时。

气导掩蔽步骤：①测得某一频率两耳未掩蔽时的气、骨导阈值。②将测试耳未掩蔽气导阈值与非测试耳骨导阈值相比较，决定是否需要掩蔽。实际测试过程中若发现两耳气导差距大于等于40dB，则可以直接开始掩蔽，无须等骨导测试结果出来之后再掩蔽。③如果需要掩蔽，向受试者讲解测试要求："我将在耳机中加入刮风样的噪声，噪声基本上一直都会有，你不用理会，你要做的和之前一样，一听到嘀嘀嘟嘟声就按按钮（或举手）。"④选择初始掩蔽级，即非测试耳气导阈值加10dB。碰到掩蔽难题时，初始掩蔽声强度可从气导阈值处开始，步距也可以改为5dB。⑤将掩蔽噪声加在非测试耳的同时，给测试耳未掩蔽阈值强度的纯音。⑥每当受试者反应时，以10dB一级加大非测试耳噪声。每当受试者不反应，以5dB一级加大纯音信号，直到有反应为止。⑦继续以上步骤，直到连续2次升高噪声强度，而测试耳的纯音信号强度不变，这就达到了平台。对于平台缩短的情况，可能做不到连续加噪声10dB两次而测试耳的纯音信号强度不改变，这就要缩短步距，仔细查找掩蔽不足、平台以及过度掩蔽所在的位置，这也是笔者强调初学者应该以平台法掩蔽为主的原因。⑧记录听力计上的纯音信号强度读数，此即测试耳在这个频率上的气导阈值。

骨导掩蔽步骤：①测得某一频率两耳未掩蔽时的气、骨导阈值。②比较测试耳的气骨导差值，若气骨导差大于10dB则需要掩蔽。③如果需要掩蔽，向受试者讲解测试要求。④先在测试耳戴上骨导耳机，然后给非测试耳戴上气导耳机，测试耳侧的气导耳机放在该侧的太阳穴处，避免罩住测试耳，以免引起堵耳效应。对于骨导耳机无法佩戴在乳突者，可以将骨导耳机放置在前额。⑤选择初始掩蔽级，非测试耳气导阈值加10dB，若非测试耳为非传导性聋，则需要考虑堵耳效应，250Hz和500Hz加15dB，1000Hz加10dB。即250Hz和500Hz在非测试耳气导阈值上加25dB，1000Hz加20dB。⑥将掩蔽噪声加在非测试耳的同时，给测试耳未掩蔽阈值强度的纯音。⑦每当受

试者反应时，以10dB一级加大非测试耳噪声。每当受试者不反应，以5dB一级加大纯音信号，直到有反应为止。⑧继续以上步骤，直到连续2次升高噪声强度，而不改变测试耳的纯音信号，这就达到了平台。⑨记录听力计上的纯音信号强度读数。此即测试耳在这个频率上的骨导阈值。

（2）阶梯法：气导的初始掩蔽量是在非测试耳气导阈值上加30dB，如果加30dB噪声后纯音听阈改变量≤15dB，则认为最终测得听阈为真实听阈，无须继续掩蔽；若纯音改变量＞15dB，则需要进一步掩蔽。进一步掩蔽量为加20dB，如果加20dB噪声后纯音听阈改变量≤10dB，则认为最终测得听阈为真实听阈，无须继续掩蔽；若纯音改变量＞10dB，则需要进一步掩蔽，进一步掩蔽量仍为加20dB，重复步骤直到得出真实听阈。骨导每次掩蔽量都选加20dB，但考虑到堵耳效应，250Hz和500Hz初始掩蔽量为非测试耳气导阈值加35dB（20dB＋15dB），1000Hz加30dB（20dB＋10dB）。如果加20dB噪声后纯音听阈改变量≤10dB，则认为最终测得听阈为真实听阈，无须继续掩蔽；若纯音改变量＞10dB，则需要进一步掩蔽，进一步掩蔽量仍为加20dB，重复步骤直到得出真实听阈。

5. 掩蔽难题及解决方法　具体如下。

（1）掩蔽难题：对于未掩蔽听力为双耳中重度及以上的传导性听力损失，由于非测试耳气导阈值较高，测试耳骨导阈值较低，平台明显变窄或没有，即使给出与非测试耳气导阈值等强度的噪声就已经是过度掩蔽了，但同时这个噪声强度也可能是掩蔽不足，掩蔽不足和过度掩蔽的区域出现重叠，平台消失，找不到平台，这就是掩蔽难题。

以图3-10-4 1000Hz气导为例，双侧未掩蔽气骨导提示为传导性耳聋。如果耳间衰减值为55dB，在右耳给75dB HL的纯音，左耳给出75dB EML的噪声，这样会有20dB HL的纯音传到左耳，20dB EML的噪声传到右耳，这两个声音信号都有可能被对侧耳听到。为了寻找平台，势必要加大噪声信号，如果右耳听力是真实的，噪声就

会传到右耳形成过度掩蔽，这样即使给最小的噪声也是过度掩蔽了，直到仪器的最大输出也找不到平台。但是如果右耳是全聋，右耳的听力就是左耳的影子听力，这样 75dB EML 的掩蔽噪声是不够的，属于掩蔽不足，检查者不得不继续加大

噪声，但是这样同样也找不到平台，直到仪器的最大输出。在实际测试过程中，由于主观测试可能存在误差，即使平台还存在 5dB 或 10dB，也不一定能找到平台。

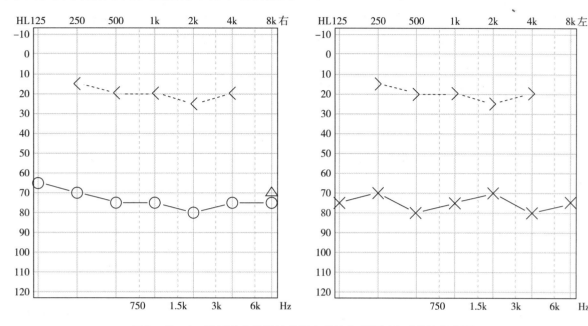

图 3 - 10 - 4　双侧重度传导性聋易出现纯音听阈测定时的掩蔽难题

（2）解决方法：①40dB 的耳间衰减值是为了防止偷听而选取的一个较小的耳间衰减值，实际测试过程中很多受试者的耳间衰减值要远高于该值，如 60dB 甚至更高，因此碰到掩蔽难题，不要仅备注"掩蔽难题"而不对测试结果施加任何掩蔽，这样是不对的。此时可以使用平台法，并缩短步距试一试。②改用插入式耳机[7]，其可使耳间衰减增大 30～40dB，从而减少过度掩蔽发生的可能。对于用一般耳机无法掩蔽的受试者，可考虑使用插入式耳机。同时由于插入式耳机位于外耳道内，可有效降低堵耳效应。③将施加掩蔽噪声的耳机由气导耳机改为骨导耳机[8]。将骨导耳机置于前额，在骨导耳机给掩蔽噪声的同时，用

气导耳机测试气导听阈是否会随掩蔽噪声加大而升高，如果气导阈值升高则提示为传导聋，反之则为感音神经性。此法确实可以帮助解决一些掩蔽难题，但是仍存在问题，即如果两侧气导阈值都随之升高，是否能认为两侧都是传导聋。这就不一定了，这个检测方法的前提是两侧的气导阈值都是真实的，如果一侧气导阈值也是偷听来的影子听力，则此法也会失效。

总之，对于掩蔽难题，不要为了图方便就不予施加掩蔽，还是可以尝试一下。除以上方法外，还可以结合其他听力学检查如音叉试验、声阻抗、VEMP、影像学检查等，综合判断听力性质，听力学的许多诊断都需要用到交叉验证。

结果判读

纯音听力图的横坐标为声音频率（Hz），纵坐标为声音强度（dB HL）。HL（hearing level）表示听力级。日常生活中使用的声音单位多为 dB

SPL（SPL 表示声压级），声压级所反映的声音强度和声音能量大小有关，与主观的响度感觉无关。不同频率的声音使正常人产生听觉所需要的能量

是有很大差异的，如果使用SPL，正常人的听力图就是一条弯曲的线。因此将一组正常人在各个频率所能听到的最小声压级dB SPL定义为该频率的0dB HL，这样正常人各频率所能听到的最小声音强度就可以一条直线展示在听力图中。听力图即使声强为负值也是有声音的，只是绝大多数人听不到，临床中偶尔会发现一些儿童会对-5dB HL或-10dB HL的声音做出反应。

标记符号如表3-10-2所示。有反应是指受试者会对声音做出应答；无反应是指受试者未对声音做出应答。无反应时的声音强度通常为测试设备在该频率的最大声输出。通常左耳标记符号为蓝色，右耳标记符号为红色。

表3-10-2　听力图标记符号

		左耳		右耳	
		有反应	无反应	有反应	无反应
气导	未掩蔽	✕	✕	○	○
	掩蔽	□	□	△	△
骨导	未掩蔽	>	>	<	<
	掩蔽	⅂	⅂	⌐	⌐

根据世界卫生组织2021年听力损失分级标准（表3-10-3）[9]，将较好耳500Hz、1000Hz、2000Hz、4000Hz听阈值取平均，每15dB为一级，

得到的平均听阈按听力损失程度可分为正常、轻度、中度、中重度、重度、极重度和全聋。与世界卫生组织1997年的标准相比，2021年的标准将轻度听力损失的起始值从26dB下降到20dB，同时还加入了单侧聋的分级标准。

表3-10-3　WHO听力损失分级标准（2021年）

分级	好耳听力阈值（dB）
正常听力	<20
轻度听力损失	20至<35
中度听力损失	35至<50
中重度听力损失	50至<65
重度听力损失	65至<80
极重度听力损失	80至<95
完全听力损失/全聋	≥95
单侧聋	好耳<20　差耳≥35

注：改编自2021世界听力报告。

根据听力损失的性质，还可以将听力损失分为传导性听力损失、感音神经性听力损失和混合性听力损失（图3-10-5）。传导性听力损失是指骨导听力损失在正常范围内，而气导在正常范围外，且气骨导差大于10dB。感音神经性耳聋是指气、骨导均在正常范围之外，且气骨导差小于等于10dB。混合性听力损失是指气、骨导均在正常范围之外，且气骨导差大于10dB。

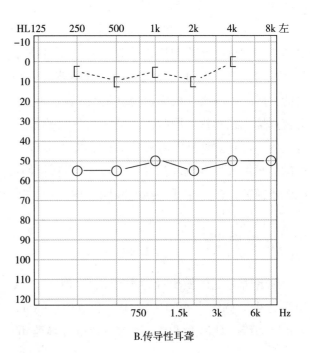

A.正常　　　　　　　B.传导性耳聋

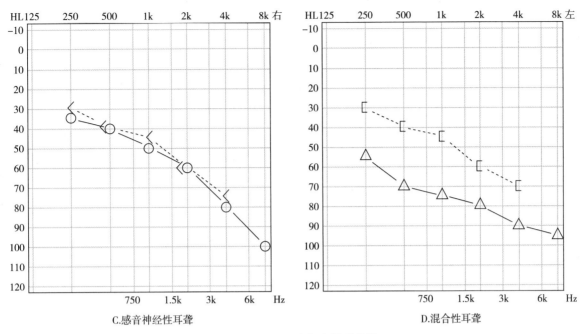

C.感音神经性耳聋

D.混合性耳聋

图 3 - 10 - 5 听力损失性质分类

临床应用

一、突发性聋

突发性聋根据听力损失累及的频率和程度，建议分为高频下降型、低频下降型、平坦下降型和全聋型（含极重度聋）[10]。

1. 低频下降型（上升型听力曲线） 1000Hz（含）以下频率听力下降，至少250Hz、500Hz处听力损失≥20dB HL（图 3 - 10 - 6）。

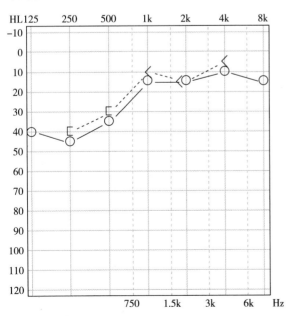

图 3 - 10 - 6 低频下降型突发性聋

2. 高频下降型（下降型听力曲线） 2000Hz（含）以上频率听力下降，至少4000Hz、8000Hz处听力损失≥20dB HL（图 3 - 10 - 7）。

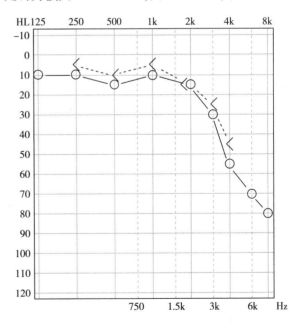

图 3 - 10 - 7 高频下降型突发性聋

3. 平坦下降型 所有频率听力均下降，250 ~ 8000Hz（250Hz、500Hz、1000Hz、2000Hz、3000Hz、4000Hz、8000Hz）平均听阈≤80dB HL（图 3 -

10 - 8）。

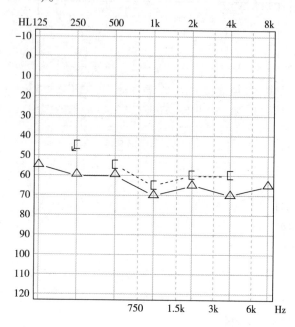

图 3 - 10 - 8　平坦下降型突发性聋

4. 全聋型　所有频率听力均下降，250 ~ 8000Hz（250Hz、500Hz、1000Hz、2000Hz、3000Hz、4000Hz、8000Hz）平均听阈 ≥ 81dB HL（图 3 - 10 - 9）。

二、 梅尼埃病

早期梅尼埃病患者听力损失以低中频感音神

经性听力损失为主，但也有部分患者听力图表现为轻度传导性聋，多为单侧发病。2014 年，Lee 等人在收集到的 337 名梅尼埃病患者（已排除中耳病变）中发现 47 人（13.9%）存在低频气骨导差[11]，间歇期听力可恢复正常。随着疾病的进展，听力损失逐渐加重，多呈全频下降的平坦型感音神经性听力损失，间歇期听力损失无法恢复至正常或发病前水平。多数患者可出现重振现象（图 3 - 10 - 10）。

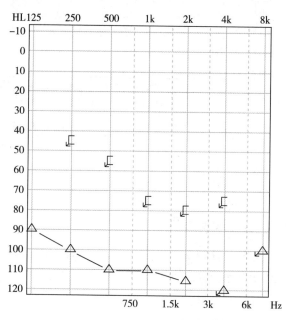

图 3 - 10 - 9　全聋型突发性聋

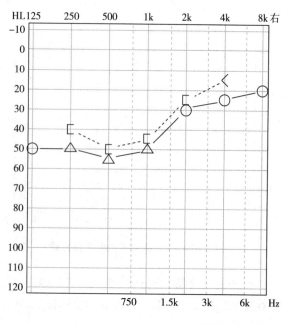

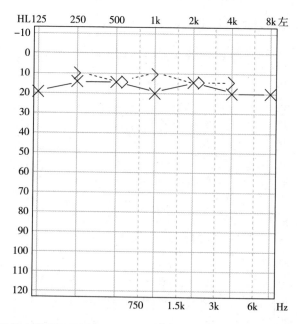

图 3 - 10 - 10　梅尼埃病典型听力图

三、 前庭性偏头痛

VM 患者听力多正常，听力下降者常进展缓慢。任同力等[12]对 102 例 VM 患者进行听力检查发现 79 例正常，6 例单侧轻度低频听力下降，3 例双侧轻度低频听力下降，13 例双侧对称性轻度高频听力下降，1 例早年单侧全聋。Battista 等[13]发现 76 例 VM 患者仅 3 人出现低频听力下降。

Radtke A 等[14]对平均随访 9 年的 VM 患者观察研究。结果显示在 VM 患者发作期，其听觉症状从初诊时 16% 增加到 49%，听力下降从 12% 增至 26%，耳鸣从 10% 增至 33%，耳胀满感 13% 增至 26%；18% 患者发展为轻度双侧耳聋，高频、低频均有受累。整体来说，VM 患者听力多见下降型曲线，且常常双侧对称（图 3 - 10 - 11）。

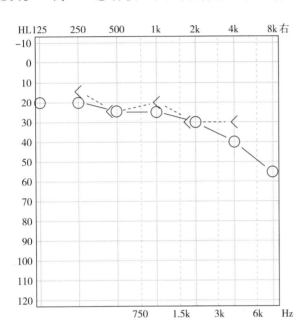
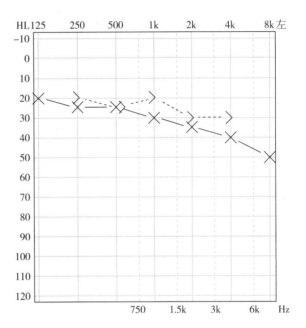

图 3 - 10 - 11 VM 典型听力图

四、 大前庭导水管综合征

大前庭导水管综合征是一种常染色体隐形遗传病。患儿出生时听力可正常，在婴幼儿期或儿童期开始出现波动性或渐进性听力下降，多为双侧。最后发展成重度、极重度感音神经性听力下降。此类患者在 250Hz 和 500Hz 可出现较为明显的气骨导差。兰兰等[15]的研究显示，LVAS 患者 154 耳中有 126 耳存在低频传导性听力损失，中高频为感音神经性听力损失，250Hz 有 126 耳（81.8%）存在气骨导差，气骨导差值范围在 20 ~ 95dB；500 Hz 有 102 耳（66.2%）存在气骨导

差，气骨导差值范围在 20 ~ 80dB。250Hz 骨导平均听阈为 13dB HL，500Hz 骨导平均听阈为 32dB HL。这种骨导听阈是真实听阈而非振触觉[16]（图 3 - 10 - 12）。

五、 听神经病

听神经病患者听力损失程度从正常到极重度不等，多为双侧，但以轻、中度感音神经性听力损失为主，重度及以上感音神经性听力损失较少。听力图亦可出现各种形态，但以上升型为主，常见的累及频率为 125 ~ 1000Hz[17 - 19]（图 3 - 10 - 13）。

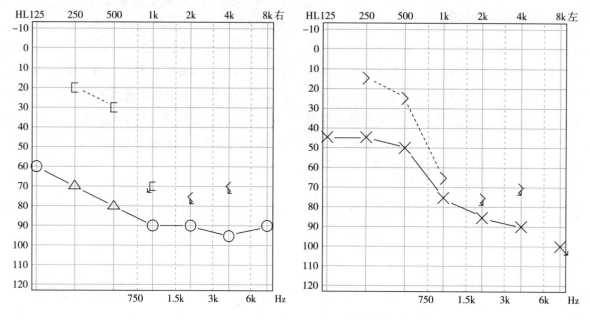

图 3 - 10 - 12　LVAS 典型听力图

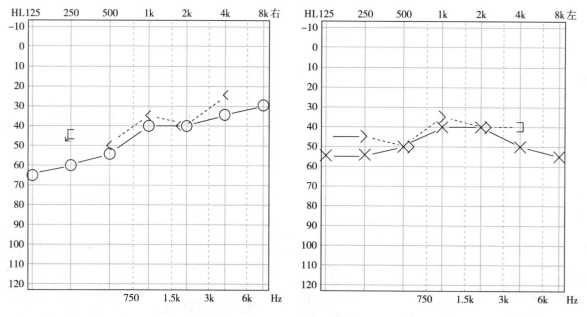

图 3 - 10 - 13　VN 典型听力图

六、耳硬化症

耳硬化症（otosclerosis）的临床表现为双耳听力渐进性下降，对称或不对称，早期多为低频，随着病程延长，会导致所有频率出现传导性听力损失，听力损失逐步加重。74% ~ 80% 的耳硬化

症患者骨导会出现 Carhart 切迹，500 ~ 2000Hz 均可出现，以 2000Hz 为主[20-22]。下降的骨导听力可在患者术后恢复正常[20]。Carhart 切迹并不是耳硬化症患者独有，在其他传导性听力损失患者的听力图中也发现有此类现象[23]（图 3 - 10 - 14）。

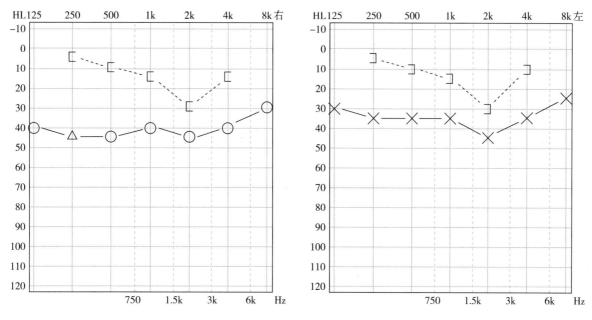

图 3 - 10 - 14　耳硬化症典型听力图

七、老年性耳聋

纯音听力图以下降型为主，即以高频听力下降为主，也可见到平坦型曲线，其他类型的曲线相对比较少见，属感音神经性耳聋。有些老年人虽然在常规纯音听阈测定时不表现出任何听力损失，然而在用高频听力计检查时，可能在 10 kHz 和 12 kHz 处的纯音听阈明显升高[24]（图 3 - 10 - 15）。

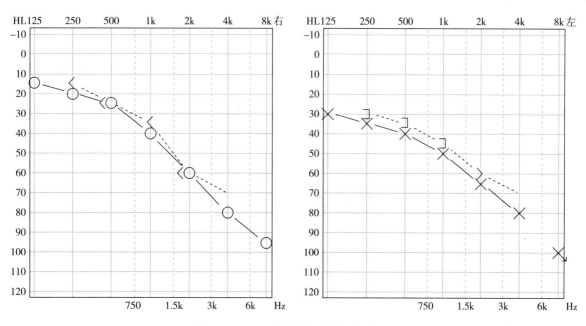

图 3 - 10 - 15　老年性耳聋典型听力图

八、噪声性耳聋

噪声性耳聋（noise - induced hearing loss, NIHL）是仅次于老年性耳聋的常见感音神经性听力损失，多与长时间的噪声暴露有关。临床纯音听阈测定通常最早在 3000 ~ 6000Hz 处捕捉到听阈下降，在 4000Hz 处听力损失较重，出现明显的切迹。双耳听力下降常具有对称性，但也可因为双耳距离噪声声源远近的差异，而导致不对称性听力损失。最新研究显示，噪声环境下工作者听力损失在 12kHz 处的下降比在 4000Hz 处更早更快，这表明 12.5 kHz 可能是早期 NIHL 的敏感生物标志

物。值得注意的是，噪声性听力损失一旦发生，多不可逆转，故应该及早预防[25]（图 3-10-16）。

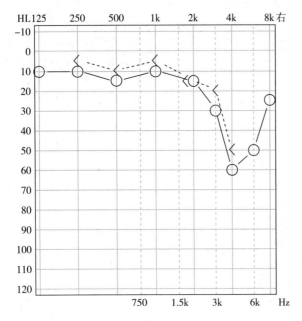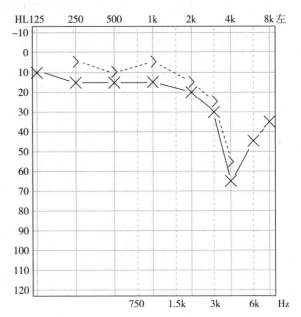

图 3-10-16　NIHL 典型听力图

总结

纯音听阈测定是临床中最常见、最重要的听力检查方法之一。它能够反映从外耳到听觉中枢整个听觉传导通路的情况，是真正意义上的听觉。在受试者配合良好的情况下，纯音听阈测定仍是评估听阈的"金标准"。

不过，纯音听阈测定也有其局限性。首先，作为一种主观行为反应测听方式，测试结果往往会受受试者的配合能力和主观动机影响，如婴幼儿、年龄较大的老年人、智力障碍者或伪聋者。其次，纯音听阈测定能反映各频率听阈情况，但并不能评估言语理解交流能力，如听神经病患者的听力损失程度往往与言语理解能力不相匹配。最后，纯音听阈测定不能很好地对耳蜗及蜗后病变进行定位诊断，因此将耳蜗病变引起的感音性听力损失和蜗后病变导致的神经性听力损失合称为感音神经性听力损失。

作者：冰丹、邓东舟（华中科技大学同济医学院附属同济医院）

二审审稿：邢娟丽（西安交通大学第一附属医院）

三审审稿：陈钢钢（山西医科大学第一医院）

参考文献

第十一节　声导抗测试

图 3 - 11 - 1　声导抗测试思维导图

概述

声导抗测试（acoustic immittance measurement）又称中耳分析仪、声阻抗测试，主要用于鉴别传导性听力损失和混合听力损失，通过研究中耳功能的两个物理量，即声导纳（acoustic ad-mittance）和声阻抗（acoustic impedance）[1]，可以了解中耳的生理或病理状况，对中耳炎症、咽鼓管功能障碍及镫骨肌反射异常有诊断意义，是听力测试基本组合中的重要组成部分。

生理基础与测试原理

中耳传递声音的过程类似于一个阻抗匹配器。当能量在两种具有不同阻抗的介质中传播时，绝大部分能量会被两种介质之间的界面反射回来。声波从空气传至淋巴液时有 99.9%（约 30dB）的声能因反射而损失[2]。而当阻抗匹配时，声波从一种介质传到另一种介质能达到最好的能量转换，人的中耳担当起阻抗匹配的角色，同时中耳具有强声下的保护作用。

在中耳阻抗匹配的作用下，当一个声波从外界传到鼓膜时，大部分能量可以通过听骨链传送到耳蜗，但仍然会有一小部分声能从鼓膜表面反射回外耳道，另一部分声能则在克服摩擦力上被消耗，阻挡和抵抗的一面即声阻抗，传导和接纳的一面即声导纳，声阻抗和声导纳的总和称声导抗。声能在传导过程中，传到耳蜗的能量与其反射、摩擦消耗的能量三者的占比因中耳病变而改变[3]，声导抗是用来测量从鼓膜返回来的声能，并由此推知中耳的状态[4]。

声阻抗是声波克服介质分子位移所遇到的阻力，是作用于单位面积的声压与通过此平面的有效容积速度之比，而声导纳是被介质接纳传递的声能，是声阻抗的倒数。声强不变，介质的声阻抗越大，声导纳就越小，介质的声导抗取决于它的摩擦（阻力）质量（惯性）和劲度（弹性）。中耳传音系统的质量（鼓膜和听骨的重量）比较恒定。听骨链被肌肉韧带悬挂，摩擦阻力很小。劲度取决于鼓膜、听骨链、中耳气垫等的弹性，

易受各种因素影响，变化较大，是决定中耳导抗的主要部分[5]。由于中耳病变对质量和摩擦力的影响较小，通常影响的是劲度，中耳的状态用顺应性来描述，顺应性与空气容量有关，顺应性高则阻抗小，顺应性低则阻抗大。因此，声导抗测试主要通过测量鼓膜和听骨链的劲度，以反映整个中耳传音系统的声导抗状态[6]。

声导抗测试使用探测音的频率范围是 250~2000Hz，临床上常用的单成分鼓室图选用 226Hz 或 1000Hz 探测音，还可以选用其他频率探测音和宽频探测音，鼓室声导抗测试的结果用鼓室图表示，反映中耳系统的顺应性随外耳道压力变化而变化的曲线。例如，当中耳腔内有积液时，鼓膜的活动会受到限制，使腔内的空气容积减少，导致返回外耳道的声能增加，传导到耳蜗的声能相对减少，中耳就显得比较僵硬，此时中耳阻抗很高，顺应性很小[7]。

声导抗还包括声反射测试，能够提供声反射路径相关信息。镫骨肌是人体最小的肌肉，其收缩时将镫骨底板牵离前庭窗，改变中耳的劲度阻抗，从而保护内耳免受强声伤害[8]。当人耳受到足够强度的声音刺激时，引起双耳镫骨肌发生反射性收缩，称为声反射或镫骨肌反射。声反射测量用于估计听敏度和鉴别听力障碍的部位，如中耳、内耳、第Ⅷ脑神经和脑干。用高声强级刺激（通常用 80dB 或以上）测试镫骨肌收缩是声反射的基础。

声反射的生理机制：中耳肌群的收缩是通过反射弧形式完成的，其反射弧的反射中枢位于低位脑干，一般由 3～4 级神经元通路组成。耳蜗毛细胞感受声音，将声音信号转化为神经电信号，传至螺旋神经节的第一级神经元，进而传导至耳蜗腹侧核的第二级神经元，信号经斜方体交叉或不交叉到内侧上橄榄核，经内侧上橄榄核传递到面神经核，引起镫骨肌收缩[9]。简单来说，耳蜗作为感受器将高强度的声音信号传递给中枢，中枢判断声音过大会对耳蜗造成损伤，于是下达指令让镫骨肌收缩，从而保护耳蜗免受损伤。

镫骨肌反射的反射弧分为同侧声反射弧和对侧声反射弧两条路径。同侧声反射弧的两条路径：①声刺激 – 耳蜗 – 耳蜗腹核 – 面神经核（同侧）– 镫骨肌；②声刺激 – 耳蜗 – 耳蜗腹核 – 同侧上橄榄核复合体 – 面神经核（同侧）– 镫骨肌。对侧声反射弧的两条路径：①声刺激 – 耳蜗 – 耳蜗腹核 – 同侧上橄榄核复合体 – 面神经核（对侧）– 镫骨肌路径；②声刺激 – 耳蜗 – 耳蜗腹核 – 对侧上橄榄核复合体 – 面神经核（对侧）– 镫骨肌[10]。从反射弧路径来看，参与镫骨肌声反射的神经包括第Ⅷ对脑神经（传入神经）和第Ⅶ对脑神经（传出神经）[11]。只要刺激一侧耳，两侧的镫骨肌会同时收缩。用同侧、对侧声反射试验可测出整条声反射的通路。一侧耳的声刺激可引起双侧耳的镫骨肌反射，交叉声反射阈比不交叉要高，即对侧声反射阈比同侧声反射阈高。反射弧的中枢部分只到达脑桥，属于皮层下中枢。而大脑的听觉中枢位于更高层次，因此大脑听觉中枢病变所致的听觉障碍不一定影响声反射[12]。

测试目的

（1）客观显示中耳传音机构是否正常，听骨链是否中断、硬化，咽鼓管是否通畅，鼓室内有无负压、积液、粘连[13]。

（2）鉴别感音性聋是由于耳蜗感受的病变还是耳蜗后听神经的病变引起的。

（3）进行周围性面瘫的定位。

（4）鉴别伪聋。

（5）鉴别肉眼不易辨认的小穿孔。

（6）听力重建术后疗效观察。

（7）婴幼儿听力检查。

测试步骤

一、测试前准备

1. 病史询问　在声导抗测试前，对头晕或眩晕患者进行简单、有针对性的病史询问，有无感冒、外伤，既往有无中耳炎、鼻炎、鼻窦炎病史，可以对患者的整体病情有一个了解，这有利于在测试过程中进行综合分析，对异常结果和伪差做出准确判读。检查者还需根据病史、用药史判断患者当前是否适合接受检查，如急性外耳道炎患者不宜进行声导抗测试，对于眩晕急性发作，有精神障碍、严重心脑血管或中枢神经系统疾病的患者，可能不耐受检查。

2. 耳镜检查　通过耳镜进行外耳道检查对于声导抗测试有重要意义。主要观察：①耳道内有无耵聍等异物堵塞，声导抗测试之前需要清除；②观察耳道有无狭窄、弯曲，是否会影响声导抗测试的准确性；③观察有无鼓膜穿孔，中耳有流脓患者不建议检查。

3. 充分告知　测试前，向受试者说明检查过程，告知可能存在的不适感，以减少其过度的紧张情绪。向受试者强调测试过程要保持放松，正常呼吸，不要咳嗽、不要说话和吞咽、不要活动，以便检查顺利完成。对于儿童患者，必要时由家长或助手扶抱患儿，配合检查。

4. 机器调试　机器预热 10 分钟，达到工作温度，自动校准到实际周围气压。检查者需为患者选择尺寸合适的探头[14]。

二、 声导抗测试

患者取坐位，将一侧头发梳理开，使其远离耳朵暴露耳部，以获得清晰的视野，将声导抗测试仪手柄探头的耳塞放入外耳道口，使耳塞达到不漏气，并完全封闭耳道。探头放在测试耳内，探头灯由红转为绿色，表明耳道封闭良好，如探头灯显示黄色表明耳道漏气[15]。自动测试鼓室压力，得出图像。

三、 测试过程

1. 声导抗图（鼓室图）　一般多采用低频率探测音（226Hz）通过测量外耳道压力变化过程，将耳塞探头塞入受试侧外耳道内，压力调至＋200daPa，鼓膜被向内压紧，声顺变小，平衡指针极度向右偏转。将外耳道压力逐渐减低，鼓膜渐移回原位而变松弛，平衡指针也随之向反方向移动，表示声顺增大，直到外耳道与鼓室压力相等时，声顺最大。超过此点后，外耳道内变成负压，鼓膜又被向外吸紧，声顺变小，平衡指针又向右偏转。如此在外耳道压力从＋200kPa到－400kPa变化过程中对探测音顺应性的变化。通过记录装置，可将鼓膜连同听骨链对探测音顺应性变化的全部声顺动态变化记录下来，绘成一条"人"字形压力声顺函数曲线，称为鼓室功能曲线，又称鼓室导抗图或声顺图[16]。

2. 镫骨的反射测试　步骤同声导抗图（在设置菜单上选择 power－up 设置）并用 right（右）或 left（左）选择测试耳进行测试。声反射阈测试一般采用强度为 70～100dB，刺激频率分别为500Hz、1000Hz、2000Hz、4000Hz 的纯音、白噪声及窄频噪声，以 5dB 递增，测试同侧或对侧的镫骨肌声反射阈（ART）[17]。

3. 声反射衰减测试　用 500Hz 和 1000Hz 作为刺激声，刺激声强度为声反射阈上 10dB，持续刺激 10 秒，得出结果，按打印键打印出测试结果，用酒精消毒探头。

四、 操作细节与注意事项

要求患者在测试过程中保持安静，否则影响测试结果。鼓膜穿孔者检查此项无意义。告知患者检查后可能会有一时的耳鸣、耳闷症状，不用担心，休息后可恢复。

▶ 结果判读

鼓室导抗测试中，常用到的探测音是 226Hz 和 1000Hz，用 226Hz 探测音进行鼓室导抗图测试时，中耳系统以劲度因素为主，适合用于儿童及成年人测试；而以 1000Hz 作为探测音的鼓室导抗测试，主要是对小于 7 个月的婴幼儿进行测试，因为婴幼儿的中耳特性是以质量为主[18]。

一、 声导抗图常见类型

鼓室图的横坐标为外耳道压力（单位为 daPa），纵坐标为声导抗（临床上常以容积替代表示，单位为 ml）。鼓室图的峰压位置、幅度及整体的形态与中耳的病变有密切关系，可以据此鉴别不同的中耳病变[19]。鼓室图可分为以下三型。

1. A 型　正常型，又称为钟型，鼓室压或峰压在 －100～（＋100）dapa 范围内，声顺值在 0.3～1.6ml，曲线光滑（图 3－11－2）。常见于正常耳（图 3－11－3）或听骨链轻度固定，有时可见另外两种亚型。

图 3－11－2　双耳　　图 3－11－3　正常鼓膜
**　　A 型鼓室图**

（1）As 型：低峰型，声顺值小于 0.3ml，振幅低但峰压点正常（图 3－11－4）。常见于听骨链固定、镫骨固定、耳硬化症、鼓膜活动度小等。

（2）Ad 型：高峰型，声顺值大于 1.6ml，振幅高，峰压点在正常范围（图 3－11－5）。常见于鼓膜愈合性穿孔、鼓膜松弛、听骨链中断等[20]。

图3-11-4 右耳 图3-11-5 右耳Ad
B型鼓室图、左耳 型鼓室图
As型鼓室图

2. B型 平坦型，鼓室导抗图曲线平缓，无峰，即使有，其高度也不会超过0.3ml（图3-11-6）。提示中耳有病变使

图3-11-6 右耳
B型鼓室图

鼓膜顺应性减少，常见于中耳积液（图3-11-7）、鼓膜大穿孔（图3-11-8）或耵聍堵塞，或探头口接触外耳道壁时。

图3-11-7 分泌性 图3-11-8 化脓性
中耳炎（中耳积液） 中耳炎（鼓膜中央
型大穿孔）

3. C型 负压型，峰压点明显左移位于-100dapa及更大负压处，但声顺值在0.3～1.6ml之间（图3-11-9）。常见于咽鼓管功能障碍。

图3-11-9 双耳C
型鼓室图

二、声导抗图参数

声导抗图参数包括鼓室压、耳道等效容积、静态声顺值、镫骨肌声反射域、声反射衰减等。

1. 鼓室压正常范围 正常情况下，鼓室压峰值处于-100～（+100）dapa之间。

2. 成人的耳道等效容积 正常范围是1.0～1.5ml，儿童是0.7～1.0ml。鼓膜穿孔时，因外耳

道与鼓室及乳突成为一个整体，所以外耳道体积可以是正常值的3～4倍。外耳道耵聍栓塞时，仅为正常值的一半。当中耳腔内充满液体、炎症、胆脂瘤或由慢性中耳疾病导致的乳突气房消失时，尽管鼓膜穿孔，但耳道容积值仍在正常值范围内。鼓膜大穿孔时，外耳道容积会显示增大，鼓室图为一条直线或无法测出鼓室图[21]。

3. 峰补偿静态声导纳值 又称静态声顺值。在外耳道的压力与中耳压力相等，外耳道压力为0dapa，中耳肌肉最放松时，鼓膜最柔顺，中耳顺应性最好；外耳道压力为200dapa，鼓膜最僵硬，中耳顺应性最低。这两者之差就是静态声顺值。成人的峰补偿静态声导纳90%正常区间为0.3～1.6ml，儿童是0.3～1.3ml[22]。

4. 镫骨肌声反射域 镫骨肌声反射阈是指能引起声反射的最小刺激声强度，也就是能引起镫骨肌收缩的最小刺激声强度。同侧声反射阈在纯音听阈上70～95dB（图3-11-10），同侧较对侧声反射阈低2～16dB，随刺激频率不同略有差异。

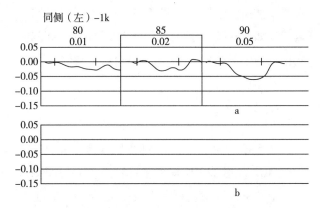

图3-11-10 左耳同侧90dB引出镫骨肌反射

5. 声反射衰减 声反射衰减是指在声刺激持续的时间内，声反射幅度逐渐降低的现象，多出现于蜗后病变。正常人引起的镫骨肌反射性收缩保持在稳定水平，无衰减现象。而蜗后病变者因听适应异常，镫骨肌收缩很快衰减，于5秒内，声反射振幅减少50%者为阳性，提示蜗后病变[23]。

► 临床应用

一、 分泌性中耳炎

分泌性中耳炎以耳闷胀感和听力减退为主要症状，当鼓室负压严重时可诱发头晕症状（图3–11–11）。耳科专科检查可见鼓膜内陷，

图3–11–11　分泌性中耳炎

呈琥珀色或色泽发暗，亦可见气液平面或气泡，鼓膜活动度降低。声导抗的鼓室压图可呈 B 型和 C 型（图3–11–12）。开始时咽鼓管功能不良或堵塞，中耳气体被吸收形成负压，鼓膜内陷，鼓室压峰压点向负压侧位移，以 C 型曲线多见[24]。当病变逐渐进展，鼓膜更加内陷，出现鼓室积液，传音结构质量增加而使声导抗进一步增加，鼓室劲度加大，鼓膜和听骨链活动降低，峰压点就越偏向负值，当声顺减弱或无变化时则成为无峰的 B 型图。如鼓室导抗图为 B 型，结合临床可诊断为分泌性中耳炎。

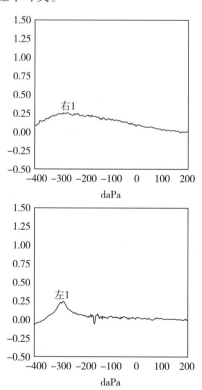

图3–11–12　双耳 C 型鼓室图

二、 鼓室硬化

鼓室硬化属慢性中耳炎的后遗病变。主诉听力下降和耳闷胀感。一般病史较长，有中耳炎病史。鼓膜可以完整，鼓室内大量硬化症包裹听骨链，影响声能传导。纯音测听为传导性或混合性耳聋，听力水平在 30～50dB；鼓膜无穿孔时，鼓室压图为 B 型或 As 型；颞骨 CT 示乳突为板障型或硬化型，有时可见斑块状阴影。

三、 突发性聋伴眩晕

本病为突然发生不明原因的感音神经性耳聋，多在 3 日内听力急剧下降伴眩晕。确切原因尚不清楚，目前认为可能与病毒感染、迷路水肿、血管病变、迷路窗膜破裂有关。其临床特征为：①突然发生的非波动性感音神经性听力损失，常为中或重度；②原因不明；③可伴有耳鸣；④ 可伴有眩晕、恶心、呕吐，但不反复发作；⑤无其他脑神经受损症状；⑥ 单耳发病居多，亦可双侧同时或者先后受累，双侧耳聋往往以一侧为重。听力检查，纯音测听表现为气骨导同步下降，声导抗为 A 型曲线，刺激耳听力损失超过 40dB，声反射难以引出，如果纯音听阈与声反射阈之差小于 60dB 表示有重振现象，为耳蜗病变的指征，提示这种感音神经性耳聋是蜗性耳聋。因有重振关系，所以听阈虽提高，声反射仍可在正常水平引出，反射阈感觉级缩小。

四、 伪聋

伪聋即装聋，听觉系统无器质性病变，听力正常。伪聋者无精神心理创伤，而是明知自己听力正常，因有所企图，故意伪装耳聋，为使耳部"病变"显著，纯音测听多为全聋，纯音听阈与声反射阈之差小于 15dB 时，应该考虑存在伪聋、功能性听力损失，或置疑纯音听阈的真实性。

五、 耳硬化症

耳硬化症是一种原因不明的疾病，病理上是由于骨迷路原发性局限性骨质吸收，而代以血管丰富的海绵状骨质增生，故称"硬化"。当累及前庭及半规管，可导致前庭功能紊乱，出现眩晕症状。听力检查，鼓膜较薄或正常，可见透红征（Schw Artze 征），咽鼓管功能检查咽鼓管通畅。早期为传音聋，听力曲线以气导低频下降为主，中期曲线平坦，骨导曲线有 Carhart 切迹（卡哈切迹），晚期为混合性聋，可有韦氏误听，有轻度眩晕，盖莱试验阴性[25]。声阻抗测听法显示声顺降低，鼓定曲线呈 As 型（图 3 - 11 - 13），镫骨肌反射消失。CT 表现为前庭窗和/或蜗窗周围密度异常，窗龛增宽或变窄，

图 3 - 11 - 13 双耳 As 型鼓室图

镫骨底板增厚。耳蜗型耳硬化症是指病变主要累及耳蜗周围，CT 表现为耳蜗周围环状密度减低影，典型者表现为"双环征"；当病变范围较大，同时累及前庭窗周围及耳蜗周围时，称为弥漫型耳硬化症，其半规管、内听道及面神经管等部位也可被累及。半规管及前庭受侵犯，可出现持续性或发作性头晕。

六、 听神经瘤

听神经瘤又称前庭神经鞘瘤，是指起源于听神经鞘的肿瘤，为良性肿瘤，是常见颅内肿瘤之一，占颅内肿瘤的 7% ～12%，占桥小脑角肿瘤的 80% ～95%[26]。在头晕、眩晕相关占位性病变中，听神经瘤亦最为常见。多见于成年人，高峰在 30～50 岁，20 岁以下者少见。听力检查提示感音神经性耳聋。纯音听阈正常或有轻损失时，声反射阈即提高或声反射消失，声衰减阳性。MRI 扫描可明确诊断。

七、 梅尼埃病

梅尼埃病是一种以特发性膜迷路积水为病理特征的内耳疾病，纯音测听可了解听力是否下降，听力下降的程度和性质。早期多为低中频感音神经性聋，听力曲线呈轻度上升型。多次发作后，高频听力下降，听力曲线可呈山峰型或平坦型，随疾病进展，听力继续下降，镫骨肌反射多不能引出[27]。

▶ 总结

声导抗测试能提示中耳传声系统是否存在病变，具有简单易行、客观性、多功能性、灵敏度高、无创伤等特点，同时不需要特别屏蔽隔音设备，无须患者主观反应，易于接受，为整套测听的重要组成部分。其在前庭医学方面，对于鉴别与中耳病变相关的头晕、眩晕方面具有重要临床意义。

作者：杨蛟（山西省临汾市人民医院）

二审审稿：陈钢钢（山西医科大学第一医院）

三审审稿：马鑫（北京大学人民医院）

参考文献

第十二节　耳声发射

图 3 - 12 - 1　耳声发射思维导图

引言

耳声发射（otoacoustic emission，OAE）是一种产生于耳蜗，在中耳经听骨链及鼓膜振动并释放入外耳道的音频能量。1978 年 Kemp[1] 首次报道了耳蜗能够产生耳声发射的研究成果，通过对比人类和其他动物的耳蜗活动，发现耳蜗可以自发地对声刺激做出反应，并认为此信号是源于耳蜗的主动耗能机制。耳声发射以机械振动的形式起源于耳蜗的外毛细胞，这种运动可以是自发的，也可以是对外界刺激的反应，其运动通过螺旋器（Corti 器）中与其相邻结构的机械联系使基底膜发生机械振动，这种振动在内耳淋巴中以压力变化的形式传导，并通过卵圆窗推动听骨链及鼓膜振动，最终引起外耳道内空气振动。OAE 反映出耳蜗不仅能被动地感受声音信号，而且还能主动产生音频能量，这是近代听力学最重要的发现之一。OAE 代表了耳蜗内的主动机械活动，可以反映听觉传出系统的活动状态，从而对听觉通路的状态进行评估。

生理基础

迄今为止，耳声发射的机制还不明确，有两种关于耳声发射产生机制的学说，分别为基底膜结构的主动反馈机制和基底膜行波的双向性机制[2]。

基底膜反馈机制[3]认为，耳蜗内存在正反馈和负反馈两种机制。正反馈机制是起于基底膜的活动，导致外毛细胞的纤毛活动，从而形成感受器电位，再通过外毛细胞活动引发基底膜的进一步活动。如果基底膜的这种反馈平衡不稳定，则会使基底膜发生震动，产生的行波沿基底膜方向传递到蜗底，引出耳声发射。而负反馈则是通过交叉的或不交叉的橄榄耳蜗系统实现，有研究表明对侧声掩蔽可抑制耳声发射，即是基于这种机制完成的[4]。

另有研究发现，耳蜗基底膜的行波呈双向性运动，不仅仅是由 Bekesy 提出的单纯由蜗底传向蜗顶，也可以进行反方向传递（由蜗顶到蜗底）[5]。目前有两种不同的理论解释。一种认为可能是由于基底膜机械阻抗不均匀，当行波通过时，其能量运行在这些部位受到阻碍，部分能量因此发生折返，逆向传递形成耳声发射。另一种认为由于基底膜对相关联的两个声刺激频率可能产生相互作用，导致行波的运行发生障碍，部分能量折返从而形成耳声发射。

测试原理

OAE 根据是否由外界刺激诱发分为自发性耳声发射（spontaneous otoacoustic emission，SOAE）和诱发性耳声发射（evoked otoacoustic emissions，EOAE）。根据刺激声不同，诱发性耳声发射又分为畸变产物耳声发射（distortion product otoacoustic emissions，DPOAE）、瞬态诱发性耳声发射（transient - evoked otoacoustic emissions，TEOAE）、刺激频率耳声发射（stimulus frequency otoacoustic emissions，SFOAE）和电诱发耳声发射（EEOAE）[6]。

一、自发性耳声发射

SOAE 是指在没有声刺激的情况下（即自发地）发出的声音，是耳蜗的正常生理现象。其产生的主要机制是外毛细胞的正常活动引发基底膜的振荡产生行波，行波能量在基底膜上阻抗不均匀处发生折返而产生逆向声传递方式，最终进入外耳道内[7]。SOAE 是类似纯音的一种信号，可以通过外耳道内的小型麦克风记录，并以频域的形式展现，正常听力人群的 SOAE 可表现为一个或多个不同频率的窄带频谱，并且多为纯音形式，强度一般在 3~5dB SPL，最大不超过 20dB SPL（图 3-12-2）。

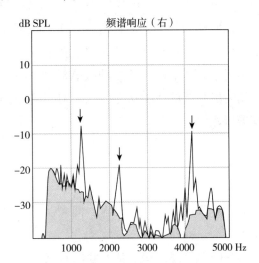

图 3-12-2　SOAE 频谱相应图（右耳最小信噪比标识出的所有 SOAE）

二、诱发性耳声发射

1. 瞬态诱发性耳声发射　是指当耳蜗受到短声（click）或短纯音（tone burst）刺激后，经过一定潜伏期，以一定形式释放出的声频能量，其形式由刺激声的特点决定。TEOAE 是在有记载的研究中最先被发现的一种耳声发射[8]。典型的 TEOAE 信号为时域显示，TEOAE 波相对于刺激的延迟时间为 2~5 毫秒，持续时间也为 2~5 毫秒。TEOAE 的强度一般不超过 20dB SPL。在低刺激强度的情况下，TEOAE 的幅度会随刺激强度的增加呈线性增长，但是当刺激强度达到 40~60dB SPL 时，TEOAE 的强度不随刺激强度呈线性增长，而表达为趋于饱和的非线性特点（图 3-12-3）[6]。不同的刺激声会对 TEOAE 的频率成分产生影响[8]。耳蜗会对频率差别较大的两个纯音构成的

复合声刺激进行线性响应，但是当两个频率差别不大时则会产生非线性响应，这也是 OAE 的频率特异性。由于短音和短纯音的频率组成不同，由两种刺激声诱发的 TEOAE 频率也是不同的。同时，刺激声强度对 TEOAE 波形和大小也会产生影响，高刺激强度可以得到频率范围更宽的 OAE，随着刺激水平降低，OAE 的频率范围也会逐渐变窄。

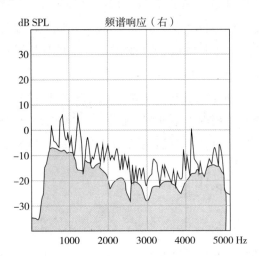

图 3-12-3　TEOAE 频谱相应曲线图（右耳，正常人）

2. 畸变产物耳声发射　是通过使用两个具有一定频率比和强度关系的长时程纯音 f1 和 f2 同时刺激耳蜗后诱发的由耳蜗产生并在外耳道中记录到的频率与刺激声有关的音频能量。在原始音强度、强度差值和频率比保持不变的情况下，DPOAE 幅度与原始音频率的函数曲线称为 DP 图（DP-gram）（图 3-12-4）。

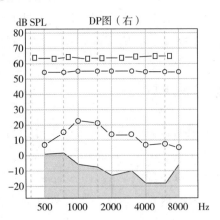

图 3-12-4　正常听力患者的右耳 DPOAE 测试结果

由于耳蜗基底膜的非线性特性，两个纯音同时刺激后会产生频率不同于两个初始音的畸变信号，这两种刺激声被称为原始音，其中 f1 频率较低，f2 频率较高。研究发现，以 2f1 - f2 的畸变信号的振幅最大，能记录到较高强度的 DPOAE，也被看作 DPOAE 的测试指标[9]。通常 DPOAE 的反应出现于与 2 个刺激音有关的固定频率上，表现为纯音样的窄带谱峰，强度以高于本底噪音 3dB 为确认标准。DPOAE 的幅值一般比刺激强度低 60dB，但是其幅值会受到许多影响因素影响，如两个初始音的频率和强度等。有研究表明，当 f2/f1 的值为 1.22 ~ 1.25 时，可以得到 DPOAE 在中频的最大幅值，对于低频的 DPOAE 则需要较大的频率比或更强的刺激，相反对于高频的 DPOAE 则需要较小的频率比或更低的刺激[10]。除频率比以外，两个原始音强度之间的差值也会影响 DPOAE 的幅值。有研究表明，当 f1 的刺激强度比 f2 的刺激强度 ≥10dB 时，DPOAE 的幅值是最大的。原始音强度对于幅值的影响可以通过绘制 I/O 函数曲线进行更加清晰地展现。当两个原始音差值固定时，DPOAE 的幅值会随着原始音强度的变化而变化。当初始音强度增加时，DPOAE 的幅值也会随之增高。对 I/O 函数曲线进行测试有助于确定 DPOAE 的阈值，即发现可引出 DPOAE 的最低原始音强度[11]。

3. 刺激频率耳声发射 是指采用频率连续变化的纯音作为刺激声，SFOAE 与刺激声同时出现，且出现频率与刺激声频率相同。通过耳道内的麦克风可同时记录到刺激信号和 SFOAE 信号。由于 SFOAE 与刺激声同时且在同一频率出现，所以在时域和频域上都是重叠的，因此需要把 SFOAE 从刺激声中分离出来。通常利用 SFOAE 的非线性特点，采用不同的刺激强度。在低强度刺激下，SFOAE 通常呈线性增长，SFOAE 的幅值与刺激声幅值大致相同，而在高强度刺激下，SFOAE 则趋于饱和，刺激声强度会远远大于 SFOAE 的幅值，在此情况下，高刺激声的强度能量减去低刺激声（主要为 SFOAE 和刺激声）的强度能量，所得到的差值就是 SFOAE（图 3 - 12 - 5）[12]。由于将 SFOAE 分离出来需要比较复杂的手段，在技术上比提取 TEOAE 和 DPOAE 更加困难，花费时间更长，所以对 SFOAE 的临床应用和研究相对较少。

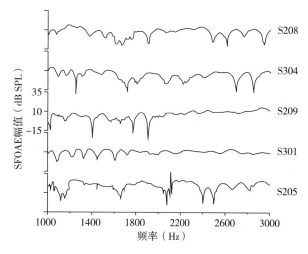

图 3 - 12 - 5 5 名听力正常受试者 SFOAE 幅值与频率的关系

4. 电诱发耳声发射 是指使用交流电对耳蜗进行刺激，诱发出与刺激电流相同频率的耳声发射。相较于其他类型的耳声发射，此类耳声发射目前只在动物研究上进行[13]。

▶ 测试步骤

一、检测步骤

（1）进行常规的耳镜检查，确保外耳道通畅无阻塞、无分泌物。

（2）根据患者外耳道尺寸选择大小合适的海绵或橡胶耳塞，将探头插入耳道，使其尖端与外耳道充分密闭。适合的探头放置可优化给出的刺激声，并降低耳道中的环境噪声。

（3）开始记录耳声发射，一般情况下首先进行好耳的测试，待测试完成后继续测试另一耳。

（4）通过得出的结果判定患者耳声发射的正常与否。

二、注意事项

（1）测试时背景环境要保持安静，最好是在隔音室中进行，否则噪音过大会影响检测结果。

（2）探头大小要与患者外耳道大小匹配，耳塞尖端应贴紧耳道放置以进行密封。尖端不应在耳道中松脱，也不应插入过深。

（3）测试时应注意受试者状态，被检测者要保持安静，在整个测试过程中探头位置必须保持稳定，以确保正确测试。

（4）外耳道中有任何物体都会阻碍探头记录，故要确保耳道内无耵聍，探头也需要定期进行清理，防止耵聍阻塞影响检测结果。

结果判读

一、结果分析

1. SOAE 正常听力人群的 SOAE 可表现为一个或多个不同频率的窄带频谱，并且多为纯音形式，强度一般在 3 ~ 5dB SPL，最大不超过 20dB SPL。在临床中并非所有听力正常人群都可引出 SOAE。有研究表明[14]，在听力正常人群中，有40% ~ 70% 的人可以引出 SOAE；女性 SOAE 引出率高于男性，右耳引出率高于左耳。另有研究显示，4 周到 12 个月的听力健康婴幼儿，其引出率要高于 2 ~ 18 岁青少年[15]。除此之外，SOAE 出现的频率在婴幼儿与成人间也有所差别，成人大多出现在 1000 ~ 2000Hz，而新生儿及婴幼儿出现的频率多在 2000 ~ 5000Hz[15]。由于 SOAE 在正常听力人群中的引出率不算高，因此 SOAE 的临床中价值有待进一步研究。

2. TEOAE 具有客观、敏感并且快速的特点，正常人群引出率为 100%。正常听力人群中 TEOAE 的频率范围分布在 500 ~ 5000Hz，其中以 1000 ~ 2000Hz 频段的检出率最高。当反应幅值超过本地噪音 3dB 及以上，即 SNR≥6dB 并且波形总相关性≥70% 时，TEOAE 可被认为通过[16]。当耳蜗性听力损失超过 40dB HL 时，基本记录不到 TEOAE。和 DPOAE 相比较，TEOAE 的频率特异性较差，主要是评估耳蜗功能的正常与否，更适合新生儿听力筛查、动态监测耳蜗功能、蜗性和蜗后性聋的鉴别等方面[17]。同时由于刺激声强度会对 TEOAE 产生影响，使用较高的刺激强度可以获得耳蜗更全面的信息。

3. DPOAE DPOAE 的频率特异性和频谱范围更高，能更好地反映不同频率的信号强度情况，也可以更好地了解耳蜗高频区的功能状况[18]。在正常的听力人群中，DPOAE 的引出率可达到 100%。当反应幅值超过本地噪音 3dB 及以上，即 SNR≥6dB，检出率≥60%，DP 值≥ - 10dB 时，DPOAE 可被认为通过[18]。DPOAE 的幅值随年龄增长而变化，新生儿幅值高于成人，但具体差值还有待进一步确定。不同于其他类型的 OAE，当听力损失大于 50dB HL 甚至有些患者在 60dB HL 时也可引出 DPOAE，因此其能更好地对耳蜗病变程度和位置进行判断[19]。目前，DPOAE 在临床中已经广泛应用于耳科相关疾病的诊断和治疗效果评估。

二、影响因素

OAE 的引出率受传导性听力损失影响，如中耳疾病（包括中耳积液、耳硬化症、听骨链畸形等），OAE 可能无法引出。中耳过大的正压、过小的负压或不超过 30% 面积的鼓膜穿孔都会导致低频率的 OAE 衰减[20]。

临床应用

OAE 在临床中已经广泛应用于听力学及耳科相关疾病的诊断和治疗效果评估。

一、 新生儿听力筛查和老年人听力检测

有研究表明，先天性听力损失和儿童获得性听力损失的发病率为 1%～3%[15]。新生儿的听力筛查可以尽早发现听力损失的患儿，使其在语言发展的关键阶段得到适当干预[21]。OAE 目前已经广泛应用在新生儿听力筛查中，其中 TEOAE 提供了一个有效、快速、无创伤的评价耳蜗功能的客观指标，使其成为新生儿听力筛查的一项常规检测方法[22]。由于 TEOAE 具有客观性、敏感性、快速、无创伤等特点，目前在很多国家，TEOAE 已经成为新生儿听力筛查和老年人听力检测的一项常规技术。而 DPOAE 具有显著的频率特异性，拥有更为广阔的临床应用前景，作为老年人听力筛查的工具越来越受到人们的重视。

二、 监测可能造成听力损失的因素

1. 耳毒性药物使用后的听力跟踪监测 外毛细胞是耳毒性药物最早损害的内耳组织，而 OAE 可以更早监测到耳蜗外毛细胞的损害。因此，OAE 可以作为监测耳毒性药物对耳蜗功能早期损害的一项重要指标[23]。

2. 噪声性听力损失的监测 噪声性听力损失是由于长期暴露在噪声刺激的环境下而发生的一种感音神经性听力损失。噪声引起听力损失的基础是损害耳蜗外毛细胞的静纤毛，早期表现为高频听力下降。长期接触噪声的患者虽然纯音测听可能位于正常范围，但 DPOAE 可以更敏感地发现早期噪声性听力损失。此类患者 OAE 的引出率会降低，幅值也会有所下降，特别是位于高频[19]。

三、 听神经瘤的诊断

研究表明，听神经瘤患者 OAE 的引出率为 27%～47%，但听性脑干反应（auditory brainstem response，ABR）结果异常[24]。因此，在临床中可以结合两个检查结果对听神经瘤进行辅助诊断。

四、 梅尼埃病的诊断

有研究表明，相对于正常人群的 DPOAE 和 TEOAE 结果，梅尼埃病患者的 DPOAE 幅值和信噪比均下降，TEOAE 波形的重复性、幅值和信噪比也均下降，并且 TEOAE 在低频反应减弱，与纯音听力图的听力损失范围对应，随着听力损失加重，OAE 的引出率下降或消失[25]。

五、 突发性聋动态监测

当突发性耳聋听阈超过 40dB HL 时，耳声发射会消失，但在恢复过程中，EOAE 反应恢复比纯音听力更早[10,26]。

总结

耳声发射已经成为临床中常规听力检查诊断的项目之一，可用于鉴别诊断不同的耳科疾病，是听力学在临床中的一项重要组成部分。由于耳声发射具备快速、有效、非侵入性的特点，也广泛应用于婴幼儿听力筛查项目。但是到目前为止，对耳声发射产生机制的研究结果还不明确，越来越多的研究学者也在对其机制进行研究，希望未来可以得出明确的结论。

作者：熊彬彬、苗雨（珠海市中西医结合医院）

二审审稿：邢娟丽（西安交通大学第一附属医院）

三审审稿：陈钢钢（山西医科大学第一医院）

参考文献

第十三节　听觉诱发电位

图 3-13-1　听觉
诱发电位思维导图

概述

中枢神经系统存在各种生物电活动，将其记录下来即为脑电图，由声、电、激光等刺激听觉通路产生的脑电变化称为听觉诱发电位（auditory evoked potentials，AEP）。常用的 AEP 强度仅为背景脑电信号的 1%，单次 AEP 湮没其中不能辨识，多次刺激记录叠加，使有规律的 AEP 逐渐增强、无规律的背景噪声逐渐抵消，然后平均还原 AEP。20 世纪 70 年代数字式计算机叠加平均技术成熟后，诞生了商品化检测设备[1]。

听阈测定是听力学的核心内容之一，用客观手段准确估计主观行为听阈，一直是听力学检查孜孜以求的目标。目前应用较普遍的 AEP 检测方法包括耳蜗电图、听性脑干反应（auditory brain-stem response，ABR）、40Hz 听觉事件相关电位（40Hz auditory event relatead potentials，40Hz AERP）和多频听觉稳态反应（multiple auditory frequency steady state responses，MASSR）。

传统短声 ABR 神经同步化好，但无频率特异性，而短纯音 ABR（tone burst auditory brainstem response，tb-ABR）、40Hz AERP 和 MASSR 等有频率特异性，但耗时长，各有优势和局限，应用时要综合考量。现代耳显微外科对神经功能保留理念日趋重视，术中应用 AEP 监测听功能逐渐增多。另外，还用于 AEP 行经听觉通路相关特殊疾病的辅助诊断[2]。

听性脑干反应

一、测试原理

ABR 是应用最广、研究最成熟的 AEP，是指给声后 10 毫秒内的一系列短潜伏期电位，主要成分为 I～V 波。各波来源有不同说法，部分学者认为 I 波来源于蜗神经近蜗端，II 波来源于蜗神经近脑端，III 波来源于耳蜗核附近，IV 波来源于上橄榄核附近，V 波来源于下丘附近。

二、测试步骤

1. 测试前准备　询问病史，明确测试目的，电耳镜检查外耳道和鼓膜排除影响测试因素，向受试者或其监护人告知测试流程，应用镇静剂需取得知情同意并有抢救预案。

2. 脱脂　用酒精棉片脱脂，极间电阻应小于 5kΩ。

3. 放置电极　记录电极置于前额发际正中，参考电极置于给声侧乳突，接地电极置于鼻根。

4. 给声　短声采用上升和下降时间小于 25 毫秒、持续时间 100 毫秒的短声信号，交替极性刺激，刺激速率建议 19.1 次/s 或 21.1 次/s，气导测试建议用插入式耳机。短纯音建议采用上升时间和下降时间为 2 个周期、平台期为 1 个周期，即 2-1-2 型短纯音，Blackman 门控包络[3,4]。

5. 记录　建议采用 100～3000Hz 的滤波带通，记录时间 10～20 毫秒，放大器增益 10^5 倍，叠加次数不少于 1024 次。

三、 结果判读

1. 阈值判定　初始刺激声强度 60 ~ 70dB nHL，与纯音听阈测定类似，以"降 10 升 5"法，引出可重复 V 波的最小刺激声即为电反应阈值（图 3 - 13 - 2）。

图 3 - 13 - 2　ABR 检查界面（双耳电反应阈 20dB nHL）

2. I、Ⅲ、Ⅴ波的辨识　一般通过潜伏期和前后波形来辨识，由于 V 波出现率最高，并对判定阈值最重要，一般先辨识 V 波，其最波峰最高且紧随一个较大的负波，与Ⅳ波融合时以降支起点判定；I 波消失或低振幅时，可通过增加刺激强度、降低刺激速率、参考耳蜗电图 AP 波等确认；Ⅲ波振幅一般高于 I 波，最好比较同侧和对侧记录进行辨识。

3. 振幅及潜伏期　振幅以各波峰为参考点，量取峰顶到相邻的波谷或基线的差值。潜伏期量取的起点为电脉冲冲击换能器的时刻，以波峰作为参考点，波峰重复性欠佳的取两峰均值，宽峰取其双侧斜线延伸的交点。I、Ⅲ、V 潜伏期正常值中位数 1.5 毫秒、3.5 毫秒、5.5 毫秒；I ~ V 波间期正常值上限为 4.5 毫秒，双侧不对称标准下限为 0.4 毫秒；I ~ Ⅲ 波间期正常值上限为 2.5 毫秒，双侧不对称标准下限为 0.4 毫秒；Ⅲ ~ V 波间期正常值上限为 2.4 毫秒，双侧不对称标准下限为 0.4 毫秒[5]。

4. 注意事项　ABR 测试结果受年龄、性别、听力损失类型、测试环境、硬件软件设备、参数设置等因素影响，不同实验室应在报告中标注相应信息，并建立自己的正常参考值。

四、 临床应用

1. 听阈评估　ABR 检测不需受试者主动配合，且不受镇静剂的影响，适用于婴幼儿、智障、自闭症、伪聋或夸大性聋等完成行为测听有困难的特殊人群。传统短声 ABR 可以诱发大量神经元产生同步化神经反应，波形分化良好利于辨识，短声 ABR 主、客观反应阈在数值上非常接近，仅高于其行为听阈 5 ~ 10dB，但短声能量集中在 2000 ~ 4000Hz，不具备频率特异性，可能高估或低估低频听阈。纯音有良好频率特异性，却无法产生有效同步化反应，因而波形分化差。短纯音、短音或窄带 CE - chirp 信号可在两者间取得一定平衡[6,7]，可以反映相应测试频率的听力[8]，目前短纯音 ABR 相对成熟，并普遍应用[9]，我国 500Hz、1000Hz、2000Hz 和 4000 Hz 短纯音 ABR 的推荐校正值分别为 25dB、20dB、15dB 和 10dB[1]。传导性聋振幅下降，可能 I 波潜伏期延长而 I ~ Ⅲ、I ~ V 波间期缩短，由于骨导振动器最大输出受限且波形易受干扰，对传导性聋的骨导听阈评估价值有限。

2. 术中监测　ABR 能提示听觉传导通路早期生理状态变化，用于后颅凹手术中监测，以提示听觉通路的完整性；人工耳蜗术中电极植入前电刺激 ABR（electrically evoked auditory brainstem response，EABR）可辅助评估患者残余听力，尤其是内耳畸形、耳蜗纤维化、听神经纤细、听神经病等特殊情况[10]，以预估术后效果，并指导术后耳蜗调试。

3. 耳神经科学　①桥小脑角肿瘤：ABR 的表现形式与肿瘤部位、大小、生长方式、听力损失程度以及是否压迫供血动脉等密切有关，最常见的表现是 I ~ V 波间期延长或 V 波消失，肿瘤较小或未压迫听神经时表现正常，内听道小肿瘤也可引起 ABR 异常，肿瘤较大可能引起双侧 ABR 异常[15]，但需要警惕双侧听神经瘤。②脑干病变：多发性硬化症等脱髓鞘疾病脑干传导时间延长，可表现为 I 波正常、I ~ V 波间期延长、V 波宽大、Ⅲ ~ V 波消失等；脑干胶质瘤患儿可表现为潜伏期延长、振幅异常、波形异常或消失等；脑白质营养不良者可能仅见 I 波；脑外伤及昏迷、颅内高压等患者行 ABR 检查有助于判断脑干损伤程度和治疗效果。

40Hz听觉事件相关电位

一、 测试原理

给予刺激速率（1～200）次/s的周期性瞬态声，可在100ms内记录到4个间隔25ms的准正弦波，称为40Hz AERP，以清醒状态下刺激速率40次/s时反应最佳[11]。40Hz AERP本质是一种听觉稳态反应，起源部位尚有争议，争议焦点主要集中在是皮层还是下丘和丘脑。其特点是波形稳定、振幅大，受意识状态、镇静剂和麻醉影响，阈值非常接近行为听阈。

二、 测试步骤

（1）皮肤脱脂与电极放置与ABR相同。
（2）给声：采用短纯音信号，刺激速率40次/s。
（3）记录：滤波带通5～100Hz，记录时窗100ms，增益100dB，通常叠加512次。

三、 结果判读

初始刺激声强度为80dB nHL，以"降10升5"法，引出可重复的准正弦波的最小刺激声即为电反应阈值（图3-13-3）。

图3-13-3 40Hz AERP检查
（1000Hz短纯音双耳电反应阈20dB nHL）

四、 临床应用

1. 评估听阈 短纯音40Hz AREP具备良好频率特异性，客观反应阈与主观行为听阈非常接近，尤其适用于评估中低频听力，但也受年龄、睡眠、药物和麻醉等影响，不适用于婴幼儿及其他不能配合的受试者。

2. 术中监测 40Hz AREP幅度受睡眠觉醒状态影响，可通过幅度变化监测全麻深度。

3. 耳神经科学 ①听神经病：听神经病的典型听力学改变是以低频为主的感音神经性听力下降，ABR往往无法引出或波形严重异常，可能是听神经纤维同步化障碍，而40Hz AREP作为稳态反应不受影响；②高位脑干病变：一些高位脑干病变如多发性硬化症等，纯音听阈正常而40Hz AREP阈值增高，可能与听神经放电非同步化有关。

多频听觉稳态反应

一、 测试原理

由周期性瞬态声（刺激速率1次/s至200次/s）或调制声产生，相位与刺激信号具有稳定关系的诱发电位，称为听觉稳态反应（auditory frequency steady state responses，ASSR）。ASSR的起源与调制频率有关，低调制频率（20～40Hz）时脑干和皮层均参与反应（包括40Hz AERP），高调制频率（70～100Hz）时可能主要来源于脑干，起源位置越高，受意识状态、镇静剂和麻醉的影响越大。

MASSR则是将多个不同频率（500Hz、1000Hz、2000Hz、4000Hz）的载波，以不同的调制频率（70～110Hz）对其调制，双耳同时给予多个调制声，激活双耳基底膜相应多个部位。当调制信号大于反应阈值，将出现与调制频率同步的脑电变化，即锁相现象。MASSR首次实现了电反应测听阈值的客观识别，并且以频率特异性听力图的形式呈现检测结果。

二、 测试步骤

（1）皮肤脱脂与电极放置与ABR相同。
（2）给声：双耳同时各给予4个刺激声，载波频率为500Hz、1000Hz、2000Hz、4000Hz，调制频率70～110Hz，各调制频率之差大于3Hz，建议采用调幅100%、调频20%的混合调制。
（3）记录：滤波带通10～300Hz，放大器增

益 10^5 倍，伪迹剔除设置为 $31\mu V$，一般记录 1024 个调制周期。

三、 结果判读

由于 MASSR 同时检测双耳多个频率，各调制频率间非常接近，所以时域波形不如 40Hz AERP 容易辨识，在频域分析幅度和相位时，用统计学方法判定是否存在 MASSR 反应，以可靠性大于 95% 被辨识为达到阈值（图 3-13-4），并基于统计算法给出相关的行为听阈估值，以听力图形式呈现（图 3-13-5），整个过程均由计算机自动完成。

图 3-13-4　MASSR 同时检测双耳 8 个频率，在频域统计分析存在 MASSR 反应的可靠性

图 3-13-5　MASSR 以电反应听力图呈现结果

四、 临床应用

1. 评估听阈　MASSR 首次实现了阈值的计算机识别，并以电反应听力图呈现结果，包括电反应阈值听力图，以及基于厂家统计研究得出的估计听力图。其优势是频率特异性好、声信号不易发生畸变、刺激最大声强很高、预测听力图与纯音听阈图高度相关[12]，尤其是高频听力，可用于助听器验配后声场测试助听听阈以及反映阈上言语听觉功能。值得注意的是，不同年龄、病变类型[13]、听力程度和载波频率，MASSR 阈值与纯音听阈的相关性不完全一致。

2. 术中监测　高调制频率 ASSR 很少受麻醉药物影响，可用于听神经瘤等手术中监测听觉通路的完整性，也有助于睡眠呼吸检测中意识状态的分离[14]。

作者：姚寿国（宁波大学附属第一医院）
二审审稿：邢娟丽（西安交通大学第一附属医院）
三审审稿：陈钢钢（山西医科大学第一医院）

参考文献

第十四节　耳蜗电图

图 3-14-1　耳蜗电图思维导图

引言

耳蜗电图（electrocochleogram，ECochG）目前在耳科临床工作中作为一项重要的听力学检查诊断方法，被临床医生广泛使用。在临床应用中，耳蜗电图主要包括 3 个波形成分，即耳蜗微音电位（cochlear microphonics，CM）[1]、总和电位（summating potential，SP）、听神经复合动作电位（compound action potential，CAP 或 AP）。CM 与 SP 起源于耳蜗内毛细胞感受器电位，而 AP 是多个听神经纤维放电的动作电位波形的总和。

一、 CM 的来源和特点

1. CM 的来源　CM 是耳蜗毛细胞感受器电位中的交流成分在生物电场中的综合反应，其中 80%～85% 的 CM 来源于耳蜗外毛细胞（outer hair cell，OHC），15%～20% 的 CM 来源于耳蜗内毛细胞（inner hair cell，IHC）[2]。

2. CM 的特点[3]　①具有较好的频率选择性，短纯音诱发的 CM 可以反映耳蜗各转的功能情况；

②无潜伏期，刺激声一经给出便发生，刺激声终止时便消失；③变化幅度呈非线性改变，在 0～70dB SPL 的低声强度刺激时，其幅度呈线性增加，而在 80～110dB SPL 的高声强度刺激时，其幅度的增加程度减弱甚至下降，呈现非线性特点；④无不应期，无真正的阈值及适应性。

二、 SP 的来源和特点

1. SP 的来源　SP 是耳蜗内不同非线性机制的多种成分反应的总和，＋SP 主要来源于 OHC，－SP 主要来源于 IHC，中阶记录到的 SP ＝＋SP －SP，即＋SP 与－SP 的代数和[4]。

2. SP 的特点　无不应期、潜伏期及疲劳现象。

三、 CAP 的来源和特点

1. CAP 的来源　听神经突触后膜即传入树突去极化产生 AP，复合动作电位（CAP）实际上是数以千计的单个听神经纤维的 AP 总和[5]。

2. CAP 的特点[6]　①符合"全或无"定律，对阈下刺激无反应，而对阈上刺激无论强度大小均会产生动作电位且出现不应期；②幅值与刺激强度呈特定的非线性关系；③具有阈值，可反映耳蜗的真实功能；④为听神经纤维的同步化反应；⑤具有被掩蔽的特性。

虽然 CM 无潜伏期，也无真正意义上的阈值，但 SP/AP 在耳蜗疾病的判别中却起到很重要的参考作用，通常用于内淋巴积水（endolymphatic hydrop，ELH）和梅尼埃病的诊断及疗效评估中，还可用来协助判断突发性聋患者的预后。近年来，随着我国人工耳蜗植入手术病例的不断增多，以及临床医生对听神经病谱系障碍（auditory neuropathy spectrum disorder，ANSD）认识的不断深入，耳蜗电图的应用需要也不断增加，特别是 CM 被较多地应用于 ANSD 的辅助诊断中[7,8]。

ECochG 是一种不依赖患者主观行为的客观听力检查方法。其检查结果具有精确性及可重复性。由于检查时的电极位置能够放置于近听觉末梢结构的位置，因此其反应结果呈严格的单侧性，不需给对侧耳加掩蔽。同时，其电位来源比较明确，可较为准确地确定病变部位，结果不受外界其他因素影响[9,10]。

测试原理

人们通常认为 CM 主要来源于耳蜗底转的外毛细胞，而 SP 则来源于耳蜗底转的螺旋器，并提出耳蜗电位机械电换能理论，即在耳蜗中阶内＋80mV 的直流电位与毛细胞内－60mV 的膜电位，二者形成跨越毛细胞顶部 140mV 的电位梯度。当基底膜由于声波的传入而引起振动时，此时毛细胞的静纤毛受剪接力的作用，导致纤毛及其附近的基础小体在机械力的作用下而变形，使毛细胞顶面局部电阻发生改变。随着基底膜的振动，这种局部的电阻改变不断调整着通过毛细胞的电流，从而产生了随声波振动而变化的交流 CM 和基线的直流位移 SP。在耳蜗毛细胞受到机械刺激兴奋产生 CM 的同时，传入神经递质谷氨酸进行释放并进入突触，并与突触后膜的谷氨酸受体结合，进而激活与谷氨酸受体相偶联的 Ca^{2+} 通道，引起 Ca^{2+} 内流，使突触后膜去极化产生 AP，CAP 实际上是这些单个听神经纤维的 AP 总和[11]。

测试步骤

一、 测试前准备

1. 检查测试设备　在测试前，检查者需要对听觉诱发电位仪等仪器进行检查，以确保检查设备正常工作，特别要注意查看耳内记录电极是否保持正常导通。

2. 向患者及家属告知测试要求　首先，让患者充分了解在记录电极放置时虽可能会有耳部不适感，但这种不适感是一过性的，从而打消患者对此的顾虑；其次，嘱患者检查时安静地躺在检查床上，不需做出任何反应；最后，婴幼儿检查时需服用镇静药物，并向家长说明此项检查患儿需要保持在睡眠状态下进行。

3. 脱脂处理和放置记录电极　检查时尽量降低记录电极的接触阻抗，这是 ECochG 检查中的重要环节。

4. 电极导联　由于耳蜗电图为单侧反应，所以检查中使用单通道导联。放置于耳道内的记录电极为非反转电极，置于同侧乳突或耳垂的为反转电极（参考电极），鼻根部接地。

5. 换能器选择　依据检查内容，选择骨导或气导耳机，进行气导测试时需尽量使用插入式耳机，以便更好地排除刺激伪迹[12]。

二、测试参数

（1）刺激声参数设置：引导 CAP 时常用能量主要集中在 3000～4000Hz 的短声，而记录 CM 时常用频率特性好的短纯音或短音；由于 SP 是直流电位，在引导 SP 时需采用相对较长时程的刺激信号。

（2）刺激声强度和极性刺激声强度一般为 80dB nHL，在该强度下如果记录不到清晰的 SP 和 AP，需选用更高的刺激强度。

（3）可将刺激声极性设置为密波、疏波或交变极性，在记录 SP 和 AP 时一般采用交变刺激声极性信号。通常选择密波或疏波单一极性的信号引导 ECochG，也可选用交变极性波引导 ECochG，并减去由相反极性信号得到的分离波形以抵消动作电位，增强 CM 的波幅[13-15]。

（4）刺激速率（刺激重复率）：一般可将刺激速率设置为 20～40 次/s。

（5）记录参数设置：一般将放大器增益设定为 10^5，推荐将滤波器设置测试的通带截止频率设定为 100～3000Hz。

（6）叠加次数：至少叠加 1000 次，一般不超过 1500 次。

（7）一般将 EChoG 记录时窗设定为 5～10毫秒。

三、波形标定

ECochG 的 SP 和 CAP 波形标定方式如图 3-14-2 所示[12]。如需关注 CM，可以 CM 波形的特点协助鉴别是否引出[1]。①CM 完全复制刺激声的声学波形；②CM 无潜伏期，刺激声一经给出变发生，刺激声终止时变消失；③CM 变化幅度呈非线性改变，在 0～70dB SPL 的低声强度刺激时其幅度呈线性增加，而在 80～110dB SPL 的高声强度刺激时，其幅度增加减弱甚至下降，呈现非线性特点；④CM 无不应期，无真正的阈值及适应性。

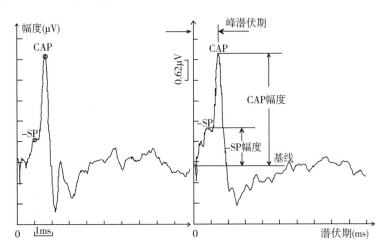

图 3-14-2　耳蜗电图 SP、CAP 标定和幅度、潜伏期的测量方法[12]

四、操作细节与注意事项

使用 TM 电极记录 ECochG 时，一般使用 95% 酒精或乙醚对鼓膜进行脱脂，以便降低电极的接触阻抗，对于参考电极放置处的皮肤也同时需要进行脱脂处理。在 CM 测试中，还需进行伪

迹的鉴别和排除，可以通过夹管法或换能器移位

法来判断记录到的波形是 CM 还是伪迹[1,14]。

结果判读

一、 幅度的测量

ECochG 中，幅度是需要重点关注的一项指标，通常以各波的波峰到基线的方法进行，幅度的测量方法如图 3 – 14 – 2 所示[12]。如果波形漂移不明显，此时的基线应以 0 毫秒处波形与纵轴（幅度轴）的交点处做平行于横轴（时间轴）的平行线来进行确定，如果波形漂移较明显，应对基线予以校正。

二、 CAP 潜伏期的测量

对于 CAP 潜伏期的测量，刺激声给声开始时间即为起点，其对应波形出现峰值的时间即为终点，即峰潜伏期。当峰值不容易确定时，应该使用延长线和平均等方法处理。CAP 峰潜伏期的测量方法[16]如图 3 – 14 – 2 所示[12]。

三、 SP、 CAP 面积的测量

SP、CAP 波形面积比也是 EChoG 的重要分析指标[7]，图 3 – 14 – 3 是既往文献给出的一种面积测量方法[12]。

临床中比较常用的是计算 – SP/AP 幅值比或面积比，根据电极放置方式的不同，ECochG 记录可以分为耳道金箔电极记录（TIP）、鼓膜电极记

录（TM）、跨膜记录（TT）3 种情况。TT 法由于具有创伤性，实施起来步骤较为复杂，患者不愿配合，故不适合临床应用。而 TIP 与 TM 法都能提供有效的辅助诊断，但 TM 法波形和振幅重复性更好[17]，因此在实际临床工作中最常使用的记录方法是在鼓膜表面的记录方法即鼓膜（TM）耳蜗电图，其正常值 <0.4（图 3 – 14 – 4）[18]。

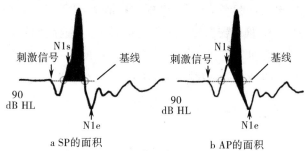

图 3 – 14 – 3　SP、AP 波形面积的一种测量方法[12]

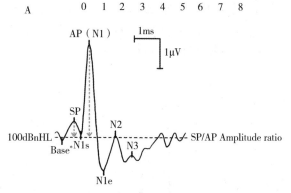

图 3 – 14 – 4　SP 与 AP 振幅的测量方法[18]

临床应用

一、 传导性聋

AP 反应阈值升高，与正常耳相比，传导性耳聋侧 AP 的振幅低、潜伏期长，听力障碍的程度决定了二者相差的程度[1]。

二、 突发性聋

一方面，耳蜗电图可用于本病的诊断与定位，

另一方面其对突发性聋患者的预后也有一定的指导及评估意义。一般来说，CM 阈值较低，振幅较高的患者预后较好；而出现 CAP 高反应或优势 – SP（– SP/AP≥0.4）时可用优势 – SP 作为指标了解突发性聋患者的预后，有优势 – SP 的突发性聋患者 70% 预后较好[19]。

三、 梅尼埃病

一般来说，耳蜗电图在梅尼埃病的诊断中敏感性为60%左右[20]。目前普遍认为，耳蜗电图改变是膜迷路积水最典型的听力学表现之一，梅尼埃病患者的耳蜗电图表现为 - SP/AP 比值增大，与 - SP 增高有关，其原因是过多的内淋巴液使基底膜移位所致。当内淋巴压力增大基底膜向鼓阶方向移位时，可使 - SP 增大，相反在基底膜向中阶方向移位时则使 - SP 减小。梅尼埃病的基本病理特点在于内淋巴积水使基底膜压向鼓阶而运动受限，继而毛细胞 - 电换能过程改变从而产生了过高的负性 SP[11]。因而膜迷路积水时，内淋巴液增加使基膜振动不对称是 - SP 产生的基础，- SP 及 AP 二者的幅值比（ - SP/AP ）≥0.45（或≥0.4）视为异常[23]，但二者的宽度比及面积比可能会更加准确[18,20,21]。其中面积比（ - SP/AP ）一般≥2.0 视为异常。

四、 - SP/AP 和 - SP 绝对值对 ANSD 的鉴别诊断

冀飞等研究表明[24]，ANSD 患者耳蜗电图波形的总体引出率可达78.1%，- SP 和 CAP 的同时引出率为62.5%。ANSD 患者与普通感音神经性耳聋（sensorineural hearing loss，SNHL）患者在电生理检查方面存在一些区别。值得关注的是，ANSD 患者的耳蜗电图 CAP 潜伏期 与 SNHL 患者相比明显缩短，并且听性脑干反应能引出 I 波的耳潜伏期无明显延长。

（1）判断耳蜗性疾病是否有响度重振现象，通常用以（ - SP/AP ）≥0.4 作为判断标准。- SP/AP 受 AP 幅度的影响，当听力下降时，AP 幅度肯定下降，- SP/AP 比值必然会升高。

（2）对于 - SP 绝对值来讲，研究结果表明，ANSD 患者的 - SP 的绝对值升高，而 AP 下降，故可导致二者幅值比（ - SP/AP ）≥1[7]。

五、 高危新生儿

当耳声发射和 ABR 均未引出时，应注意观察 CM，做 CM 的 I/O 函数曲线，观察其线性特点，若无改变提示 OHC 的功能正常[22]。

六、 中枢性聋

一般不影响耳蜗电图，部分听神经瘤患者由于内听动脉受压迫导致内耳受损，可表现为优势 - SP。

▶ 总结

耳蜗电图目前在耳科临床工作中作为一项重要的听力学检查诊断方法，被临床医生广泛使用。ECochG 是一种不依赖患者主观行为的客观听力检查方法，其检查结果具有精确性及可重复性。由于检查时的电极位置能够放置于近听觉末梢结构的位置，所以其反应结果呈严格的单侧性，不需给对侧耳加掩蔽；同时其电位来源比较明确，可较为准确地确定病变部位，结果不受外界其他因素影响。

作者：曾镇罡（北京大学第一医院）

二审审稿：邢娟丽（西安交通大学第一附属医院）

三审审稿：陈钢钢（山西医科大学第一医院）

参考文献

第十五节　头晕/眩晕患者相关影像学检查

引言

头晕/眩晕是临床最为常见的门诊主诉，可由前庭系统病变或全身其他系统病变导致。临床上，外周前庭系统性病因多见，常累及第Ⅷ对脑神经或内耳结构；中枢性病因相对少见，多累及脑实质并影响脑桥和延髓内的前庭核[1]。合理的影像学检查是明确头晕/眩晕病因的重要手段，主要用于具有异常神经症状或体征的患者[2]。本章节主要讨论头晕、眩晕或两者兼有患者临床常用的影像学检查技术、鉴别诊断和影像学特征、影像学评估路径。

影像学检查技术

一、CT检查

头晕/眩晕患者的常用CT检查包括颞骨高分辨力CT（high resolution CT，HRCT）和头颅CT[3,4]。当高度怀疑外周前庭系统性病因时，首选颞骨HRCT检查。该检查采用CT设备允许的最薄层厚扫描、骨算法重建图像，具有较高空间分辨率，可清晰显示中耳和内耳的微小精细结构，准确评估骨折、半规管裂、炎症或肿瘤等引起的骨质改变以及治疗后反应。电离辐射是颞骨HRCT的主要缺点，近年来随着反卷积技术和迭代重建技术的应用已有效减低。

常规头颅CT检查不能显示中耳和内耳的精细结构，无法用于诊断头晕/眩晕的外周性病因。然而，头颅平扫CT是头晕/眩晕中枢性病因的首选影像学检查。该检查直观快捷，可用于紧急排查脑出血、蛛网膜下腔出血和脑疝等危急重症[5]。当疑诊中枢神经系统炎症或肿瘤时，头颅CT增强扫描检查可提供更多帮助，适用于不能行颅脑增强MRI检查的患者。

二、MRI检查

颅脑平扫MRI可用于脑梗死、脱髓鞘以及Chiari畸形等中枢性病因的评估。颅脑及耳部MRI可用于同时排查外周性和中枢病因。高分辨水成像可清晰显示内耳结构和第Ⅷ脑神经的正常解剖和病理改变[6,7]。3D-Flair序列或增强T1加权成像（T1 weighted image，T1WI）图像可用于进一步评估炎症、出血、膜迷路积水和肿瘤性病变。

三、血管成像

CT血管造影（CT angiography，CTA）、MR血管造影（MR angiography，MRA）、血管超声对头晕/眩晕的外周病因评估无益，但有助于评估中枢性病因。此外，血管成像可用于评估后循环的血管病变。

鉴别诊断及影像特征

一、外周病因

头晕和眩晕的外周性病因约占50%，病变局限于第Ⅷ脑神经和内耳，包括3个半规管（后、上、外）和耳石器官（球囊和椭圆囊）[1,5]。

（一）肿瘤

1. 前庭神经鞘瘤　前庭神经鞘瘤是起源于前庭神经施旺细胞的良性肿瘤，最常起源于下前庭神经，约占桥小脑角区肿块的80%。前庭神经鞘瘤多为散发，但 2 型神经纤维瘤病可表现为双侧前庭神经鞘瘤。这些肿瘤往往出现在内耳门区域，该区域是胶质细胞和施旺细胞之间的过渡区。患者的常见症状是听力损失（80%），共济失调和眩晕症状的病例也有报道（分别为 4% 和 3%）[9]。颅脑和内听道 MRI 检查可评估肿瘤特征、手术计划和治疗后反应，并排除后颅窝其他肿瘤。前庭神经鞘瘤最常表现为内听道增宽，骨质受压吸收。肿瘤从内听道向桥小脑脚延伸时表现为"甜筒冰淇淋"征，桥小脑脚区肿瘤表现为半球形的冰淇淋顶，而内听道内肿瘤表现为锥形的甜筒（图 3 - 15 - 1）。

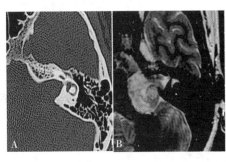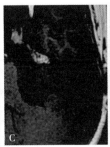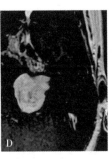

A：HRCT；B：T2 加权成像（T2WI）；C：T1WI；D：T1WI + C。HRCT 显示左侧内听道扩大，骨壁受压；MRI 显示左侧桥小脑角区一"甜筒冰淇淋"样软组织肿块，边界清楚，信号不均，主体呈 T1WI 低 T2WI 中等高信号，增强后可见不均匀、明显强化，周围脑组织受压，脑膜无受累

图 3 - 15 - 1　前庭神经鞘瘤

2. 脑膜瘤　脑膜瘤是桥小脑脚区第二常见的肿瘤，约占全部脑膜瘤的 1%[10]，多见于 50 岁左右的女性。桥小脑脚区脑膜瘤多延伸至内听道，起源于内听道者少见。当第Ⅷ脑神经受累时，患者会出现听力损失，同时高达 60% 的患者出现眩晕或失衡。与前庭神经鞘瘤相比，脑膜瘤由于来源于硬脑膜，所以并不导致内听道扩大，而是导致病变邻近骨质增生硬化。颅脑和内听道 MRI 平扫或增强检查是本病最佳的影像学检查方法（图 3 - 15 - 2）。CT 检查可显示肿瘤区域的骨质增生。

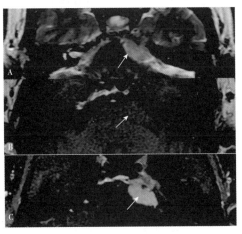

A：T2WI；B：T1WI；C：T1WI + C。右侧桥小脑角区一软组织肿块，边界清楚，信号均匀，呈 T1WI 稍低、T2WI 中等高信号，增强后可见明显强化，周围脑组织受压，邻近脑膜增厚强化

图 3 - 15 - 2　脑膜瘤

3. 颈静脉球瘤　颈静脉球瘤是起源于副神经节的神经内分泌肿瘤。患者最常见的症状是搏动性耳鸣，可伴有传导性耳聋。当肿瘤侵蚀骨迷路时，可出现眩晕症状。该病在影像上表现为明显均匀强化的肿块，颈静脉孔区骨质呈虫蚀状破坏（图 3 - 15 - 3）。MRI 中 T1WI 可表现为"胡椒盐"征，高信号代表出血，低信号代表流空的血管影[11]。

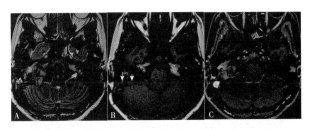

A：T2WI；B：T1WI；C：T1WI + C。右侧颈静脉孔区可见一软组织肿块，边界不清，信号不均，主体呈 T1WI 稍低、T2WI 中等高信号，增强后可见明显强化，其内可见 T1WI 高信号（长箭），以及 T1WI 和 T2WI 条状低信号（短箭），未见强化

图 3 - 15 - 3　颈静脉球瘤

4. 转移瘤　最常见于肺癌，约占所有颞骨肿瘤的 3%[12]。患者通常表现为听力损失和面瘫，但也有头晕的报道。

（二）血管

颈静脉球憩室是指颞骨区的颈静脉球不规则的外凸。当憩室延伸到中耳腔时会导致听力损失和搏动性耳鸣，累及内耳或内听道时出现眩晕症状。颈静脉球憩室在CT上表现为平滑的颈静脉球局部外凸[13]（图3-15-4）。

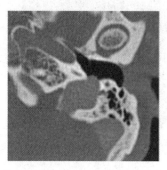

颞骨高分辨CT静脉血管造影显示右侧颈静脉球局部凸入鼓室

图3-15-4 颈静脉球憩室

（三）炎症或感染

1. 迷路炎 迷路炎包括膜迷路炎以及前庭、耳蜗神经分支的炎症。患者常表现为眩晕和感音性耳聋。该病多来源于病毒性上呼吸道感染，细菌性脑膜炎或中耳炎也可直接累及。影像学表现取决于病变的阶段。在迷路炎的早期阶段，常规平扫T1WI和T2WI无阳性表现，3D T2FLAIR序列可显示迷路内信号增高，增强MRI表现为膜迷路明显强化（图3-15-5）；迷路内出血同样在3D T2FLAIR序列表现为高信号，但T1WI多表现

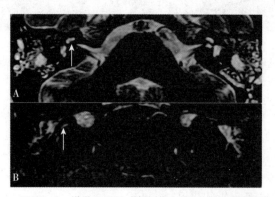

A：T2WI；B：增强T1WI。右侧耳蜗在T2WI未见明确异常信号，在增强T1WI上可见异常强化，诊断为早期迷路炎

图3-15-5 早期迷路炎

为高信号，且增强后无强化，可与之鉴别[14-17]。纤维化期迷路炎表现为膜迷路内正常液体信号消失（图3-15-6），骨化期（骨化性迷路炎）CT表现为膜迷路内骨质密度填充（图3-15-7）[18]。

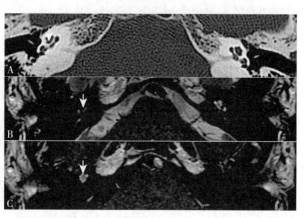

A：HRCT；B：T2WI；C：增强T1WI。右侧耳蜗在CT上未见异常密度，在T2WI上较对侧信号减低，在增强T1WI上可见明显强化，诊断为纤维化期迷路炎

图3-15-6 纤维化期迷路炎

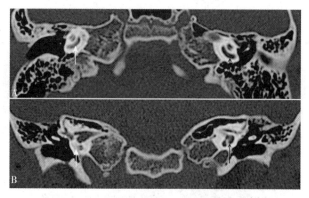

A：HRCT横断位；B：HRCT冠状位。右侧耳蜗腔较左侧骨质密度增高，其内见骨质密度，诊断为骨化期迷路炎

图3-15-7 骨化期迷路炎

2. 胆脂瘤 胆脂瘤是中耳内角化鳞状上皮的良性聚集。先天性中耳胆脂瘤患者鼓膜完整，没有创伤或感染史；获得性胆脂瘤与鼓膜收缩穿孔以及慢性中耳乳突炎有关。患者常见的临床症状为传导性耳聋和无痛性脑脊液耳漏。眩晕症状提示有内耳侵蚀或淋巴管周围瘘（图3-15-8）。HRCT是本病的首选影像学检查。胆脂瘤在CT上表现为软组织肿块，多起源于Prussak间隙并侵蚀周围骨质结构（图3-15-9）。MRI常用于评估有无胆脂瘤残留或复发。胆脂瘤在扩散加权成像（diffusion-weighted imaging，DWI）图像上扩散受限加重，T1WI增强图

像上无强化且周边环形强化的肿块[18]。

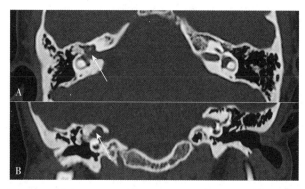

A：HRCT 横断位；B：HRCT 冠状位。右侧岩尖见一不规则形软组织团块，突入内听道，周围骨质受压，边缘光整

图 3 - 15 - 8　右侧岩尖胆脂瘤累及内听道

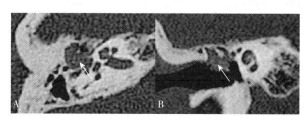

A：HRCT 横断位；B：HRCT 冠状位。右侧鼓室见一软组织团块影，鼓室盾板变钝，上鼓室扩大，残余骨壁光整，锤砧骨受侵、内移

图 3 - 15 - 9　右侧中耳胆脂瘤

（四）外伤

颞骨骨折多由头部钝性外伤引起。当骨折累及耳囊时，可出现面神经麻痹、脑脊液漏、听力下降、头晕和失衡等症状。颞骨 HRCT 是本病的首选影像学检查，可显示骨折线和听软骨囊受累[18]。

外淋巴瘘是各种原因引起内耳圆窗膜、卵圆窗或骨质破裂，使外淋巴液漏出导致的一种疾病。其病因多为外伤、胆脂瘤或医源性，可致听力受损和眩晕[19]。颞骨 HRCT 扫描可显示镫骨底板缺失、圆窗积液或内耳骨质不连续。

（五）退行性或进行性病变

梅尼埃病，即特发性内淋巴积水，可导致眩晕、波动性感音神经性听力损失、耳鸣和耳闷胀感。常规 MRI 扫描可用于排除潜在的内耳或耳蜗后病变。通过静脉或鼓室注射钆对比剂后，钆对比剂可进入外淋巴而不进入内淋巴，采用 T2 3D - FLAIR 图像可显示强化的外淋巴和无强化的

内淋巴（图 3 - 15 - 10），通过计算患耳内淋巴与总淋巴（内淋巴和外淋巴）间隙的面积比值进行半定量评估。对于耳蜗内淋巴间隙，如果前庭膜的位置未发生移动，则认为无积水；如果前庭膜向前庭阶移位，且中阶面积尚未超过前庭阶的面积，则为轻度耳蜗内淋巴积水；如果中阶面积超过前庭阶面积，则为显著耳蜗内淋巴积水。对于前庭内淋巴间隙，在水平半规管层面测量前庭内淋巴与总淋巴间隙面积的比值（R 值），将内淋巴积水分为无积水（R ≤ 1/3）、轻度积水（1/3 < R < 1/2）和明显积水（R ≥ 1/2）[20]。

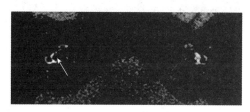

3D T2FLAIR 图像显示右侧前庭内充盈缺损（内淋巴）明显扩大，约占整个前庭面积的 2/3，诊断为重度内淋巴积水

图 3 - 15 - 10　梅尼埃病（右侧膜迷路积水）

耳硬化症是一种原因不明，以内耳骨迷路包裹的致密骨出现局灶性疏松、呈海绵状变性为特征的颞骨病变。其中镫骨底板固定可导致进行性传导性听力损失。一般分为窗型和窗后型两型。在颞骨 HRCT 中，窗型耳硬化症表现为前庭窗前方局部骨质密度减低，患者表现为进行性传导性听力损失；窗后型耳硬化症较少见，表现为耳蜗周围耳囊密度减低，患者通常表现为进行性感觉神经性或混合性听力损失（图 3 - 15 - 11）。当病变累及前庭结构时，可能会出现头晕和/或眩晕[21]。

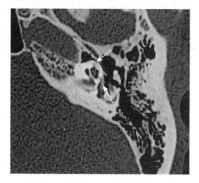

HRCT 显示左侧耳蜗周围及前庭窗前区局部骨质密度减低，诊断为耳硬化症

图 3 - 15 - 11　耳硬化症

（六）解剖学异常

上半规管裂可引起前庭障碍，临床上多表现为眩晕、眼球震颤、听觉过敏以及传导性听力损失等。颞骨 HRCT 是本病的首选影像学检查方案，可显示上半规管骨质有无裂缺（图 3 - 15 - 12）。

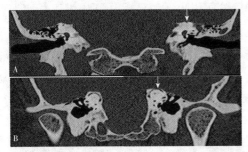

A：HRCT 冠状位；B：HRCT 斜冠状位。HRCT 显示左侧上半规管局部骨质裂缺，诊断为上半规管裂

图 3 - 15 - 12　左侧上半规管裂

大前庭导水管综合征是一种先天性内耳畸形，症状多表现为感音神经性听力损失和/或眩晕。目前临床常用的诊断标准包括两种。①Valvassori 标准：半规管总脚到前庭水管外口 1/2 处直径（midpoint measurement，MP）≥1.5mm，或前庭水管外口直径（operculum measurement，OP）≥2.0mm；②Cincinnati 标准：MP > 0.9mm 或 OP > 1.9mm。MRI 高分辨率重水成像也可显示扩大的内淋巴囊和导水管（图 3 - 15 - 13）。

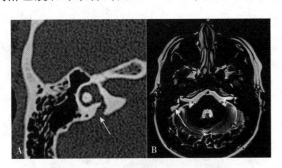

A：HRCT 横断位；B：MR T2WI 图。HRCT 显示右侧前庭导水管呈喇叭口样扩大，内淋巴囊压迹变深，T2WI 显示右侧内淋巴管及内淋巴囊扩大

图 3 - 15 - 13　右侧前庭导水管扩大

二、中枢性病因

中枢性病因占头晕和眩晕全部病因的 20% ~ 30%[22]。这些病因可细分为血管性、解剖性、肿瘤性、感染性或炎症性以及其他。

（一）血管性病因

大约 20% 的脑梗死发生在后循环（椎 - 基底动脉），以头晕、眩晕为最常见症状[23,24]。患者还可能出现向梗死侧偏斜、复视、多向性眼球震颤等症状。

头颅平扫 CT 是寻找脑梗死、脑出血或脑疝的首选影像学检查。然而，CT 在评估后颅窝梗死的敏感性较低，MRI 是头晕患者评估梗死的最佳检查（图 3 - 15 - 14）。DWI 序列可用于检出超急性期的梗死灶，是检出超急性期梗死和急性期梗死最敏感的方法。但是在病灶小于所设置的体素时，DWI 序列可出现假阴性。CTA 或 MRA 可用于寻找大血管病变，如狭窄、闭塞。

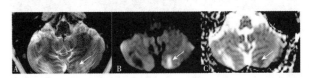

A：T2WI；B：DWI；C：表观扩散系数图（ADC）。T2WI 未见明确异常信号，DWI 显示左侧小脑半球小片状高信号，ADC 图上相应部位信号减低，诊断为左侧小脑半球超急性期梗死

图 3 - 15 - 14　左侧小脑半球超急性期梗死

（二）解剖性病因

ChiariI 畸形表现为小脑扁桃体通过枕骨大孔向下延伸。患者通常有头痛症状，部分出现头晕和眩晕。颅脑 MRI 是本病的首选影像学检查，在矢状位上表现为小脑扁桃体下缘位于枕骨大孔 5mm 以下（图 3 - 15 - 15）。颈椎 MRI 可用于评估其常见并发症——脊髓空洞。

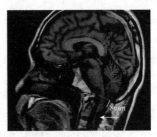

T1WI 矢状位显示小脑扁桃体下缘位于枕骨大孔下方 8mm，下方颈髓可见空洞形成（白箭），诊断为 ChiariI 畸形并脊髓空洞形成

图 3 - 15 - 15　Chiari 畸形 I 型合并脊髓空洞

（三）肿瘤

后颅窝肿瘤是前庭中枢结构受压引起的眩晕和头晕的少见原因。儿童常见肿瘤包括星形细胞瘤、髓母细胞瘤和室管膜瘤，成人常见肿瘤为转移瘤（图3-15-16）和血管母细胞瘤。颅脑增强或平扫MRI是本病的首选影像学检查。

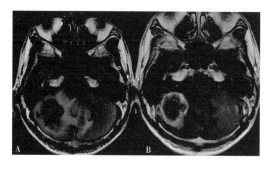

A：T2FLAIR；B：增强T1WI。T2FLAIR显示右侧小脑半球异常肿块，周围见大片水肿，四脑室受压变形，增强T1WI显示病变环形强化

图3-15-16 右侧小脑半球转移瘤

（四）感染或炎症

多发性硬化是中枢神经系统的慢性自身免疫性炎症疾病，可以导致脱髓鞘、神经胶质增生和神经元丢失。其临床症状取决于病变位置，当脑干受累时，患者会出现眩晕、构音障碍、复视和面部感觉障碍等症状。颅脑增强MRI是本病的首选影像学检查。T2 FLAIR和DWI图像对病变的识别敏感；增强T1WI图像上斑块强化或扩散受限加重提示为活动期病灶。

（五）脑脊液稳态失衡

颅内高压和低压分别是指颅内脑脊液压力异常升高或降低，最常见的表现是头痛。高达75%的颅内高压患者[25]和30%的颅内低压患者[26]可出现眩晕或头晕。

颅内高压的病因可分为原发性和继发性。特发性颅内高压在颅脑MRI中表现为视神经鞘增宽、眼球后部变平、蛛网膜颗粒增大、静脉窦狭窄或血栓形成，以及小脑扁桃体下移（图3-15-17）。

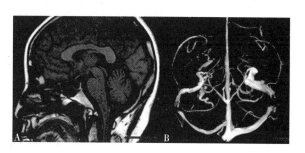

A：T1WI矢状面；B：MRV。T1WI矢状面显示蝶鞍深大，垂体未显示，相应部位见脑脊液信号充填；MRV显示双侧横窦近心窦腔局限性狭窄，符合特发性颅高压相关表现

图3-15-17 特发性颅高压

脑脊液漏时会发生颅内低压，可能与医源性（通常在腰椎穿刺后）和自发性硬脑膜撕裂有关。MRI上颅内低压的典型三联征表现为硬脑膜增厚或强化、脑下垂、硬膜下血肿和/或积水。其他影像学征象包括小脑扁桃体异位、静脉窦扩张（图3-15-18）。

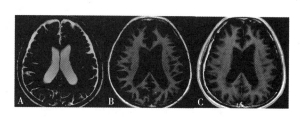

A：T2WI；B：平扫T1WI；C：增强T1WI。双侧硬膜下间隙增宽，硬脑膜增厚、强化，右侧为著

图3-15-18 特发性低颅压

影像学评估路径

头晕和眩晕的病因种类很多。在选择检查方案时，应首先明确病因是外周性的还是中枢性的。对于无神经或听力症状和体征的患者，不建议常规行影像学检查[2]。如果怀疑为外周性病因，首选颞骨HRCT检查评估外、中、内耳精细结构。

对于疑诊梅尼埃病患者，可行内耳钆造影检查。对于疑诊肿瘤的患者，进一步行增强MRI检查。如果怀疑为中枢性病因，首选头颅平扫CT检查。对于疑诊小脑和/或脑干梗死的患者，建议进一步行颅脑MRI检查。CTA或MRA可以评估血管结构性病变（图 3 – 15 – 19）。

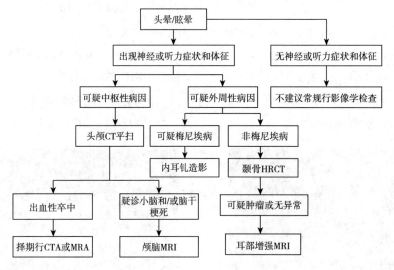

图 3 – 15 – 19　影像学评估路径

总结

影像学检查是评估头晕和眩晕病因的重要手段。通过可靠的病史、体征选择合理的影像学检查，可帮助放射科医生发现与头晕、眩晕相关的影像学特征。

作者：赵鹏飞（首都医科大学附属北京友谊医院）

二审、三审审稿：陈钢钢（山西医科大学第一医院）

参考文献

第四章 前庭疾病的治疗方法

第一节 眩晕的常用药物介绍

概述

药物治疗是眩晕和头晕疾病治疗不可或缺的组成部分。有效的药物治疗前提是对眩晕病变部位和机制的深刻理解，以及对眩晕疾病精确诊断。药物治疗旨在控制和减少眩晕的发作，促进前庭代偿，以及针对病因的治疗。

治疗眩晕疾病的药物按药理大致分为作用于神经递质和神经调质受体的药物、作用于离子通道的药物、抗炎药、利尿药和脱水药[1]，以及中药等。许多药物在外周和中枢性眩晕中广泛使用，这与药物的作用靶点在外周和中枢前庭系统均有分布及许多眩晕疾病病因不明有密切关系。

分类

一、作用于神经递质和神经调质受体的药物

（一）抗胆碱药

乙酰胆碱受体分毒蕈碱型受体（muscarinic cholinoceptor，M 胆碱受体）和烟碱型胆碱受体（N 胆碱受体），M 胆碱受体表达于前庭神经核复合体、前庭传入和传出神经元。常见的乙酰胆碱受体拮抗剂包括阿托品、东莨菪碱和山莨菪碱。抗胆碱药治疗眩晕的机制可能与其能够扩张毛细血管、减轻呕吐、减少内淋巴液体分泌有关。

1. 东莨菪碱（Scopolamine） 是一种 M 胆碱受体拮抗剂。

（1）作用机制：东莨菪碱为中枢神经系统抑制剂，可阻断副交感神经，用于麻醉镇痛、运动病、呕吐。

（2）临床应用进展：在一项双盲、安慰剂对照、随机交叉设计的研究中，评估苯海拉明（100mg）、桂利嗪（50mg）和东莨菪碱透皮贴片对精神运动能力的影响，结果显示苯海拉明对精神运动功能有不利影响，而桂利嗪和东莨菪碱透皮给药未见明显不良反应，故可以认为是海上船员选择的一种较好的抗晕船药[2]。苯海拉明和桂利嗪的安全性在美国食品药品监督管理局（FDA）被推荐为孕期 B 类，异丙嗪和东莨菪碱被 FDA 推荐为 C 类。

2. 地芬尼多（Difenidol） 推荐强度：B；证据等级：Ⅱ。[3]

（1）作用机制：地芬尼多的抗眩晕疗效确切且不良反应较少，作用机制还未能完全阐明，主要是通过减弱前庭内部刺激、抑制呕吐中枢和延髓催吐化学感受区，从而发挥抗眩晕及镇吐的作用。此外，盐酸地芬尼多还具有轻微的抗胆碱作用[4]。

（2）临床应用进展：自 20 世纪 60 年代以来，地芬尼多一直用于治疗眩晕，疗效肯定。在一项非随机对照研究中，比较苯二氮草类药氯氟卓乙酯和抗胆碱药地芬尼多对慢性前庭疾病伴发焦虑患者的药物作用，发现地芬尼多可以改善前庭症状，但不能改善焦虑特质[5]。

（二）组胺药和抗组胺药

在前庭末端器官和前庭神经核复合体存在组胺及其受体，组胺受体分为 H1、H2、H3 和 H4 四种亚型，H3 受体为突触前膜受体。第一代 H1 受体拮抗剂包括苯海拉明（Diphenhydramine）、茶苯海明（Dimenhydrinate）和异丙嗪（Promethazine）等，除 H1 受体拮抗剂作用外，还具有抗胆碱能活性，可明显镇静、抑制眩晕和恶心等。其不良反应包括嗜睡、口干和尿潴留。

1. 异丙嗪 推荐强度：A；证据等级：Ⅱ。[3]

（1）作用机制：异丙嗪是吩噻嗪类抗组胺药，可用于镇吐、抗运动以及镇静催眠[6]。①抗组胺作用：与组织释放的组胺竞争 H1 受体，能拮抗组胺对胃肠道、气管、支气管或细支气管平滑肌的收缩或痉挛，解除组胺对支气管平滑肌的致痉和充血作用。②止吐作用：吩噻嗪类药物具有显著的止吐作用，可能与抑制延髓的催吐化学感受区有关。③镇静催眠作用：可能与间接降低脑干网状上行激活系统的应激性有关。

（2）临床应用进展：异丙嗪由于其抗组胺、止吐和镇静作用，而适用于多种过敏性疾病，常用于止吐及眩晕患者的对症治疗。作为运动病的预防治疗，其在运动病触发的最初 30 分钟至 1 小时给药效果最显著。因其抗胆碱能的不良反应和抗多巴胺特性，可能会加重帕金森病患者的症状，所以美国老年医学会将异丙嗪列为可能不适合老年人使用的药物。随机对照试验中显示，在治疗周围性眩晕时，异丙嗪在控制眩晕症状方面较 5 - 羟色胺拮抗剂昂丹司琼更有效[7]。在另一项采用静脉给药的双盲随机对照临床试验中，异丙嗪的安全性和有效性均显示优于劳拉西泮[8]。

2. 苯海拉明 推荐强度：B；证据等级：Ⅱ。

（1）作用机制：苯海拉明是一种乙醇胺的衍生物，属于抗组胺药，具有抗组胺 H1 受体的作用，可逆转组胺对毛细血管的作用，减少过敏反应的症状。它可以通过血 - 脑屏障，导致嗜睡和抑制延髓咳嗽中枢；可作为抗毒蕈碱乙酰胆碱受体竞争性拮抗剂，用于治疗帕金森病；作为细胞内钠通道阻滞剂，可以产生局部麻醉特性[6]。

（2）临床应用进展：苯海拉明对中枢神经有较强的抑制作用，但效果不及异丙嗪，作用持续时间也较短，镇静作用两药一致；也有局部麻醉、镇吐和抗 M 胆碱样作用，用于预防晕船、晕车、晕机等运动病[9]。其服药后主要的不良反应有困倦思睡、口干。在一项前瞻性、双盲、随机安慰剂对照交叉研究中显示，苯海拉明对预防暴露于 7T MRI 磁场的眩晕有效[10]。在一项多国开展的前瞻性、多中心、双盲、随机对照临床试验中显示，苯海拉明联合桂利嗪治疗外周性眩晕的疗效优于倍他司汀[11]。

3. 倍他司汀 是临床上最常用于改善前庭功能的药物之一。其作用主要是通过对中枢组胺受体的相互作用，平衡双侧前庭神经核的放电活动，降低半规管壶腹嵴毛细胞的静息放电，增加耳蜗血流，达到改善内耳微循环和内耳血供，控制眩晕发作的目的。

（1）作用机制：倍他司汀是一种 H1 受体的弱激动剂、H3 受体的强拮抗剂，可以抑制组胺的自身负反馈机制，延长组胺的作用时间，从而降低前庭神经放电，放大与前庭代偿功能有关的组胺能促进觉醒作用；对耳蜗和脑血流有剂量依赖性作用，对 H3 受体的影响在前庭补偿中有关键作用，但对 H2 受体几乎没有作用[12-14]。其不良反应轻微，可能包括头痛、恶心、发热、眼睛刺激、心悸和上消化道症状。嗜铬细胞瘤患者应避免使用，消化性溃疡病或哮喘患者应谨慎使用。

（2）临床应用进展：倍他司汀是治疗眩晕疾病的常用药物之一。基于专家共识的临床经验，其被认为是一种安全的药物，适用于各年龄组，总不良反应的发生率低于 10%，主要是胃功能紊乱。其在控制梅尼埃病症状方面的积极作用已被系统性综述证实[15]。在一项真实世界前瞻性观察性队列研究中[16]，倍他司汀 48mg/d 对周围性前庭疾病患者的疗效和安全性显示具有积极作用。然而在系统性综述分析时发现，大多数研究具有较高的偏倚风险，在疾病类型、诊断、服用剂量与时间、测量方法等方面存在很大差异[13]。但倍他司汀在减少眩晕症状方面可能的积极作用，仍获得了证实和认可，未来需要更严格的方法进行研究。此外，倍他司汀与抗偏头痛药物、抗焦虑抑郁药物联合使用可以治疗具有相关共病的患者[13]。

在预防眩晕发作方面，倍他司汀被认为是有效的，且为发作间期的首选治疗；在急性期，倍他司汀效果较差，仅在与其他药物联合使用时有效[1, 13]。在一项随机三盲安慰剂对照试验中，急性周围性眩晕患者使用倍他司汀 + 安慰剂、桂利嗪 + 安慰剂、倍他司汀 + 桂利嗪三组治疗，1 周随访结果表明倍他司汀 + 桂利嗪联合治疗急性周围性眩晕疗效优于单一疗法[17]。文献报道的盐酸倍他司汀用量不等，为 16 ~ 48mg/d，文献记录的使用时长可达 2 周至 12 个月，大剂量长期治疗的疗效可能优于低剂量的短期治疗[15, 18 - 20]。

在梅尼埃病的治疗中，有系统性回顾认为尚无证据能够证明倍他司汀对梅尼埃病的疗效，同时随机双盲安慰剂对照试验显示倍他司汀比安慰剂对于前庭性眩晕及梅尼埃病患者均有良好的疗效，并有统计学意义。目前，倍他司汀的疗效证据仍存在争议[21, 22]。部分系统性综述显示，倍他司汀是一种可接受的治疗方法，但并无其在头晕、耳鸣、听力损失、耳胀满感方面的有力证据[23]。相反，在另一篇荟萃分析中发现，倍他司汀对以头晕、眩晕为主要症状的疾病有作用，有积极的效益/风险比，被认为是一种安全的药物[16]。这些不同的结果可能来源于研究方法的局限性。随机双盲对照试验显示，安慰剂、低剂量（48mg/d）与高剂量（144mg/d）组及对照组对症状的控制并没有显著差异，仍需要大量的试验证实，同时观察到患者对高剂量（144mg/d）的倍他司汀也有很好的耐受性[23]。对于倍他司汀的剂量，应该取决于患者的反应和疾病阶段，通常范围为32 ~ 48mg/d，根据病情决定治疗持续的时间，一般为3 个月至 1 年不等[15]。

倍他司汀并不推荐作为良性阵发性位置性眩晕急性期的唯一治疗。良性阵发性位置性眩晕的

首选治疗仍然是耳石复位。在一项良性阵发性位置性眩晕的随机对照试验中，比较耳石复位、耳石复位联合倍他司汀、倍他司汀三组患者的 4 周疗效，发现耳石复位联合倍他司汀组患者的治疗反馈更好，复发率更低。耳石复位可以早期改善患者症状，而倍他司汀可用于不能接受耳石复位患者的治疗选择[24]。一项采用倍他司汀、苯海拉明和安慰剂治疗良性阵发性位置性眩晕残余头晕疗效的双盲随机对照试验显示，倍他司汀对降低残余头晕症状是有效的[25]。在倍他司汀联合 Epley 法治疗后半规管良性阵发性位置性眩晕的随机对照试验中，倍他司汀联合 Epley 法患者组在治疗后的主观视觉评分和头晕障碍量表评分均获得了较单纯 Epley 法更显著的改善[26]。

（三）γ - 氨基丁酸受体激动剂

γ - 氨基丁酸（Gamma - aminobutyric acid, GABA）是中枢神经系统最为重要的抑制性神经递质，其受体分为 $GABA_A$、$GABA_B$ 和 $GABA_C$ 三型。

常用的苯二氮䓬类药物有地西泮（Diazepam）和巴氯芬（Baclofen）。这些药物与 $GABA_A$ 受体/氯离子通道复合物结合后增加 GABA 与受体结合的亲和力，进而增加氯离子通道的开放，具有镇静、抑制眩晕和减轻恶心的作用。其不良反应包括嗜睡、乏力、记忆障碍、跌倒风险等。对于急性眩晕患者，这些药物的使用不利于前庭代偿的建立，一般使用限定于数天内。

1. 地西泮 为苯二氮䓬类抗焦虑药。

（1）作用机制：地西泮是治疗前庭障碍使用最广泛的苯二氮䓬类药物，属于 $GABA_A$ 受体激动剂，具有抗焦虑、镇静、催眠、抗惊厥、抗癫痫及中枢性肌肉松弛作用[6]。

（2）临床应用进展：眩晕患者最常用的是苯二氮䓬类药物，其中常使用地西泮。地西泮用于眩晕的治疗已经有很长的使用历史。在地西泮和抗胆碱药美克洛嗪的随机双盲对照试验中，证实地西泮与美克洛嗪在治疗急诊严重周围性眩晕中作为一线治疗同样有效[27]。在一项非随机对照研究中，比较苯二氮䓬类药物氯氟卓乙酯和抗胆碱

药地芬尼多对慢性前庭疾病伴发焦虑患者的疗效，发现氯氟卓乙酯不仅可改善前庭症状，而且使焦虑特质也得到改善，但苯二氮䓬类药物在使用过程中存在严重的镇静成瘾和跌倒问题，因此仍谨慎推荐使用[5]。

2. 巴氯芬 是 GABA$_B$ 受体激动剂（GABA$_B$ 受体属于 G 蛋白耦联受体家族）。

（1）作用机制：巴氯芬具有较强的解痉作用。在前庭神经核，巴氯芬的作用较为复杂，包括直接作用和间接作用。直接作用即巴氯芬作用于位于突触前后的 GABA$_B$ 受体，两者结合后 G 蛋白偶联的 K$^+$、Ca^{2+} 通道以及腺苷酸环化酶而产应答效应。前庭神经核神经元受来自对侧前庭神经核的联合纤维、来自小脑的浦肯野纤维以及局部抑制神经元的抑制调控，因而巴氯芬通过作用于这些脑结构发挥对前庭神经核神经元的抑制作用。

（2）临床应用进展：临床上，巴氯芬用于治疗上跳和下跳性眼震（upbeating and downbeating nystagmus），以及先天性周期性交替性眼震（congenital periodic alternating nystagmus）。

（四）降钙素基因相关肽

1. 作用机制 降钙素基因相关肽（calcitonin gene-related peptide，CGRP）为 37 个氨基酸组成的多功能神经肽，广泛存在于外周和中枢神经系统，主要在三叉神经节及背根神经节神经元表达，影响感觉神经的传导及血管活性。CGRP 受体复合物是一种 G 蛋白偶联受体，通过激活蛋白激酶 A 系统，参与疼痛信息的病理调制过程。CGRP 与偏头痛病因相关的作用机制引起血管扩张、炎症介质释放、调节三叉神经节内神经元活动、参与畏光在偏头痛的发病机制中起重要作用[28]。

2. 临床应用进展 CGRP 是治疗偏头痛的重要靶点，抗 CGRP 及其受体单克隆抗体（monoclonal antibodies to CGRP and its receptor，CGRP mAbs）可选择性强效结合 CGRP 或其受体，降低偏头痛发作频率及程度，达到预防性治疗的目

的[29]，并且在前庭性偏头痛中也得到初步应用[30, 31]。文献报道在使用抗 CGRP 药物的 25 名 VM 患者中，21 名患者症状有一定程度的改善，其中 15 名患者症状有中度至显著改善[30]。

（五）5-羟色胺

1. 作用机制 5-羟色胺（5-hydroxytryptamine，5-HT）具有广泛的功能，被认为在前庭疾病、焦虑和偏头痛的关联中起作用。5-HT 受体分型复杂，种类众多，不同亚型的激动剂或受体拮抗剂均有在眩晕疾病治疗中应用。

2. 临床应用进展 选择性 5-羟色胺再摄取抑制剂（selective serotonin reuptake inihitors，SSRIs）如帕罗西汀、舍曲林，5-羟色胺去甲肾上腺素再摄取抑制剂（serotonin and noradrenaline reuptake inhibitors，SNRIs）如文拉法辛，已用于前庭性偏头痛或持续性姿势-知觉性头晕患者的治疗[32, 33]。SSRIs 和 SNRIs 的不良反应包括消化不良、腹泻、食欲不振、失眠、头痛及性功能障碍。

（六）多巴胺受体拮抗剂

1. 作用机制 多巴胺（dopamine）的作用为调控锥体外系运动和精神活动功能、产生呕吐反应，其中中枢性呕吐的主要原因为多巴胺神经元 D2 功能兴奋的表现，甲氧氯普胺（Metoclopramide）为 D2 受体拮抗剂。

2. 临床应用进展 甲氧氯普胺作为常见且便宜的抗呕吐药物，常用于恶心、呕吐的对症治疗。在一项比较甲氧氯普胺、苯海拉明和安慰剂对晕动病（晕车）患者的疗效研究中，发现甲氧氯普胺减轻运动病效果明显高于其他组[34]。

二、作用于离子通道的药物

（一）钙通道阻滞剂

常见的眩晕疾病钙通道阻滞剂包括加巴喷丁（Gabapentin）和氟桂利嗪（Flunarizine）等。其中氟桂利嗪较多用于治疗急性眩晕和前庭性偏头

痛，其不良反应包括镇静、体重增加、锥体外系反应和抑郁。

1. 加巴喷丁　是 γ - 氨基丁酸（GABA）的衍生物。

（1）作用机制：加巴喷丁最初被认为作用于GABA受体，后发现其有钙通道阻断活性，是一种 α2δ 钙通道配体，可选择性、高亲和力地与配体结合，调节神经末梢的钙离子内流，从而导致兴奋性神经递质减少。

（2）临床应用进展：加巴喷丁较广泛用于神经痛、中枢性眩晕的治疗。其治疗眩晕的机制可能由于更多正常的动眼神经控制神经元加入到激活的回路而使得眩晕得到缓解。加巴喷丁或具有类似药理作用的普瑞巴林主要可以改善小脑共济失调和获得性的眼球震颤，不建议用于治疗其他原因的眩晕，还需要更多的研究[35]。

2. 氟桂利嗪　是临床上常用的治疗头晕和预防偏头痛的一线药物之一，是一种钙离子通道拮抗剂。对预防前庭性偏头痛的发生、治疗偏头痛、减轻前庭刺激、减少迷路致眼球震颤均可发挥作用；可显著降低 VM 患者的眩晕发作频率和严重程度；对前庭周围性眩晕和脑血管源性眩晕均有效[36]。常用于治疗多种神经系统疾病，对偏头痛、眩晕症状及脑血管病有效。

（1）作用机制：氟桂利嗪是桂利嗪的衍生物[37]，属选择性钙离子拮抗剂，对动脉有选择性作用，但不影响心率及血压。它能够透过血 - 脑屏障，主要通过抑制钙超载和皮层扩布抑制（cortical spreading depression，CSD）的发生，对血管收缩起持续的抑制作用，降低红细胞脆性，增加红细胞变形能力，从而实现改善内耳血流和脑微循环、促进前庭功能代偿等多种作用。其安全性较高，对缺血性缺氧有保护作用。除了外周钙通道活性外，它还可以阻断压力敏感钾通道，并对组胺和去甲肾上腺素具有额外的拮抗作用。

（2）临床应用进展：氟桂利嗪在眩晕治疗中的应用，很大程度上是用于对前庭性偏头痛的预防与治疗。而前庭性偏头痛的治疗尚没有高质量的随机对照试验，其治疗多借鉴偏头痛领域。发

作很少时，主要以预防为主；急性发作时，可以使用苯海拉明、美克洛嗪、甲氧氯普胺对症处理；频繁发作时，可能需要氟桂利嗪、托吡酯、阿米替林、美托洛尔等进行预防治疗[38]。在一项随机对照试验中，比较氟桂利嗪联合倍他司汀、对乙酰氨基酚组及倍他司汀联合对乙酰氨基酚组，在治疗前庭疾病中的作用效果，发现对眩晕发作频率和眩晕严重程度的改善有显著差异，联合氟桂利嗪组效果更优；而在治疗头痛频率和严重程度方面，两组间没有显著差异[39]。另一项随机对照研究，比较文拉法辛、氟桂利嗪和丙戊酸钠治疗前庭性偏头痛的疗效和安全性，数据证实氟桂利嗪、文拉法辛和丙戊酸钠在预防前庭性偏头痛有效而安全，而文拉法辛在情绪领域更具优势，氟桂利嗪在减少眩晕次数方面不及文拉法辛和丙戊酸钠，但氟桂利嗪和文拉法辛在降低眩晕严重程度方面优于丙戊酸钠[40]。

在一项治疗眩晕的双盲安慰剂对照试验中，对有脑循环障碍症状的眩晕患者给予氟桂利嗪6周，每天从 30mg、20mg、10mg 逐渐减量，治疗结束时头晕、耳鸣均有明显疗效[36]。在双盲研究中，氟桂利嗪与长春胺比较，患者的眩晕和耳鸣均有显著改善[36]。文献报道氟桂利嗪可延长使用至 6～12 个月。在治疗偏头痛方面，尚没有足够的证据确定服用氟桂利嗪对儿童偏头痛与安慰剂相比，有疗效差异。

（二）钠通道阻滞药

1. 作用机制　常见的钠通道阻滞剂有利多卡因、苯妥英钠。卡马西平达到治疗浓度时能阻断 Na^+ 通道。

2. 临床应用进展　用于治疗神经痛、前庭阵发症的发作。不良反应包括共济失调、震颤等，严重不良反应包括骨髓抑制、剥脱性皮炎等。

（三）钾通道阻滞剂

1. 作用机制　4 - 氨基吡啶（4 - aminopyridine，4 - AP）是一种电压门控钾通道阻滞剂，可能是通过影响小脑浦肯野纤维的兴奋性和动作电

位降低下跳性眼震的慢相速度。

2. 临床应用进展 用于治疗下跳性眼震、2型发作性共济失调等疾病[41]。不良反应包括腹部不适和头晕。

三、糖皮质激素

糖皮质激素（glucocorticoid）是由肾上腺皮质中束状带分泌的一类甾体激素，主要为皮质醇，具有调节糖、脂肪及蛋白质的生物合成和代谢的作用，还具有抑制免疫应答、抗炎、抗过敏、抗休克作用，是临床广泛应用的一类药物。临床上用于控制眩晕发作，可能与其改善内淋巴积水状态、调节免疫功能等有关。常用于对突发性聋、梅尼埃病、前庭神经炎、耳带状疱疹感染等伴有眩晕疾病的临床治疗。不同的糖皮质激素因分子结构不同，而药效和活性及代谢方式也不同。常用的糖皮质激素按生物效应期分为短效、中效和长效激素[42-44]。

1. 作用机制 糖皮质激素具有强大的非特异性抗炎作用，可以通过诱导抗炎因子的合成起抗炎作用。同时，它还有抑制炎性因子合成的作用，通过抑制毛细血管扩张，减轻渗出和水肿，并抑制白细胞的浸润和吞噬，从而达到减轻炎症的目的；诱导炎性细胞的凋亡和通过收缩血管来抑制蛋白水解酶的释放；抑制毛细血管和纤维母细胞的增生，延缓肉芽组织的生成，从而减轻瘢痕等炎症后遗症的作用。

糖皮质激素的免疫抑制与抗过敏作用，与抑制吞噬细胞对抗原的吞噬处理、抑制淋巴细胞生物合成、诱导凋亡，以及干扰淋巴细胞分裂增殖、干扰补体参与的免疫反应、抑制 B 细胞转化为浆细胞有关。

糖皮质激素的抗休克作用主要为解除小动脉痉挛，改善微循环，对中毒性休克、低血容量休克、心源性休克都有对抗作用。

2. 临床应用进展 前庭神经炎早期给予糖皮质激素治疗可以获得良好的前庭康复结果，发病 24 小时内给予类固醇激素治疗与发病 24~72 小时给予类固醇激素治疗的患者相比，其前庭功能恢复效果更好[45]。而在前瞻性随机双盲试验中显示，糖皮质激素联合应用抗病毒药物并不能增加额外的疗效[46]。此外，在一项前瞻性随机对照试验中，甲基强的松龙对接受运动前庭康复和银杏叶制剂治疗的前庭神经炎患者疗效无显著差异，即并未获得额外的益处[47]。另一项在对急性前庭神经炎（3 天内）患者的前瞻性随机研究中，进行为期 12 个月的长期随访，也获得了相似的结果，即糖皮质激素可能会加速前庭神经炎的康复，而对长期疗效没有显著差异[48]。系统性回顾对 2010—2019 年间急性前庭神经炎患者糖皮质激素与前庭康复治疗的文献分析显示，使用糖皮质激素对前庭神经炎患者进行治疗时，前庭双温试验显示患者功能康复短期疗效有效，而对前庭功能与症状的长期疗效并无统计学差异[49]。

糖皮质激素对梅尼埃病的治疗有效，推荐急性期患者可口服或静脉给予糖皮质激素，或鼓室局部给药[50, 51]。其作用机制尚不十分清楚，可能与激素对炎症或免疫过程离子稳态的调节作用有关。初始治疗效果不佳者，可给予鼓室注射糖皮质激素。动物鼓室内灌注研究表明，甲基强的松龙的内淋巴浓度高于地塞米松[52]。当考虑与自身免疫性疾病有关时，则根据病情选用类固醇激素的种类及用药时长。在日本的指南中将鼓室注射类固醇作为一种可以选择的治疗方式（推荐等级 B）[53]，成功率在 47% ~91% 之间，其疗效差异可能来源于对"成功"的定义不同。目前仅有两次随机对照试验显示，鼓室注射地塞米松比安慰剂有更好的疗效[54, 55]。而对于局部类固醇给药，注射、激光穿刺给药或鼓膜置管给药，还缺乏比较结果。由于中耳给药常需要反复注射，可能会增加鼓膜穿孔或感染的风险。内淋巴囊手术的结果并不优于鼓室注射地塞米松，但与手术风险有关。系统性回顾认为，鼓室注射类固醇激素治疗梅尼埃病的效果值得怀疑，仍需要进一步研究[56, 57]。鼓室注射地塞米松对难治性梅尼埃病的治疗是一种可行的选择，应在鼓室注射庆大霉素或手术等破坏性治疗之前[58]使用。

对突发性聋伴眩晕患者，可按照突发性聋的治疗方案给予口服、静脉、鼓室注射糖皮质激素[43]。

孕妇慎用糖皮质激素。哺乳期妇女应用生理剂量或维持剂量的糖皮质激素对婴儿一般无明显不良影响。儿童大量使用糖皮质激素应注意密切观察其对患儿生长和发育的影响。青光眼、糖尿病、高血压等疾病患者应注意使用中的风险评估与疾病监测。同时，在应用时需考虑骨质疏松及股骨头损伤的风险。糖皮质激素全身给药的不良反应包括失眠、肌无力、情绪波动、胃刺激和出血[42]。

四、利尿药和脱水药

1. 作用机制　利尿药的作用是增加肾脏对水和电解质的排泄，同时对耳蜗内淋巴的电解质平衡也有作用，可引起内淋巴容量减少。常用的利尿药有 3 类：①噻嗪类利尿剂，如氢氯噻嗪，主要作用于远曲小管，抑制 $Na^+ - Cl^-$ 共同转运体，抑制远端曲小管对钠和氯的再吸收；②袢利尿剂，如最常用的高效利尿剂等，主要作用于髓袢升支粗段，与 $Na^+ - K^+ - 2Cl^-$ 共同转运载体蛋白呈可逆性结合，抑制钠重吸收；③保钾利尿剂，如螺内酯、氨苯蝶啶等，主要作用于远曲小管和集合管，抑制收集管内的钠钾交换。其中 $Na^+ - K^+ - 2Cl^-$ 协同转运蛋白在内耳中存在一分泌亚型，对维持内淋巴液的组成有重要作用，这也是呋塞米耳毒性的机制之一[59]。然而，抑制 $Na^+ - K^+ - 2Cl^-$ 协同转运蛋白是否能使内淋巴积液朝向减轻的方向发展，或可能加重听力损害，目前缺乏相应的研究证据。

2. 临床应用进展　碳酸酐酶抑制剂如乙酰唑胺，可通过使 H^+ 分泌减少、$H^+ - Na^+$ 交换减少、Na^+ 和 HCO_3^- 排出增多而利尿，作用较弱。甘露醇在体内不被代谢，静脉滴注后可迅速升高血浆渗透压，从而产生脱水作用。

噻嗪类药物和（或）保钾剂的组合是梅尼埃病患者最常用的利尿药。乙酰唑胺被认为是二线药物，也被用于 2 型发作性共济失调。

利尿药的一般不良反应包括电解质失衡、头痛、口渴和腹泻，乙酰唑胺也可引起远端肢体感觉异常。

噻嗪类利尿剂是最常用于治疗膜迷路水肿的利尿剂，但基于现有的文献结论，认为利尿剂对

梅尼埃病的作用主要是减少眩晕发作的频次及发作时的程度，对改善梅尼埃病远期的听力预后无明显作用[60]。

内淋巴积水是指内耳内淋巴积聚，导致膜迷路内压力增加，引起膜迷路内结构的改变，继而引起一系列临床症状[61]。根据能否明确引起内淋巴水肿的原因，可将内淋巴水肿分为原发性内淋巴水肿和继发性内淋巴水肿。原发性内淋巴水肿即临床常见的梅尼埃病，但内淋巴水肿及血管纹相对缺血对于梅尼埃病到底是病因还是结果，一直未有定论[62]。理论上，减少内淋巴积聚，增加内淋巴的引流，可减轻症状发作程度和频度。渗透性利尿剂甘油以及袢利尿剂呋塞米可减少外周血容量，减轻内淋巴水肿，既往常用于协助诊断梅尼埃病。但利尿剂作为长期治疗方案，其治疗价值仍有许多不确定性[60, 63, 64]。以甘露醇和甘油为代表的渗透性利尿剂曾被用作梅尼埃病的诊断[65, 66]，但有研究将甘油注射液用于防止梅尼埃病眩晕急性发作。甘油可提高其所在液体的渗透压，从而降低膜迷路内压力；还可能改善耳蜗微循环，提高耳蜗内氧浓度，改善其氧化代谢[67]。有研究表明，每周连续两日应用 0.5g/（kg·ml）甘油氯化钠注射液（10% 甘油），持续半年，可显著减少急性眩晕发作，并减少耳鸣等引起的不适[68]。

尽管缺乏高质量的研究证据支持，利尿药仍为梅尼埃病饮食控制无效后的一线治疗方案[69]。长期的限盐饮食及口服利尿剂结合可作为梅尼埃病的持续治疗方案。合并高血压、心功能不全的梅尼埃病患者，使用利尿药可有额外益处。在眩晕急性发作期，可短时应用较强的袢利尿剂[70]。目前尚缺乏迟发性膜迷路积水、继发性膜迷路积水使用利尿剂的经验及研究报道，但考虑利尿药的风险获益比，仍可将利尿剂作为替代或对症治疗方案。

五、银杏叶提取物

银杏叶提取物（extract of ginkgo biloba，EGB），为银杏干燥叶中提取的有效成分，是全球畅销的植物制药之一[71]。银杏叶含多种二级代谢产物，

如烷基酚、类黄酮、有机酸和萜类化合物。其中，银杏酸是可能的有害成分，可引起过敏反应或存在细胞毒性，世界卫生组织规定其最大安全剂量为5ppm（0.0005%）[72]。EGb761是最有名的银杏叶提取物，也是目前银杏叶提取物的"金标准"，几乎所有相关的研究都是基于EGb761进行的。其药物提取率为（35～67）：1（即35～67g银杏叶提取1g），包括22.0%～27.0%的银杏黄酮、5.0%～7.0%的萜内酯，萜内酯包括2.8%～3.4%的银杏内酯A、B、C和2.6%～3.2%的白果内酯，银杏酸含量不超过5ppm[73]。服用EGb761后，银杏黄酮醇苷被转化成相应的苷元，随后在肝脏中被葡萄糖醛酸化、硫酸化或甲基化[74]。

1. 作用机制 银杏叶提取物为复合成分，由于不同成分的吸收率也不同，所以其作用于生物体的机制复杂。可能的作用机制包括清除自由基[75]、抗血小板凝集[76]和改善血液流变学[77]。在改善眩晕和平衡不稳相关疾病方面，银杏叶提取物的作用是多维度的[78]。银杏叶提取物可增加迷路切除术后前庭神经核的突触密度及其释放脉冲的频率，增加前庭中枢代偿功能[79]。动物实验显示银杏叶提取物可加速姿势和运动平衡恢复，增加颈部肌肉的自发活动病变侧前庭单元的自发放电[80]。EGb761可提高年龄相关的神经元长时程增强作用，增强其空间定向学习能力[81]。对前庭康复的患者，加用银杏叶提取物可加速改善前庭疾病后动态平衡功能[82]。

此外，银杏叶提取物的用药效果与剂量相关。随着口服药量的提高，其血药浓度呈线性增长，促进中枢代偿的作用也随之改善，进而改善静态和动态平衡功能[83]。

2. 临床应用进展 目前，最常见的眩晕处方用药是倍他司汀，但当比较银杏叶提取物与倍他司汀的症状改善率时，两种药物无显著性差异；而银杏叶提取物的不良事件发生率可能更低[84]。

基于银杏叶提取物的作用机制，其治疗作用非疾病特异性，大多数外周性和中枢性眩晕或平衡不稳，均有一定获益[84]。基于药物的安全性等考虑，推荐存在其他药物禁忌证的患者使用，如前庭神经炎、BPPV[85]、梅尼埃病活动期、前庭性偏头痛（尤其是老年人的前庭性偏头痛）、脑血管病相关的眩晕或平衡不稳患者。虽然良性阵发性位置性眩晕的治疗以手法复位为主，但口服银杏叶提取物，可明显缩短残余症状的持续时间[85]。

▶ 总结

总之，临床上治疗眩晕疾病的方法和药物越来越多，药物的疗效也不断在提高。药物治疗是眩晕疾病治疗不可或缺的一部分，临床医生在选择药物时要准确评估药物治疗的真正效用，抓住病因，予以治疗。

作者：于栋祯（上海交通大学医学院附属第六人民医院）

吴海燕（中国医学科学院北京协和医院）

张祎（首都医科大学附属北京同仁医院）

赵杨（中国医学科学院北京协和医院）

赵鹏飞（首都医科大学附属北京友谊医院）

二审审稿：朱佳浩（珠海市中西医结合医院）

三审审稿：陈钢钢（山西医科大学第一医院）

参考文献

第二节 前庭康复训练

图 4-2-1 前庭康复训练思维导图

概述

一、 前庭康复的定义

前庭康复（vestibular rehabilitation therapy，VRT）是一项以运动锻炼为手段、经专业化设计的针对前庭功能障碍患者所采用的非药物、非创伤性的训练方法。

二、 前庭康复的历史

最早的前庭康复训练诞生于20世纪40年代，英国的 Cawthorne 和 Cooksey 提出以前庭锻炼为基础的运动疗法[1,2]，称为前庭物理疗法（vestibular physical therapy，VPT）或前庭康复。这套训练方法包含眼球运动、头部运动、肩部运动、传球、拾物等基本动作，由睁眼到闭眼、慢速到快速，以卧位、坐位、站位、行走训练为递进，通过系统性的运动，刺激前庭功能代偿。此后更多的学者们研究证实，前庭康复是减轻眩晕症状、控制平衡不稳的有效手段[3,4]。

自20世纪90年代起，关于前庭康复的著作陆续问世。《Vestibular Rehabilitation》（Herdman，1994）掀起了前庭康复训练的一股热潮，国内外对此的关注度逐渐升高，针对受损的前庭功能进行康复训练，以无创的保守治疗方式，可明显缓解头晕、眩晕症状，提高患者的生活质量[5]。2016年，美国物理治疗协会发布了外周前庭功能减退患者前庭康复临床实践指南[6]，其通过系统回顾数据库内荟萃分析、综述、随机对照研究、队列研究等相关文献，基于强有力的证据阐述了前庭康复训练对改善单或双侧前庭功能减退患者的平衡功能、提高生活质量和降低跌倒风险的有效性。

近些年，各级医院对头晕、眩晕逐渐关注，各医疗单位的眩晕中心和眩晕门诊相继成立。眩晕诊疗和前庭康复成为近些年医学关注的热点之一。

三、 前庭康复的基础

前庭眼动反射（VOR）和前庭脊髓反射（VSR）是前庭神经传导通路的主要反射模式，存在交叉偶联机制。VOR 以对侧传导通路为主，同侧传导通路为辅；VSR 以同侧传导通路为主，对侧传导通路为辅。前庭联合为连接两侧前庭神经核之间的传导通路，两侧的前庭神经核由此获得两侧的信息，以实现协同运动。因此，一侧前庭结构受损后，中枢系统可以从对侧前庭结构获得有关信息，激活患侧前庭神经核的神经活动和抑制兴奋性高的一侧的前庭神经核神经活动，使双侧 VOR、VSR 逐渐达到对称，通过前庭代偿消除眩晕症状实现康复。前庭神经核不仅是迷路内平衡感受器和视眼运动神经核之间的一个中转站，而且还是一个真正的感觉运动集成中心[7]。

双侧前庭外周受损后，反复进行视眼动训练有助于补偿低下的 VOR，使滞后的眼速能跟上头速，保持清晰的动态视力[8,9]。颈部深感觉与前庭之间也存在交互反应机制。双侧前庭外周受损后，反复进行主动式头眼协调性康复训练，可增加颈部深感觉-前庭交互反应的参与机会，促进前庭颈眼反射（cervico ocular reflex，COR）[10-12]的功能。前庭与知觉认知之间存在前庭-认知交互反应机制[13]；VOR 或视眼动反射的神经冲动在反射通路中传导至效应器时，也同时传导至小脑系统、下橄榄核、丘脑、脑干网状结构、大脑系统等相关中枢，后者对效应器的状态进行调节。此外，通过皮质空间知觉定位进行某些程度的补偿也是前庭康复的机制之一。

四、 前庭康复的适应证

眩晕是多种疾病的常见临床症状，涉及多个临床学科。前庭康复是针对眩晕患者功能性诊断而制定训练方案的一种治疗方式，因此，外周性或中枢性眩晕者、单或双侧前庭功能低下或丧失者、前庭激惹诱发眩晕症状者、有平衡障碍和跌倒发作者以及视性眩晕和对运动敏感者，只要有足够的认知力，能够配合训练，均是适合前庭康复的群体。前庭康复应该在基本控制患者急性期的基础上尽早介入，有明确病因的患者还需要针对病因协同治疗，才能取得更好的疗效。在康复过程中要定期随访，以评估治疗效果，并根据病情不断对康复方案进行修订和调整。

五、 前庭康复的禁忌证

严重颈椎病头部活动受限、躯体骨折未恢复、合并严重器官功能不全、脑卒中累及运动系统致活动受限、严重精神障碍为前庭康复的绝对禁忌证；眩晕发作急性期、血压剧烈波动期为前庭康复的相对禁忌证。临床医生或康复师需根据患者的耐受情况，在保证安全、预防跌倒、避免意外的基础上，酌情开展前庭康复训练。

▶ 流程

一、 前庭康复前的基线评估

（一）病史询问

系统性地询问患者受疾病困扰的情况，询问症状的发作情况、发作间隔、持续时间等，通过了解现病史、既往史、药物史、家族史等，分析患者是单一疾病还是多种共发疾病，目前情况是原发病的复发还是前庭失代偿的表现，以便针对性地制定治疗方案。一般来说，原发病的复发，眩晕常伴随原发病的特征，如听力波动、耳闷胀感、耳部流水流脓等；而前庭失代偿状态则仅表现为眩晕发作。

（二）体格检查

体格检查是评估前庭功能的简易方法，也是制定前庭康复方案需要考量的指标，对于无客观检查设备的基层医院尤为重要。主要包括自发性眼震检查、凝视性眼震、扫视和平滑跟踪试验、Romberg 试验、甩头试验等。怀疑良性阵发性位置性眩晕的患者需要进行 Dix‑Hallpike 和 Roll test 等位置性试验[14]。

（三）前庭功能评估

评估 VOR 通路的检查有温度试验、转椅试验、视频头脉冲试验（v‑HIT）、前庭自旋转试验（VAT）、动态视敏度（DVA）等[15, 16]；评估耳石器官及其通路的检查有主观垂直视觉（SVV）、主观水平视觉（SVH），以及颈性前庭诱发肌源性电位（cVEMP）和眼性前庭诱发肌源性电位（oVEMP）等[17, 18]；评估前庭脊髓反射（VSR）通路的检查主要为计算机动态姿势图（CDP）。通过评估 VOR 及 VSR 通路的前庭功能，有助于进一步准确地进行定性、定位、定量诊断，从而为个性化前庭康复方案的制定提供客观依据[19, 20]。

（四）主观量表评估

眩晕不但对患者的日常生活造成一定的干扰，还会不同程度地影响其情绪状态。通过主观量表的评估，可以评价患者的眩晕程度、平衡功能、日常生活能力以及心理状态[21‑25]。常用的主观量表包括眩晕视觉模拟评分（VAS）、Berg 平衡量表（BBS）、特异性活动平衡信心量表（ABC）、头晕残障量表（DHI）、前庭疾病日常生活能力量表（VADL）、焦虑自评量表（SAS）、广泛性焦障碍量表（GAD‑7）等。

（五）小结

对于眩晕患者，无论是何种原发病所致，前

庭康复主要是针对患者前庭的功能性诊断制定治疗方案，在能耐受的情况下越早介入越好。在针对原发病治疗的基础上，有条件的医院尽可能全面地评估患者的基线状态，根据症状、体格检查、辅助检查、量表评估结果制定个性化前庭康复方案。对于缺乏客观评估设备的基层医院，也可通过症状、体格检查和量表评估的方法设计个性化方案，并定期随访，根据病情变化不断调整方案。

二、前庭康复的训练方式

（一）注视稳定性训练

注视稳定性训练（gaze stabilization exercises，GSE）包括适应和替代训练。对于单侧和双侧前庭功能减退的患者，应以适应训练为主，不能仅单独使用扫视或平滑追踪训练作为注视稳定性的练习方法[6, 8, 26]。

1. 适应训练 VORx1　在患者眼平面正前方设置一个固定的目标，嘱患者保持眼睛注视视靶，在"yaw"平面（水平面）和"pitch"平面（矢状面）上做摆头运动。

2. 适应训练 VORx2　嘱患者眼睛同样固视目标，头部和视标做幅度相同、方向相反的摆动。

3. 替代练习　主要通过使用提高扫视、平滑追踪或眼动的中枢预测功能等其他视觉策略来提高注视稳定功能。

（二）平衡和步态训练

平衡和步态训练通常是前庭康复的重要组成部分，需在静态和动态条件下练习，以增强机体运用前庭觉维持平衡的能力，并有促进机体使用视觉和/或本体觉补偿缺失的前庭觉的作用[27-29]。

1. 平衡训练　主要根据患者的基线状态，通过调整视觉、本体觉和足部支撑面的条件，锻炼患者保持平衡的能力，需循序渐进、逐渐增加难度进行练习。视觉条件包括睁眼、闭眼和视觉干扰。本体觉条件包括稳定台面、晃动台面或泡沫/海绵垫。足部支撑面包括 Romberg、Tandem、单脚站立等。

2. 步态训练　涉及各种动态条件下的练习，如以不同的速度行走、行走时转头或在行走时执行不同的任务。

（三）习服训练

根据引起症状的特定动作或环境可以进行习服训练方案的设计。如患者在复杂多动的视觉环境下做快速转头或转身的动作易诱发眩晕，可通过重复能导致轻度至中度症状的头部、身体或视觉运动，使诱发的症状逐渐减轻直至完全消失。习服训练还包括 Brandt – Daroff 练习，以及使用重复的视觉运动模式和通过虚拟现实技术将患者沉浸在有视觉挑战的环境中所进行的视动刺激训练等。

（四）运动耐力训练

部分外周前庭功能障碍的患者常因害怕激发症状而避免进行体力活动，从而影响运动耐力，因此步行耐力训练及相关有氧运动是康复训练的一个要素[27,28]。

（五）中枢前庭功能训练

中枢前庭功能障碍患者不仅需要使用上述前庭康复方法进行训练，还应该针对存在中枢整合和认知功能障碍的患者，进行 VOR 抑制、反扫视、记忆 VOR 和记忆扫视等方式的训练。通过启动内生性高级眼动反射，调动中枢高级皮层认知功能，强化起效机制，最终促进前庭康复的进程。

三、前庭康复方案的制定策略

通过基线评估，明确前庭受损部位、损害程度、损害侧别等，结合主观量表评分和对康复训练的配合程度、康复潜能等，综合考量制定个性化的前庭康复策略。前庭康复应遵循训练难度和强度由低到高、循序渐进的训练方式[6]。

1. 急性期　鼓励卧床患者进行视觉训练以增加视觉信息输入，能下床活动后应进行简单的平衡训练以增加本体觉信息的输入，通过恢复急性期双侧前庭神经核自发性放电的对称性，促进静态代偿的建立。

2. 亚急性期及慢性期 包括外周功能受损和中枢功能受损。

（1）外周功能受损：①影响 VOR 通路：有眩晕、视物不稳等症状和体征，使用注视稳定性训练；②影响 VSR 通路：有晃动、平衡不稳等症状和体征，使用平衡训练；③双侧前庭功能完全丧失：进行视觉和平衡步态训练，通过替代机制，促进视觉和本体觉代偿已丧失的前庭觉。

（2）中枢功能受损：除进行上述前庭康复训练之外，还需要提高中枢的预测能力，针对中枢进行整合功能和认知功能的训练。

（3）存在头部运动敏感或视性眩晕者，使用习服训练。

3. 体力欠佳活动受限 应通过有氧运动逐步增加步行和其他活动的耐力训练。

4. 功能性及精神性头晕 前庭功能评估正常的患者，主要根据其病史、体格检查以及主观量表评分设计相应的前庭康复方案。心理评估轻度异常者以控制眩晕为主，眩晕控制后基本可恢复至正常；中重度者需推荐至心理门诊同步治疗。

➤ 影响因素

一、 专人督导和自行练习

专人督导是指患者在医生或者康复师的指导下进行康复训练，自行练习则是患者按照医生或者康复师拟定的训练处方在家进行康复训练。通常在专人督导下，康复训练的效果更好。既往的专人督导练习需要在医疗场所下面对面讲授或派专业人员到患者家中进行指导，费时费力。随着互联网等技术的发展，目前可以通过视频电话、诊疗应用程序（APP）、专业网站等进行远程指导，方便患者在家进行专业训练，从而发挥前庭康复训练的最佳效果[30, 31]。

二、 主动训练和被动训练

主动训练是指患者进行基于自身主动运动的康复练习。被动训练则是指通过仪器设备让患者被动运动而进行的训练。主动训练便捷性好，经济实用，被动训练可以精确量化练习方案，建议根据患者的综合情况进行合理安排。

三、 训练强度与频次

主要包括训练的持续时间、运动的速度、运动的角度、运动的复杂性、运动处方的频次等。康复训练持续时间过长、速度过快、角度过大、运动形式复杂等会引发患者的不适症状，影响患者的依从性。因此，应根据患者的基本情况综合评估，循序渐进，阶段化调整个性化的康复训练方案。

四、 患者的依从性和配合度

患者对康复训练的方法和意义理解得越好，积极性越高，康复训练越好进行，效果也会越好。如果患者的依从性和配合性稍欠缺，可将康复训练处方同时传授给家人，在家人的指导、监督和陪伴下，可适当提高康复训练的效果[32]。

五、 影响前庭康复的药物

倍他司汀、银杏叶提取物等药物能够有效促进前庭功能的代偿，康复训练结合促前庭代偿的药物治疗，能更好地促进患者前庭功能的代偿[33, 34]。抑制前庭代偿的药物主要包括中枢抑制剂（如地西泮）、抗胆碱药（如山莨菪碱）、抗组胺类药物（如苯海拉明）等，应尽量控制这些药物的使用时间，一般不超过 3 天。

六、 不利因素

影响前庭康复效果的不利因素主要包括外周神经病变、慢性疼痛、认知障碍、焦虑、颈腰脊柱合并疾病、行动受限、眼部疾病、强迫症、恐惧症以及前庭抑制药物的使用等，这些干扰因素的存在会对前庭康复训练的效果产生负面影响，从而需要更长的时间才能改善患者的症状[7, 35, 36]。

疗效评估

一、评估时机

在前庭康复治疗过程中，早期建议每 1～2 周复查随访，进行康复效果的整体评估与调整，4～6 周后可根据患者的主客观评估状况，每 4 周随访 1 次。后期则可根据患者自身的状态进行随诊。

二、评估内容

前庭康复的疗效评估包括病史询问、体格检查、前庭功能评估、主观量表评估等，主要是针对康复前的不适症状、异常查体、前庭功能异常项目、主观情绪干扰评分等进行复查，监测前庭康复的效果，还需要关注患者个体活动及社会参与层面的影响和变化。此外，如有新增的异常项目，需要调整康复方案，继续进行康复锻炼。

（一）主观量表

评分的改善程度作为疗效评估的手段。

1. VAS　使用一条长约 10cm 的游动标尺，两端别为 0 和 10，0 分表示无眩晕（正常），10 分表示眩晕最剧烈的程度。一般 1～3 分为轻度，4～6 分为中度，7～10 分为重度。

2. DHI　是量化评价眩晕患者日常生活能力的主观性评定量表，可以了解患者的主观症状及眩晕相关躯体、情绪和功能障碍程度。得分越高，说明越严重。0 分代表对患者无影响，为正常；1～30 分为轻度障碍；31～60 分为中度障碍；61～100 分为严重障碍。

3. ABC　是评估患者完成各项任务时的平衡信心，分数越高，说明患者的平衡信心越好。得分 ≥80% 为正常，得分 ≤66% 则有很高的跌倒风险。

（二）体格检查

1. Romberg 试验　正常者睁闭眼状态下双脚并拢可稳定站立；平衡障碍者则有晃动，可分为三度，即轻度者站立时小幅度轻微晃动，中度者站立时明显摇摆、大幅度晃动，重度者站立时跌倒，表现为用踏步维持平衡或需要人搀扶。

2. 甩头试验　如有与头部甩动方向相反的眼球扫视动作即为阳性，提示该侧前庭功能减弱。一般情况下，当前庭代偿建立后，明显的眼球扫视会消失。

3. 自发性眼震　按眼震方向的不同可分为水平性眼震、垂直性眼震、旋转性眼震等。按眼震强度的不同可分为三度：Ⅰ度眼震仅出现于向快相侧注视时；Ⅱ度眼震向快相侧及向前正视时均有眼震；Ⅲ度眼震向前及向快、慢相方向注视时均出现眼震。

（三）前庭功能检查

1. 感觉统合测试（sensory organization test, SOT）　是制定个性化前庭康复方案并了解康复疗效的重要指标。SOT 可区分并评估前庭、视觉、本体觉在维持平衡中所占的权重，总体平衡分数越高，说明其平衡功能越好。

2. 温度试验　评估超低频段的水平半规管 VOR 通路功能，可明确病变部位及侧别；不同实验室、不同设备正常值并不完全相同。一般情况下，半规管功能减弱（UW）≥25% 认定为异常。为方便比较和统计，可将异常情况分度，即 25%～30% 为轻度异常，31%～50% 为中度异常，51%～100% 为重度异常[37]。优势偏向（DP）与 UW 方向会随着病程的进展出现变化，当两者相反时，常伴有自发性眼震，提示患者尚处于急性期；当两者同时，多代表中枢代偿已启动[38,39]。

3. 转椅试验　评估低中频段水平半规 VOR 通路的功能，在急性期具有定侧作用。转椅试验中的不对称性检测是前庭代偿过程中的重要监测指标，当前庭代偿完全建立后，不对称性的数值可恢复至正常[40]。

4. 视频头脉冲试验　反映高频段 VOR 通路

的功能。显性扫视出现在甩头动作结束后，而隐性扫视出现在甩头动作结束前。随着前庭代偿逐渐建立，患者的显性扫视可逐渐转变为隐性扫视。有的患者下降的增益也会恢复至正常，甚至扫视可完全消失。

（四）前庭康复的疗效分级标准

在《前庭康复专家共识》中[41]，根据主观量表（VAS、DHI、ABC）、体格检查（自发性眼震、Romberg 试验、甩头试验）以及客观测试（SOT、视频眼震电图/温度试验、转椅试验、v－HIT）等 3 个层面共 10 个项目的评估进行计分，正常计 3 分，轻度异常计 2 分，中度异常计 1 分，重度异常计 0 分。

对于可进行全面客观检查评估的医疗单位，按照 10 项目总分进行分级：①30 分为完全康复；②20～29 分为基本康复；③10～19 分为部分康复；④0～9 分为未康复（表 4－2－1）。

表 4－2－1　前庭康复分级评分标准表[41]

评估指标	3分	2分	1分	0分
主观量表				
VAS（分）	0	1～3	4～6	7～10
DHI（分）	0	1～30	31～60	61～100
ABC（%）	81～100	67～80	31～66	0～30
体格检查				
Nys	无	固视不稳	Ⅰ度	Ⅱ～Ⅲ度
Rom	正常	轻度：轻微晃动	中度：明显晃动	重度：跌倒
HTT	无扫视	固视不稳	微小扫视	明显扫视
客观测试				
SOT	正常	平衡总分＜正常值且差值≤15分	平衡总分＜正常且差值＞15分，无跌倒	跌倒
VNG/温度试验	正常	仅有 DP	DP 变位性眼震	DP 自发性眼震
转椅试验（不对称比）	正常	轻度≤30%	中度31%～50%	重度＞50%
v－HIT	正常	增益下降＋隐形扫视	增益下降＋隐形扫视和显性扫视	增益下降＋显性扫视

注：VAS 为视觉模拟评分；DHI 为头晕残障量表；ABC 为特异性活动平衡信心量表；Nys 为自发性眼震；Rom 为 Romberg 试验；HTT 为甩头试验；SOT 为感觉统合测试；VNG 为视频眼震电图测试；v－HIT 为视频头脉冲试验；DP 为优势偏向。

对于可进行部分客观检查评估的医疗单位，根据各评估项目分数计算总分，按照项目满分数值进行分级：①总分满分，为完全康复；②满分的 2/3≤总分＜满分，为基本康复；③满分的 1/3≤总分＜满分的 2/3，为部分康复；④总分＜满分的 1/3，为未康复。

对于无条件进行客观检查评估的医疗单位，可仅进行主观量表和体格检查共计 6 个项目的评估，也能够大致判断出康复训练的效果：①18 分为临床完全康复；②12～17 分为临床基本康复；③6～11 分为临床部分康复；④0～5 分为临床未康复。

▶ 总结

前庭康复训练是有效控制眩晕并可避免症状反复发作的无创性物理治疗方法。前庭康复策略的制定基于患者基线评估的结果，因人而异，方案组合较多，在治疗的不断优化和创新中，与药物治疗、手术治疗、心理治疗等有机结合，兼顾全身其他系统的干预，是未来前庭康复治疗的发展方向。

作者：王璟、丁晨茹（复旦大学附属眼耳鼻喉科医院）

二审审稿：马鑫（北京大学人民医院）

三审审稿：陈钢钢（山西医科大学第一医院）

参考文献

第三节　鼓室注射糖皮质激素治疗内耳疾病

图4-3-1　鼓室注射糖皮质激素治疗内耳疾病思维导图

概述

糖皮质激素是由肾上腺皮质分泌的一类甾体激素，主要包括皮质醇、皮质酮。其对机体的发育、生长、代谢及免疫均具有重要的调节作用，也是临床上使用极为广泛的抗炎和免疫抑制剂。许多与免疫因素及听力损失相关的内耳疾病都可使用糖皮质激素治疗。

糖皮质激素全身应用的剂量、疗程与不良反应关系密切，如长期、大剂量使用糖皮质激素或不恰当停药常可导致消化道溃疡、高血压，以及糖、脂肪、蛋白质代谢异常，脂肪重新分布，出现向心性肥胖等。因此，糖皮质激素局部给药逐渐成为内耳疾病治疗的研究重点。1942年，有学者发现鼓室注射给药可改善慢性传导性耳聋患者的听力[1]。20世纪90年代末，鼓室内应用糖皮质激素治疗内耳疾病的临床研究已开展，迄今为止，鼓室注射糖皮质激素在内耳疾病的治疗中已有广泛应用。鼓室注射糖皮质激素主要针对内耳疾病的耳蜗-前庭症状，使用注射器穿刺鼓膜，并将药物注入中耳。患者对这一方法耐受性良好，可避免全身使用糖皮质激素带来的不良反应。

与全身应用糖皮质激素治疗相比，鼓室内局部给药可使内耳药物浓度更高，药物靶向性强，而且操作简单、用药量少、不良反应风险较低[2]。《ICON梅尼埃病国际共识（2018）》中推荐鼓室注射糖皮质激素作为二线治疗[3]，突发性聋临床实践指南（2019）中推荐鼓室注射糖皮质激素作为挽救性治疗（发病后2~6周，症状未完全恢复）[4]，均说明了鼓室注射糖皮质激素在内耳疾病治疗中的重要性。

作用机制

临床研究已证实，对于有免疫因素参与的内耳疾病，如梅尼埃病、突发性聋、自身免疫性内耳病等[5]，糖皮质激素可作为一线治疗应用。

糖皮质激素通过细胞膜进入细胞，与胞浆内糖皮质激素受体α结合，形成类固醇-受体复合物，易位至细胞核内，与靶基因上糖皮质激素反应元件（glucocorticoid response element，GRE）或负性糖皮质激素反应元件（negative glucocorticoid response element，nGRE）结合，刺激抗炎基因转录或抑制促炎基因转录。此外，糖皮质激素的作用还可使核转录因子 κB（NF‑κB）和核转录激活蛋白 1（AP‑1）表达减少，从而使炎症因子释放减少[6]。糖皮质激素受体在内耳广泛存在，分布不均衡，在耳蜗的密度大于前庭[7]。经鼓室注射的糖皮质激素，通过圆窗膜的半渗透作用可进入内耳，与前庭及耳蜗中的受体结合，抑制内耳炎症反应，改善微循环，类固醇‑受体复合物可调节血管纹的离子交换，维持内外淋巴液离子平衡。

Parnes LS 等的实验研究发现，经鼓室给药后，药物可在前庭阶、中阶及鼓阶的内外淋巴相互交通，且药物在中阶内淋巴中进一步聚集，其浓度远远高于前庭阶及鼓阶[8]。因此，鼓室注射糖皮质激素可将内淋巴中药物浓度提高，定位性好，这一点优于全身给药方式。

▶ 适应证

一、 特发性突发性聋

1. 一线治疗 一项多中心随机对照试验证实，当糖皮质激素作为一线治疗使用时，鼓室注射甲强龙（40mg/ml，每周 1 次，持续 2 周）与口服泼尼松（60mg/天，14 天后逐渐减量）疗效相当，口服激素在舒适度、便利性以及经济负担上优于鼓室注射，但鼓室注射的全身不良反应少，推荐口服激素禁忌证（感染尚未控制、库欣病、活动性溃疡等）患者选择鼓室注射糖皮质激素治疗[9]。妊娠期突发性聋常发生于中晚期妊娠，静脉滴注低分子右旋糖酐‑40 联合鼓室注射糖皮质激素被认为是安全有效的治疗方式，应在产科医生指导下酌情使用[10,11]。

2. 挽救性治疗 激素治疗首先建议全身给药，鼓室注射激素作为挽救性治疗[4]。一项系统综述表明，鼓室注射糖皮质激素（地塞米松、甲强龙）治疗突发性聋的临床研究异质性大、证据等级较低，但仍有 31%～100% 的患者从鼓室注射中受益，初始口服激素治疗失败后，接受鼓室注射激素治疗的患者听力得到不同程度的改善（平均听阈上升 9.1～40.5dB）[12]。

3. 联合治疗 《突发性聋诊断和治疗指南（2015 年）》提出，合理联用糖皮质激素对各型突发性聋的治疗均有效[13]。当鼓室注射糖皮质激素与激素全身给药作为联合治疗应用于突发性聋患者时，患者口服激素的剂量可降低，从而较大程度减少药物的不良反应，改善患者预后[14,15]。

二、 梅尼埃病

在梅尼埃病的诊治中，全身及局部应用糖皮质激素对患者眩晕控制有益。在疾病发作期，如眩晕症状严重或听力下降明显，可口服或静脉滴注糖皮质激素；在疾病间歇期，使用鼓室注射糖皮质激素治疗，可控制眩晕发作。鼓室注射法对患者耳蜗及前庭功能无损伤，初始注射效果不佳者可重复注射，以提高眩晕控制率[16]。鼓室内单次或重复注射糖皮质激素治疗，可以延迟或避免梅尼埃病的内耳损伤治疗[18]。

对于难治性梅尼埃病患者，推荐鼓室重复注射地塞米松作为一线治疗方法，在单次注射后，82.3% 患者的眩晕症状改善，重复注射可进一步提高眩晕完全控制率（达 15.7%）[19]。有文献报道提出，在梅尼埃病患者治疗中，采取鼓室注射糖皮质激素治疗较临床常规治疗改善听力及眩晕控制的效果更佳，可提高生活质量[20,21]，其对听力的保护效果优于庆大霉素[22]。

初始治疗使用鼓室注射地塞米松（固定式，共 4 次）后，观察眩晕控制效果，如眩晕控制未达预期，可重复一次上述治疗；如控制效果仍然不佳，可进行鼓室注射庆大霉素（改良滴定法），或行半规管阻塞术[16,17]（图 4‑3‑2）。

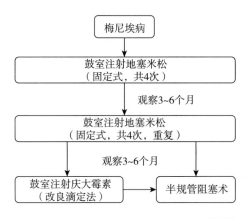

图4-3-2 梅尼埃病的鼓室注射疗法[16,17]

三、 自身免疫性内耳病

糖皮质激素属自身免疫性内耳病的一线疗法。

由于长期使用糖皮质激素存在风险，所以常使用糖皮质激素联合免疫抑制剂治疗。在口服激素后再行鼓室注射糖皮质激素及免疫抑制剂治疗，对自身免疫性内耳病患者听力的稳定有益[23]。

四、 耳鸣

有文献报道，鼓室注射糖皮质激素对主观性耳鸣治疗有效，可显著降低患者对耳鸣的感知，且对听力水平无影响。这一效应与激素作用于内耳，增加内耳血流量有关[24]。但另一项系统综述结果表明，使用鼓室注射糖皮质激素治疗耳鸣，其效果与安慰剂无异[25]。因此，使用鼓室注射糖皮质激素治疗耳鸣的效果还有待探究。

治疗策略

一、 术前评估

术前评估主要包括临床症状评估（眩晕/头晕症状及持续时间、眩晕发作频率，眩晕的伴随症状如耳鸣、耳闷等）、听功能评估（纯音测听、耳蜗电图等）、前庭功能评估（冷热试验、前庭自旋转试验、前庭诱发肌源性电位等），以及心理评估、神经耳科学的相关检查。

二、 治疗方案

嘱患者平躺，患耳向上，选择利多卡因、丁卡因等表面麻醉剂进行外耳道表面麻醉，75%酒精消毒外耳道，采用眼科球后注射针头，耳内镜下将糖皮质激素注入鼓膜前下象限（或鼓膜紧张部靠近圆窗处，具体进针部位视患者体位而定），协助患者将头位改为面部朝上，保持30分钟左右，期间不可说话、吞咽，以便药物能长时间停留在鼓室中。

药物常选用地塞米松、甲强龙。使用剂量与注射频率尚无明确标准。有文献报道地塞米松的常用注射剂量为 4mg/ml、10mg/ml、24mg/ml；甲强龙的常用注射剂量为 30mg/ml、40mg/ml。常用注射频次为2周内共注射4~6次为1个疗程，隔天注射或连续注射均可[26]（表4-3-1）。给药方式除经鼓膜穿刺给药外，鼓膜切开置管给药、圆窗置管微泵灌注或经咽鼓管鼓室注药也是可选方式。

表4-3-1 糖皮质激素鼓室注射治疗方案

药物类型	适应证
甲强龙（20~40mg/ml）	梅尼埃病、突发性聋、耳鸣
地塞米松（10~24mg/ml）	梅尼埃病、突发性聋、耳鸣

* 常用方案：每周注射1~2次，2周内完成3~5次注射
* 常用注射量：0.3~1ml

目前，临床研究未说明药物、剂量及给药方式的不同选择会对治疗效果产生不同影响[27]。一项 Meta 分析指出，使用地塞米松效果显著优于甲强龙[28]。尽管药物选择、局部给药具体策略及给药方式选择、给药频次及浓度等存在争议，但糖皮质激素耳内给药治疗内耳疾病的疗效确切，且较全身给药优点明显。

三、 并发症

由于鼓膜注射糖皮质激素进入体循环较少，所以全身不良反应发生率较低，但可出现局部不

167

良反应。最常见的局部并发症包括短暂眩晕、注射部位疼痛及少量出血。其他可能出现的症状包括耳鸣、耳闷、鼓膜穿孔、感染、头痛等[29]。

四、 疗效评估

（一）听力评估

借助平均听阈评价患者接受治疗后听力改善的程度。根据《突发性聋诊断和治疗指南（2015年）》[14]，对于突发性聋患者，疗效判定的指标包括痊愈率、有效率。疗效分级：①受损频率听力恢复至正常，或达健耳水平，或达此次患病前水平；②显效：受损频率听力平均提高30dB以上；③有效：受损频率听力平均提高15~30dB；④无效：受损频率听力平均提高不足15dB。

对于梅尼埃病患者，根据《梅尼埃病诊断和治疗指南（2015年）》[16,30]以治疗前6个月最差一次纯音测听500Hz、1000Hz、2000Hz的平均听阈减去治疗后18~24个月期间最差一次的相应频率平均听阈进行评定。分为4个等级：①A级：改善>30dB或各频率听阈<20dBHL；②B级：改善15~20dB；③C级：改善0~14dB；④D级：改善<0dB。

（二）言语识别率评估

在突发性聋患者的疗效评定中，言语识别率（word recognition scores，WRS）是重要的判断指标。对于完全恢复的患者，言语识别率标准为以健耳为对照，两耳的平均听阈相差<10dB，且言语识别率相差<5%~10%，即可判断为完全恢复。言语识别率提高≥10%是部分恢复的标准之一[4]。

（三）眩晕控制评估

梅尼埃病眩晕发作次数（需排除非梅尼埃病眩晕发作），采用治疗18~24个月期间眩晕发作次数与治疗之前6个月眩晕发作次数进行比较，按分值计。得分=（结束治疗后18~24个月期间发作次数/开始治疗之前6个月发作次数）×100。

根据得分值将眩晕控制程度分为5级：①A级，0分（完全控制）；②B级，1~40分（基本控制）；③C级，4~80分（部分控制）；④D级，81~120分（未控制）；⑤E级，>120分（加重）。

眩晕发作的严重程度及对日常生活的影响从轻到重可分为5级：①0分，活动不受眩晕影响；②1分，轻度受影响，可进行大部分活动；③2分，中度受影响，活动需付出巨大努力；④3分，日常活动受限，无法工作，必须在家中休息；⑤4分，活动严重受限，整日卧床或无法进行绝大多数活动。

（四）生活质量评估

1995年美国耳鼻喉头颈外科学会发布的《梅尼埃病诊疗指南》中提到，梅尼埃病的功能评价即关于患者的整体状态，不只是在发作期间，可分为6级[31]。

（1）1级：眩晕、头晕对活动无影响。

（2）2级：当感到头晕、眩晕时，必须中止活动，但发作很快缓解，可以继续活动。可以继续进行工作、驾车等活动，完全不受限制。不需改变任何计划或活动来适应头晕、眩晕。

（3）3级：当感到头晕、眩晕时，必须中止活动，但发作缓解后可以继续活动。可以继续进行工作、驾车等大部分活动，但必须改变计划来适应头晕、眩晕。

（4）4级：能进行工作、驾车、旅行、照顾家人或日常活动，但必须付出巨大精力。必须不断调整活动、预算精力，勉强做到这些。

（5）5级：无法工作、驾车或照顾家人，无法做到过去经常做的事情，日常活动受限，成为残疾人。

（6）6级：因头晕或平衡障碍而残障1年及以上，和（或）无收入。

（五）前庭功能评估

最后一次注射完毕后，行凝视诱发性眼震、摇头试验、甩头试验等床旁检查，以评估前庭功能。

五、 治疗失败的可能原因

（一）糖皮质激素抵抗

如患者本身存在糖皮质激素受体位点变异、后天疾病（慢性肾衰竭、获得性免疫缺陷综合征等）引起糖皮质激素受体缺陷，机体对糖皮质激素敏感性下降，则可能造成使用鼓室注射糖皮质

激素疗效不佳。

（二）解剖因素

鼓室给药依赖圆窗膜的渗透性，其受多种因素影响，如分子的大小、构型、浓度、脂溶性，以及电荷、圆窗膜厚度等[32]。有学者认为，假圆窗膜、圆窗膜粘连或圆窗龛处脂肪、纤维栓塞等，都会影响圆窗膜对药物的渗透性[33]，这也是个体之间存在经鼓室给药疗效差异的原因。

作者：张甦琳、郭兆琪、陈镜羽（华中科技大学同济医学院附属协和医院）

二审审稿：马鑫（北京大学人民医院）

三审审稿：陈钢钢（山西医科大学第一医院）

参考文献

第四节　耳后糖皮质激素注射治疗

图 4-4-1　耳后糖皮质激素注射治疗思维导图

糖皮质激素全身给药，由于有血-迷路屏障存在，而使药物难以在内耳达到治疗所需的浓度和持续时间，且可能会导致全身其他系统的不良反应。因此，学者们开始进行糖皮质激素局部给药方式的探索。目前，比较成熟的局部给药方式为鼓室给药和耳后给药。

概述

耳后局部注射激素是由余力生课题组在临床工作中最先发现的，也是国内逐步展开研究的一种新型局部微创给药方式[1]。该方法已在《突发性聋诊断和治疗指南（2015 年）》中作为突发性聋的补救治疗推荐[2]，并且已经在临床中逐渐推广应用[3-7]。

一、 临床研究

大量临床实践证明了耳后局部注射激素的安全性及有效性[3-7]。

（1）耳后局部注射激素治疗低频下降型突发性聋的疗效最佳。杨晓琦等人首先报道了利用耳后注射倍他米松治疗顽固性低频下降型突发性聋的有效性[1]。王明明等人通过对耳后给药和全身给药治疗低中频型突发性聋的研究，进一步表明耳后注射糖皮质激素治疗中低频突发性聋疗效最佳。推荐低频下降型突发性聋采用耳后注射方式治疗[9]。毛雪梅等关于耳后注射糖皮质激素治疗突发性聋的 Meta 分析提示，耳后注射糖皮质激素治疗突发性聋安全可靠，尤其对低中频型听力损失的总体临床疗效优于全身用药[7]。

（2）耳后局部注射激素治疗高频下降型突发性聋的疗效不一致。耳后注射糖皮质激素对全频下降型突发性聋治疗有效，特别是低频区听力提

高更显著。王明明等人研究耳后注射与全身给药的有效率无显著性差异，但是对于血压、血糖控制不佳者，应选择耳后给药治疗方式[9]。王翡等人的研究显示，耳后注射激素组的效率高，且有显著性差异[10]。赵群等人通过研究耳后给药治疗全频下降型的疗效，得出耳后给药组与全身给药组对比，低频区（125~500Hz）听力提高值明显，差异有统计学意义。有研究对45例全聋型突发性聋进行补救性耳后注射激素治疗，发现耳后注射激素组在全部频率平均听阈均提高，尤其在低频区（250Hz、500Hz）提高更加显著，认为耳后注射激素治疗全频下降型突发性聋疗效显著，且对低频听力提高效果更优[8]。此外 Lv 等的耳后注射激素与鼓室注射激素对难治性全频型突发性聋的对照研究结果显示，二者均有效，且疗效无

差异[13]。

二、 基础研究

有动物实验表明，相同的给药剂量下，耳后给药比全身给药可在内耳中达到相对较高的血药浓度，且在局部药物维持时间较长，而在体循环中保持相对较低的浓度，从而降低了糖皮质激素引起全身不良反应的可能性。推测耳后给药的药物经过体循环再分布、局部解剖裂隙渗透、乙状窦－内淋巴囊等多种途径进入内耳，最主要的途径可能是药物经耳后静脉回流汇聚在乙状窦，再通过乙状窦与内淋巴囊之间的密切脉络关系，由内淋巴囊进入内淋巴液，从而直接在内耳中起作用[14-20]。

治疗方法

一、 药物选择

目前常用的耳后局部注射的糖皮质激素药物有甲泼尼龙、地塞米松、复方倍他米松等。

1. 地塞米松 临床常用的剂型为地塞米松磷酸钠，其具有水溶性，且无须肝脏转换，在体内直接发挥抗炎作用。分子量为 516.41，渗透性好，可通过耳后区域的多种可能途径进入内耳，但其生物半衰期长，且水溶制剂易经局部循环进入体循环，仍会有引起血糖、血压升高等不良反应的可能。

2. 甲泼尼龙 临床常用的剂型为甲泼尼龙琥珀酸钠注射液，其具有水溶性，无须肝脏转换，在体内直接发挥抗炎作用。分子量为 496.53，可通过耳后区域的多种可能途径进入内耳。此制剂需要特别注意的是，溶剂中含有苯甲醇，其不易被人体吸收，长期积留在注射部位可能会导致周围肌肉坏死，故注射时注意一定要在骨膜下。且禁止儿童注射。

3. 复方倍他米松 为复方制剂，组分为每支（1ml）含二丙酸倍他米松 5mg、倍他米松磷

酸钠 2mg，其中倍他米松磷酸钠为水溶性，二丙酸倍他米松为脂溶性。其水溶性成分为速效成分，性质近似地塞米松磷酸钠；其脂溶性成分在组织中缓慢释放，逐渐代谢发挥作用。需注意其注射位置不能太浅，否则可能会导致皮肤及软骨萎缩。

二、 给药剂量及疗程

耳后给药的药物剂量由于局部组织的限制，一般不超过 1ml。地塞米松的作用时间为 36~54小时，故建议隔日给药。甲泼尼龙的作用时间为 12~36 小时，鉴于其耳后给药药物局部吸收能力，隔日给药局部的不良反应会更小。亦可尝试连续给药，但需注意局部皮肤情况；同时，可尝试与鼓室给药交替用药。复方倍他米松的脂溶性成分二丙酸倍他米松在组织中缓慢代谢，药物代谢时间大于 10 天，故其两次注射时间间隔建议至少 10 天。

三、 给药方式

（1）耳后注射部位的选择：耳后区域，平外

耳道口平面，距耳后沟 0.5～1cm，颞骨乳突部筛区的体表投射面。

（2）根据注射药物的不同，选择不同的注射方式（表4-4-1）。水溶性药物（如甲泼尼龙、地塞米松），注射到骨膜下层，即进针直达骨面后，于骨面与骨膜间注射。其注射时阻力较大，患者痛感较明显，可适量应用利多卡因以减轻疼痛感。水溶性药物会迅速通过局部微循环吸收入血，而骨膜下注射由于骨膜屏障，可以延缓其局部的吸收速度，增加局部渗透的药量。复方倍他米松作为一种复方制剂，因二丙酸倍他米松为缓释成分，故其需要肌内注射，使其在肌肉组织中缓慢释放，逐渐发挥作用。复方倍他米松的注射深度为颞肌层。需要注意的是，注射复方倍他米松需与耳廓有一定距离，且深度不能太浅，以避免出现软骨萎缩和皮肤萎缩等不良反应。

表4-4-1 不同糖皮质激素的比较

项目	甲泼尼龙	地塞米松	复方倍他米松	
成分	甲泼尼龙琥珀酸钠	地塞米松磷酸钠	倍他米松磷酸钠	二丙酸倍他米松
类型	中效	长效	长效	
剂型	溶液型	溶液型	混悬型	
溶解性	水溶性	水溶性	水溶性	脂溶性
分子量	496.53	516.41	516.41	504.59
等效剂量	4mg	0.75mg	0.6mg	
维持时间	12～36 小时	36～54 小时	36～54 小时	>10 天
注射位置	骨膜下	骨膜下	颞肌	
时间间隔	1～2 天	2 天	>10 天	
不良反应	疼痛	疼痛	皮肤萎缩	

作者：静媛媛（北京大学人民医院）

二审审稿：马鑫（北京大学人民医院）

三审审稿：陈钢钢（山西医科大学第一医院）

参考文献

第五节 鼓室注射庆大霉素治疗

图4-5-1 鼓室注射庆大霉素治疗思维导图

概述

鼓室注射庆大霉素（intratympanic gentamicin injection），又称化学性迷路切除（chemical labyrinthectomy），是使用注射器穿透鼓膜，将庆大霉素注入鼓室，利用其耳毒性，破坏内耳的前庭器官，从而起到控制梅尼埃病眩晕的目的。其是治疗难治性梅尼埃病的有效治疗方法，具有不良反应小、易开展、风险小、费用低的优点。

1944 年，Waksman 分离发现链霉素，继而发现该药物具有耳毒性，开始对该药的作用机制和耳毒性的产生机制进行深入研究，发现肺结核伴梅尼埃病患者全身应用链霉素后，眩晕好转。1948 年，Flower 全身应用链霉毒治疗双侧梅尼埃病，眩晕得到很好的控制，避免了严重的听力损失。1952 年，Waksman 因发现链霉素而获得当年的诺贝尔生理学或医学奖[1]。1957 年，Schuknecht 首次采用经鼓膜置管鼓室注射链霉素治疗梅尼埃病，其中 8 位患者接受这项治疗，5 位患者眩晕被控制，从此开启了鼓室内给药治疗梅尼埃病的新篇章[2]。

1977 年，Lange 等开始利用鼓室注射庆大霉素治疗单侧梅尼埃病。他采用一天注射数次的方式，取得了良好的控制眩晕效果，但部分患者出现用药后听力下降。1997 年，Driseoll 等首次提出小剂量单次鼓室注射庆大霉素的给药方案，眩晕控制率达 84%，听力损失的发生率较大剂量给药方案明显下降[3]。Kaasinen 等对 93 名患者进行鼓室注射庆大霉素（40mg/ml），每位患者注射 1~4 次，随访 2 年，眩晕完全缓解率达 81%，完全性感音神经性聋发生率为 11%，表明小剂量鼓室注射庆大霉素治疗梅尼埃病具有安全性和有效性[4]。

随后 Minor 等报道通过滴定法给药，即通过冷热试验判断前庭症状的发展情况，以决定是否需要再给药，其眩晕控制率达 91%，感音神经性聋发生率为 3%，为小剂量庆大霉素鼓室注射治疗梅尼埃病提供停药指标，促进安全有效的治疗[5]。

起初认为，要完全破坏前庭功能才能达到治疗目的，而随着研究的深入，现在认为部分性降低前庭功能就能达到相似的眩晕控制率和显著下降的听力损伤发生率。Meta 分析发现这一方法对眩晕的控制具有良好的疗效（庆大霉素给药浓度为 26~40mg/ml，注射次数为 1~12 次），眩晕完全治愈达 74.7%，眩晕减轻和完全治愈达 92.7%[6]。这一疗效和前庭神经切断术相近，其相较于内淋巴囊减压、迷路切除和前庭神经切断术，更容易开展、风险小且费用低。

作用机制

庆大霉素是氨基糖苷类抗生素中的一种，由氨基糖分子和非糖部分的苷元结合而成，庆大霉素的不良反应主要是对内耳（耳蜗、前庭）、肾脏的损伤。Kimura 等通过药理学、病理学研究认为，庆大霉素可同时侵犯前庭和耳蜗，对前庭损伤更严重[7]。Hayashida 等报道前庭 I 型毛细胞和耳蜗的外毛细胞是庆大霉素的靶细胞[8]。从生物性质来看，庆大霉素含氨基和胍基带正电荷，与带负电荷的前庭上皮相吸，与带正电荷的耳蜗上皮相斥。这也能解释庆大霉素对前庭耳蜗亲合力

的差距，庆大霉素倾向于损伤前庭。Elidan 通过实验发现，庆大霉素对前庭损害早，并与耳蜗损害在时间上有差异[9]。这些研究结果表明，庆大霉素具有前庭选择性，可为庆大霉素用于治疗梅尼埃病提供理论依据。

庆大霉素对眩晕的控制，主要是运用其前庭毒性，损伤前庭感觉毛细胞的功能，降低其敏感性，或通过前庭分泌细胞、暗细胞，减少内淋巴液的产生，减轻内淋巴结积水，进而控制眩晕[10]。

适应证

鼓室注射激素对眩晕控制的有效率为 70% 左右，鼓室注射庆大霉素可有效控制大部分患者的眩晕症状（80%~90%），但注射庆大霉素时听力损失的发生率为 10%~30%，其机制与单侧化学迷路切除有关[11]。戴春富等应用小剂量庆大霉素鼓室注射治疗难治性梅尼埃病眩晕得到很好的改善，即鼓室注射庆大霉素 1 次后观察 3 周，根据眩晕的控制与否决定是否需要再次注射，结果

表明眩晕的控制有效率可达 89%，同时听力下降的发生率为 16%[12]。

对于单侧发病，年龄小于 65 岁，眩晕发作频繁、剧烈，保守治疗无效的三期及以上梅尼埃病患者，可考虑鼓室注射庆大霉素（建议采用低浓度、长间隔的方式），治疗前应充分告知患者发生听力损失的风险[11]。

临床应用

一、眩晕评估

1. 症状评估　主要包括眩晕的持续时间、眩晕强度的频率、是否有 Tumarkin 现象，以及眩晕的伴随症状如耳鸣、耳闷的评估。

2. 前庭功能评估　包括冷热试验、转椅试验、前庭诱发肌源性电位（VEMP）等。

3. 其他　心理评估、纯音测听、神经耳科学的相关检查。

二、治疗方案

庆大霉素原液为 40mg/ml，推荐庆大霉素的有效浓度为 30mg/ml，用 pH 6.4 的碳酸氢钠稀释后注射。

鼓室注射庆大霉素的过程：患者仰卧，患耳向上，1% 丁卡因表面麻醉，耳内镜或显微镜下鼓室注射庆大霉素（30mg/ml）约 0.5ml，药物充满中耳腔。鼓室注射后，要求患者保持患耳向上仰卧 30～45 分钟，并禁止吞咽动作。

三、并发症

鼓室注射庆大霉素可能会导致患者听力进一步下降。如何维持庆大霉素对眩晕的控制率，减少其耳毒性是目前研究的热点。

四、疗效评估

患者注射后的 1 个月内要求每周门诊随访，如眩晕控制较好，要求患者注射后第 6、12、18、24 个月随访。每次随访的内容包括了解患者眩晕发作的情况、眼震情况（自发性眼震、摇头试验、甩头试验）、纯音测听等。如果患者仍有眩晕发作，可以追加一次或两次注射，如果注射 4 次以上眩晕仍未被控制，则表明庆大霉素治疗无效。

五、治疗失败的可能原因

（一）庆大霉素与内耳接触时间短

庆大霉素与内耳接触时间短，导致没有足够的庆大霉素到达内耳。影响庆大霉素与内耳接触时间的因素包括咽鼓管的开放、中耳黏膜的血管容积、圆窗膜炎性增厚。中耳和内耳之间存在交通障碍，主要包括黏膜网络、圆窗膜增厚，圆窗龛膜的出现也会导致圆窗膜吸收障碍[13]。

（二）内耳代谢和清除的个体差异

内耳对庆大霉素的代谢和清除的个体差异，包括对氨基糖苷类药物的个体敏感性差异、个体的遗传易感性不同等。

（三）适应证选择错误

如错误地选择中枢病变、神经病变以及双侧梅尼埃病患者进行耳内注射治疗[14]。

作者：李伟、王武庆（复旦大学附属眼耳鼻喉科医院）

二审审稿：马鑫（北京大学人民医院）

三审审稿：陈钢钢（山西医科大学第一医院）

参考文献

第六节 眩晕的外科治疗

图 4 - 6 - 1 眩晕的外科治疗思维导图

图 4 - 6 - 1 眩晕的外科治疗思维导图

概述

眩晕外科治疗的主要对象是各种周围性前庭疾病，包括迷路瘘管、半规管裂综合征、梅尼埃病，以及小部分继发于颅内病变（如听神经瘤）的眩晕病症。虽然需要外科治疗的眩晕患者占所有眩晕患者的比例不高，但考虑到眩晕的高患病率，因而需要外科治疗的患者群体仍然较大。眩晕外科按照所治疗的不同疾病常可以分为迷路瘘管手术、半规管裂手术、梅尼埃病的外科治疗、听神经瘤切除术及人工前庭植入术等[1]。眩晕的外科治疗有可能会损害患者的听力，因此不同疾病所需实施的手术方式要根据患者的听力情况、前庭功能的保留情况具体分析和选择。如梅尼埃病，一般只有当疾病发展为三至四期，即患者的平均听阈≥41dBHL 时，才考虑手术治疗。对于二期（平均听阈≤40dBHL）患者，只有在患者眩晕频繁剧烈发作、6 个月保守治疗无效、有强烈手术意愿时，才考虑选择手术治疗[2]。

治疗方法

一、 迷路瘘管手术

（一）临床表现和手术适应证

迷路瘘管是指因内耳骨壁破坏或缺损，导致局部产生瘘管，使迷路骨内膜或外淋巴液与外界相通的一种临床病症[3-6]。多为中耳胆脂瘤破坏迷路骨质所致，也可见于先天内耳发育不良、外伤、肿瘤，以及中耳乳突手术损伤等。临床表现主要包括耳流脓、眩晕、听力下降、耳鸣、面瘫等。在中耳胆脂瘤所致的迷路瘘管中，80% 的患者有长期耳流脓病史，30%～66% 的患者曾有眩晕病史，部分患者以眩晕为首发症状就诊。有的患者表现为强声刺激诱发的眩晕、眼震和恶心呕吐（Tullio 征），或者改变外耳道压力（如按压耳屏）时出现眩晕和眼震（Hennebert 征）。多数患者呈现混合性听力下降，也有部分患者骨导听力仍保持正常，呈传导性听力下降，疾病晚期患者则表现为全聋（若瘘管位于鼓岬，出现全聋的概率更高）。手术探查是迷路瘘管诊断的"金标准"。术前高分辨率颞骨薄层 CT（HRCT）对诊断迷路瘘管具有重要的参考价值。一般来说，迷路瘘管一经发现，绝大多数患者都需要及时进行手术治疗。

（二）手术方式

根据病因不同可以采取不同的手术方式。如中耳胆脂瘤所致的迷路瘘管通常采用完壁式或开放式乳突根治术。其手术目的是既清除中耳乳突腔的顽固性病变组织，又修补和消除迷路瘘管，同时兼顾患者的听力重建。值得注意的是，手术应先彻底切除中耳乳突腔的胆脂瘤、胆固醇肉芽肿、肉芽等病变组织，再处理瘘管及其周围病变。

上述步骤具体采用一期或二期手术进行处理，应根据术中病变情况来定。对于能够同时完整去除瘘管周围胆脂瘤基质的患者，可以一期手术，采用骨粉、软骨和筋膜材料修补瘘管；对于瘘口直径较大、骨导听力较好的患者，可以将病变旷置，留待二期炎症控制后再彻底清除病变、修补瘘口；对于顽固性病变已经侵入内耳、没有实用听力的患者，可以一期手术彻底清除病变，并将内耳填塞。

二、 半规管裂手术

（一）临床表现和手术适应证

半规管裂综合征患者可能会因强声和（或）通过改变中耳或颅内压力（如咳嗽、打喷嚏或屏气）的动作而感到眩晕和视振荡（已知为静止的物体明显晃动）。其听觉表现包括自听增强（自体声音的共鸣增加）、对骨传导声音过敏及在听力测试中显示明显的传导性聋。有的患者仅有前庭症状和体征，有的患者则同时出现听觉和前庭症状，还有的患者只有听觉主诉。半规管裂多见于上半规管，但也可以出现在其他半规管。半规管裂综合征临床确诊后，应叮嘱患者避免诱发性刺激如强声或屏气等升高颅内压的动作，或给予一些镇静类药物以减轻前庭系统的反应。对于保守治疗后仍无法缓解，或症状严重以至于明显影响生活质量的患者，可考虑手术治疗[7-9]。

（二）上半规管裂综合征的手术方式及要点

目前上半规管裂常用的手术方式包括颅中窝径路和乳突径路手术。其手术治疗的目的是封闭半规管的瘘口，阻止内淋巴液的异常流动，以缓解和消除临床症状。

（1）颅中窝径路手术：在颞部切开皮肤和颞肌，制作骨瓣。将颞叶硬脑膜向上牵拉显露岩骨顶面，仔细探查弓状隆起找到上半规管裂的病变部位，采用骨片、软骨等硬性材料加强裂缺区域的强度，达到治疗疾病的目的。

（2）乳突径路手术：制作耳后切口，保持外耳道骨壁完整，完成乳突轮廓化，找到责任半规管裂缺的部位并将其妥善填塞。

三、 梅尼埃病的外科治疗

梅尼埃病是一种内耳疾病，主要表现为反复眩晕、波动性听力下降、耳鸣及耳闷胀感，约80%的患者可以通过正规的保守治疗缓解症状，控制病情。梅尼埃病的手术适应证为眩晕发作频繁、剧烈，6个月非手术治疗无效[2]。具体的手术方式要根据患者的听力情况、前庭功能的保留情况具体分析和选择。因为内耳的膜迷路由膜蜗管、球囊、椭圆囊、膜半规管、内淋巴管、内淋巴囊共同组成，所以眩晕的外科治疗有可能会损害患者的听力。临床根据患者最近6个月内间歇期听力最差时500Hz、1000Hz、2000Hz的平均纯音听阈（PTA）对梅尼埃病进行分期：①一期：$PTA \leq 25dBHL$；②二期：$26dBHL \leq PTA \leq 40dBHL$；③三期：$41dBHL \leq PTA \leq 70dBHL$；④四期：$PTA \geq 71dBHL$。

梅尼埃病的外科治疗可分为保留前庭功能的功能性手术（内淋巴囊手术、内淋巴管夹闭术、半规管阻塞术）和不保留前庭功能的破坏性手术（前庭神经切断术、迷路切除术）。

（一）内淋巴囊手术

手术方式包括内淋巴囊减压术和内淋巴囊乳突腔引流术两种。手术目的是减轻内淋巴压力，以缓解临床症状，适用于三期梅尼埃病患者和部分症状严重、有强烈手术意愿的二期梅尼埃病患者。四期患者不建议行内淋巴囊手术[2]。

1. 内淋巴囊减压手术 耳后"C"形切口。在常规"轮廓化"乳突气房的基础上，充分去除乙状窦表面、颅中窝底的骨质，充分暴露内淋巴囊所在的区域，前达后半规管、后达乙状窦表面，上至颅底硬脑膜、下至颈静脉球。手术目的是尽可能去除内淋巴囊及内淋巴导管周围骨质，达到充分减压。该术式不用切开内淋巴囊壁，不需要对囊腔进一步处理。

2. 内淋巴囊乳突腔引流术 在内淋巴囊减压手术的基础上进行内淋巴囊乳突腔引流。充分暴露内淋巴囊，以镰状刀由后向前小心地切开内淋巴囊外侧壁，切口可延长至后半规管下方，充分显露内淋巴囊腔。为达到引流的目的，传统的手术方式是在内淋巴囊腔内放入硅胶引流管或引流片的一端，另一端留置于乳突腔，以建立长久的引流通道；也可以将内淋巴囊外壁向前翻转，将游离缘嵌入岩骨与硬脑膜之间，或切除内淋巴囊外侧壁[10-13]。

近年来，也有国际学者对内淋巴导管进行夹闭，达到较好的眩晕控制率。因为这一术式在国内外还没有广泛开展的病例报告，所以本节没有将其纳入讨论范围。

（二）半规管阻塞术

半规管阻塞术是近年来国际报道疗效比较确切的梅尼埃病手术治疗方式。尽管这一术式控制眩晕的原理还没有充分阐明，但其治疗效果已经在业界得到相当程度的认可。

1. 适应证 原则上适用于四期梅尼埃病患者；对于部分三期眩晕发作频繁、内淋巴囊手术无效、言语识别率小于50%且强烈要求手术的患者，也可以使用这一术式。

2. 手术方式 耳后"C"形切口，乳突轮廓化，并充分显露3个半规管。在3个半规管表面磨除部分骨质，显露"蓝线"。用1.0~1.5mm金刚钻继续在"蓝线"处轻轻钻磨，使此处的骨性半规管呈半透明的蛋壳状，然后用细的钩针将蛋壳状骨片挑开，形成一直径1.0~2.0mm的骨窗，尽可能保持骨内膜的完整性。为避免过多外淋巴液流出造成对内耳的扰动，通常将3个半规管逐一开窗、阻塞，但并无一定顺序。将压薄晾干的筋膜裁剪成3mm×10mm的窄条，半规管开窗后，以筋膜窄条阻塞骨性半规管，完全压闭膜性半规管[14-16]。

（三）前庭神经切断术

切断前庭神经，完全去除一侧外周神经末梢的传入冲动。

1. 适应证 适用于难治性梅尼埃病，如前驱治疗（手术或非手术治疗）无效的四期梅尼埃病患者。

2. 手术方式 可以选择经乙状窦后径路或经迷路后径路实施前庭神经切断术。这两种路径有一定的相似性，都是经耳后皮肤切开，去除局部骨质，显露相应区域的硬脑膜。切开硬脑膜，吸除脑脊液，显露面听神经束。实施神经切断前首先需要确认面神经的位置，辨别前庭和耳蜗神经。

前庭神经略呈灰色，位于上方，蜗神经由于神经纤维较多而偏白色，位于下方，二者分界为蜗前庭裂隙，表面常有一细小血管。以镰状刀分离前庭神经，并用显微剪剪断。为了防止可能的神经再生和愈合，可以截除一小段前庭神经束，并以Teflon棉将两侧断端隔开。

这一手术的疗效较为确切[17]。但缺陷是完全损毁了一侧的前庭神经冲动传入，同时需要入颅，手术存在脑脊液漏和颅内感染的风险。由于手术后患者的康复依赖对侧前庭的代偿，所以术后的前庭康复训练显得尤其重要。需要强调的是，这一术式只能在单侧实施，不能进行双侧手术。

（四）迷路切除术

完全切除一侧的内耳迷路，消除一侧外周神经末梢传入的神经冲动，同时术耳的听力丧失。

1. 适应证 适用于无实用听力、多种治疗方法无效、不能耐受颅内手术的四期梅尼埃病患者。其控制眩晕的效果与前庭神经切断术相似。

2. 手术方式 耳后切口，保持外耳道后壁完整，常规乳突轮廓化，定位各半规管的位置。依次开放3个半规管，磨去3个半规管骨管结构后，显露并扩大前庭腔。将半规管内、前庭腔内的膜迷路组织和感觉上皮一并彻底切除。在去除前庭的感觉上皮后，可以在前庭位置放置一块浸有庆大霉素的明胶海绵，以进一步确保迷路切除的效果[1]。

四、听神经瘤切除术

听神经瘤多为来源于前庭神经鞘膜的良性肿瘤，临床表现为听力下降、耳鸣、眩晕、头痛等。这些症状主要由肿瘤的占位效应所致。如果肿瘤导致前庭和小脑功能障碍，患者会出现眩晕、平衡失调、辨距障碍等症状。从临床来看，出现眩晕的听神经瘤患者大多是早期小听神经瘤；在大听神经瘤的患者人群中，眩晕并不是常见的临床症状[18]。

听神经瘤手术属于桥小脑角区的开颅手术，分为经迷路或扩大迷路径路、耳囊径路、乙状窦后径路、中颅窝径路，前两种径路不保留听力，而后两种径路保留听力。具体手术方式的选择需要根据肿瘤的大小、疾病所处的阶段、患耳的残余听力以及患者的年龄和需求决定。无论选择哪种手术径路，其目的是要力争完全切除肿瘤，并保护面神经功能[19]。此外，对于有残留听力尤其是有实用听力的患者，还要考虑听力的保留。因为听神经瘤切除手术不是针对患者的眩晕症状设计的手术方式，所以在此不进行详细描述。

五、 人工前庭植入术

人工前庭植入术是针对严重的双侧前庭病而

设计的人工器官植入和替代手术，是治疗严重的双侧外周前庭疾病的"最后一公里"。截至目前，人工前庭还处于研究阶段，还没有市售的人工前庭设备可供植入。已有的临床试验结果显示，人工前庭治疗双侧前庭病疗效确切，说明对人类前庭系统进行人工电刺激替代在技术上是可行的。这不仅为双侧前庭病的替代治疗带来了希望，而且增加了对周围前庭系统的认识[20-21]（详见第四章第九节"人工前庭植入"）。

作者：张青（上海交通大学医学院附属新华医院）

二审审稿：王璟（复旦大学附属眼耳鼻喉科医院）

三审审稿：马鑫（北京大学人民医院）

参考文献

第七节　前庭疾病的认知行为治疗

图4-7-1　前庭疾病的认知行为治疗思维导图

概述

认知行为治疗（cognitive - behavioral therapy，CBT）是有结构、短程、认知取向的，以个人的思考和感觉方式会影响其情绪和行为方式为基本理念的一种心理治疗方法[1]。其由治疗抑郁症等精神障碍发展而来，目前广泛应用于精神障碍和心理问题[2]，以及躯体形式障碍、功能障碍性疾病等[3]，在前庭疾病中的应用也有报道[4,5]，尤其是持续性姿势－知觉性头晕（PPPD）这类慢性功能性前庭疾病。前庭系统和焦虑情绪处理中心的神经网络重叠，以及神经质人格是PPPD可能的易感因素[6]等信息，可能都提示需要结合心理治疗来促进前庭疾病患者的康复[7]。CBT在前庭疾病中的应用还没有发布专家共识或指南。本节

内容总结回顾既往的国内外文献[8-13]，并结合认知行为治疗的心理学知识，就认知行为治疗的理论基础、在前庭疾病中的适用范围、可采取的治疗内容及流程进行简要介绍。

一、 认知行为治疗的理论基础

（一）认知行为治疗的基本理念

CBT是认知治疗和行为治疗的有机结合，以认知和行为为主要切入点，改善情绪，进而巩固认知和行为的改变。

1. 认知决定情绪　情境只是影响个人情绪的背景因素，其情绪更多受认知的影响。如在相同

的头晕情境下，不同患者的认知不同，表现的情绪体验也有所不同。

2. 经历决定认知 个人的人生经历决定其对人、事、物的看法。如部分前庭疾病患者会认为其头晕与颈椎、脑供血不足等有关，这可能受周围的人或不同途径获取到的信息资源等的影响，造成患者不合理的认知，从而影响情绪体验。

3. 经历需要比较才有意义 如让患者对其头晕体验打分（0～100分）为50分，当和治疗前的90分相比，造成的情绪困扰就会好很多。但如果此时告知患者"另一位阿姨和您一起开始的治疗，现在头晕的严重程度只有20分了"，患者会发现自己不如别人，又会感到着急。因此，经历通过比较才有意义。

4. 个人对同样事情的看法有差异 由于每个人的生活经历和成长环境不同，看待事物的方式自然会有差异。如对待"遵医嘱用药"这件事上，有的患者可以很好地服从，而有的患者就会擅自减药、停药[14,15]。

（二）认知行为治疗的模型

1. 流程图模型 在认知行为治疗中，主要关注4个要素，即情境/刺激、认知、情绪和行为。其相互之间的联系可以用流程图模型（图4-7-2）表示。

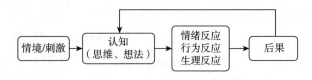

图4-7-2 认知行为治疗流程图模型

（1）情境是心理现象产生的背景因素或诱因。

（2）情绪和行为反应只是特定情境作用的结果，其中间还有认知在起作用。

（3）若表现为负面的情绪或行为反应，则可能引起不良后果，造成恶性循环。

2. T字模型 认知行为治疗的开拓者——亚伦·贝克（Aaron Beck），将认知分为自动思维、中间信念、核心信念三部分（图4-7-3），三者是由具体到抽象的过程，也是决定和被决定的关系。

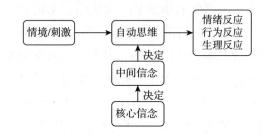

图4-7-3 认知行为治疗的T字模型

（1）自动思维：用于描述个体在特定情境下自动所产生的想法，而不是刻意思考。

（2）中间信念：可以理解为"生活规则"或"行为规则"，是具体某个心理领域的心理策略。一个人如果有刻板的行为模式，那背后势必有一种刻板的或功能失调的行为信念。

（3）核心信念：是关于自我、他人、世界的认识；与从小到大的成长环境、家庭关系等有关。在前庭疾病的认知行为治疗中，一般不涉及。

（三）认知行为治疗的特点与优势

1. 聚焦当下、目标导向 认知行为治疗主要针对患者当下的问题，根据其病情需要，制定具体、客观、可观察的目标，以目标为导向进行针对性的心理治疗。

2. 循证基础、效果客观 认知行为治疗是目前循证证据最充分，也是应用最广泛的心理治疗方法。同时，其以客观指标量化治疗目标，进而评价治疗效果。

3. 短程高效 认知行为治疗都围绕患者的问题及治疗目标进行，与疾病无关的话题不在治疗期间解决。

4. 家庭作业 这是认知行为治疗的一大特点，因为认知和行为改变不仅要在治疗室发生，更要在生活中发生。前庭疾病主要以居家治疗为主，患者的依从性及执行力会直接影响治疗效果。因此，通过家庭作业鼓励其在生活中努力实施行为的改变[14,15]。

二、　认知行为治疗在前庭疾病中的适用范围

在开始认知行为治疗之前，要明确患者是否需要和适合进行认知行为治疗；通过评估，也可以帮助判断是否可以通过该方法解决患者的问题[16]。

（一）适应证

1. 功能性前庭疾病　就目前国内外的研究报道，认知行为治疗应用最多的是 PPPD 这类功能性前庭疾病[17]。

2. 有情绪障碍共病的前庭疾病　对于急性、发作性、慢性前庭综合征，通过评估（表 4 - 7 - 1），若存在轻度及以上的情绪障碍，可联合应用认知行为治疗；若量表评分未见明显异常，但在就诊过程中明显感觉患者存在情绪问题，也可以联合认知行为治疗。

表 4 - 7 - 1　评估指标

主要评价指标		
情绪障碍	百分数标尺法	用 0 ~ 100% 的数字加以评分
	心理自评量表	广泛性焦虑疾病量表（GAD - 7）、患者健康问卷（PHQ - 9）、焦虑自评量表（SAS）、抑郁自评量表（SDS）
	心理他评量表	汉密尔顿焦虑量表（HAMA）、汉密尔顿抑郁量表（HAMD）
主观症状	头晕、眩晕严重程度	眩晕残障程度评定量表（DHI）、眩晕症状量表（VSS）
	视觉模拟量表	用 0 ~ 10 的数字加以评分
次要评价指标		
平衡功能	查体	Berg 平衡量表（BBS）、计时平衡试验、功能性伸手试验、Fukuda 原地踏步试验
睡眠障碍	睡眠自评量表	匹兹堡睡眠质量指数量表（PSQI）、阿森斯失眠量表（AIS）

3. 慢性头晕　对于病程较长、病因复杂、临床表现不典型、未能明确诊断的慢性头晕，认知行为治疗可以作为辅助治疗。

（二）禁忌证

若患者存在对认知行为治疗信任度较低、不愿意配合或文化程度较低难以理解等情况，则不适合进行认知行为治疗。

治疗方案

一、　前庭疾病的认知行为治疗

（一）开始治疗阶段

这一阶段通过搜集资料、准确评估，明确患者问题的类别及程度，并据此确定治疗目标。

1. 建立积极的治疗关系　在心理咨询和治疗中，咨询关系是影响咨询效果最重要的因素，因此要耐心倾听患者的叙述，尊重其想法和感受，对不满情绪给予理解和共情；必要时对其病情做一小结，这样不仅可以确认补充信息，还有助于增加患者的信任。同时，对本次治疗的内容及安排做相应说明，让患者在一开始就明白为什么要进行认知行为治疗以及治疗的形式和周期，使其

对整体过程有大致的预期，从而更好地得到患者的配合。

2. 搜集资料、做出诊断　这是该阶段最重要的任务，应全面收集患者资料，以指导临床治疗。

（1）个人信息：如年龄、性别、婚育、职业、文化程度、宗教信仰等。

（2）主要症状：临床表现、病程、严重程度、诱发因素及对社会工作生活的影响。

（3）触发事件：如急性、发作性、慢性前庭疾病，其他内科或精神心理疾病，药物的不良反应等。

（4）现病史：当下除前庭疾病以外的其他疾病，以及更年期、身体残疾等问题。

（5）既往史：既往健康状况，如精神疾病（是否服用过精神类药物）、前庭疾病、鼾症、甲状腺疾病等，以及就医史、用药史、手术史等。

在此过程中要留意患者的模糊表达，如"挺好的""没什么大问题""还不错"等字眼，要让患者做出更具体的表述，如对于患者发病前的心情，可以让患者描述那段时间发生了什么、是否和平时一样等。若遇到患者不愿讨论的问题，应该存疑，但不要过多追问。

3. 案例概念化　也称具体化，是指应用认知行为治疗的观点理解患者的问题，在理论概念中找到相应的要素。其包括横向概念化和纵向概念化，由于纵向概念化主要针对心理问题的历史成因进行分析，不作为前庭疾病认知行为治疗的重点，所以下面只介绍横向概念化。

横向概念化围绕患者的情绪困扰，从当下找原因，主要包括以下三步：①确定患者现存的情绪和行为方面的问题；②确定这些情绪和行为反应出现的具体情境；③通过交谈，寻找情境和情绪及行为之间的认知内容。

认知行为治疗理论认为，情景只是引起情绪和行为反应的环境因素，而不合理认知才是直接原因，若患者确定其头晕不是由脑梗引起的，不会摔倒，规范治疗肯定能缓解，可使其情绪有所改善。情境是客观存在的，由疾病特点决定的，而认知因素是可以通过正确引导帮助患者调整的。

找到情景和情绪之间的认知内容，才是横向概念化的重点。

4. 评价、量化问题　对患者的主观症状、情绪困扰、平衡功能及睡眠障碍等针对性的评价、量化，不仅有助于明确患者现存的问题及严重程度，而且可以评估疗效，根据患者病情变化灵活调整治疗方案。

5. 明确诊疗目标　收集资料、明确问题后，结合患者的期望，制定阶段性的、明确的、可评价的诊疗目标。

（二）基础治疗阶段

在确定诊疗目标后，进入基础治疗阶段。

1. 患者教育　就前庭疾病而言，给患者带来情绪困扰的大多为对该疾病的未知及不确定感、不合理信念（如与颈椎、高血压、脑供血不足等有关）以及过多依赖医生却不注重自身生活调整等。因此，治疗之初的患者教育应包括以下几方面[4, 10]。

（1）维持平衡的基本解剖及生理机制：如前庭器官的位置、平衡三联等。

（2）前庭疾病发生可能的病理机制：如与PPPD和多感觉整合功能障碍等有关。

（3）解读患者的前庭功能报告：尤其是前庭功能检查正常的PPPD患者。

（4）焦虑等情绪对眩晕、头晕及平衡的影响及可能的机制。

（5）完整的治疗方案及每一治疗方式的注意事项。

在患者教育时，要注意避免使用专业术语，可以结合生活或其他患者的例子进行说明，这样更通俗易懂、易于接受。认知行为治疗注重"知"和"行"，但是知道和做到是两回事，从"知"到"行"还有很重要的一部分，即"信"，这一环节就是让患者信服，达到"知行合一"。

2. 制定计划　根据第一阶段的诊疗目标，制定基础治疗阶段的康复计划。可分为认知治疗和行为治疗两部分。

3. 认知治疗[14]　包括识别自动思维和纠正不

合理认知。

（1）识别自动思维：面对患者最直接能识别的是其自动思维，即特定情境下最表浅的认知，也是关注的重点。可以从两方面评价其是否合理：①有效性：即患者的想法是否符合现实。患者的认知大多依据自身经验对该疾病的假设推理，如害怕摔倒、颈性眩晕、脑梗等想法，可通过患者教育告知并纠正。但若患者的想法就是事实，患者曾摔倒过或确实存在脊髓型颈椎病、甲状腺功能减退症等引起头晕的其他疾病，就要用到第二个标准——有用性。这时需要和患者探讨这样的悲观信念对实现预期目标是否有帮助，如和患者说："您这样的担心是没有用的，只会让您更不敢出门，变为慢性病程，对康复一点好处都没有，为什么不多想一想怎样才能更好地促进康复呢？"要让患者意识到应该把重点放在治疗上，这样受自动思维影响的负性情绪就会好很多。

（2）纠正不合理认知：这里仅介绍部分认知治疗技术，还有很多方法可根据患者的情况选择。①可能性区域技术：让患者意识到对于未发生的结果，不只存在一种可能，最糟糕和最理想的结果之间还存在很多可能性区域。这时要让患者思考"最理想的结果是什么、最糟糕的结果是什么、最可能的结果是什么？如果最糟糕的结果发生了，你会怎么办？可以做哪些能争取更好的结果"。总结来说，就是面对未知，争取更好。②行为试验技术：部分患者到处求医均未见明显好转，可能对疾病康复失去信心，这时传达再多信息，患者也不容易接受。可以先进行前庭康复训练，改变其行为，坚持一段时间后，患者感受到头晕程度减轻、时间减少等细微变化，都会给予患者康复的信心。通过行为改变带来的感受转变不合理认知，反过来再巩固行为的改变。③代价－收益分析技术：收益即从一项活动中得到的益处，而代价就是获得这样的好处所付出的成本。通过让患者分析进行前庭康复锻炼可能的益处（如健康）及代价（如时间），激发"坚持康复锻炼"的观念[14]。

4. 情绪管理 患者的情绪问题可能不全来自于前庭疾病，还可能包括家庭、工作、人际关系等因素，可以教授其一些情绪管理技巧，鼓励患者在生活中学会管理自己的情绪，提高对情绪的控制能力。

（1）情绪启动法：是让患者做情绪的主宰者，而不是被情绪控制。因为造成情绪困扰的往往不是事件本身，而是对事件的看法。要认识到思维对情绪的影响，如果能换一个角度看问题，可能负面情绪就会少一些。

（2）书面发泄：是一种自由表达情绪的方法，可以让患者自由地写下困扰事件或用自己的方式使负性情绪得到发泄。尽管困扰事件引发的负性情绪可能短时间内会增强，但坚持几天或几周的治疗后，负性情绪和压力就会降低。

（3）识别情绪图式：个人对不同情绪会有不同的情绪图式。让患者思考是否每一次相似不良情绪的产生都有相似的原因，分析其在处理不同情绪时的不同策略，同时评价该策略或想法的有效性及有用性，学会自主解决问题。

5. 行为治疗 包括呼吸放松练习和前庭康复训练。

（1）呼吸放松练习：在进行前庭康复训练之前进行呼吸放松练习，可以缓解患者就诊时的不安情绪，更好地进入练习状态。通过主动控制呼吸的频率和深度，可以提高吸氧水平，改善大脑的供氧状况，从而改善心理状态[18]。

嘱患者闭上双眼，双肩自然下垂，用鼻子呼吸；在呼吸的同时腹部也要跟着伸缩；在吸气末时屏气几秒，使大脑稳定、注意力集中；然后用嘴巴缓缓地呼气，保持自然、均匀、缓慢、连续有规律的呼吸；反复几次。

（2）前庭康复训练：基础治疗阶段主要根据患者的病情制定初级康复内容（详见第四章第二节"前庭康复训练"）。

6. 家庭作业 ①总结本次治疗的所有内容，并讨论患者的收获；②共同制定在这一阶段需完成的家庭作业，即每日训练计划；③了解患者对该疾病及治疗的疑问，征求反馈意见，及时解答，必要时做相应调整。

（三）巩固治疗阶段

基础治疗初见成效后即可进入巩固治疗阶段。

1. 回顾性评估并制定计划　回顾患者初诊时的问题、诊疗目标及取得的进步，加强患者教育，增强其康复的希望；同时制定本阶段的治疗计划。

2. 认知治疗[14]　包括识别中间信念和纠正消极假设。

（1）识别中间信念：中间信念是自动思维的升华，是从点到面，从具体问题情境上升到某领域（如职场、人际关系、健康等领域）的认知（图4-7-4）。

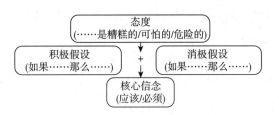

图4-7-4　中间信念的三部分

如一位前庭疾病患者的中间信念是：①态度：一直头晕是很糟糕的。②积极假设：如果积极配合医生治疗，肯定能好；消极假设：如果吃药没有用怎么办，我还是会头晕；如果医生厉害，我应该就能好。③规则：我应该听医生的规范治疗（仅知道却没有付出行动），可是试了很多方法都没用（没有长期坚持）。

中间信念在成长过程中逐渐发展，表现为应对某一生活侧面的心理策略，很难被患者注意到。如在面对"健康"这一问题时，有的患者会主动就医，努力配合检查和治疗；有的患者会选择先忍着，实在难受才去就医；有的患者就诊时已经将自己发病的所有经过记录得整整齐齐，甚至用过的药会用表格整理出来等，这样的差异（即不同的策略）没有所谓的好坏之分，只是心理健康的人会适度且灵活应用，而且会接受不理想的结果。

（2）纠正消极假设：患者的消极情绪往往来自消极假设，这也是纠正中间信念所关注的重点[18]。首先，向患者介绍中间信念的结构、具体

内容及常见的心理策略；然后，鼓励患者寻找自己的消极假设，告诉其就医体验中的中间信念并不一定就是事实，只是一种观念；最后，激发患者对消极假设的思考，从而促进行为改变。如果自动思维可以很好地让患者解决问题，则可以不进行这一步。

3. 行为治疗　包括呼吸放松练习和前庭康复训练。

（1）呼吸放松练习：同基础治疗阶段一样，通过3~5次的深呼吸，平复患者来诊时的心情，使其更专注于本次治疗。另外，还有意向性放松练习、渐进性放松练习等。

（2）前庭康复训练：巩固治疗阶段主要根据患者的病情制定加强的康复内容（详见第四章第二节"前庭康复训练"）。

4. 系统脱敏疗法　也称交互抑制法或缓慢暴露法，运用交互抑制或对抗条件作用原理，系统地、从轻而重地逐渐消除在某一特定情景下产生的紧张、焦虑或恐怖状态。

（1）让患者将生活中各种引起头晕的情境由轻到重写下来，鼓励患者依次置身于每个场景中，逐级暴露，在不同生活情境下进行脱敏练习。

（2）将现在的情况和总目标进行对比，将中间的部分逐次分为不同强度，依次解决。

5. 家庭作业　①总结本次治疗内容，讨论患者的收获；强调治疗不仅针对前庭疾病本身，还有与其相关的情绪、认知及健康行为。②共同制定这一阶段的每日训练计划。③了解患者的疑问，征求反馈意见，及时解答，必要时做相应调整。

（四）结束治疗阶段

若最初制定的目标都实现了，则认知行为治疗就可以结束了，但这并不意味着患者诊疗的结束，只是进入了患者独立处理问题的时期，对于前庭疾病的治疗是长期的。

1. 回顾总结　包括系统性梳理整个治疗过程、总结疾病恢复的经验和心得。

（1）系统性梳理整个治疗过程：一起回顾初诊时患者的状态、通过认知行为疗法患者取得了

哪些进步、了解哪些疾病的相关知识以及在整个过程中患者做了哪些努力等。

（2）总结疾病恢复的经验和心得：将其康复归功于患者，强调患者对疾病及健康的认知改变和行为改变的重要性，提高患者对疾病管理的自主性。

2. 展望未来　主要包括以下几方面。

（1）残留问题：明确哪些问题未及时解决，接下来应如何巩固康复效果，帮助患者设定未来目标。

（2）疾病可能的发展方向：向患者解释该疾病未来可能的发展是怎样的，使其对疾病有整体的认识，减少或消除患者对疾病的未知感及引起的不良情绪。

（3）复发问题：让患者明白该疾病有一定的复发率，讨论疾病复发的标志、如何避免复发、再次复发应该如何应对等问题，提醒其定期复查。

（4）新问题：认知行为治疗所关注的重点并非患者问题的解决，而是在此过程中患者的成长。因此，要鼓励患者将在本次治疗中学到的关于疾病及健康的正确认知、知识技能（识别自动思维、中间信念、情绪控制法等）、前庭康复训练等内容运用到今后的生活中，并且养成良好的作息及生活习惯，做自己的心理治疗师。

二、 门诊患者进行认知行为治疗的流程

前庭疾病的认知行为治疗大致可以分为四个阶段（图4-7-5），在每一阶段中，面对每一位初诊或复诊患者时，都要有清晰的思路，以便于更好地对前庭疾病患者进行认知行为治疗。

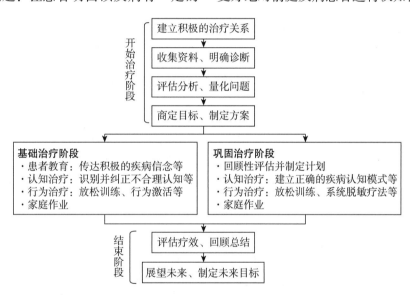

图 4 - 7 - 5　前庭疾病认知行为治疗流程图

（一）门诊治疗期间

患者每次复查时的门诊时间有限，因此识别和评估尤为重要[14]。

1. 识别　识别每一阶段患者所表现出的不合理认知，以及对于治疗方案和在治疗过程中遇到的问题。通常用提问的方式获得，如"除了头晕引起的不适症状，您当下体会到的心情是怎样的？当处于那种情绪时您在想什么？上一阶段的治疗有什么问题？"以明确该患者在这一阶段治疗的重点。

2. 评估　在认知行为治疗中，只有患者的认知、情绪、行为都有改变，才能最终达到目标。因此，每一阶段都要对其情绪障碍、主观症状及平衡功能进行评分，这样不仅可以帮助了解患者目前的状态，还有利于评估治疗效果，据此制定下一阶段的治疗计划。

3. 评价　评价即干预，主要针对的是影响该患者康复、与"健康"这一领域相关的不合理认知和行为反应，然后指导相应的认知治疗及行为

治疗技术，并鼓励患者将学到的正确观念及应对策略应用到关于疾病的思考和面对威胁的姿势控制中。具体的应用要根据患者的情况灵活选择。

（二）居家治疗期间

前庭疾病的康复是长期的，患者的依从性及执行力受病程长短、对医药卫生知识的了解、文化程度、心理素质及生活背景等多方面影响。面对处于被动状态的患者，如何提高其遵医行为是居家治疗要解决的重点。

1. 用药 根据病情制定最适合的个体化给药方案。同时，要正确指导患者用药，如服药时间、剂量方法、可能的不良反应、联合用药的注意事项及饮食对药物吸收的影响等。

2. 前庭康复训练 可以将训练过程结构化，明确患者居家治疗时的整个训练方案、每次训练内容的先后顺序，以及时长和频率的问题；还可以鼓励患者在每次练习结束后填写训练记录表，直观地看到自己每天训练的实施情况；或鼓励患者家属参与进来，保障患者安全的同时也可以进行监督。

3. 认知行为治疗 前庭疾病认知行为治疗的目的是促进患者运动，并教授应对与头晕相关的想法和信念的策略[20]，鼓励患者记录眩晕日记，并在生活中运用健康的思维方式和行为方式，自主管理疾病。可以根据患者需求发送一些与疾病、健康生活相关的知识及视频，定期电话随访，及时了解患者的情况及需要解决的问题，这样也可以增加治疗的有效性和可接受性[21]。另外，还有如正念冥想[22, 23]、生物反馈治疗[24]等，与认知行为治疗有相似的理念，在文献中也多有提及，同样可以作为前庭疾病认知行为治疗的辅助手段。可根据患者的需要及学历、接受度等进行选择。

三、注意事项

（一）认知治疗的重点

前庭疾病认知治疗最重要的是消除患者对头晕的恐惧信念[25]，而修正认知的三个维度的难度是依次递增的。由于自动思维较中间信念和核心信念更容易改变，所以对于前庭疾病来说，自动思维应作为重点部分。若效果欠佳，可评价其中间信念，帮助患者建立对"健康"这一领域正确的认知模式；而个人的出生及成长经历很难全面了解和干预，因此一般不涉及。

（二）行为治疗的补充

前庭康复训练对于前庭功能损伤的作用毋庸置疑，但是对于减轻 PPPD 的主观症状同样重要[26]。在指导患者进行前庭康复训练时，不仅要指导患者正确进行，而且要讲解前庭代偿的机制及每个动作运用的神经通路等，鼓励患者在进行每项动作时，将注意力集中于此。同时要根据患者情况制订个体化的训练计划，从低强度开始，循序渐进，逐渐增加难度，如果开始阶段太激进，易使患者产生挫败感而放弃治疗。

（三）每阶段的时长问题

每阶段的时长因人而异。患者的年龄、触发事件、病程及是否存在平衡障碍等因素都会影响患者动态代偿的快慢。因此，在治疗过程中，要根据患者病情的变化及进展进行调整。

（四）治疗形式要多样

门诊治疗时主要以咨询谈话为主，在有限的时间内所传达的内容并不全面，也难以被患者全部接受。因此，可以建立医患间的联系，居家治疗时辅以音频、文字或电话随访等方式，以提高认知行为治疗的效率。

（五）干预人员的选择

在精神疾患的心理咨询及治疗中，来访者是主动到心理咨询门诊寻求帮助的，患者有主动改变的意愿，因而可先从"认知"入手。而对于前庭疾病患者来说，是医生主动识别患者现存的情绪问题而选择认知行为治疗的，所以多先从"行为"入手，再鼓励患者主动思考自己的情绪及认知问题。因此，这是一项与"人心"打交道的工作，其治疗效果与干预者的能力息息相关。要求干预者：①具备基本的心理学知识；②熟练掌握前庭疾病的相关知识；③有共情的能力，具备一定的认同感；④具有良好的倾听、沟通和表达能力；⑤保持真诚、开放的态度，对前庭医学充满热情。

→ 小结

越来越多的研究显示，前庭疾病不仅涉及单一的前庭系统，还涉及前庭、姿势、本体感受、认知和情感的多维因素。目前，虽然尚缺乏前庭疾病认知行为治疗的应用指南、共识或 Meta 分析等证据，但仍然鼓励医生在临床中将这一治疗理念融合到诊疗和康复过程中[20, 27, 28]。未来还需要大样本的随机对照试验及临床工作经验对其进行补充完善。

作者：赵奕雯（山西医学期刊社）

二审审稿：张瑾（陕西省人民医院）

三审审稿：马鑫（北京大学人民医院）

参考文献

第八节　重复经颅磁刺激治疗

图 4-8-1　重复经颅磁刺激治疗思维导图

→ 概述

一、经颅磁刺激技术的发展简史

经颅磁刺激（transcranial magnetic stimulation，TMS）不仅是一种无损性的神经刺激检测技术，更是一种非侵入性的神经功能调控治疗技术。自 20 世纪 80 年代问世以来，由于其在调节脑功能方面的独特性和无创、无痛、安全可靠的物理特性，在全世界范围内得到了快速推广和应用。

1985 年，世界上第一台真正用于临床治疗和科学研究的经颅磁刺激仪在英国谢菲尔德大学研制成功[1]，Anthony Barker 发现将磁场刺激线圈放在大脑皮质运动区，会在对侧肢体记录到运动诱发电位（motor evoked potential，MEP），且受试者头部没有如同电刺激一样痛苦的感觉，也不会产生局部创伤。我国的 TMS 技术几乎与世界同步。1988 年，中国的第一台经颅磁刺激仪由武汉同济医学院廖建华教授科研团队研制成功，标志着中国 TMS 技术的诞生。1989 年，在程序控制下连续输出的可调重复经颅磁刺激（repetitive transcranial magnetic stimulation，rTMS）问世，模拟大脑皮质神经元细胞抑制或兴奋的放电模式进行长时程刺激，以实现对脑的神经调控治疗。

TMS 技术与正电子发射断层显像（positron emission tomography，PET）技术、功能性磁共振成像（functional magnetic resonance imaging，fMRI）技术、脑磁图（magnetoencephalogram，MEG）技术并称为"21 世纪的四大脑科学技术"。TMS 通过与这些先进的科学技术交叉结合，可以检测 TMS 对脑电活动、脑血流量、脑细胞代谢产生的影响；明确各神经功能区的位置、功能区之间的联系；在不毁损大脑的前提下探索脑功能及高级认知活动规律，研究 TMS 的神经调控治疗机制及疗效；为患者的个性化精准治疗方案提供客观的依据。

在 TMS 技术问世的这 20 多年里，TMS 治疗已逐渐规范化。Lefaucheur 等人[20,21]组成的欧洲专家团队在 2014 年整理了 rTMS 在神经病学、耳鼻咽喉学和精神病学等领域中的循证医学证据（《重复经颅磁刺激治疗应用的循证指南》），并在 2019 年被更新和补充，越来越多的疾病进入指南中。2018 年我国《重复经颅磁刺激治疗专家共识》的发布为从事 rTMS 治疗的临床工作人员制定培训和应用的专业标准，以最大程度提高治疗效果，促进该治疗技术未来的发展[2]。

二、 经颅磁刺激技术的作用机制

刺激神经元的常见方法为电刺激和磁刺激，经颅电刺激（transcranial electric stimulation，TES）可以使神经细胞的膜电位及阈电位发生变化，正极性状态时兴奋性增加，负极性状态时兴奋性减弱，从而达到调节神经细胞兴奋性的目的，但是头皮、颅骨、硬脑膜等结构的存在会使刺激中枢神经系统的电流大大衰减，微弱的电流难以达到组织深部，且直接的电刺激具有一定创伤性，可能引起骨膜疼痛以及皮肤过敏反应，甚至灼伤，故经颅电刺激的临床应用受到限制。与之相比的磁刺激，属于电刺激的改良衍生物，其工作原理为用电子开关控制高压且大容量的电容向磁场刺激线圈放电，线圈产生的短暂而强大的脉冲磁场可以毫无损耗地穿过头皮、颅骨等结构直达组织深部，这是电刺激治疗无法比拟的。

TMS 技术基于电磁感应与电磁转换的原理，利用刺激发生器内强大瞬变的高压电流作用于刺激线圈产生的磁场穿透颅骨，作用于大脑皮层，产生感应电流来改变神经细胞膜电位，当感应电流强度超过神经组织的兴奋阈值时，就会引起局部神经元细胞去极化，产生动作电位，影响脑内递质代谢和神经电活动，从而引起一系列的生理生化反应。这种由微观到宏观乃至行为学的改变，使得 TMS 既有刺激时的在线即时效应，也有明显的离线延迟效应，即生化反应、组织结构和生理

调节在停止刺激后仍可持续一段时间。目前认为高频刺激（≥5Hz）增强皮质兴奋性，低频刺激（≤1Hz）抑制皮质兴奋性[3]。rTMS 与 TMS 原理相同，不同的是，rTMS 的重复、连续有规律的刺激能产生积累效应，兴奋更多的神经元，不仅可影响刺激局部和功能相关的远隔区域的大脑功能，实现皮质功能区域性重建，而且产生的生物学效应可持续到刺激停止后一段时间，产生长时程效应，通过不同频率刺激使大脑皮层产生兴奋或抑制，高频刺激引起突触长时程增强（long - term potentiation，LTP），低频刺激引起长时程抑制（long - term depression，LTD）。

TMS 不仅在分子水平、突触水平、细胞水平、神经网络水平，甚至在大脑控制的行为学水平发挥作用，如改变神经结构，影响大脑神经功能和神经回路，以及在控制认知、意志、判断、思维、情感等时的行为变化。rTMS 的作用机制具有复杂性和多样性，多因素和多机制的相互影响，共同参与对神经兴奋性的调节，更多的 TMS 作用机制值得科研人员进一步探索。

三、 经颅磁刺激技术的刺激模式及相关参数

根据 TMS 刺激脉冲形式不同，主要有 5 种刺激模式，即单脉冲 TMS（single - pulse TMS，spTMS）、成对 TMS（paired - pulse TMS，ppTMS）、配对关联刺激（paired associate stimulation，PAS）、rTMS、模式化重复刺激（pattern rTMS，prTMS）。spTMS、ppTMS、PAS 多用于临床检测和评估，rTMS、prTMS 多用于临床治疗。根据临床实际需要，TMS 治疗方案可为单靶区刺激或多靶区刺激。

（一） spTMS

spTMS 每次输出一个刺激脉冲，为最早的 TMS 刺激模式。主要用于电生理检查中的相关指标的检测，包括 MEP、中枢运动传导时间（motor evoked conduction time，CMCT）、运动阈值（motor threshold，MT）、皮质静息期（cortical silent period，cSP）。

（二）ppTMS

ppTMS 是指每次锁时输出成对两个脉冲，两个脉冲之间的间隔是 200 毫秒以内。两个脉冲可以输出到同一刺激线圈，成对刺激同一部位；也可以分别输出到两个刺激线圈，同步或相续刺激不同的部位。如果 ppTMS 连续工作，称为重复成对 TMS（repetitive paired‑pulse transcranial magnetic stimulation，rpTMS），这种连续、成对的关联刺激是一种快速高效的刺激模式。

（三）PAS

PAS 由 ppTMS 演变而来，是以磁场刺激大脑皮质、电脉冲刺激外周神经而组成的锁时偶联配对刺激。

（四）rTMS

rTMS 是指连续发放同一频率的多个脉冲，为临床治疗的主要刺激模式之一。rTMS 通过不同频率刺激，使大脑皮层产生兴奋或抑制。目前认为，高频刺激（≥5Hz）增强大脑皮质兴奋性，引起突触 LTP；低频刺激（≤1Hz）抑制大脑皮质兴奋性，引起 LTD。rTMS 的主要参数还有刺激强度、串刺激时间、串间歇时间、总时间和脉冲总数等，与临床治疗效果息息相关。

（五）prTMS

prTMS 是指将一种固定频率脉冲嵌入在另一种固定频率脉冲中的混合性刺激模式。其是常规 rTMS 刺激模式的改进，将常规 rTMS 中的单脉冲提升为多脉冲、爆发式丛状脉冲。临床上最常应用的治疗模式是模拟海马部位的神经放电频率 5Hz 丛状动作电位模式而设置的，因 5Hz 为脑电图的 θ 波的发放频率范围而得名"θ 爆发式刺激（theta burst stimulation，TBS）"。其特征是每丛 3 个脉冲，丛内频率为 50 Hz，丛间频率为 5Hz。连续性的 TBS（continuous TBS，cTBS）虽然是 5Hz 内携带 50Hz 的高频连续刺激，但不引起神经功能兴奋性增加，而是能快速诱导神经功能产生 LTD，抑制皮质功能；间歇性的 TBS（intermittent TBS，iTBS）可诱导神经功能产生 LTP，兴奋皮质功能。

四、经颅磁刺激技术的安全性及禁忌证

随着 TMS 技术的研究及应用日趋深入，相关设备性能的提升、新的研究及治疗方案的探索都突破了以往的限制。TMS 的安全性问题已成为临床及科研工作者关注的热点。2021 年，Simone Rossi[8] 在《临床神经生理学》杂志发布了关于 TMS 安全性的最新指南。该指南得到国际临床神经生理学联盟（international federation of clinical neurophysiology，IFCN）的推动和支持，遵循前两个指南（Wassermann，1998[9]；Rossi et al，2009[19]）的内容，即 rTMS 的最大刺激强度、频率、作用时间、刺激间隔等参数的限制以及 TMS 的几个主要参数相互配合和制约的安全事项及禁忌证继续沿用。新版指南更新的重点是设备和脉冲配置的最新技术发展；并对新出现的问题也进行了详细探讨，如 TMS 与其他设备或药物联用的安全性，TMS 相关的不良反应、发生率及防护措施，TMS 在特殊人群中的应用安全性，并为传统和模式化的 TMS 技术提供新的操作指南。全球多中心进行的 rTMS 治疗性研究中表明，患者对 rTMS 治疗耐受性良好，发生明显不良反应的概率极低[4‑7,9,10]。

尽管大家公认 TMS 是无创安全的，但其仍然存在诱发癫痫及惊厥发作、听力损害、头颅内存在的金属磁性物质过热等潜在治疗风险。低频 TMS 可以治疗癫痫，对预防癫痫发作具有很大作用，但有癫痫病史或癫痫家族史的患者即使使用常规高频率治疗方案，诱发癫痫的可能性也很大，因此 TMS 对于癫痫患者是一把双刃剑。

rTMS 治疗的禁忌证及慎用人群：①佩戴心脏起搏器、电子耳蜗、植入性除颤器、皮质电极、DBS 电极、动脉瘤夹等刺激线圈附近的金属异物或电子仪器的患者是绝对禁忌证；②颅内压显著增高者；③有癫痫病史及家族史者禁止使用高频率高强度刺激；④脑出血急性期、急性大面积脑

梗死者；⑤服用可能降低癫痫发作阈值的药物者；⑥严重头痛、血压过高者；⑦近期发生过脑外伤、颅内感染及急性传染性疾病者；⑧睡眠剥夺、醉酒、过度劳累者；⑨恶性肿瘤、开放性伤口、严重心脏疾病者；⑩患抑郁症有强烈自杀倾向者等[9-12]。

临床应用

一、TMS 的应用范围

大量的研究结果与临床实践显示，TMS 是集科研、诊断、临床治疗于一体的新技术，TMS 在应用方面已经从实验室走向临床，从单纯运动神经功能的检测诊断扩展到多种疾病的治疗[13-19]。TMS 技术目前已广泛应用到精神科、心理科、神经内科、康复科、神经外科、儿科等领域，除了对焦虑症、抑郁症[50]（包括孕期和产后抑郁[51]、青少年难治性抑郁症[52]）、睡眠障碍、面神经炎、帕金森病、亚急性期脑卒中、多发性硬化、运动神经元病、脊髓损伤、耳鸣、尿便障碍和性功能异常、抽动症、外科术后后遗症、癫痫、脑瘫、儿童自闭症与多动症、创伤后应激障碍、认知障碍、昏迷促醒，血管性认知损害、疼痛综合征等疾病有良好效果外，近年来在其他疾病如阿尔茨海默病[53]中也大放异彩，越来越多的临床试验证明其疗效确切，适用广泛。一项大型多中心随机对照试验证明，可将 rTMS 作为烟草戒断的辅助治疗手段，并获得继抑郁症、偏头痛、强迫症等疾病之后又一被美国 FDA 批准的可临床使用的疾病治疗方法[54]。

在现有的研究手段中，TMS 是唯一允许主动干预大脑功能来研究大脑高级功能的技术。目前应用病种及所采用的治疗参数主要基于 2019 年发表的《经颅磁刺激疗法操作指南》[20,21]，该指南是由 IFCN 组织欧洲专家团搜集 2014—2018 年间发表的经颅磁刺激治疗研究进行循证分析，根据证据价值由高到低，分为 Ⅰ～Ⅳ 四个级别的循证医学证据标准及安全序列推荐。其扩展了 TMS 的应用病种，为多种疾病提供了可信度更高的疗效证据；在常规 TMS 治疗的基础上，针对某些疾病增加模式化治疗；并提出小脑等新的可能干预靶区[36-38,45,46]。这给更多的疾病治疗提供了新的方向。

二、TMS 在眩晕、头晕中的应用

前庭系统疾病是临床常见疾病，主要表现为眩晕或头晕、姿势失衡、凝视不稳和空间定向障碍等，严重影响患者的生活质量[22]。

前庭康复是通过中枢神经系统与前庭系统的可塑性和功能代偿实现的，其机制包括前庭修复、替代和习服，通过脑干、小脑通路的再组织，重调眼动及姿势控制程序。代偿机制包括从分子到神经环路的一系列可塑性变化的静态前庭代偿，和涉及感觉替代、行为替代和前庭适应的动态前庭代偿的神经机制，机体平衡功能与小脑蚓部有关，小脑参与精确的感觉-运动整合[23-26]。

近年来，TMS 对小脑的神经调节在治疗和基础科学方面的应用越来越受到人们的关注，关于小脑的结构与功能的探索从未停止。小脑是前庭传入中枢的主要适应性处理器，在监测前庭反应功能和调整中枢性的前庭处理中发挥重要作用，前庭神经核投射到双侧小脑的传入神经构成前庭小脑束，可产生前庭小脑反射；既往对小脑功能的了解多局限于协调、平衡姿势等运动功能，越来越多的证据表明，小脑在认知、情感、注意力、对刺激的识别、语言处理和生成、联想等非运动功能中发挥关键作用[27-35]。多项研究证明，小脑的 TMS 等神经调节技术可改善由血管或退行性疾病引起的小脑共济失调，认为小脑神经调节技术是安全、耐受性良好的治疗方法[32-34]。

Johkura[36] 等人研究发现，伴有眩晕的延髓背外侧综合征后遗症期患者，进行每天 1 次小脑 rTMS 治疗，显示小脑相对脑干血流量增加，眩晕症状明显减轻。小脑 rTMS 治疗通过影响小脑皮质可

塑性，从而影响脑卒中后患者平衡及运动功能恢复，是一种安全高效的新方法，为此类患者康复提供一种新的选择。BPPV以手法复位为主要治疗手段，而BPPV复位后的残余头晕没有特异治疗方法。有研究认为，低频rTMS干预能显著减轻BPPV患者经手法复位后残余的头晕症状，缩短残余头晕持续时间，改善患者的生活质量，并提倡临床推广应用[37]。笔者所在的大连市第三人民医院神经功能检测与调控治疗中心，经过多年的经验治疗与总结，研究出适合治疗慢性前庭综合征（CVS）的有效方法。其rTMS的具体治疗方法为：采用CRD CCY–I型经颅磁治疗仪，将磁刺激线圈置于患者枕部固定，磁刺激频率为1 Hz、强度为80%静息运动阈值水平，每次刺激45个序列，每个序列包含20次磁脉冲刺激，每个序列结束后间歇3秒再继续下一个序列刺激，总治疗时间为20分钟，治疗1次/天，一周5次，休息2天，连续治疗4周[38]。

Bisdorff[45]和Strupp[46]等团队也认为，小脑rTMS治疗PPPD有效。PPPD的诱因包括各种可能导致前庭症状或平衡功能紊乱的因素，且发病机制尚不清楚，可能是由于平衡控制和多感觉前庭信息处理的适应不良引起的[39,40]。对于PPPD的治疗需要通过有效的沟通和量身定制的治疗策略进行管理，包括专门的物理治疗（前庭康复）、5–羟色胺药物治疗和认知行为疗法等[41-44]。

操作流程

为保证rTMS诊疗的安全及疗效，还需要规范的操作流程。首先，rTMS治疗室需要有独立电源接口及配套治疗床椅，避免机器附近出现磁性物体，治疗前检查环境安全，电源插座及刺激线圈。其次，治疗之前的神经系统查体、神经影像学检查及神经电生理等检查评估是必要的，通过评估结果选择刺激靶点及制定治疗方案。靶点的定位方法包括脑电图10~20系统电极、功能定位、解剖定位、借助脑影像导航技术定位、临床医生经验、红外线定位。然后，根据禁忌证筛选患者，告知其治疗的原理、治疗作用和可能出现不良反应、评估风险及获益，签署知情同意书，且治疗前须测定患者静息运动阈值（RMT）。最后，把线圈与磁刺激器相连，按下"激发"按钮即可开始治疗。在治疗过程中，观察患者对刺激的反应，关注语言诉求，同时注意刺激线圈的表面温度，避免过高温度的线圈灼伤患者，现有的改良机器已具备刺激线圈冷却和高温报警功能，基本上可避免灼伤患者事件的发生。另外，刺激强度越高，产生的噪音越大，甚至会导致耳鸣、头晕等不良反应，可以酌情给患者佩戴耳塞或耳罩。机器运转过程中医务人员不应离开，在刺激结束后，确定不使用时应及时关机，治疗后及时评估病情变化，适当调整方案。

总结

TMS为传统治疗方法效果不佳或无效的疾病提供一种新的治疗选择，为久治不愈的患者提供了新的希望。对于眩晕或头晕患者，TMS与药物治疗、心理疗法、其他物理治疗方法的临床多模式联合治疗同样值得推荐。该技术有更多的特点及作用值得被挖掘。TMS技术作为"21世纪的四大脑科学技术"之一，已展现出独特的临床和研究价值，是一种具有无限发展潜力的神经调控技术，在未来具有良好的发展前景。

作者：刘晓阳、吴思慧（大连市第三人民医院）

二审审稿：马鑫（北京大学人民医院）

三审审稿：陈钢钢（山西医科大学第一医院）

参考文献

第九节 人工前庭植入

图 4－9－1 人工
前庭植入思维导图

▶ 概述

人工前庭（vestibular prosthesis）是一种可将头部运动信息转化为前庭神经信号的智能神经接口（neural interface）[1]。类似于人工耳蜗修复听力，人工前庭则被用来修复头部空间运动感知、姿态平衡等前庭功能。

一、研发进展

早在 1892 年，德国生理学家 Ewald 使用小型气动装置（气锤）对被堵塞的半规管膜迷路进行机械刺激，同时在实验过程中观察眼球运动的特征，并由此总结出刺激某半规管可以诱发该半规管平面内的眼球运动的 Ewald 定律[2]。在此后很长一段时间里，研究者们陆续证实了 Ewald 定律的正确性[3]。1963 年，Cohen 和 Suzuki 通过一系列实验研究，证实电流刺激前庭神经分支能够诱发特定方向的眼球运动[4]。这些里程碑式的研究结果为人工前庭的研发奠定了基础，然而由于当时科技发展水平的局限，可植入的人工前庭仍是一个可望而不可即的梦想。

随着 20 世纪后叶科学技术爆发式的进步，特别是以神经电生理技术、生物相容性材料、信号传输技术、安全电刺激模式、微机电技术、硅胶膜导线应用、抗生素的发展等为代表的多学科跨领域交叉融合推进人工耳蜗的进步与发展，为人工前庭的研发带来希望。

在人工前庭发展演变的历程中，出现过几种前体。一种是经皮乳突直流电前庭刺激（percutaneous transmastoid galvanic vestibular stimulation）。其刺激电极放置于乳突处，选用直流电（galvanic

current）刺激，可产生 3 种前庭功能响应，即视觉、姿势和运动感知[5]。但该前庭刺激调控特异性差，不能满足临床需求。另一种是 BrainPort 平衡装置（BrainPort balance device）（图 4－9－2）。其刺激电极阵列置于舌上表面，选用单相直流电（monophasic direct current），通过电触觉刺激舌面不同区域实现对头颈运动的调控[6]。显然，这种前庭功能调控也具有局限性。

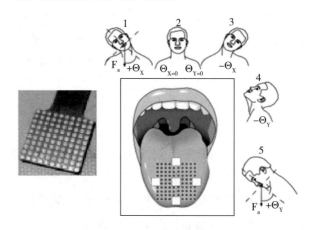

图 4－9－2 BrainPort 平衡装置[6]

世界上第一个真正意义上的人工前庭——半规管神经调控假体原型机（prototype neural semicircular canal prosthesis）诞生于 2000 年，由哈佛大学 Gong 等研发[7]。该人工前庭为单通道，仅能调控一个半规管，采用眼动数据量化评估前庭功能修复效果。在以豚鼠为模式的动物研究中，该单通道人工前庭在一定程度上恢复了前半规管神经元的运动响应信号输入，驱动眼球运动，使眼动与头动近似同步。虽然该人工前庭功能还不够完备，但是第一个使用工程电极（engineering electrodes）的人工前庭，完成了功能性人工前庭研发的第一步，具有重大意义。

由于前庭神经系统感知头部在三维空间中的位置与运动信息，所以单通道人工前庭显然不能满足临床需求。于是，美国约翰斯·霍普金斯大学的 Charles C. Della Santina 团队率先设计并开发了世界上第一个多通道人工前庭假体（multi - channel vestibular prosthesis，MVP），实现了前庭功能的三维修复（图 4 - 9 - 3）。通过双侧前庭病

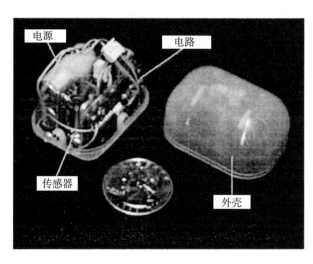

图 4 - 9 - 3　半规管神经调控假体原型机[7]

的南美栗鼠动物模型证实，MVP 可以同时驱动前、后、水平半规管传入神经纤维，驱动眼球运动，实现视野稳定，在很大程度上修复了半规管神经元的三维感知功能。Della Santina 团队在此后的工作中进一步优化及完善多通道人工前庭，基于高分辨 CT 及 7T MRI 数据进行前庭迷路重建，以优化生物电极阵列植入部位，明确电流刺激后的目标区电流周围播散状况[9]，基于安全直流电刺激设计及尝试精准而有效的神经抑制性调控[10]等。最终经过多年的不懈努力，Della Santina 团队研发出第一代多通道人工前庭（MVP1）、第二代多通道人工前庭（MVP2）、第三代多通道人工前庭（MVP3）以及 MVP3 - ASIC（application specific integrated circuit，ASIC）。基于这些研究成果，美国 FDA 批准了约翰斯·霍普金斯人工前庭植入临床试验（Johns Hopkins Vestibular Implant Trial），开展多通道人工前庭人体植入临床试验。该临床试验是美国 FDA 在全球范围内认证的第一

个人类前庭植入系统临床试验[11]。

我国关于人工前庭的开发及植入研究起步较晚，目前仍处于初级阶段。任鹏宇、韩鹏、张青等为了在更为广阔的非线性响应区间内采集前庭神经信号，开发了颅骨帽辅助固定技术（skull cap assistant head fixation），为前庭神经调控策略的优化设计奠定基础[13,14]。另外，为了准确分析前庭神经对运动刺激的神经响应信号，特别是在非线性响应区间内获得的神经响应信号，任鹏宇等建立了非线性最小二乘法运算（nonlinear least - squares algorithm，NLSA），实现了对前庭神经信号的精准拟合分析（图 4 - 9 - 4），为前庭神经调控策略的进一步优化改进奠定基础[15]。基于以上的研究成果，任鹏宇、张青、韩鹏等拟合分析大量前庭神经运动响应神经信号，发现在非线性响应区间内，具有 "S" 型曲线特征的 tanh 模型函数似乎不再适用于前庭神经对运动信息的编码，而二次多项式函数对前庭神经运动刺激响应编码模型的阐述更具优势（图 4 - 9 - 5），可用于优化设计人工前庭神经调控策略[16]。在进行多通道人工前庭的基础性研究工作中，任鹏宇、张青、韩鹏等还发现半规管神经元具备神经感知重叠（sensory overlap）的能力，即在保持对旋转加速度灵敏感知的同时还对线性加速度（包括重力场）产生神经响应信号（图 4 - 9 - 6）。任鹏宇等提出嵴帽浮力理论（cupula buoyancy theory），并证明该理论即为半规管神经元感知重叠能力产生的机制，指出半规管神经元只有在一些特殊情况下才会产生感知重叠现象，解决了这一困扰前庭神经研究领域近 50 年的难题，并为人工前庭神经调控策略的优化设计扫清巨大障碍[17]。在以上工作的基础上，任鹏宇、张青、韩鹏等进一步探究了基于高维输入的前庭神经运动响应编码函数模型（成果尚未发表），并开发了具有自主知识产权的我国第一代多通道人工前庭原型机。当然我国的人工前庭研发及植入技术才刚刚起步，第一代人工前庭原型机还有诸多的缺陷需要改进和优化，未来还有很多的工作亟待完成及推进。

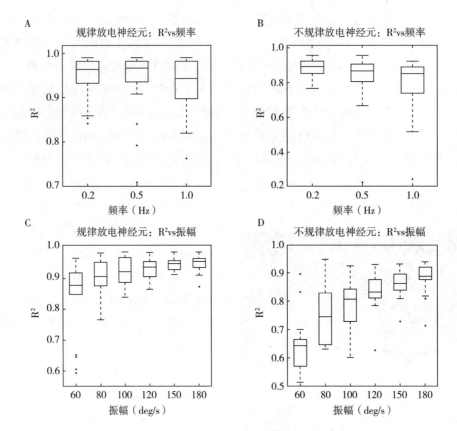

图4－9－4　刺激参数对非线性最小二乘法的神经
信号数据拟合分析精准度的影响[15]

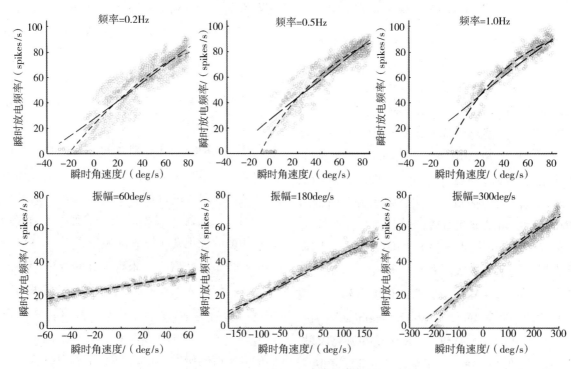

图4－9－5　前庭神经运动刺激响应
编码模型的拟合结果[16]

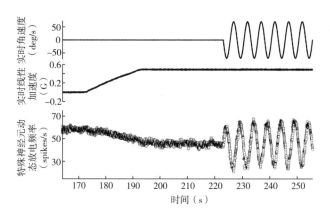

图4-9-6 单神经元记录技术展示的
前庭神经元感知重叠现象[17]

二、工作原理及模式

人工前庭设计的主体一般包括运动传感器、信息处理模块、电源及电刺激器、生物电极阵列等（图4-9-7）。在当前的设计模式下，人工前庭的工作原理具体如下。

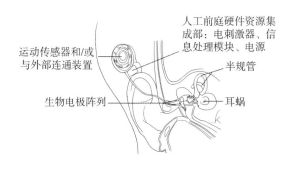

图4-9-7 多通道人工前庭的主体构造示意图

（1）运动传感器植入头部皮下骨床内动态采集头部在空间中的运动信息，并输入信息处理模块。

（2）信息处理模块接收到输入信息后，依据神经调控策略进行输出电流参数计算，进而驱动电刺激器发放刺激电流。

（3）生物电极阵列植于内耳前庭各个半规管壶腹及囊斑处，将刺激电流引导至前庭神经传入纤维突触，激活并驱使相应的前庭神经元编码神经信号（兴奋或抑制）。

（4）最后前庭神经元编码的神经信号进入中枢，经上级神经元和/或大脑整合后重建缺失的前庭神经功能。

随着科学技术的进步，或许未来人工前庭的设计会发生各式各样的变化，但人工前庭的工作原理基本保持不变。

虽然不同研究中心的人工前庭的工作原理相似，然而由于研发理念及实验状态在各个中心之间存在差异，导致人工前庭存在多种工作模式[18]。研究证实，人工前庭纵然存在这样或那样的缺陷，但有3种工作模式是可行且有效的，即基于人工耳蜗的耳蜗-前庭共刺激模式（vestibular co-stimulation with a cochlear implant，CI）[19-21]、基于人工前庭的前庭刺激模式（electrical vestibular stimulation with a vestibular implant，VI）[22-24]和直流电前庭刺激模式（galvanic vestibular stimulation，GVS）[25-28]。动物实验及临床研究显示CI、VI及GVS均可在一定程度上恢复前庭功能，但是到目前为止，哪种模式最适合治疗哪种类型的患者尚未达成共识[18]。

三、人工前庭的作用

作为一种智能神经接口兼精密电子设备，人工前庭在医疗健康领域、航空航天特种医学领域、人工智能控制领域均具有广阔的应用前景和重要的科学价值。

1. 人工前庭在医疗健康领域的作用 具有最广泛且最为重要的作用，用于治疗以双侧前庭病为代表的一大类疾病，为前庭神经系统疾病治疗提供最后一道保障。总体来说，人工前庭植入在医疗健康领域内的作用具体如下。

（1）治疗双侧前庭功能障碍性疾病：人工前庭设计及研发的最初目的就是为了用于治疗双侧前庭功能障碍性疾病。这类疾病的病因诸多、致病机制复杂，但共同的致病特征均为双侧前庭功能减退或丧失，其临床症状包括：①振动幻视，运动状态下难以稳定视觉；②平衡障碍，易跌倒，特别是在黑暗状况下；③姿态不稳；④眩晕、头晕、眼球震颤等；⑤认知功能障碍，注意力分散，无法集中；⑥本体定位感知混乱，空间定向障碍；⑦以上症状所诱发的精神问题，如抑郁等。

（2）修复前庭反射缺失或障碍：目前认为，

只有通过人工前庭的植入才可重建患者缺失或障碍的前庭反射,恢复其姿势稳定性、凝视稳定性,从而达到缓解症状、改善生存质量的目的。

(3) 其他作用:人工前庭还可用于治疗复发性急性外周前庭功能障碍及中枢代偿不良的慢性单侧前庭功能障碍,并缓解双侧梅尼埃病患者急性期眩晕发作程度。

2. 人工前庭在航空航天特种医学领域的作用 具有重要作用,为特种医学难题提供潜在的解决方案。

3. 人工前庭在人工智能控制领域的作用 具有广泛的应用价值,为智能机器人平衡控制提供解决方案。

临床应用

迄今为止,围绕人工前庭植入的研究已经积累了不少成果,然而仅有少数研究中心开展了人工前庭人体植入试验并报道相关临床数据。其中,约翰斯·霍普金斯大学的 Della Santina 团队开展的约翰斯·霍普金斯人工前庭植入临床试验,为美国 FDA 在全球范围内认证的第一个人类前庭植入系统临床试验[11],其研究结果也最为完整及确切。

瑞士日内瓦大学的 Perez Fornos 团队最先在人体开展人工前庭植入的临床试验[29]。该研究所使用的人工前庭植入假体是通过对人工耳蜗改造所获得。改造后的植入假体拥有 1 根蜗神经刺激电极阵列和 3 根前庭神经刺激电极。该研究招募并纳入 3 例双侧前庭病患者。研究结果表明,人工前庭植入可以恢复 VOR 反射,替代受损的前庭,重建缺失的前庭神经功能,是治疗双侧前庭功能障碍疾病的有效手段。此后 Perez Fornos 和 Guinand 团队又纳入 13 例双侧前庭病并伴重度耳聋患者进行该种人工前庭假体的植入试验[30]。研究结果表明,人工前庭植入后患者的 VOR 反射以及 VCR 反射得到部分恢复。

美国约翰斯·霍普金斯大学的 Della Santina 团队经过多年努力,研发出体积小(12mm × 20mm × 4mm)、功耗低(30mW)、可用于人体植入的多通道人工前庭假体,并成功申请了美国 FDA 认证的临床试验。经过严格的病例筛选,最终该研究纳入 8 例患者[23]。该研究使用的多通道人工前庭植入假体为约翰斯·霍普金斯大学 Della Santina 团队自主研发的。其同样选择经迷路路径进行人体植入。所有参与者在接受多通道人工前庭植入后均进行严格而全面的临床试验测评,包括姿势、步态、眩晕、纯音听阈以及生活质量等。研究结果显示,人工前庭植入术可以显著改善患者的姿势、步态以及生活质量。此外,该研究结果还显示,其中 7 名患者出现不同程度的听力下降。这一重要发现提示未来关于人工前庭的研究,可能需要考虑听力保护。

总结

耳源性眩晕是耳鼻喉科常见病、多发病,其中双侧前庭病是重要的致残性疾病。随着医疗水平的发展,双侧前庭病逐渐引起国内外学者的重视。然而目前国内外对该病并无可靠的治疗方法[3,31,32]。随着科技水平的不断提高,综合多学科领域交叉融合而诞生的人工前庭及植入技术为以双侧前庭病为代表的众多疾病的有效治疗带来希望,也为前庭神经系统疾病的治疗提供"最后一道保障"。

人工前庭是一门新兴的科学技术,同人工耳蜗一样,隶属于特殊感受器仿生医学研究范畴。其为前庭神经系统疾病的治疗提供终极治疗方案,也标志着前庭神经研究领域以及神经调控研究领域内的高峰之一。在经历了较为漫长的研究及发展之后，人工前庭目前已经进入了临床试验及应用阶段。虽然人工前庭的研发及植入技术已取得巨大成就，然而其功能尚不完善，如驱动的前庭眼动反射存在错位和不对称现象、运动刺激非线性感知区间内的神经调控策略的精准度不足、前庭神经群体调控偏差、尚无耳石神经元调控功能等。此外，最新研究还发现，人工前庭植入可能会影响患者听力。因此，人工前庭及植入技术目前仍旧面临诸多挑战，需要神经科学、应用数学、微电子科学、软件学、材料学、生物化学、生物物理学、外科学等多学科跨领域共同寻找解决方案，以期完成人工前庭的优化及改进，从而实现更好的临床效果。

作者：任鹏宇（西安交通大学第二附属医院）

二审审稿：张瑾（陕西省人民医院）

三审审稿：陈钢钢（山西医科大学第一医院）

参考文献

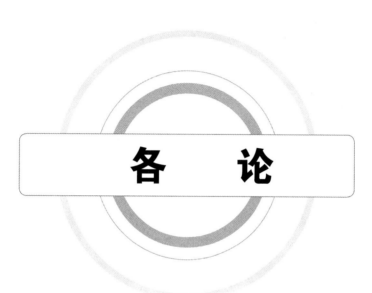

各　　论

第五章　急性前庭综合征

第一节　前庭神经炎

图 5-1-1　前庭神经炎思维导图

概述

一、定义

前庭神经炎（vestibular neuritis，VN）是临床常见的外周性急性前庭综合征之一，临床上以急性起病的持续性眩晕、恶心、步态障碍为主要症状，可伴有振动幻视、倾倒，常持续 24 小时至数周。该病为良性、自限性疾病。

过去 VN 的命名比较混乱，2020 年中国医师协会神经内科医师分会眩晕专业委员会发布了《前庭神经炎诊治多学科专家共识》，建议统一使用"前庭神经炎"的诊断名称[1]。

二、流行病学

目前关于 VN 的流行病学数据较少，但多项临床数据显示，在外周性前庭疾病中，VN 位于良性阵发性位置性眩晕和梅尼埃病之后，排第三位。来自日本和欧洲的数据显示，VN 的患病率为（3.5～15.5）/10 万，两性发病率无明显差异，任何年龄均可发病，30～60 岁多发，一年四季皆可发病[2,3]。一项来自美国急诊科头晕患者的统计结果显示，至少 6% 的患者被诊断为 VN[4]。一项长达 20 年的随访研究结果显示，仅 1.9% 的 VN 患者在第一次发病的 29～39 个月后对侧再次发生 VN，也就是说 VN 具有较低的复发率[5]。

三、病因与诱因

目前 VN 的病因尚不完全明确，一般认为 VN 是选择性侵犯第Ⅷ对脑神经前庭神经分支的炎症性疾病[6]，越来越多的研究支持其发病与病毒再激活相关，亦有学者提出血管性病因和自身免疫等病因。当前庭神经受损时，来自于半规管、球囊和椭圆囊的加减速运动信号及平衡信号不能正常传递，临床就会出现眩晕、眼震、姿势不稳等症状。

（一）病毒感染

虽然部分 VN 患者在发病前 1～2 周有感冒病史或上呼吸道感染史，但血清学检测结果并不支持系统性病毒感染的假说[7]。更多的病理学研究结果显示，VN 的发病与潜伏在前庭神经节的Ⅰ型单纯疱疹病毒（HSV-1）的重新激活密切相关[8]。该理论是根据 Bell 麻痹推论得出的。因此，推测当感冒、上呼吸道感染等导致机体抵抗力降低的诱因存在时，潜伏的 HSV-1 被激活导致 VN 发病。

（二）微循环障碍

研究显示，VN 患者伴发心脑血管疾病危险因素的比例明显高于对照组[9]，推测前庭微循环障碍亦可能为本病病因。

（三）其他病因

一项来自我国的研究数据显示，VN 患者血清 25 羟维生素 D 水平显著低于对照组，维生素 D 缺乏比例显著高于对照组，且回归分析显示维生素 D 缺乏与 VN 的发生密切相关[10]。VN 还可能继发于鼻、扁桃体、胃肠道等急、慢性炎症，致神经组织对细菌内毒素过敏而发生水肿。还有很多其他因素可影响 VN 的发病及病程，包括自身免疫机制、系统性炎症、血栓、代谢综合征等[11,12]。

四、 发病机制

临床研究提示，VN 的发生与神经急性炎症相关[6]。无论是病毒的直接感染及感染后的免疫炎性损害，还是局部微循环障碍，均可引起前庭神经肿胀、受损，尸检解剖组织病理学研究发现受累侧前庭神经萎缩，伴有前庭末梢感受器受损，感觉上皮细胞的变性、萎缩，与内耳病毒感染相似[13]。

临床上将 VN 分成三个亚型，即 Ⅰ 型（前庭下神经炎）、Ⅱ 型（前庭上神经炎）、Ⅲ 型（全前庭神经炎）[14]（图 5 - 1 - 2）。而从临床数据上看，前庭损伤更倾向于前庭迷路的上部（前庭上神经支配，包括水平半规管、上半规管和椭圆囊），而不是前庭迷路的下部（由前庭下神经支配，包括后半规管和球囊），这种现象可以通过两个前庭分区之间的解剖差异来解释[15]。①与前庭下神经相比，前庭上神经走形的骨管更长、管腔

更狭窄，神经炎症肿胀后更易出现压迫受损及缺血坏死改变；②前庭上神经与面神经的中间神经支之间有吻合支，使前庭上神经更易受到来自面神经膝状神经节中潜伏病毒的影响。因此，临床上以前庭上神经炎最常见（55% ~ 100%），同时累及前庭上、下神经次之（15% ~ 30%），仅累及前庭下神经最少见（3.7% ~ 15.0%）[16,17]。

Ⅰ型（前庭下神经炎）

Ⅱ型（前庭上神经炎）

Ⅲ型（全前庭神经炎）

图 5 - 1 - 2　前庭神经炎的亚型分类

诊断

一、 问诊与症状

VN 患者典型的症状是首次发作的急性持续性眩晕，多表现为视物旋转，因头部转动时眩晕会加重，故多数患者就诊时呈强迫体位、头部僵硬不敢动。但需注意的是，眩晕不是由头动触发的，多数情况会伴较为严重的恶心、呕吐、姿势不稳、容易向一侧倾倒，不伴听力下降和其他局灶性神经系统受累的症状，眩晕症状通常在发病数小时内逐渐加重，一般在 24 小时内达高峰，持续数天，之后眩晕症状逐渐减轻，但姿势不稳及头动不耐受可持续数月甚至数年[5,15]。8.6% ~ 24% 的患者在急性眩晕发作前数小时或数日出现前驱的头晕不适感（非旋转性头晕，可伴恶心和不稳）[18]。

VN 患者多以"突发的、持续性眩晕"就诊于急诊科或神经内科。其首要任务是及时识别后循环梗死等中枢性"恶性眩晕"，以免延误病情，

导致严重后果。建议遵循分级式问诊模式，具体如下。

（1）第一级：确定患者发病期是否有意识丧失，如有意识丧失要排除癫痫、中枢性及心源性眩晕，是否伴随剧烈头痛、肢体偏瘫、言语不清等症状，初步排除急性中枢性病变。

（2）第二级：根据国际前庭疾病分层诊断的症状分类及综合征分类，确认患者是头晕还是眩晕，首次发作还是反复发作，典型的 VN 患者会描述为"从来没有过这种天旋地转的晕"，持续数小时不缓解。

（3）第三级：详细询问患者的眩晕情况及伴随症状，包括眩晕持续的时间、是否有缓解期；重点关注的伴随症状包括是否伴有耳聋、耳鸣等耳部症状，是否伴头痛、面瘫、复视、构音障碍吞咽困难、感觉缺失、共济失调等中枢神经系统受损症状，这一点至关重要，还应关注恶心、呕

吐等自主神经症状的程度。

（4）第四级：了解患者的一般情况及既往史，寻找可能的诱因，包括睡眠情况、情绪状态、感冒病史、拔牙史，以及高血压、糖尿病、高脂血症病史等。

需要注意的是，部分患者可能在发病前或发病同时出现呼吸道或胃肠道感染症状，但没有这类病毒感染病史并不能排除前庭神经炎的诊断。

参考 2020 年中国的《前庭神经炎诊治多学科专家共识》，将 VN 的临床自然病程分为急性期和恢复期[1]。①急性期：发病 14 天内，患者表现为持续的、较为严重的眩晕，头动时眩晕加重，伴恶心、呕吐及姿势不稳感，站立时易向患侧倾倒，患者多卧位推床就诊（健侧闭目侧躺，保持头部不动）。②恢复期：患者常描述为"非旋转性头晕、昏沉感"，头部运动后出现短暂眩晕，仍有站立不稳及走路偏斜等症状。部分患者是在恢复期就诊，常描述为"持续性头晕，非旋转性"，但对于伴有头动不耐受、走路偏斜及不稳感的患者，一定要重视对起病初期的病史追溯，如是否是急性疾病、在发病初期是否存在严重的持续性眩晕，以及视物旋转伴恶心呕吐、站立不稳等情况。

二、 查体与体征

VN 患者应接受常规的体格检查和神经系统检查。要积极寻找可能指向中枢性眩晕的线索，以保证评估的全面性。

（一）急性期

1. 自发性眼震　表现为单向水平略带扭转性眼震，快相朝向健侧（可根据自发眼震的方向判断受累的半规管及前庭神经分支，前庭上神经炎患者表现为水平扭转略带上跳性眼震，前庭下神经炎患者表现为垂直下跳略带扭转性眼震，全前庭神经炎患者表现为水平扭转型、常无垂直成分），固视可使眼震减弱，向快相侧凝视时眼震增强，向慢相侧凝视时眼震减弱，但眼震方向和眼震类型不会改变，符合亚历山大定律。水平方向摇头及过度通气可使眼震幅度增强[19]。

应注意的是，当临床上遇到急性起病的持续性眩晕患者，表现有垂直下跳性自发性眼震时，要首先考虑中枢性病变，而不是发病率很低的前庭下神经炎。

2. 床旁水平甩头试验阳性　即突然、快速地向患侧水平甩头时，可观察到明显的纠正性扫视眼动；向健侧水平甩头时，则看不到这种扫视波或仅出现轻微的纠正性扫视[20]。

需要注意的是，当病变部位比较局限或仅诱发隐性扫视（在头动过程中出现的纠正性扫视），床旁甩头试验可表现正常。另一方面，床旁甩头试验的准确性与操作者的技术及患者的配合情况密切相关。一项回顾性研究结果显示，实践中由急诊室非眩晕专科医生开展的床旁头脉冲试验的准确率仅为 58%，对 VN 的敏感性较高（88%），但在最终确诊后循环梗死的患者中有很高的假阳性率（36%），特异性仅为 64%。而视频头脉冲试验可很好地弥补这一不足，具有良好的特异性（100%）和中度敏感性（67%）[21]。因此，建议由非专科医生做出的床旁头脉冲试验结果应由神经耳科专家进行重新评估，或最好在急诊室进行定量的 vHIT 评估。

3. 步态不稳　大部分患者急性期站立时有明显倾倒，Romberg 试验阳性，倾倒方向朝向患侧，患者虽被搀扶行走，但仍表现有明显的走路偏斜，Fukuda 原地踏步试验阳性或不能配合，偏斜方向多朝向患侧。评估患者的步态和姿势至关重要，这有助于确定受累侧别[22]。

4. OTR 阳性　少部分 VN 患者在急性期可表现为头部向患侧倾斜，眼球反向偏斜（患侧眼位低、健侧眼位高），出现轻微的垂直复视[23]，交替遮盖试验在去遮盖时患侧眼位上移或健侧眼位向下移的纠正性眼动，但这种异常可以很快被代偿。大部分 VN 患者应能在检查过程中保持眼位的对称，遮盖试验不会出现眼偏斜。

5. 不伴有听力下降　部分患者可伴有耳鸣。

6. 不存在其他中枢神经受损的体征　如偏瘫、面瘫、肌力减退、感觉障碍、共济失调、语言障碍、吞咽障碍等。

必须指出的是，HINTS 检查法（包括水平甩头试验、变向性凝视眼震和眼球偏斜试验）对于鉴别 VN 和假性前庭神经炎（pseudo - vestibular neuritis，PVN）有良好的灵敏度和特异性。最早在 2009 年的一项前瞻性横断面研究中，Kattah JC 提出用 HINTS 三步床旁眼动检查诊断后循环梗死比早期的 MRI - 弥散加权成像（DWI）具有更高的敏感性，特别是对腔隙性卒中[24]。之后这种床旁检查就被广泛应用于鉴别急性前庭综合征中的中枢性病因，而随着视频头脉冲试验的出现，为病变定位和损伤定量提供了更多的信息[25]。其中一项系统性病例对照研究提出，甩头试验正常、垂直眼偏斜、方向改变的凝视性眼震，三种情况出现其一对诊断后循环梗死的敏感性达 100%，特异性为 96%[26]。Newman - Toker 教授通过研究指出，HINTS 检查法在急诊卒中诊断方面明显优于 ABCD2 风险分层法（年龄、血压、临床特征、症状持续时间、糖尿病），他还提出了 HINTS + 法，即增加通过耳边搓手指来进行床边听力粗测，进一步提高中枢性急性前庭综合征筛查的特异性和敏感性[27]（详见第二章第五节"HINTS 检查"）。

（二）恢复期

床旁检查无自发性眼震，部分患者水平摇头试验和床旁甩头试验仍可异常，即摇头后出现快相朝向健侧的水平略带扭转眼震，部分向患侧水平甩头可观察到纠正性扫视眼动，部分患者 Romberg 试验及 Fukuda 试验仍可表现为阳性，但偏斜方向不固定。

三、辅助检查

（一）优先检查

1. 影像学检查 对于疑似有中枢性病因的患者，要进行必要的影像学检查。首选行头部磁共振平扫 + 弥散加权成像（MRI - DWI），必要时行磁共振血管造影（MRA），排除后循环缺血等"恶性"中枢性眩晕疾病。但要警惕部分中枢性疾病患者，发病早期（6～48 小时内）MRI - DWI

可能表现为阴性结果（微小梗死灶中发病早期假阴性率可达 53%，较大梗死病灶假阴性率为 7.8%），特别是累及小脑下脚及延髓外侧的微小卒中病灶[28]，因此，如果患者仍怀疑中枢性疾病时，可在发病 72 小时后复查 MRI - DWI。

2. 前庭功能检查 因前庭功能检查对于 VN 的诊断、治疗及康复均具有重要价值，所以要尽早根据患者的耐受程度选择合适的检查种类和检查时间。VN 患者通过检查会发现单侧外周性前庭功能损害的证据。目前已有的前庭功能检查项目按照检查部位、刺激频率等分类有很多种，各医院可根据自己的条件和需求选择适当的检查项目。

（1）视眼动检查：包括平滑跟踪试验、扫视、视动性检查等。VN 患者原则上不会出现中枢性眼动异常。

（2）双温试验（caloric test，CT）：绝大部分 VN 患者表现出明显的患侧水平半规管功能减退（半规管轻瘫值 CP > 25%），但对于少见的单纯前庭下神经炎，其双温试验结果表现正常[29]。除此之外，个别 VN 患者在发病超早期（急性发作 2 天内）可表现为双温试验正常，3～6 天后复查会表现出单侧半规管轻瘫，这可能与个体的热反应差异有关[30]。

（3）视频头脉冲试验：通过增益值的异常率和扫视波的出现率判断半规管功能的受损程度和动态评价其恢复程度。前庭上神经炎患者会出现水平半规管和（或）前半规管增益降低伴纠正性扫视，而后半规管正常；全前庭神经炎患者会出现患侧水平、后半规管和前半规管增益下降伴纠正性扫视；前庭下神经炎临床上很少见，表现为患侧后半规管增益降低伴纠正性扫视，而前、水平半规管 vHIT 正常。多项临床研究均显示，大部分的 VN 患者均存在一侧水平半规管增益下降，这也进一步证实了前庭上神经受累更常见，仅出现后半规管增益下降的极少。随着前庭代偿的建立，各半规管功能均得到逐步地、不同程度地恢复，其中上半规管恢复率最高，水平半规管次之，后半规管恢复率最低[31,32]。有研究指出，可以根据发病时半规管受损的严重程度对 VN 的恢复情况进行预判，发病时半规管受损较轻者（增益值 >0.5），其半规管功能恢复较快，基本可恢复正常；发病时半规管受损较严重者，其恢复相对较差[33]。目前关于双温试验 CP 值和 vHIT 恢复的动态观察中，学者们有不同的结论。其中一项病例研究结果显示，在 VN 急性期，双温试验的阳性率与 vHIT 增益异常的阳性率比较无差异，且 CP 值越大，水平半规管 vHIT 增益值越低，而且随着病程的延长，vHIT 增益的恢复早于 CP 值的恢复[34]。这与 Zellhuber 的研究结果相似，其认为前庭代偿与高频刺激活动可促进前庭眼动反射的恢复[35]。另一项研究结果显示，随着 VN 的康复，SOT 和 CP 值的恢复要显著早于 vHIT 的恢复率[36]。

（4）OTR 检查：部分 VN 急性期患者可出现头偏斜向患侧，但眼偏斜阴性（即交替遮盖试验阴性）

（5）变位试验：VN 患者由于患侧外周前庭功能严重减低，向患侧侧卧时会导致自发性眼震增强，健侧侧卧时眼震减弱，但眼震方向和类型不会改变，患者喜健侧卧位。

需要指出的是，各项前庭功能检查都具有各自的优缺点，临床上应对其结果相互印证、综合分析。随着前庭检查技术的不断完善，通过上述前庭功能检查，同时结合"可选检查"中的其他前庭功能检查结果，可确定 VN 具体累及前庭的部分，从而实现 VN 的精准分型诊断[41]（表 5-1-1），但前庭功能的动态评价指标尚需深入研究。

表 5-1-1　前庭神经炎各亚型的前庭功能检查结果

检查	前庭上神经受累	前庭下神经受累	上、下均受累
双温试验	异常	正常	异常
HC-vHIT	异常	正常	异常
AC-vHIT	异常	正常	异常
PC-vHIT	正常	异常	异常
oVEMP	异常	正常	异常
cVEMP	正常	异常	异常

（二）可选检查

1. 其他前庭功能检查　包括前庭诱发肌源性电位（VEMP）、前庭自旋转试验（VAT）、中频转椅检查及主观垂直视觉（SVV）等。

（1）VEMP：VN 患者常表现为患侧 VEMP 异常，包括振幅降低、阈值升高，甚至波形无法引出。理论上前庭上神经炎患者患侧 oVEMP 异常，但 cVEMP 正常；全前庭神经炎患侧 oVEMP 和 cVEMP 均异常；前庭下神经炎则表现为患侧 cVEMP 异常，而 oVEMP 正常。

临床上可以基于 cVEMP 和 oVEMP 的结果，对 VN 进行更加精准的分型诊断[37]。VN 患者大多数表现为耳石器和半规管同时受累，vHIT 与 VEMP 结果均出现异常。对于小部分前庭下神经炎，可表现为后半规管 vHIT 结果与 cVEMP 结果分离[38]，可能提示前庭下神经的损伤不严重。有学者提出，可通过观察 VEMP 的动态变化了解 VN 前庭神经损伤的恢复情况，包括 oVEMP 引出率、潜伏期异常、不对称比异常等[39]。

（2）VAT：多数 VN 急性期患者 VAT 表现为水平通路增益下降、相移延迟，而垂直通路的增益下降和相移延迟明显少于水平通路。如 VAT 测试结果出现水平或垂直增益增高，常提示患者存在中枢损伤，有助于 VN 的鉴别诊断。近年来，有学者提出应用 vHIT 和 VAT 联合测试可以更精准地对患者进行前庭康复指导，强化对受损最严重的平面和角度进行精准康复[40]。

（3）中频转椅检查：VN 患者表现为 VOR 增益不对称，急性期偏向患侧，速度梯度旋转时，向患侧旋转 VOR 增益降低，而向健侧旋转时 VOR 增益不变。

（4）SVV：是一种评估静态前庭功能的方法。VN 急性期患者的 SVV 异常率高，理论上前庭上神经炎和全前庭神经炎均可出现 SVV 向患侧偏斜，而前庭下神经炎 SVV 正常。当 VN 患者静态前庭代偿建立后，SVV 的结果也会逐渐转为正常。

2. 全身状况评估检查　如血常规、肝功能、肾功能、血糖、电解质、心电图等。应注意患者由于呕吐导致的电解质紊乱，并给予及时纠正。

3. 电子耳镜及听力学检查　如纯音测听、声导抗、听性脑干反应、耳声发射、耳蜗电图等听力学检查。VN 患者不会有新出现的听力下降及听觉系统病损证据。但耳镜及听力学检查结果对前庭功能检查的结果判读至关重要，特别是鼓膜穿孔、单侧重度感音神经性聋等情况。因此，中耳功能检查、有无听力下降、听力下降的程度及性质对 VN 的鉴别诊断至关重要。

4. 平衡功能检查 如动静态姿势图、感觉统合试验及步态评价等。VN 急性期上述试验均有不同程度的向患侧倾倒现象。可通过此类检查综合评估患者的前庭损伤程度，调整康复治疗方案，并动态评估康复效果。

5 其他影像学检查 如 VN 患者 MRI – DWI 检查未发现新发病灶，但仍不能除外中枢性病变时或疑似存在某些外周前庭病变时，可选择其他检查方法，如颞骨高分辨 CT、颈动脉超声、TCD、头颅 CTA 等。如果患者因体内有金属植入物或其他原因无法进行 MRI 检查时，可进行颅脑 CT 扫描，特别是小脑薄层 CT 扫描。

（三）新检查

1. 甩头抑制试验（suppression head impulse paradigm，SHIMP） 由常规视频头脉冲试验演变而来，即让受试者盯着一个相对头部固定的靶点，即靶点跟随头动。正常人在甩头结束后会出现一个明显的大幅度反补偿扫视波。而对前庭功能丧失的患者而言，常规 vHIT 检查向患侧甩头可诱发明显的代偿性扫视，而甩头抑制试验中向患侧甩头后没有 SHIMP 扫视或仅有延迟出现的小幅度反补偿扫视波。SHIMP 扫视的大小提示功能受损的程度，扫视大提示 VOR 正常，扫视小提示有前庭功能受损。简单来说，vHIT 可显示功能损失情况，而 SHIMP 可显示功能保留情况。有研究提示，这两种检查联合分析 VOR 增益及扫视波幅度，可显著提高外周前庭病变诊断的敏感性和特异性，因此 SHIMP 检查可有效补充常规 vHIT 的结果[42]。

2. 钆造影 3D – FLAIR MRI 检查 常规的 MRI 检查的主要目的是鉴别可能的中枢性病灶或结构异常病变。早在 2004 年，Karlberg 首次报道在两例 VN 患者中应用大剂量静脉钆造影的 3.0T

MRI 检查中，观察到了前庭神经的强化[43]。此后，学者们先后尝试双倍及三倍剂量的钆造影剂 10 分钟及 4 小时的延迟成像，均可观察到病变侧内耳结构和前庭神经的强化。2018 年，Byun 教授通过一项前瞻性观察研究，对 29 例 VN 患者双倍剂量钆造影 3D – FLAIR 成像进行动态观察，结果显示 69% 的患者可在 4 小时延迟成像上观察到内耳结构的不对称强化，阳性率远高于 10 分钟延迟成像（10.3%），且内耳强化程度与自发性眼震持续时间呈正相关[6]。

四、 诊断标准

由于目前尚无关于 VN 诊疗的国内外指南发布，2020 年《中华老年医学杂志》发布了第一个关于前庭神经炎诊治的多学科专家共识。该共识[1]，建议 VN 的诊断标准如下。

（1）首次发作的急性眩晕，症状持续时间超过 24 小时，伴恶心、呕吐和姿势不稳。

（2）不伴听力下降的症状和体征，纯音听阈测试无与本次疾病有关的听力损害。

（3）无其他局灶性神经系统受损症状和体征。

（4）急性期有自发性眼震阳性，为单向水平略带扭转性眼震，伴或不伴轻微上跳成分，眼震符合亚历山大定律，床旁检查向患侧水平甩头可观察到纠正性扫视波。

（5）相关辅助检查符合单侧外周性前庭功能减弱，如患侧双温试验反应降低、患侧 vHIT 增益降低伴纠正性扫视、患侧 VEMPs 异常、患侧 OTR 阳性等。

（6）排除其他疾病，必要时进行头颅影像学检查。

总之，VN 的诊断主要是依据急性前庭功能障碍的症状和体征，尚无特异性诊断试验。考虑到一些前庭功能检查的可靠性和局限性，目前临床上还没有广泛推广 VN 的亚型诊断，建议只做 VN 诊断。

五、 鉴别诊断

VN 是排除性诊断，表现为急性自发性眩晕的患者要注意鉴别一些累及中枢前庭系统的疾病，特别是对于存在心脑血管病史或多重危险因素、新近出现伴眩晕的头痛患者，要重视病史询问及床旁检查，必要时急诊完善颅脑影像学检查以排除其他诊断。

（一）后循环梗死

典型的后循环梗死除急性持续性头晕外（dizziness），常伴有其他神经功能异常的症状和/或体征，如言语含糊（dysarthria）、吞咽困难（dysphagia）、共济失调（dystaxia）、跌倒发作（drop attack）、复视（diplopia），即"6D症状"，查体可观察到垂直眼震或纯旋转性眼震、固视抑制失败、凝视性眼震方向变化、眼球运动异常、听力下降或严重的姿势不稳，患者通常有心脑血管病危险因素。但一些特殊类型的后循环梗死如仅累及前庭小脑区的小脑后下动脉内侧支梗死，可仅出现孤立性眩晕或头晕，而不出现其他脑干体征，其临床表现类似VN[44]，故又称为假性前庭神经炎（pVN）。此时HINTS三步法筛查对鉴别中枢性眩晕具有重要价值。而小脑后下动脉外侧支梗死时，表现为典型的延髓背外侧综合征，即眩晕、交叉感觉障碍、构音障碍、小脑共济失调、Horner征等，此时鉴别并不难。另外，某些小脑前下动脉微小梗死可在发病早期仅出现单侧听力下降和眩晕等类似迷路炎的症状[49]，之后可能会逐渐出现感觉障碍、共济失调等中枢体征，鉴别时应密切观察病情变化，头颅MRI-DWI序列有助于发现脑干、小脑的新发梗死。但要注意的是，早期MRI-DWI成像对脑干或小脑的微小梗死灶有一定的假阴性率，要密切注意动态观察，必要时及时复查DWI或MRA检查。

（二）伴眩晕的突发性聋

根据我国2015年突发性聋多中心临床研究的结果显示[46]，约30%的突发性聋患者会伴随眩晕或头晕，部分患者眩晕可先于听力下降发生，或患者由于严重眩晕而忽略了听力问题，此时应注意病史的询问及必要的听力学检查，以助于鉴别诊断。另外，诊断突发性聋伴眩晕需要排除其他疾病，如前所述的假性迷路炎，这里强调动态随访观察至关重要。

（三）首次发作的发作性前庭综合征

约1/3的梅尼埃病患者以单纯眩晕作为首发症状，亦表现为急性起病、眩晕持续时间可超过24小时，可无明显听力下降或仅有轻度听力改变，发作时可见典型的前庭外周性眼震，双温检查可发现患侧反应减低，但vHIT检查可正常。另外，约30%的前庭性偏头痛患者眩晕发作时间可超过24小时，部分患者亦可出现单向水平略带扭转的自发性眼震，前庭功能检查亦可能出现异常。以上两种情况均可能与VN混淆。但梅尼埃病和前庭性偏头痛患者会表现出反复发作的特点，且病程早期其前庭功能检查正常或轻度异常，多快速缓解，而VN基本是单相病程，前庭功能损害持续时间长，仅部分恢复或不恢复。

（四）其他外周性眩晕疾病

如亨特（Hunt）综合征、急性化脓性迷路炎、迷路瘘管等，多伴有耳痛、耳聋、耳鸣等病史，眩晕发作时可见自发性眼震，前者可伴有外周性面瘫和/或耳周疱疹，后两者的听力检查示典型的听力损失，多为传导性聋。耳聋、耳痛病史及听力学检查、颞骨CT有助于鉴别。

六、误诊防范

VN是排除性诊断，表现为急性自发性眩晕的患者应重点进行中枢性眩晕的鉴别，如中枢神经系统的急性血管病变，特别是对于有脑血管病高危因素或新近出现伴眩晕的头痛患者，需要进行影像学检查以准确鉴别[47]，以避免发生严重的并发症，甚至死亡。需要注意的是，即使患者表现为孤立性眩晕、头晕，或发病初期的MRI-DWI结果为阴性，也一定要密切观察病情变化，必要时复查DWI成像。再次强调床旁HINTS三步法具有重要的鉴别诊断价值。

此外，对于听力学症状及检查结果的判读要

十分精准，强调耳聋、耳痛等相关病史的询问及听力学、前庭功能检查结果的综合分析，有助于

与突发性聋伴眩晕、迷路炎及首次发作的梅尼埃病等疾病进行鉴别。

七、 诊断流程

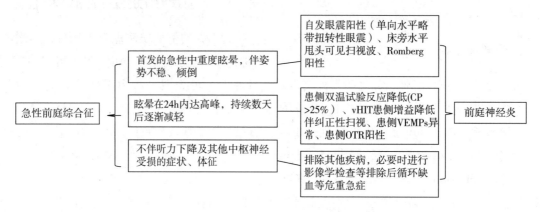

图 5-1-3 前庭神经的诊断流程[43,71-74]

治疗

一、 治疗原则

基于目前国内外研究结果及专家的临床经验，参考 2020 年《前庭神经炎诊治多学科专家共识》[1]，推荐 VN 的治疗原则是急性期对症治疗、糖皮质激素治疗和尽早的前庭康复治疗。

（1）急性期可限制性使用前庭抑制剂进行止吐、镇静等对症治疗，但原则上不超过 3 天。

（2）急性期推荐短期小剂量使用糖皮质类固醇激素治疗，不推荐常规使用抗病毒治疗。

（3）推荐使用促进前庭代偿的药物，要足量、足疗程，贯穿急性期和恢复期。

（4）推荐尽早开始个性化前庭康复训练，可加速前庭代偿的形成。

二、 治疗细则

（一）药物治疗

1. 前庭抑制剂 因急性期 VN 患者有明显的恶心、呕吐、出汗、恐慌等症状，故可限制性使用前庭抑制剂，包括止吐药（异丙嗪、甲氧氯普胺）、抗组胺药（苯海拉明）和苯二氮䓬类药物（地西泮、劳拉西泮）等对症治疗，肌内注射或

静脉给药较为理想。因这些药物可能会导致中枢代偿的延迟，不利于长期康复，故不建议长期使用，原则上不超过 3 天[48]。需注意的是，这些药物均有一定的镇静作用，从事驾驶、操作机器等高度警觉活动的患者应慎用。另外，选择药物时还要考虑药物间的交互作用。

2. 糖皮质激素 早期的临床研究发现，VN急性期应用糖皮质激素治疗可显著改善眩晕症状，加快患者外周前庭功能恢复[49,50,51]，但对于长期预后的影响尚有争议。一项前瞻性观察研究表明，VN 的类固醇激素治疗时机对随后的前庭康复很重要，发病 24 内接受泼尼松龙治疗组在 3 个月随访时，双温试验均恢复正常，而发病 25~72 小时内接受类固醇治疗组仅 58% 恢复[52]。多项病例对照研究显示，经过 6~12 个月的随访，糖皮质类固醇激素治疗与单纯前庭康复治疗在 VN 患者的DHI 指数、CP 值和 vHIT、VEMPs 的恢复程度方面并没有显著性差异[53,54,55]，也就是说，目前并没有足够的证据支持 VN 急性期应用糖皮质激素治疗，尚需更严格的对照试验及多种症状评分、前庭功能检查评价指标来探讨这个问题。

但考虑到糖皮质激素治疗可快速缓解眩晕症

状、加快前庭康复的速度，推荐在 VN 急性期短期小剂量应用糖皮质激素治疗。常用方案为：泼尼松，1mg/（kg·d），口服 5 天，之后逐渐减量，疗程 7～14 天，亦可换算成等剂量甲强龙静脉滴注。对于恢复期患者不推荐激素治疗。

3. 抗病毒治疗　因 VN 的病毒感染病因学进展，使抗病毒药物在理论上成立，然而一项随机对照研究发现，单独使用伐昔洛韦与安慰剂治疗效果等同，抗病毒药物与糖皮质激素联合使用后并不能提高激素的疗效[55]。在临床实践中，除非有明确病毒感染的证据时可使用伐昔洛韦等抗病毒药物，一般不推荐对 VN 患者常规抗病毒治疗。

4. 增强前庭代偿药物　常用的有倍他司汀和银杏叶提取物 EGb761，强度要足量、足疗程使用，一般使用 3～6 个月，与前庭代偿时间相匹配。研究结果表明，倍他司汀治疗可将急性前庭功丧失患者的前庭功能恢复缩短至少 1 个月，其机制可能是倍他司汀对双侧前庭神经核之间神经元活动的再平衡作用[56]。另有研究显示，EGb761 在改善眩晕症状方面与倍他司汀没有显著差异，但 EGb761 有更好的耐受性[57]。

（二）前庭康复训练

前庭康复训练（VRT）属于眩晕的特殊治疗。2016 年美国物理治疗协会发布了首个基于循证证据的《前庭康复临床实践指南》[58]，指出 VRT 对急性单侧前庭功能障碍或仍有症状的慢性单侧前庭功能障碍患者可显著获益，为强烈推荐级别。因此，建议只要 VN 患者呕吐停止，就应尽早开始个性化的前庭康复训练，越早进行康复干预，前庭功能恢复越快、越完全。具体的康复计划一般包括改善 VOR 的眼动训练和改善前庭脊髓反射的平衡训练。训练应遵循循序渐进的原则，量力而行，动作由简到繁、由慢到快、由小角度到大角度，可以先选择从简单慢速的头眼协调练习开始，逐渐开始尝试平衡练习和步态练习，症状好转后增加运动过程中的头动练习。强调要在康复前后进行系统评估、制定适合个体的训练项目，并给予个性化指导。患者的主动意愿和依从性对 VRT 效果有显著影响，在训练之前要向患者详细解释 VRT 的原理和注意事项。VRT 每天至少 2 次，每次 10～30 分钟，为保持前庭系统处于一定的紧张度，嘱患者在能耐受的情况下进行最大程度的训练。VRT 对 VN 治疗的可靠性和有效性已被多项临床研究所证实[51,53,55,59]。近年来，联合虚拟现实技术及生物反馈治疗的前庭康复方法有较好的应用前景[60]。

三、药物治疗方案

见表 5-1-2。

表 5-1-2　前庭神经炎急性期常用药物治疗方案[15,59,75]

药物分类	药物名称	给药途径	常用剂量/次	给药时间	不良反应及注意事项
止吐药	异丙嗪	肌内注射	12.5～25mg	必要时 4 小时后可重复一次，使用时间不超过 3 天	较常见的不良反应是嗜睡，还可能出现视力模糊、口鼻干燥、皮疹、胃痛、反应迟钝等，偶见血压升高或轻度降低；使用前应注意患者有无肠梗阻、药物中毒等问题，新生儿禁用，哺乳期妇女及老年人慎用
	甲氧氯普胺	肌内注射或静脉注射	10～20mg	必要时 4 小时后可重复一次，一日剂量不超过 0.5mg/kg，使用时间不超过 3 天	较常见的不良反应是昏睡、疲倦无力，少见的有恶心、便秘、皮疹、严重口渴、头痛等，注射给药可引起直立性低血压；肾功能不全者，剂量应减半，静脉注射使用时须慢，过快给药可出现躁动不安；对普鲁卡因过敏者及胃肠道出血、嗜铬细胞瘤患者禁用
抗组胺药	苯海拉明	肌内注射或口服	20mg 肌内注射；或 25～50mg 饭后口服	一日 1～3 次，不超过 3 天	常见的不良反应有食欲不振、恶心、共济失调，偶有胸闷、气急、咳嗽等；用药后避免开车、高空作业等；甲亢、心血管病、高血压、哮喘者不宜用；闭角型青光眼、前列腺肥大者禁用

续表

药物分类	药物名称	给药途径	常用剂量/次	给药时间	不良反应及注意事项
苯二氮䓬类药物	地西泮	口服或注射	2.5~5mg（口服）；5~10mg（肌内注射）	一日1~3次，使用不超过3天	常见的不良反应有嗜睡、头昏、乏力，大剂量可有共济失调、震颤，罕见的有皮疹、白细胞减少；严重的急性乙醇中度、急性闭角型青光眼、低蛋白血症者慎用；与镇静药、三环类抗抑郁药、抗高血压药等合用可使其增效，应调整用量
	劳拉西泮	口服或注射	1~2mg	一日1~3次，使用不超过3天	常见的不良反应有头晕、乏力、身体摇晃感、定向力障碍、睡眠障碍、便秘等；对苯二氮䓬类药物过敏、青光眼、重症肌无力者禁用
糖皮质激素类药物	泼尼松	口服	1mg/kg	一日1次，口服3~7天，之后逐渐减量，维持7~14天	常见的不良反应有胃肠道刺激、痤疮、月经紊乱、下肢浮肿等，长期用药可能并发感染、体重增加及医源性库欣病等；心脏病、糖尿病、高血压、青光眼、全身性真菌感染、肝功能损害、胃溃疡、结核病、明确精神病史者等应慎用
	注射用甲泼尼龙琥珀酸钠	静脉滴注	40~80mg	一日1次，用药3~5天，之后逐渐减量，维持7~14天	常见的不良反应有感染、胃出血、血压异常、月经紊乱、下肢浮肿等，长期用药可能并发医源性库欣病、精神异常等；心脏病、糖尿病、高血压、青光眼、全身性真菌感染、肝功能损害、胃溃疡、结核病、明确精神病史者等应慎用
	地塞米松	静脉注射	5~20mg	一日1次，大剂量连续用药不超过72小时，之后逐渐减量，维持5~7天	常见的不良反应有胃肠道刺激、低血钾综合征、痤疮、月经紊乱、下肢浮肿等，长期用药可能并发感染、体重增加及医源性库欣病及精神症状等；心脏病、糖尿病、高血压、青光眼、全身性真菌感染、肝功能损害、胃溃疡、结核病、明确精神病史者等应慎用
增强前庭代偿药物	甲磺酸倍他司汀	口服	6~18mg	一日3次，饭后口服，连续3~6个月	不良反应少见，包括偶有恶心、呕吐、皮疹；有消化道溃疡史、支气管哮喘、肾上腺髓质瘤患者应慎用
	银杏叶提取物EGb761	口服	40~80mg	一日2~3次，连续3~6个月；急性期可考虑静脉滴注，70~87.5mg，一日1次，3~7天	罕见的不良反应有胃肠道不适、头痛、过敏反应等；高乳酸血症、甲醇中毒、果糖山梨醇耐受不佳者，给药剂量不能过大

四、疗效评估

目前对于评价 VN 疗效尚无公认的标准。VN 多为单相、自限性疾病，大部分 VN 预后良好，视物旋转、恶心、呕吐和步态不稳等症状在发病数天内逐渐缓解，这是中枢代偿的结果，但部分患者会出现慢性化，即持续数月的头动不适、运动性视物模糊等症状。有研究显示，15%~30% 的 VN 患者在发病 1 年后仍有持续性头晕、视振荡[61]。研究发现，VN 恢复期耳石器功能测试较半规管功能测试恢复更快，而 vHIT 结果是患者症状恢复程度的最佳预测指标，半规管增益的显著下降（<0.5）常预示着病程更迁延[62]。还有研究指出，纠正性扫视的潜伏期可能会成为前庭康复有效的评估指标，隐性扫视组患者具有相对好的动态视敏度、步态和平衡恢复[63]。

VN 很少复发，两项前瞻性队列研究结果均显示 VN 的复发率约 2%，但有报道为同侧复发、亦有报道为对侧复发 VN[5,64]。而另一项研究显示 131 例患者中有 14 例（10.7%）出现复发性 VN[65]，但这几项研究均提示复发性 VN 眩晕的主观强度要弱于首次发作。

此外，在 VN 诊治过程中，需注意与前庭神经炎相关的两个重要并发症，即 BPPV 和 PPPD。研究发现，10% ~15% 的前庭神经炎患者会在几周至数年内在病变侧发生 BPPV[64,66]，且这种继发性 BPPV 治疗难度更大。多项研究结果显示，对 VN 患者 3 至 12 个月的随访中，有 25% ~50% 的患者发生了 PPPD[67,68]，且有研究提出 VN 的远期预后与患者的焦虑/抑郁状态、人格特质、视觉依赖等因素相关[69]，而与双温试验和 vHIT 结果无关，因此我们推荐早期常规评估患者是否存在与预后不良相关的精神心理疾患和视觉依赖等，并及时给予心理干预和针对性治疗，将有助于预防 VN 患者继发 PPPD[70]。

预防

一、生活管理

VN 的发病机制与病毒感染、微循环障碍及自身免疫机制相关。因此，对于有前驱病毒感染及有心脑血管疾病高危因素的患者，要给予及时的治疗干预，如果患者突发急性持续数小时至数天的持续性眩晕，要考虑 VN 的可能，尽快前往急诊或眩晕门诊就诊，医生要首先排除急性脑血管病等中枢性眩晕疾病，并将患者转诊至眩晕专科门诊进行进一步检查和治疗。

二、复诊与随访

VN 是一种单相、自限性疾病，患者急性期的前庭症状持续数天后就会逐渐减轻，但恢复期的不平衡和非特异性头晕将持续数月，且患者的前庭功能损害恢复较慢，甚至无法恢复，部分患者还可能出现 BPPV、PPPD 等并发症，因此，我们强调要对 VN 患者进行密切随访，推荐分别在发病 1 周、1 个月、3 个月、6 个月、12 个月进行随访，如有条件要动态监测患者前庭功能检查结果，并及时进行康复前及康复后的评估、调整个性化前庭康复计划，这样才能更有效、更快地改善患者的症状及前庭功能。

三、患者教育

因 VN 以急性发作的中重度眩晕起病，可伴明显的自主神经症状，患者及家属多较为紧张、恐慌，临床医生应在确诊 VN 时向患者解释 VN 的良性预后，缓解紧张焦虑情绪，并向患者解释前庭康复训练对前庭功能恢复的重要性，鼓励其尽早开始主动性训练，提高依从性。治疗过程中还需要关注并识别影响 VN 患者远期预后的不良因素，对高危患者尽早进行心理干预和针对性的前庭康复治疗，对防止 VN 症状慢性化及预防 PPPD 的发生具有重要意义。

作者：于红（吉林大学第一医院）

二审审稿：李斐（海军军医大学附属上海长征医院）

三审审稿：陈钢钢（山西医科大学第一医院）

参考文献

第二节　突发性聋

图 5 - 2 - 1　突发性聋思维导图

▶ 概述

一、定义

中华医学会耳鼻咽喉头颈外科分会 2015 年制定的《突发性聋诊断和治疗指南》（以下简称突聋）的定义为：72 h 内突然发生的、原因不明的感音神经性听力损失，至少在相邻的两个频率听力下降≥20dBHL。（注：原因不明是指还未查明原因，一旦查明原因，就不再诊断为突发性聋，此时突发性聋只是疾病的一个症状。）[1]

美国耳鼻咽喉头颈外科基金会（AAO - HNSF）2019 年 8 月发布的突发性聋临床实践指南将突聋定义为：72 h 内突然发生的、原因不明的感音神经性听力损失，较对侧连续三个频率听力下降≥30dB[2]。

二、流行病学

我国突聋缺乏大样本流行病学数据，少数研究表明其发病率在 19 ~ 40/10 万[3]。美国突聋发病率为 5 ~ 20 人/10 万，每年新发约 4000 ~ 25000 例[4]。我国的突聋多中心资料显示，男女比例无明显差异；平均发病年龄为 41 岁，单侧聋为主，双侧聋比例仅为 2.3%[5]。美国相关数据显示 18 岁以下儿童的发病率为 11/10 万，14 岁以下儿童的发病率为 3.5/10 万，9 岁以下儿童的发病率为 1.2/10 万[4]；我国钱怡等的研究表明少年儿童的突聋患者所占比例为 3.69%[6]。

三、病因与诱因

突发性聋的病因尚不明确，常见的病因包括：内耳微循环障碍、病毒感染、自身免疫性疾病、传染性疾病、肿瘤等[1]。而精神紧张、压力大、情绪波动、生活不规律、睡眠障碍等可能是突聋的主要诱因。

四、临床分型

2015 年中国突聋指南中将突聋根据听力损失累及的频率和程度，建议分为：高频下降型、低频下降型、平坦下降型和全聋型（含极重度聋）[1]。

（一）低频下降型

1000Hz（含）以下频率听力下降，至少 250、500Hz 处听力损失≥20dBH。

（二）高频下降型

2000Hz（含）以上频率听力下降，至少 4000、8000Hz 处听力损失≥20dBHL。

（三）平坦下降型

所有频率听力均下降，250 ~ 8000Hz（250、500、1000、2000、3000、4000、8000 Hz）平均听阈≤80dBHL。

（四）全聋型

所有频率听力均下降，250 ~ 8000Hz（250、500、1000、2000、3000、4000、8000Hz）平均听阈≥81dBHL。

美国 2019 年的突发性聋临床实践指南[2]，未对突发性聋进行分型诊治。

五、发病机制

关于突聋发病的病理生理机制尚未完全阐明，现在国际较公认的可能发病机制包括：内耳循环障碍、病毒感染、膜迷路积水、迷路窗膜破裂、自身免疫学说、精神心理因素等。

（一）内耳循环障碍学说

众多发病机制学说中，内耳循环障碍是国内外认可度较高的主要病因之一。最早在1953年，Rasmussen就首先提出血管阻塞可能是突发性聋的发病原因[8]，这与内耳基本的解剖结构特点密切相关。内耳的血液供应主要来自迷路动脉，又称内听动脉，其可能分支自基底动脉，也有的来自于小脑前下动脉。内耳微循环障碍可能由多种因素引起，如内耳血管功能紊乱、痉挛、出血、血栓或栓塞等，即包括血管、血流动力学、血液成分等多种因素[9]。迷路动脉及其分支均为终末血管，一般无侧支循环，且走行多迂曲盘绕，血流速度普遍较慢。一旦遇到各种因素影响（如紧张），自主神经功能紊乱，易引起血管痉挛，从而引起血流减慢、淤滞，最终导致内耳组织缺氧、缺血[10]。而耳蜗细胞生理活动过程需氧量较高，缺氧、缺血耐受性较差，内耳血供减少时，容易引起内耳组织（耳蜗、前庭、半规管等）水肿、缺氧缺血，生成大量自由基，导致耳蜗螺旋器功能下降、代谢紊乱，耳蜗神经元缺失等，临床则表现为突聋，伴或不伴眩晕等。

（二）病毒感染学说

除内耳循环障碍学说以外，病毒感染因素也是目前国内外公认的发病原因。约7%的成人患者是因为腮腺炎病毒感染引起突发听力下降。大量研究表明，水痘-带状疱疹病毒、EB病毒、麻疹病毒、风疹病毒、巨细胞病毒、流感病毒等均与突发性耳聋的发生有关[11]。

（三）膜迷路积水学说

膜迷路积水又称内淋巴积水（endolymphatic hydrops，EH），内耳发生缺血缺氧及变态反应时，血管纹及内淋巴囊等处离子交换机制障碍，从而引起内淋巴液产生过多或回流受阻等一系列病理变化[12]。目前国内外多项研究证实，膜迷路积水可能是不同内耳损伤性疾病的共同病理改变，如伴眩晕的突聋、低频型突聋、自身免疫性内耳病等。

（四）自身免疫学说

现代观点认为，内耳的免疫反应可能是由外周血中的抗体通过血迷路屏障进入内耳后与内耳抗原交叉反应引起，或抗体激活T细胞后损害内耳组织[13]，其诱因包括病毒感染、化学物质刺激、外伤、手术等。免疫反应的发生可能是内耳原发性反应，即内耳自身免疫性疾病（autoimmune disease of the inner ear，AIED），也可能继发于全身免疫系统疾病，如系统性红斑狼疮、Wegener's肉芽肿、类风湿关节炎、Cogan综合征等。

（五）精神心理因素

近年来心因性突聋的研究日益增多，其中一种解释为：精神紧张状态下，下丘脑-垂体-肾上腺轴的交感神经系统被激活，体内免疫系统稳态被打乱，细胞因子网络功能受影响，血液活性物质（如儿茶酚胺、肾上腺素等）浓度升高，直接或间接导致毛细血管痉挛、血液黏稠度增加，最终引起内耳微循环障碍，导致听力下降[14]。也有学者认为，精神紧张可能会激发内耳的应激反应，进一步激活NF-κB系统，产生大量炎性细胞因子及应激相关蛋白，破坏内耳细胞及组织的稳态系统，继而发生突发听力下降[15]。

（六）其他

另外，不同的听力损失类型，发病机制可能不同，高频听力下降可能是外毛细胞损伤（一般不超过60dB的听力损失）或者内毛细胞损伤（一般是超过60dB的听力损失）；低频听力下降原因可能为膜迷路积水，也可能为螺旋韧带局部供血障碍，造成组织缺氧损伤以及电解质内环境紊乱；平坦型突聋主要考虑为内耳血管纹功能障碍和（或）耳蜗供应血管血供障碍以及组织缺氧所致；目前认为全聋或者接近全聋的极重度聋的原因可能是耳蜗总动脉或者蜗轴螺旋动脉的血管栓塞或者血栓形成。

诊断

一、问诊与症状

2015 年突聋指南中详细描述了突发性聋的临床症状：突然发生的听力下降、耳鸣（约 90%）、耳闷胀感（约 50%）、眩晕或头晕（约 30%）[1]，同时可能会出现听觉过敏或重听及耳周感觉异常（全聋患者常见），而部分患者会出现精神心理症状，如焦虑、睡眠障碍等，影响生活质量。

当患者主诉为"突发听力下降"时，先询问患者听力下降发生时的情况（突然下降的？逐渐下降的？波动性下降的？）；听力下降的侧别（单侧？双侧？）；发病时间（几个小时？几日？几周？）；听力下降的严重程度（有无音感？听音变调？）等。

同时询问其伴随症状的情况：有无耳鸣，耳鸣的性质（音调、严重程度、与听力下降出现的相关性）；有无耳闷胀感（严重程度、与听力下降的相关性）；有无头晕或眩晕（头晕的性质、持续时间、有无体位变化、严重程度、与听力下降的相关性）；同时询问有无听觉过敏及耳周感觉异常。

此外还需要询问其相关的诱因：上呼吸道感染史、耳部外伤史、精神紧张、压力大、情绪波动、生活不规律、睡眠障碍，以及是否有头痛等。

既往史：以前有无听力下降的病史，有无听力下降家族史、耳毒性药物用药史、噪声接触史；是否有心脑血管疾病、糖尿病、甲状腺疾病、风湿免疫疾病等慢病史。

二、查体与体征

（一）耳科查体

全面检查双耳的耳周皮肤、淋巴结、外耳道及鼓膜等。注意耳周皮肤有无疱疹、红肿，外耳道有无耵聍、疖肿、疱疹等。鼓膜是否有充血、内陷、穿孔、钙化等。耳后乳突区有无肿胀、瘘

管、分泌物以及瘢痕等。

（二）音叉检查

包括 Rinne 试验、Weber 试验以及 Schwabach 试验。

（三）其他

伴有体位性眩晕的患者建议行 Dix – Hallpike 试验、滚转试验（Roll test）。

三、辅助检查

（一）优先检查

根据 2015 年突聋指南[1]建议除上述查体外必须进行的辅助检查包括：

1. 纯音测听检查　包括 250、500、1000、2000、3000、4000 及 8000 Hz 的气导听阈以及 250 至 4000 Hz 的骨导听阈。

2. 声导抗测听检查　包括鼓室图和同侧及对侧镫骨肌声反射。

（二）可选检查

可能需要进一步完善的辅助检查（应根据具体情况选择）包括：

1. 其他听力学检查　如耳声发射、听性脑干反应（auditory brainstem response，ABR）、耳蜗电图、言语测听（包括言语识别阈和言语识别率）等。

2. 影像学检查　包含内听道的颅脑或内耳 MRI，应注意除外听神经瘤等脑桥小脑角病变；根据病情需要可酌情选择颞骨 CT 检查。

3. 实验室检查　血常规、血生化（血糖、血脂、同型半胱氨酸等）、凝血功能（纤维蛋白原等）、C 反应蛋白等。

4. 病原学检查　支原体、梅毒、疱疹病毒、水痘病毒、HIV 等。

5. 其他检查　对伴有眩晕患者需要进一步明确诊断和治疗的，应根据其具体情况选择进行前庭/平衡功能等相关系列检查。

注：指南中强调指出除因怀疑脑卒中等紧急情况而必须立即检查外，一般不推荐在发病1周内安排有设备噪声或较强刺激声的检查（如MRI、ABR等）。

（三）新检查

根据突聋发生的可能病因，近年来内耳核磁技术在突聋诊断中逐渐兴起，包括三维液体衰减反转恢复序列（3DFLAIR）等[16]，此外自身免疫相关抗体的检查[18]、甲状腺功能的检查在临床中也逐渐开展。

四、诊断标准

根据中华医学会耳鼻咽喉头颈外科分会2015年制定的《突发性聋诊断和治疗指南》[1]当患者符合以下依据时，应诊断为突发性聋。

1. 在72 h内突然发生的，至少在相邻的两个频率听力下降≥20dBHL的感音神经性听力损失，多为单侧，少数可双侧同时或先后发生。
2. 未发现明确病因（包括全身或局部因素）。
3. 可伴耳鸣、耳闷胀感、耳周皮肤感觉异常等。
4. 可伴眩晕、恶心、呕吐。

诊断时根据听力损失累及的频率和程度将其分为：高频下降型、低频下降型、平坦下降型和全聋型（含极重度聋）。

五、鉴别诊断

（一）严重疾病的鉴别

1. 脑卒中　伴有听力前庭症状的急性脑卒中主要由小脑前下动脉供血区梗死引起，部分患者突发听力下降伴耳鸣、眩晕为首发症状，临床表现类似于突发性聋伴眩晕，其中枢体征渐进性出现。床旁查体上需完善姿势与共济失调检查、眼动检查（眼球运动功能、扫视、跟踪等）、眼震检查（自发眼震、凝视诱发眼震等）、甩头试验、摇头试验（特别关注反常性摇头后眼震）、眼偏斜反应等进行鉴别诊断，若出现中枢相关阳性体征，建议头颅MRI明确诊断[17]。

2. 鼻咽癌　鼻咽癌是指发生于鼻咽腔顶部和侧壁的恶性肿瘤。部分患者因肿瘤浸润、压迫咽鼓管咽口，会出现突发耳鸣、听力下降等耳部症状，需要与突发性聋鉴别，鼻咽癌引起的突发听力下降，多为咽鼓管阻塞引起的分泌性中耳炎所致，其查体可见鼓室积液，纯音测听图多为传导性聋或混合性聋，声导抗测听多为B型。需要鼻咽镜检查、病理活检、影像学检查以明确诊断。

3. 听神经瘤　听神经瘤是起源于第Ⅷ脑神经鞘的良性肿瘤，绝大多数起源于前庭神经施旺细胞。临床最常见症状为听力逐渐下降，少部分听神经瘤患者，是以突发听力下降为首发症状。常伴有耳鸣、头晕、眩晕、行走不稳等症状，纯音测听检查：平坦型听力下降。内听道MRI是确诊听神经瘤的重要检查。

（二）耳科常见疾病的鉴别

1. 梅尼埃病　患者常有反复发作性眩晕病史，发作时伴有波动性听力下降、耳鸣、耳闷胀感。随发作次数增加，听力可逐渐下降。纯音测听随访可呈现先低频，后高频，接着中频逐渐下降的感音神经性耳聋。低频型突聋可同时伴有耳鸣、耳闷胀感，偶有头晕，但仅一次突然发生的，并无波动性，主要以病史鉴别。

2. 迷路炎　患者听力下降伴眩晕，恶心、呕吐。查体：自发眼震、瘘管试验阳性。纯音测听检查：感音神经性聋或全聋。迷路炎患者均有慢性中耳炎或中耳胆脂瘤病史，查体鼓膜可见异常体征。必要时可颞骨CT及内耳MRI检查进一步鉴别。

3. Hunt综合征　剧烈耳部疼痛、耳部带状疱疹以及同侧周围性面瘫，若侵及前庭蜗神经，则可出现眩晕及听力下降。鉴别要点在于询问伴随症状，检查耳周及外耳道有无疱疹，面部运动有无障碍。

（三）双侧突发性聋

需考虑鉴别全身因素包括：免疫性疾病（自身免疫性内耳病、Cogan 综合征等）、内分泌疾病（甲状腺功能低下等）、神经系统疾病（颅内占位性病变、急性播散性脑脊髓炎、多发性硬化等）、感染性疾病（脑膜炎等）、血液系统疾病（红细胞增多症、白血病、脱水症、镰状细胞贫血等）、遗传性疾病（大前庭水管综合征、Usher 综合征、Pendred 综合征等）、外伤、药物中毒、噪声性聋等[1]。

七、 诊断流程

六、 误诊防范

突发性聋有典型的临床表现，但临床中需警惕较为危重的中枢疾病可能，特别是以听力下降为首发症状的脑梗死、脑出血等，此外需要排除内听道占位及鼻咽部占位的可能。

突聋伴眩晕的患者，发病时多以眩晕为主诉，伴恶心、呕吐，临床中需仔细询问病史中有无突发听力下降，可床旁音叉检查，有条件及时进行纯音测听检查以防误诊漏诊。

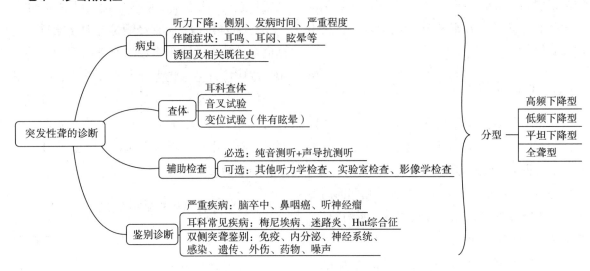

图 5-2-2　突发性聋诊断流程[1]

治疗

一、 治疗流程

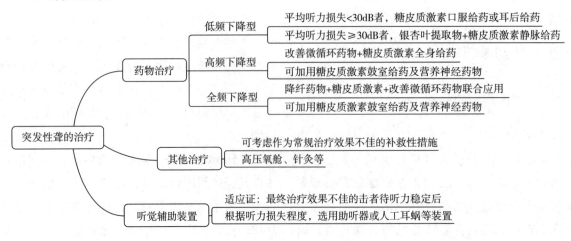

图 5-2-3　突发性聋治疗流程[1]

二、 治疗原则

中国突发性聋多中心临床研究数据显示[5]：听力曲线分型对突发性聋的治疗和预后具有重要指导意义；改善内耳微循环药物和糖皮质激素对各型突聋均有效，合理的联合用药比单一用药效果要好。低频下降型疗效最好，平坦下降型次之，而高频下降型和全聋型效果不佳。

三、 治疗细则

（一）药物治疗

1. 糖皮质激素 糖皮质激素是目前突发性聋治疗的一线用药，在各国指南中均有推荐应用。可经全身或局部给药，其中局部给药包括鼓室给药和耳后给药。

（1）糖皮质激素全身给药：2015年中国突发性聋指南推荐应用泼尼松 1mg/（kg·d）（最大剂量建议为60mg），晨起顿服，连用3天，若有效，则继续服用2天后停药，不需逐渐减量。也可静脉注射给药，按剂量推算，甲泼尼龙40mg或地塞米松10mg，疗程同口服[1]。美国指南（Chandrasekhar S，2019）建议应用泼尼松 1mg/（kg·d），使用7～14天后逐渐减量，整个疗程泼尼松用药总剂量应达到540mg[2]。

（2）糖皮质激素的鼓室给药：糖皮质激素的鼓室给药是目前最成熟的局部给药途径，已在临床广泛应用[18,19]。

在2019年的美国指南中将鼓室注射糖皮质激素和口服糖皮质激素同时作为初始治疗及初治失败或发病2周后补救治疗的可选级别。给药剂量为地塞米松，24mg/ml或10mg/ml（常用浓度）；或甲泼尼龙，40mg/ml或30mg/ml。疗程：建议2周内注射次数不超过4次，总量0.4～0.8ml。

在我国突发性聋指南中推荐鼓室给药作为补救治疗措施。鼓室注射可用地塞米松5mg或甲泼尼龙20mg，隔日1次，连用4～5次。

给药方式：鼓膜穿刺鼓室注射，是目前国内外临床最常用方法，优点是创伤小、易操作，但局限性在于不能掌握到达圆窗膜的药物量，以及控制药物与圆窗膜的接触时间。鼓膜穿刺针穿刺鼓膜的前下或后下象限，每次注入地塞米松或甲泼尼龙 0.5ml，坐位注射后嘱其头偏向对侧45°，卧位注射后保持患耳朝上，持续30分钟，尽量不要吞咽及说话。在治疗期间要保持外耳道干燥，注意预防中耳感染。除此之外，还有虹吸管芯给药、微导管控制给药、经咽鼓管给药等，此外更多的控释给药新装置尚在基础与临床研究中。

（3）糖皮质激素的耳后给药：耳后给药是北京大学人民医院耳鼻咽喉科余力生教授团队在临床工作中发现并逐步展开研究的一种新型的微创给药方式[20]。在我国突聋指南中目前推荐耳后注射糖皮质激素作为补救治疗。常用的药物有甲泼尼龙、地塞米松、复方倍他米松等，耳后给药的药物剂量由于局部组织的限制，其给药剂量一般不超过1ml。①地塞米松，其作用时间为36～54小时，故建议隔日给药；②甲泼尼龙其药物作用时间为12～36小时，鉴于耳后给药的药物局部吸收能力，隔日给药局部的副作用会更小，亦可尝试连续给药，但需注意局部皮肤的情况，同时可尝试与鼓室给药交替用药；③复方倍他米松其脂溶性成分二丙酸倍他米松在组织中缓慢代谢，其药物代谢时间大于10天，故两次注射时间间隔建议至少10天。

2. 血液流变学治疗 血液流变学药物，这一问题在国际上仍然存在争议。血管扩张剂、血管活性剂及血液流变学药物，种类众多，如前列腺素、钙拮抗剂、银杏叶提取物、降纤维蛋白原药物、阿司匹林等，国内还有丹参、红花、葛根素、水蛭提取物等中药组方药物。这些药物虽被临床医师广泛使用，但尚缺乏高级别循证医学证据支持。

在突发性聋中国指南中推荐采用糖皮质激素联合血液流变学治疗，且突聋多中心结果显示[5]，联合用药效果优于单独用药。巴曲酶作为日本原研的经典降纤药物，在突聋临床应用中取得良好疗效[21]。

3. 营养神经药物 我国指南推荐急性期间及之后可给予营养神经药物，而临床中最常应用的营养神经药物有甲钴胺、鼠神经生长因子、单唾液酸四己糖神经节苷脂等[22]。

2015 年中国突聋指南分型治疗推荐方案[1]具体如下。

（1）低频下降型：平均听力损失 <30dB 者，考虑有自愈的可能，推荐口服用药，或局部用药，耳后给药对低频型效果较好。平均听力损失 ≥30dB 者，可采用银杏叶提取物 + 糖皮质激素静脉给药。所有患者都建议限盐、限制输液量，若效果不佳可加用降纤药物。

（2）高频下降型：改善微循环药物 + 糖皮质激素全身给药，鼓室注射糖皮质激素效果对高频性效果较好。可加用营养神经药物。

（3）全频听力下降者（包括平坦下降型和全聋型）：降纤药物、糖皮质激素及改善微循环药物建议联合应用，局部给药两种方式均可选择。

（二）高压氧舱治疗

在我国突发性聋指南中，推荐高压氧治疗作为常规治疗效果不佳的补救性措施。美国 2019 年指南[2]将高压氧提到初始治疗及 2 周后补救治疗的可选择级别。2018 年发表的《突发性聋的高压氧治疗专家共识》[23]也将其推荐用于其他方法治疗无效的突发性聋患者。苏林等[24]对美国指南中高压氧的解读指出目前没有高质量的研究证明高压氧的有效性，也没有足够证据证明其无效，但在治疗的同时需要关注其不良反应，如分泌性中耳炎等。

（三）助听器、人工耳蜗等听觉辅助装置

对于最终治疗效果不佳的患者，待听力稳定后，可根据听力损失程度，选用助听器或人工耳蜗等听觉辅助装置。

四、 药物治疗方案

见表 5 – 2 – 1。

表 5 – 2 – 1　突发性聋药物治疗方案[1]

药物名称	给药途径	常用剂量	给药次数或持续时间	注意事项
泼尼松	口服	1mg/（kg·d）（最大剂量建议为 60mg）	晨起顿服，连用 3 天，若有效，则继续服用 2 天后停药	
甲泼尼龙	静脉滴注	40mg	同泼尼松	
	鼓室注射	20mg	隔日 1 次，连用 4～5 次	疼痛感强
	耳后注射	20mg	隔日 1 次，连用 3～5 次	骨膜下疼痛感强，建议加利多卡因局麻药
地塞米松	静脉滴注	10mg	同泼尼松	全身蓄积作用强，慎用
	鼓室注射	5mg	隔日 1 次，连用 4～5 次	
	耳后注射	5mg	隔 2 日 1 次，连用 4～5 次	骨膜下注射
复方倍他米松	耳后注射	1ml	间隔 10 天，最多 2 次	颞肌注射注意皮肤情况
巴曲酶	静脉滴注	首剂 10Bu，隔日 5Bu	隔日给药，共 5 次每次输液时间不少于 1h	给药前监测纤维蛋白原指标，须达到用药指标
银杏叶提取物注射液	静脉滴注	87.5mg	连续 10 天	

五、 疗效评估

根据中国 2015 年突聋诊断与治疗指南中的疗效分级为：

1. 痊愈　受损频率听力恢复至正常，或达健耳水平，或达此次患病前水平。

2. 显效　受损频率听力平均提高 30dB 以上。

3. 有效　受损频率听力平均提高 15～30dB。

4. 无效　受损频率听力平均提高不足 15dB。疗效判定建议计算有效率及痊愈率[1]。

预防

一、 生活管理

（一）改善生活习惯

问诊中应详细询问突聋发病的相关诱因，包括一般情况、生活习惯、既往病史等，针对病因及诱因进行相应的调整，如低盐低脂饮食，适量运动，作息规律，以期减少血管事件的发生；加强锻炼，增强体质，避免病毒感染；减少烟、酒、咖啡、茶等食物的摄入。

（二）控制全身疾病

很多突聋的患者合并高血压、糖尿病、甲状腺功能异常等全身疾病，建议控制好全身疾病，预防再发。合并焦虑、失眠等患者建议相关科室就诊调整患者基础状态。

二、 复诊与随访

突发性聋患者急性期治疗周期为 2～3 周，此后建议每隔 2 周门诊复诊，随访周期至发病 3 个月。

三、 患者教育

门诊诊疗中需向患者解释突聋的病因、预后、治疗周期等相关情况，有助于降低患者焦虑感，必要时可请心理科会诊，给予相关支持。向患者交代 3 个月内避免噪声，定期复诊[25]。

作者：静媛媛（北京大学人民医院）
二审审稿：马鑫（北京大学人民医院）
三审审稿：陈钢钢（山西医科大学第一医院）

参考文献

第三节　拉姆齐·亨特综合征

图 5-3-1　拉姆齐·亨特综合征思维导图

概述

一、 定义

拉姆齐·亨特综合征（Ramsay Hunt syndrome, RHS），又称带状疱疹膝状神经节综合征，由 J Ramsay Hunt 在 1907 年描述并提出。其发病机制为潜伏在膝状神经节的水痘 - 带状疱疹病毒（varicella - zoster virus, VZV）的再激活，以面神经受累最多见，常单侧发病，以周围性面瘫、耳痛及外耳道疱疹为主要临床表现，也可伴有其他症状和体征，如耳鸣、听力下降、恶心、呕吐、眩晕和眼球震颤。

二、 流行病学

年发病率为 2.2/10 万，约占所有周围性面瘫的 4.5%[1]。

三、 病因与诱因

人群对 VZV 普遍易感，初次感染的临床表现为水痘，随后 VZV 潜伏在脑神经节（面神经的膝状神经节、三叉神经的翼颚神经节）、脊髓后根神经节，当机体抵抗力下降后病毒复燃，在神经元内复制向皮肤以及近端的神经根两个方向播散，在皮肤形成典型的簇状疱疹，在神经及神经根导致相应的疼痛及失能症状，即带状疱疹[2]，RHS 就是带状疱疹的一种特殊临床亚型。

四、 发病机制

VZV 在膝状神经节激活后，可沿面神经逆行走行，影响伴行的前庭神经及蜗神经，引起神经水肿及炎症，少数情况下甚至可向上通过内耳孔入颅，上行至延髓、脑桥的前庭神经核群、蜗神经核群，引起脑桥病变，通过免疫组化和增强磁共振的研究证实了这一机制[3]。

诊断

一、 问诊与症状

耳痛常是最初的症状，表现为烧灼痛或难以描述的疼痛，不具有特征性。

最易识别的症状是周围性面瘫，急性起病的面部表情肌瘫痪表现为一侧眼睑闭合无力，食物易残留于口腔，患侧表情肌麻痹而导致鼻唇沟浅，因受到健侧的面部表情肌牵拉导致的口角向健侧歪斜。除此之外，当病变累及镫骨肌支时，还可以导致其支配的鼓膜出现异常张力，出现对噪音的敏感性增加；另外，面神经还有感觉神经，鼓索支配舌前 2/3 的味觉，岩大神经损伤可导致泪液分泌减少。

最特征性的症状为疱疹，除了外耳道典型区域的疱疹，鼓膜、眼眶周围、舌前 2/3、软腭、耳后及颈部的疱疹（C2 - C4 皮节区）也提示膝状神经节带状疱疹的发作[4]。

此外，前庭神经受累可导致类似前庭神经炎的眩晕，耳蜗神经受损可导致以高频听力受损为主的听力下降。

二、 查体与体征

嘱患者闭眼、皱眉、露齿、鼓腮、吹口哨，这是面部表情肌的检查方法。随后检查眼球运动，观察有无自发眼震、扫视情况，行水平甩头试验，通过音叉进行 Rinner 试验和 weber 试验初步判定听力下降的有无和类型。

面神经评定系统常用的有 House - Brackmann（HB）标准[5] 和 Sunnybrook（Toronto）标准[6]，前者较简便，后者是定量分析的量表，评估更全面、细致，有利于恢复期疗效的评估。

1. HB 标准　可分为以下 6 级。

（1）Ⅰ级：正常，各区面肌运动正常。

（2）Ⅱ级：轻度功能异常。大体：仔细检查时有轻度的面肌无力，可有非常轻的联带运动；静止状态：面部对称，肌张力正常；运动：额部正常，稍用力闭眼完全，口角轻度不对称。

（3）Ⅲ级：中度功能异常。大体：明显的面肌无力，但无面部变形，联带运动明显或半面痉挛；静止状态：面部对称，肌张力正常；运动：额部减弱，用力后闭眼完全，口角用最大力后轻度不对称。

（4）Ⅳ级：中重度功能异常。大体：明显的面肌无力和/或面部变形；静止状态：面部对称，肌张力正常；运动：额部无，闭眼不完全，口角用最大力后不对称。

（5）Ⅴ级：重度功能异常。大体：仅有几乎不能察觉的面部运动；静止状态：面部不对称；运动：额部无，闭眼不完全，口角轻微运动。

（6）Ⅵ级：完全麻痹，无运动。

2. Sunnybrook（Toronto）标准　总分 100 分，分值越高代表面神经功能越好，综合评分 = 动态评分 - 静态评分 - 联带运动评分（表 5 - 3 - 1、表 5 - 3 - 2）。

表 5 - 3 - 1　Sunnybrook（多伦多）
面神经评定系统表1

部位	静态时与键侧比较（每项评分只能选择 1 种）	
眼（睑裂）	正常	0
	缩窄	1
	增宽	1
	做过眼睑整形手术	1

续表

部位	静态时与键侧比较（每项评分只能选择 1 种）	
颊（鼻唇沟）	正常	0
	消失	2
	不明显	1
	过于明显	1
嘴	正常	0
	口角下垂	1
	口角上提	1

表 5 - 3 - 2　Sunnybrook（多伦多）面神经评定系统表2

标准表情	与健侧相比随意运动的对称性							联动分级	
	无运动完全不对称	轻度运动	有运动但有错乱的表情	运动接近对称	运动完全对称	没有联动	轻度联动	明显联动但无毁容	严重的毁容性联动
抬额头	1	2	3	4	5	0	1	2	3
轻轻闭眼	1	2	3	4	5	0	1	2	3
张嘴微笑	1	2	3	4	5	0	1	2	3
耸鼻	1	2	3	4	5	0	1	2	3
唇吸吮	1	2	3	4	5	0	1	2	3
随意运动分 = 总分 × 4								联动分 = 总分	

外耳道和鼓膜的疱疹是诊断 RHS 的充分非必要条件，患者常因周围性面瘫的症状而就诊，当主诉有耳后或者外耳道疼痛时，应仔细检查外耳道、耳后皮肤，使用检耳镜检查鼓膜，以免漏诊。

三、辅助检查

通过病史和查体不难得到 RHS 的临床诊断。

（一）优先检查

1. 耳镜检查　观察外耳道、鼓膜有无疱疹，观察鼓膜情况是否需怀疑中耳炎。

2. 神经电生理检查　常用的有瞬目反射（blink reflex，BR）和面神经电图（electroneurogram，ENoG），针极肌电图因疼痛大部分患者不愿接受，临床应用较少。BR 是由三叉神经传入脑干三叉神经核、面神经核中继后由面神经传出共同构成的反射弧，刺激一侧眶上神经可引出同侧的 R1（早反射）和双侧 R2（晚反射），如果面神经损伤，刺激任一侧时则出现损伤侧 R1 波及 R2 波潜伏期延长或消失，因在发病早期 BR 即可检出异常并且敏感性较高，可早期判断面神经损伤[7]。ENoG 的原理是对出自茎乳孔的面神经干进行刺激，并记录其周围支支配的表情肌复合动作电位（compound muscle action potential CMAP）。患健侧潜伏期差 >0.6 毫秒，患侧绝对潜伏期 >4 毫秒，健侧、患侧 CMAP 波幅差 > 50%，或 CMAP 波缺失，均视为异常。检测的时间窗口至少要在发病后 72 小时，一般在发病后的 1～2 周进行，对预后判断有一定意义。当患侧 CMAP 波幅下降超过 90% 为预后不佳的信号，有 50% 的患者恢复不佳，这时可加做针极肌电图，如无自发电位，因预后极差，则需考虑行面神经减压术[8,9]。

3. 头颅 CT　排除桥小脑角占位、中耳炎及胆脂瘤。

4. 实验室检查　血常规、空腹血糖、糖化血红蛋白、HIV 检测用于筛查有无免疫功能受损，乙型病毒性肝炎检测、胸片或胸部 CT 检测用于筛查有无激素使用的禁忌证。

（二）可选检查

（1）累及听力可选择纯音测听、耳声发射检查，用于评估听力受损的情况。

（2）眼震电图、冷热试验、视频头脉冲试验，用于评估前庭功能受损的情况。

（3）怀疑中枢神经系统受累者，推荐内听道或脑神经磁共振平扫＋增强，受累的脑神经（包括面神经、前庭神经）可见增强，提示脑神经的肿胀和炎症反应，以及血－神经屏障的破坏，部分患者可见脑干面神经、前庭蜗神经核团的异常病灶[10,11]；怀疑侵犯颅内造成中枢神经系统感染者，行腰椎穿刺脑脊液病毒 PCR 或病原微生物二代测序有助于识别病原体。

四、诊断标准

RHS 的诊断基于全面的临床评估、详细的病史和特征性症状（即面瘫和皮疹）的识别。大多数情况下，可根据耳痛、周围性面神经麻痹，以及外耳道、耳廓或其他颈部皮节带状疱疹的三联征诊断 RHS[12]。

五、鉴别诊断

（一）特发性面神经麻痹

特发性面神经麻痹（Bell 面瘫）为不明原因的急性周围性面神经麻痹，确切病因未明，可能与病毒感染或炎性反应等有关。临床表现为急性起病，多在 3 天左右达到高峰，单侧周围性面瘫，无其他可识别的继发原因[13]。通过基于唾液标本的实时荧光 PCR（real－time PCR）研究，在诊断为特发性面神经麻痹的 10 例患者中检测出 3 例单纯疱疹病毒阳性、2 例带状疱疹病毒阳性，因此一小部分诊断为特发性面神经麻痹患者有 RHS 带状疱疹[14]。另外，VZV 再激活可以产生没有皮疹的神经痛及相应的神经系统疾病，没有皮疹给带状疱疹的诊断带来挑战，相应的临床症状以及病原学检查是诊断要点，后者包括检测脑脊液和血单核细胞中的 VZV DNA、脑脊液中的 VZV IgG 抗体以及血清中的 VZV IgM 抗体[15]。

（二）莱姆病

莱姆病是蜱虫介导的伯氏疏螺旋体感染所致的虫媒传染病，多在北半球分布，中国的主要流行区是东北和西北的森林以及华北的一些地区。神经系统莱姆病可表现为脑膜炎、面神经麻痹、痛性神经根神经炎，多在蜱虫叮咬后数周或数月后出现[16]。双侧面瘫或单侧面瘫伴随莱姆病的线索有来自流行地区或疫区接触史，夏季发生（6～8 月），有前驱蜱虫叮咬史，皮肤环形红斑等的患者应行莱姆病血清学 IgM、IgG 抗体检测，如果血清检测阴性，但临床高度怀疑神经系统莱姆病，需要进行腰椎穿刺，以检测脑脊液细胞增多和鞘内伯氏疏螺旋体抗体的产生[17]。

（三）吉兰－巴雷综合征

吉兰－巴雷综合征是一种免疫介导的急性多发性神经病。临床特征为急性起病，症状多在 2 周左右达到高峰，表现为多发神经根及周围神经损害，常有脑脊液蛋白－细胞分离现象，多呈单时相自限性病程[18]。吉兰－巴雷综合征的面瘫多为双侧，查体有其他脑神经受累以及四肢腱反射减退，可与 RHS 鉴别。

（四）听神经瘤

听神经瘤起源于第Ⅷ对脑神经前庭部的神经鞘瘤，是最常见的桥小脑角占位。临床多单侧起病，双侧听神经瘤是 2 型神经纤维瘤的典型临床特征[19]。临床表现首先为感音神经性耳聋、耳鸣，其次是眩晕和不稳感，肿瘤增大可累及三叉神经和面神经导致相应的神经症状，甚至出现脑干压迫、脑积水[20]。听神经瘤为亚急性起病，头颅 CT 或 MRI 可见桥小脑角占位，可与 RHS 鉴别。

（五）脑梗死（椎基底动脉系统）

脑梗死急性起病，表现为眩晕、面部麻木、面瘫、肢体无力、共济失调等神经缺损症状，可伴有后枕部疼痛，其中小脑前下动脉的分支内听动脉受累可出现急性的感音神经性耳聋及眩晕，脑桥梗死也可表现为周围性面瘫[21,22]。患者多有高血压、糖尿病、吸烟等脑血管病的危险因素，且有面部麻木、吞咽困难、共济失调等神经功能缺损症状和体征，可与 RHS 鉴别。由于后循环脑梗死在早期 DWI 可出现假阴性，所以延迟数日的复查磁共振并且行 5mm 的脑干薄层扫描，有助于发现急性病灶。

六、 诊断流程

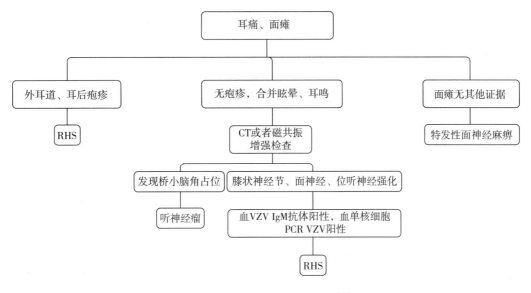

图 5-3-2 RHS 诊断流程图[12]

治疗

一、 治疗流程

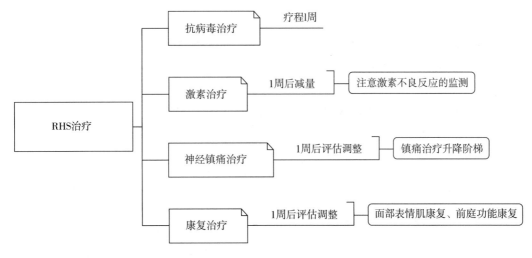

图 5-3-3 RHS 治疗流程图[23]

二、 治疗原则

同带状疱疹相似，减少病毒复制、抑制炎症反应、减少并发症的产生。

三、 治疗细则

（一）抗病毒治疗

抗病毒治疗应在发疹后 24～72 小时内开始使用，以迅速达到并维持有效浓度，获得最佳治疗效果。目前批准使用的抗病毒药物有阿昔洛韦、伐昔洛韦、泛昔洛韦、溴夫定和膦甲酸钠[23]。

1. 阿昔洛韦 静脉滴注，每次 5～10mg/kg，临床常采用每次 500mg 的剂量，每 8 小时 1 次，疗程为 7 天。给药期间患者应充足饮水，防止阿昔洛韦在肾小管内沉淀，损害肾功能。

2. 伐昔洛韦 口服，300～1000mg/次，3 次/日，服用 7 天。

3. 泛昔洛韦 口服，250～500mg/次，3 次/日，服用 7 天。

4. 溴夫定 口服，125mg/次，1 次/日，服用7 天。

5. 膦甲酸钠 静脉滴注，每次 40mg/kg，每8 小时 1 次。

（二）辅助治疗

即使给予抗病毒治疗，仍有部分患者残留面瘫、带状疱疹神经痛（postherpetic neuralgia，PNH）等后遗症，推荐进行以下辅助治疗[23,24]。

1. 激素 泼尼松 60mg/d，维持 7 天，随后减半至 30mg/d 维持 3 天，随后 15mg/d 维持 3 天后停用，疗程为 2 周内。高血压、糖尿病、消化性溃疡及骨质疏松患者谨慎使用，有免疫抑制或禁忌证的患者禁用。

2. 镇痛药物 对于轻、中度疼痛者，可以给予布洛芬、对乙酰氨基酚或弱鸦片类药物（曲马多）；对于中、重度疼痛者，可使用阿片类药物、羟考酮或治疗神经病理性疼痛的药物（加巴喷丁、普瑞巴林）等。

3. 神经营养剂 临床上通常给予 B 族维生素，包括维生素 B_1 和甲钴胺。

4. 康复治疗及护理 可以开展面部肌肉早期康复及前庭康复治疗；因瞬目减少和泪液分泌减少易出现暴露性角膜炎，故可使用人工泪液滴眼，夜间使用眼膏保护角膜。

关于外科手术行面神经减压的指证和效果，目前研究主要来自于特发性面神经麻痹的病例研究，尚无充分的证据支持手术有效，并且手术减压有引起严重并发症的风险。手术主要针对急性期后面神经功能无恢复的严重患者，纳入研究的病例为面瘫发生后 2 个月，HB 评分 V 级以上，CMAP 波幅下降超过 95%[25]

（三）预后

RHS 较 Bell 面瘫的症状更严重且预后更差，可能遗留面瘫、听力下降、眩晕等，研究表明完全恢复的比例从 10% 到 66% 不等[26,27]，没有高血压、糖尿病以及 HB 标准 Ⅱ 级及以下的患者完全恢复的概率更高（84.6%）[28]。

四、 药物治疗方案

见表 5-3-3、表 5-3-4。

表 5-3-3　抗病毒药物[23]

名称	用法用量	注意事项
阿昔洛韦	静脉滴注，500mg q8h	水化，防止阿昔洛韦在肾小管内沉淀，损害肾功能
膦甲酸钠	静脉滴注，每次 40mg/kg，q8h	
伐昔洛韦	口服，300～1000mg/次，3 次/日，服用 7 天	（1）口服后在体内转化为阿昔洛韦，注意肾功能情况 （2）部分国产剂量说明书的最高日剂量不超过 600mg/d，高剂量需申请超说明书用药或使用原研产品
泛昔洛韦	口服，250～500mg/次，3 次/日，服用 7 天	
溴夫定	口服，125mg/次，1 次/日，服用 7 天	肝肾功能不全患者不需要调整剂量

表 5 - 3 - 4 镇痛、神经镇痛药物[24]

药物名称	用量用法	注意事项
布洛芬	口服，0.3 ~ 0.4g q12h	NSAIDS 类药物
对乙酰氨基酚	口服，0.5g q12h，可间隔 4 ~ 6 小时重复给药，24 小时不超过 4 次	NSAIDS 类药物
曲马多	口服，50mg q12h，根据疼痛程度可调整至 100mg q12h	精神二类处方，每日最高剂量不超过 400mg
羟考酮	初始剂量 5mg q12h，根据病情决定剂量	阿片类药物，麻醉处方
加巴喷丁	第一天 0.3g qd，第二天 0.3g bid，第三天 0.3g tid，根据情况可逐渐加量至 1.8g 每日。	剂量滴定，注意跌倒、嗜睡等不良反应
普瑞巴林	75mg bid	与加巴喷丁均为 GABA 类药物，勿联用

五、 疗效评估

通过评估皮损的消退、周围性面瘫的恢复（可通过 HB 标准）、有无带状疱疹后遗神经痛、听力恢复的情况（复查纯音测听）及神经电生理检查，综合评估疗效。

预防

一、 生活管理

VZV 重新激活发生带状疱疹的终生风险约为 30%，带状疱疹疫苗对降低易感人群的患病风险、减少并发症有显著作用。2020 年，带状疱疹重组疫苗在中国上市，重组疫苗针对 VZV 的刺突糖蛋白为靶点，诱导 $CD4^+T$ 细胞反应，在 80 岁或以上的疫苗接种者中表明 91% 的患者有效[29]。推荐 50 岁以上的人群接种带状疱疹疫苗预防带状疱疹，其缺点是需要自费、接种两剂。生活上注意适当休息，因为过度劳累引起的免疫力下降容易导致带状疱疹的再激活。

二、 复诊与随访

RHS 诊断 1 周后需要复诊，评估疗效，调整药物剂量，之后根据情况每 1 ~ 2 周复诊，重点关注和处理疼痛情况（因为严重影响患者的生活质量）。发疹后疼痛持续超过 4 个月者可诊断带状疱疹后遗神经痛，建议转诊至疼痛科或神经科。

作者：陈志聪（厦门弘爱医院）

二审审稿：李勇、马翠红（承德市中心医院）

三审审稿：马鑫（北京大学人民医院）

参考文献

第四节 后循环缺血与头晕/眩晕

图 5 - 4 - 1 后循环缺血与头晕/眩晕思维导图

概述

后循环又称椎基底动脉系统，由椎动脉（vertebral artery，VA）、基底动脉（basilar artery，BA）和大脑后动脉（posterior cerebral artery，PCA）及其分支组成。主要供应脑干、小脑、内侧和后外侧丘脑、枕叶，以及内侧颞叶和顶叶的一部分。

后循环缺血是指后循环（椎基底动脉系统）短暂性缺血发作（transient ischemic attack，TIA）和后循环梗死（Posterior circulation infarction，PCI）。其中后循环TIA特指由椎基底动脉系统供血不足所导致的急性短暂性可逆性神经功能缺损。而PCI是一种与椎基底动脉系统闭塞、狭窄、低灌注、原位血栓形成或栓塞相关的临床病理状态[1]，可使走行于相关供血区域的神经纤维及神经核团受损，从而出现不同程度及形式的神经功能障碍。

后循环缺血常可引起头晕、眩晕症状，特别是后循环梗死，常可引起血管源性孤立性眩晕，耳鼻喉科亦称为"恶性眩晕"，其症状、体征常类似于外周性眩晕疾病，易被耳科医生误诊，这种情况比之前预料的要更为多见。如何通过较为简单的病史询问和床旁查体对这类易产生严重后果的中枢性"恶性眩晕"进行初筛，成为耳科眩晕诊疗医生需要具备的临床基本功。

中枢性"恶性眩晕"疾病的病变部位[2]主要位于前庭神经核、第Ⅷ脑神经在脑桥延髓交界处出入脑干段、小脑中脚（脑桥臂）、第四脑室周围区域、前庭小脑（小脑绒球、小脑小结、小舌）、小脑背侧蚓部等。根据其与不同外周性眩晕疾病容易混淆的特点，可将其分为以下3类[3]。

（1）假性前庭神经炎（PVN）：最常见的病因为小脑后下动脉内侧支（medial branch of the posterior inferior cerebellar artery，mPICA）供血区的小脑梗死，前庭神经核、第Ⅷ脑神经在脑桥延髓交界处出入脑干段区的小梗死灶或多发性硬化等，临床表现类似于前庭神经炎。

（2）伴有听觉前庭症状的急性脑卒中（Acute ischemic stroke with audiovestibular loss，AIS-wAVL）：主要由小脑前下动脉（anterior inferior cerebellar artery，AICA）供血区的梗死引起，临床表现类似于伴有眩晕症状的突发性感音神经性耳聋。

（3）中枢性阵发性位置性眩晕（CPPV）：主要由第四脑室背外侧部、小脑背侧蚓部、小脑小结叶和舌叶周围区域的病变引起，临床表现类似于BPPV[4]。

鉴别诊断

一、假性前庭神经炎

PVN主要的临床表现为首次发作的中、重度持续性眩晕，伴姿势不稳、恶心、呕吐等症状，患者来诊时易被耳科医生误诊为前庭神经炎。大部分PVN主要由mPICA供血区的小脑梗死引起，少数患者由脑干病变，如前庭神经核、第Ⅷ脑神经在脑桥延髓交界处出入脑干段区的小梗死灶或多发性硬化斑块引起。PVN与VN都属于急性前庭综合征（AVS）范畴，临床表现较为相似，临床鉴别非常重要。

（一）不同类型的PVN

1. mPICA供血区梗死引起的PVN 眩晕是小脑梗死最常见的症状之一，而小脑梗死是中枢性"恶性眩晕"最常见的类型。Lee H报道[5]的240例以首次发作的持续性眩晕为主诉的急诊患者中，25例（11%）最终确诊为小脑梗死，其中24例为累及小脑小结的mPICA供血区的小脑梗死。分析原因，考虑mPICA多为前庭小脑结构（小脑小结、小舌、蚓垂等）供血，而前庭小脑与同侧前庭神经核、眼动脑干中枢等区域有丰富的纤维联系。前庭小脑，特别是绒球和小结，主要对前庭神经核起抑制稳定作用，当前庭小脑破坏性损伤时，对前庭神经核的抑制作用减弱，导致外周失抑制性损害，引起双侧前庭张力不平衡。因此，mPICA供血区梗死患者多主诉头晕、眩晕和失衡。大面积的小脑梗死可由于继发脑水肿导致脑干受压，引起脑积水、心肺并发症、昏迷，甚至死亡。因此，正确识别小脑梗死对于眩晕患者的后续治疗非常重要。

2. 脑干病变引起的 PVN 脑干病变在神经内科较为常见，但以单纯的持续性眩晕和严重姿势不稳为主要表现，而没有其他脑干体征的 PVN 在临床较为少见。脑干区域虽较为狭小，但重要核团众多，与人体平衡感知、前庭眼动反射相关诸多核团均位于此区，如前庭神经核群、第Ⅷ脑神经在脑桥延髓交界处出入脑干段区、眼动控制核团（如舌下神经前置核、Roller 核、闰核、旁中央束细胞组）等。这一区域血供丰富，来自延髓外侧动脉、AICA、PICA 的诸多分支在此形成吻合支，单纯的小梗死灶在临床较为少见，但据文献报道，该区局限性小梗死灶一旦出现，临床常以类似前庭神经炎的症状就诊[6,7]。另外，上述区域的多发性硬化斑块也可表现为 PVN。

（二）VN 与 PVN 的鉴别

当就诊患者以首次发作的持续性眩晕（>24小时，长达数天到数周）为主诉，伴步态不稳、恶心、呕吐、出汗、心悸等症状，无新发的听力下降、耳鸣、耳闷等症状时，应考虑 VN 和 PVN 的可能，第一时间正确完成床旁初筛对患者预后至关重要。遇到这类患者，需要在床旁详细询问患者此次的发病情况、伴随症状、头痛病史、既往类似发作史、基础疾病及用药史等，同时进行详细的床旁查体。对于耳科医生而言，必须掌握的床旁重要检查项目包括眼震检查（自发性眼震、凝视诱发性眼震、摇头后眼震）、眼球运动功能检查、甩头试验、Romberg 试验、原地踏步试验、共济失调检查（跟膝胫、指鼻、过指、轮替试验等）、四肢肌力检查、平滑跟踪及扫视检查、眼偏斜检查等[8]。

1. VN 和 PVN 患者临床表现鉴别 VN 和 PVN 患者主要的临床表现鉴别要点如下。

（1）VN 的眩晕症状一般在发病 24 小时达到高峰；PVN 眩晕症状可持续加重，甚至发病 7~10 天仍无法下地活动。

（2）VN 给予糖皮质激素、前庭抑制剂等对症治疗后症状逐渐缓解；PVN 常对上述治疗不敏

感，症状缓解差。

（3）PVN 和 VN 都可伴有高龄、控制不佳的高血压、糖尿病、高脂血症、肥胖、动脉粥样硬化等血管危险因素，但 PVN 更为常见。

2. VN 和 PVN 患者床旁查体鉴别 VN 和 PVN 患者床旁查体鉴别要点如下。

（1）姿势及共济失调检查：急性期 VN 和脑干病变引起的 PVN 行 Romberg 试验、原地踏步试验检查向患侧倾倒或偏斜，恢复期 VN 可向患侧或健侧倾倒或偏斜；小脑病变引起的 PVN 行 Romberg 试验检查常向患侧或后方倾倒。部分小脑病变引起的 PVN 可伴有跟膝胫、指鼻、过指、轮替等共济失调检查阳性，四肢肌力可不对称；VN 患者无共济失调，无肌力不对称。

（2）自发性眼震：PVN 常为纯水平眼震或以水平成分为主的混合性眼震，偶尔可见纯垂直下跳眼震，水平成分快相向患侧，固视抑制失败。局限性的脑桥被盖部病变累及交叉性脑桥被盖束时，可出现纯垂直上跳性眼震，较为少见。Lee H 报道[5]的 24 例 mPICA 供血区小脑梗死患者中，15 例有自发性眼震，其中 10 例为纯水平眼震，5 例为以水平为主的混合性眼震。单纯的前庭上神经炎患者急性期自发性眼震表现为以水平为主，伴上跳成分的混合性眼震，水平成分快相向健侧，固视抑制存在；单纯的前庭下神经炎较为少见，其自发性眼震急性期以下跳成分为主；全前庭神经炎眼震成分以水平为主。VN 恢复期眼震可向健侧或患侧。

（3）凝视诱发性眼震（GEN）：VN 和部分 PVN 患者向两侧凝视时眼震方向不变，符合亚历山大定律。部分 PVN 患者向两侧凝视时眼震快相方向改变（可变为水平反向或下跳性眼震，上跳性眼震少见）。Lee H 报道[5]的 24 例 mPICA 供血区小脑梗死患者中，13 例出现变向性 GEN。

（4）摇头后眼震（head - shaking nystagmus, HSN）：VN 摇头后眼震以水平成分为主，先向健侧，此相眼震较强，之后可反转向患侧，此相眼震较弱。小脑梗死性 PVN 可出现反常性摇头后眼震（perverted HSN, pHSN），即摇头后出现非诱

发平面的眼震。Huh 等[9]分析 72 例急性孤立性小脑梗死患者的摇头试验结果，发现 51% 的患者（37 例，主要是 PICA 供血区梗死）存在 HSN，其中 62% 的患者（23 例）为 pHSN，主要为下跳性眼震。

（5）眼偏斜反应（OTR）：PVN 患者常出现 OTR 阳性体征。OTR 包括头偏斜（HT）、眼球共轭扭转（OT）和眼偏斜（SD）三大体征，也有学者将主观视觉垂直线（SVV）偏斜归为 OTR 的体征之一。小脑损伤的患者可出现上述四大体征中的一个或多个。据文献报道[8]，对于 AVS 患者，SVV 偏斜的阳性率约为 94%，OT 的阳性率为 83%，SD 为 31%，OTR 的整体阳性率为 20%。其中前庭神经核附近脑干病变引起的 PVN，OTR 主要偏斜向患侧，而小脑病变 PVN 引起的 OTR 主要偏斜向健侧，有时垂直偏斜可随水平凝视方向的不同而交替变化，表现为交替性 OTR。一般外周或脑干前庭神经核水平病变引起的 OTR 存在短暂的 HT 表现，但中脑及小脑病变引起的 OTR 常无 HT 表现。

（6）HINTS 检查法：近几年，Newman – Toker 等人报道[10]的头脉冲 – 眼震 – 扭转偏斜（HINTS）检查法在 AVS 患者临床查体中得到广泛应用，使得早期鉴别中枢性"恶性眩晕"成为可能。该检查法包括水平甩头试验、眼震观察和眼偏斜三项眼动相关检查。其中水平甩头试验阳性，即向一侧甩头时出现纠正性扫视眼动，提示该侧前庭眼动直接通路受损，双侧前庭张力不平衡，考虑为 VN 或前庭神经核周围区域病变引起的 PVN，阴性则提示小脑病变性 PVN；眼偏斜和方向改变的 GEN 提示小脑病变性 PVN。HINTS 检查法用于早期诊断中枢性 AVS 敏感性为 90% ~ 100%，特别适用于 mPICA 供血区梗死患者的早期筛查，而发病 48 小时内颅脑 MRI – DWI 序列的敏感性仅为 88%。

（7）眼侧倾检查（ocular lateropulsion）：是指闭眼期间眼球水平共轭凝视偏离，或向患侧，或向健侧，睁眼时可见眼球从一侧离心位回归原位。小脑病变 PVN 可出现眼侧倾检查阳性体征。

（8）扫视、平滑跟踪：小脑病变性 PVN 更易出现扫视样跟踪、扫视辨距不良等体征。当病变范围累及小脑背侧蚓部、顶核尾侧时，可出现扫视侧冲阳性体征。扫视侧冲包括对侧侧冲和同侧侧冲等。对侧侧冲指向患侧扫视欠冲，向健侧扫视过冲；同侧侧冲指向患侧扫视过冲，向健侧扫视欠冲。

（三）VN 与 PVN 的鉴别技巧

遇到没有听觉系统损害表现的 AVS 患者时，应详细询问患者病史，重点关注患者是否出现意识障碍、头痛、四肢肌力不对称、面部麻木、视物模糊、复视、面瘫、声嘶、饮水呛咳、吞咽困难等中枢病变体征，并通过眼震检查、姿势检查（Romberg 试验、原地踏步试验）、甩头试验、摇头试验的结果，联合、多重验证是否存在外周前庭功能损伤，并确定损伤侧，同时结合中枢性眼震特点、共济失调阳性体征、眼球运动障碍（扫视样跟踪、扫视辨距不良、扫视侧冲、眼侧倾）、重力感知异常（SVV、OTR）等表现，判断其是外周性损害还是中枢失抑制性损害[11]。应特别指出，HINTS 和 OTR 检查对于耳科医生鉴别排除 PVN 非常重要。

除 HINTS 检查法外，国外学者还提出了多种组合式床旁检查法，其灵敏度和特异性均能满足临床需要。如 Vanni 团队[12]提出的"The STANDING Algorithm"检查法，包括眼震类型、眼震方向、甩头检查、姿势步态四合一检查法。Brandt 教授[13]提出的五步床旁检查法，包括甩头试验、交替遮盖试验、自发性眼震、GEN、平滑跟踪及扫视检查等。

二、 伴有听觉前庭症状的急性脑卒中

AICA 供血区较小，仅供血内耳、脑桥外侧部、小脑前部和内侧一小部分区域。AISwAVL 主要由 AICA 供血区的梗死引起，主要累及内耳、桥臂、小脑绒球等结构。临床表现类似于假性突发性聋伴眩晕（sudden sensorineural deafness with vertigo，SSNDwV）。患者常以耳聋、耳鸣、眩晕

为主诉来诊，耳科医生易误诊为 SSNDwV。但按照 SSNDwV 治疗效果不佳，病情可持续加重，逐渐出现中枢神经系统病变症状，如痛温觉减退或丧失、面瘫、面部麻木、共济失调、头痛等。

以急性听力下降就诊的患者中，约有 1.2%（4 例）最终确诊为后循环缺血性卒中（累及小脑或脑干）[14]。另一项研究发现[15]，约 60%（49/82 例）的 AICA 供血区梗死患者出现听觉和前庭功能联合损伤，因此听觉前庭功能的联合损伤是 AICA 供血区梗死的重要临床表现。虽然 AICA 供血区梗死患者很少全程表现为孤立性听觉和前庭系统功能损伤，但其中枢病损体征可能呈渐进性出现。有文献报道[16]，高达 31% 的 AICA 供血区梗死患者以孤立性听觉前庭功能损伤起病，初期 MRI - DWI 表现正常，类似 SSNDwV，但发病数天后开始出现中枢神经体征。考虑可能是由于内耳或脑干前庭结构对缺血的耐受性相对较差。提示急性听觉前庭功能障碍可能是 AICA 供血区梗死的先兆表现。另外，少数 AICA 供血区梗死患者也可表现为类似于梅尼埃病的发作性前庭综合征表现。

（一）AISwAVL 和 SSNDwV 鉴别

主要床旁查体鉴别点如下（表 5 - 4 - 1）。

表 5 - 4 - 1 常见中枢性"恶性眩晕"疾病的鉴别诊断

特征	mPICA 供血区梗死引起的 PVN	脑干病变引起的 PVN	VN	AISwAVL	SSNDwV
常见原因	缺血	缺血、脱髓鞘	病毒、特发性	缺血	病毒感染、缺血
血管危险因素	有	常有	有或无	常有	有或无
主要眩晕症状	突发持续性眩晕（数天）	突发持续性眩晕（数天）	突发持续性眩晕（数天）	突发性聋、耳鸣、眩晕	突发性聋、耳鸣、眩晕
孤立性眩晕	常见	常见	几乎总是	少见	无
听力损失	无	无	无	常见	有
自主神经症状	恶心、呕吐	恶心、呕吐	恶心、呕吐	恶心、呕吐	恶心、呕吐
姿势不稳	中度 - 重度（无搀扶时常摔倒）	轻度 - 中度	轻度 - 中度	中度 - 重度（无搀扶时常摔倒）	轻度 - 中度
头痛	可有	常无	常无	可有	常无
其他神经体征	常无	常无	无	常有	无
自发性眼震	水平为主，可伴扭转成分；快相向患侧多见	水平为主，可伴扭转成分；快相向健侧多见	以水平伴扭转为主，可出现垂直成分；急性期快相向健侧，恢复期可向患侧或健侧	水平、垂直、扭转眼震均可出现；水平快相向健侧多见，也可向患侧；垂直眼震以下跳为主，扭转向患侧	以水平伴扭转为主；急性期快相向健侧，恢复期可向患侧或健侧
GEN	单向、变向均可见，其中变向性更多见	该处梗死常累及舌下神经前置核等眼动相关核团，出现变向性 GEN	单向（符合亚历山大定律）	变向多见，单向少见	单向（符合亚历山大定律）
身体倾倒方向	常为患侧或后方	常为患侧	急性期向患侧，恢复期可向健侧或患侧	常为患侧	常为患侧，恢复期可向健侧或患侧
眼偏斜	可出现	病变早期可出现，很快消失	病变早期可出现，很快消失	可出现	病变早期可出现，很快消失
甩头试验	常为正常	常为异常	常为异常	常为异常	常为异常
摇头眼震	水平 + 垂直或扭转眼震为主，水平成分指向患侧，垂直成分常为下跳性。	水平眼震为主，第一相指向健侧，如出现第二相可指向患侧	水平眼震为主，第一相指向健侧，如出现第二相可指向患侧	眼震形式不定，水平、垂直、扭转均可出现，水平成分指向患侧，垂直成分常为下跳性	水平眼震为主，第一相指向健侧，如出现第二相可指向患侧
扫视侧冲	可出现	无	无	可出现	无
眼侧倾	可出现	无	无	可出现	无

1. 姿势及共济失调检查 AISwAVL 可伴有外周和/或中枢前庭结构（小脑绒球）的损伤，因此其 Romberg 试验可向患侧或健侧倾倒，原地踏步试验可向患侧或健侧偏斜，可出现共济失调、四肢肌力不对称。SSNDwV 患者急性期 Romberg 试验向患侧倾倒，原地踏步试验向患侧偏斜，无共济失调和肌力不对称。

2. 自发性眼震 AISwAVL 自发性眼震快相可向健侧或患侧，常伴下跳或扭转成分，扭转向患侧，固视抑制存在或消失。SSNDwV 急性期自发性眼震快相向健侧，固视抑制存在。

3. GEN 和 pHSN AISwAVL 病变累及前庭小脑或前庭小脑传导纤维时可出现。SSNDwV 凝视眼震符合亚历山大定律，快相方向不变。

4. 甩头试验 两者均可出现患侧甩头试验阳性。

5. 平滑跟踪、扫视、眼侧倾及 OTR 体征 AISwAVL 可出现扫视样跟踪、扫视辨距不良、扫视侧冲、眼侧倾及 OTR 阳性。如冷热试验表现为半规管轻瘫或甩头试验异常的患者，OTR 偏向患侧，而冷热、甩头试验表现正常的患者，可仅表现为向健侧的眼扭转，而无头偏斜（未累及前庭脊髓束）[17, 18]。

（二）HINTS 检查法的拓展应用

HINTS 检查法虽然对于鉴别 VN 和 PVN 有很好的灵敏度和特异度，但由于 AICA 供血区梗死患者可能因内听动脉栓塞或供血不足而出现外周性前庭功能损伤，表现为患侧甩头试验阳性。面对这类患者，HINTS 检查法可能存在假阴性。有研究显示[19]，18 例 AICA 供血区梗死患者中有 5 例患者未能通过 HINTS 检查提前筛查出 AISwAVL。为弥补 HINTS 检查法的不足，Newman - Toker 教授[20] 提出了 HINTS + 检查法，即在原 HINTS 检查的基础上增加听力粗测检查（通过耳边搓手指进行床边听力粗测），进一步提高了中枢性 AVS 筛查的特异性和敏感性。而 Huh 等人[19] 则提出以 "HINTS + HSN" 组合检查法，在 HINTS 检查为阴性时，如果 HSN 的方向与自发性眼震方向相反，或为 pHSN 时，应考虑 AISwAVL 的可能。

三、中枢性阵发性位置性眩晕

CPPV 首先由 Riesco - Macllure 于 1957 年描述提出，是一类定位中枢的发作性位置性眩晕，常见病变部位为小脑背侧蚓部、小结（74.4%），脑干（8.5%），第四脑室周围区域（19.6%），弥漫性颅内损伤或非特异性损伤（8.2%）。当上述区域的病变累及前庭上下行通路，特别是耳石重力传导通路功能障碍时，常表现为位置性眩晕或头晕，同时伴位置性眼震。

（一）CPPV 患者的临床特点

CPPV 的临床特点与 BPPV 很相似，极易误诊。其发病率较低，一旦误诊易延误治疗，从而导致严重后果[21]。CPPV 检查常用的变位试验包括 Dix - Hallpike 试验、Roll 试验和头悬位试验等。其主要包括 4 种眼震类型：①阵发性下跳性眼震：头悬位或 Dix - Hallpike 试验时出现；②阵发性上跳性眼震：其他体位回到直立位时出现；③阵发性背地性眼震：Roll 试验侧卧时出现；④其他眼震：如纯扭转性眼震、向地性眼震等，较为少见。

Macdonald 教授[21] 总结 28 篇文献报道中的 82 例 CPPV 患者，对其特点进行总结分析如下。

1. 多体位可诱发位置性眼震 CPPV 患者的位置性眼震常在 Dix - Hallpike 试验、Roll 试验、头悬位试验等体位检查时出现，其中 40.2% 的患者仅在 Dix - Hallpike 试验出现，31.7% 的患者仅在 Roll 试验任一侧侧卧时出现，3.7% 的患者仅在头悬位试验时出现，15.9% 的患者会在上述所有体位出现，其余则在上述任意两个变位试验中出现眼震。

2. 位置性眼震的具体特征 在 Dix - Hallpike 试验诱发位置性眼震的患者中，约 60% 的患者双侧眼震均为阳性，其中 47.5% 的患者为纯垂直眼震，32.5% 的患者为含有下跳成分的混合眼震，纯垂直眼震中大部分为下跳性眼震。Roll 试验诱发位置性眼震的患者中，80.5% 的患者表现为水平眼震，其中大部分为背地性眼震。头悬位试验诱发位置性眼震的患者中，大部分为纯下跳性眼震或以下跳成分为主的混合眼震。

3. 位置性眼震的持续时间　Dix - Hallpike 试验和头悬位的位置性眼震大部分都小于 30 秒，部分患者可大于 1 分钟；Roll 试验背地性眼震一般大于 1 分钟，向地性眼震一般小于 1 分钟。

4. 其他特点　82.1% 的 CPPV 患者眼震没有疲劳性；78.9% 的患者没有潜伏期；固视抑制消失，下跳性眼震固视时，甚至可能增强；67.1% 的患者在位置性眼震发生时中有位置性眩晕；58.6% 的患者有 GEN 或扫视、跟踪异常；48.8% 的患者至少有一个中枢神经系统症状体征。

（二）BPPV 与 CPPV 的鉴别

BPPV 与 CPPV 患者常以阵发性、位置性眩晕或头晕为主诉就诊，Dix - Hallpike 试验、Roll 试验、头悬位试验等体位可诱发位置性眼震。其主要鉴别要点如下。

（1）BPPV 可在特定位置诱发出特定典型眼震，眼震常有短暂潜伏期和疲劳性，固视抑制存在；CPPV 患者眼震类型多变，不同体位可诱发出完全不同的眼震类型，如纯下跳性眼震、扭转性眼震等，眼震常无潜伏期和疲劳性，固视抑制常失败，甚至固视时眼震增强。

（2）BPPV 手法复位治疗有效，CPPV 复位治疗无效。

（3）BPPV 眼震和眩晕或头晕同时出现，CPPV 可能仅有眼震没有眩晕或头晕。

（4）BPPV 一般无 GEN 和/或眼动异常体征；CPPV 常有 GEN 和/或眼动异常表现，如扫视样跟踪、扫视辨距不良等。

（5）Dix - Hallpike 试验出现位置性下跳性眼震时，由于 CPPV 发病率较低，应先根据病史及查体排除前庭性偏头痛、后半规管 BPPV、前半规管 BPPV，之后行头颅 MRI 检查排除 CPPV（表 5 - 4 - 2）[22 - 24]。

表 5 - 4 - 2　**BPPV 与 CPPV 的鉴别诊断**

特征	BPPV	CPPV
眩晕	典型 BPPV 眩晕与眼震伴随	可有可无
眼震疲劳性	AC - BPPV、PC - BPPV 有明显疲劳，水平 BPPV 少见	大部分无疲劳性
眼震潜伏期	有潜伏期	大部分无潜伏期
固视抑制	存在	消失，下跳性眼震固视时甚至可能增强
常见位置性眼震诱发体位	Dix - Hallpike 试验、Roll 试验和头悬位试验	Dix - Hallpike 试验、Roll 试验和头悬位试验
眼震类型（Dix - Hallpike 试验）	AC - BPPV、PC - BPPV 典型垂直伴扭转型眼震；部分 HC - BPPV 可在该体位出现水平眼震	纯下跳性眼震或以下跳性成分为主的混合眼震
Dix - Hallpike 试验眼震时长	绝大部分 <1 分钟	时长不定
Dix - Hallpike 试验诱发侧别	绝大多数 AC - BPPV、PC - BPPV 为患侧诱发出典型眼震，健侧无眼震	60% 可双侧诱发出眼震，其中约 60% 双侧眼震类型不一致
眼震类型（Roll 试验）	向地性眼震多见，背地性眼震少见	背地性眼震多见，向地性眼震少见
Roll 试验眼震时长	向地性 <1 分钟；背地性 >1 分钟	背地性 >1 分钟；向地性一般 <1 分钟
Roll 试验诱发侧别	HC - BPPV 双侧诱发出典型水平略带扭转眼震，部分 AC/PC - BPPV 在该体位可诱发出垂直伴扭转成分眼震	大部分为双侧诱发出典型眼震，少部分为单侧诱发
眼震类型（头悬位试验）	PC - BPPV 患者可能出现上跳扭转型眼震；AC - BPPV 可出现下跳扭转型眼震	以下跳性眼震为主
头悬位试验眼震时长	绝大部分 <1 分钟	大部分 <1 分钟
变位试验结束坐起后眼震	不复位或复位失败时眼震反转	部分患者可出现上跳性眼震

续表

特征	BPPV	CPPV
复位效果	大部分复位有效	复位无效
伴随神经体征	无	常伴随有小脑、脑干损伤体征
扫视、平滑跟踪	一般无异常	常有异常
头颅影像	无明显相关异常	小脑背侧蚓部、小结，脑干，第四脑室周围区域病变；弥漫性颅内损伤或非特异性损伤

注：PC – BPPV 为后半规管良性阵发性位置性眩晕；AC – BPPV 为前半规管良性阵发性位置性眩晕；HC – BPPV 为外半规管良性阵发性位置性眩晕。

小结

假性前庭神经炎、伴有听觉前庭症状的急性脑卒中、中枢性阵发性位置性眩晕是最容易被耳科医生误诊的三类中枢性"恶性眩晕"疾病。为达到床旁初步筛查目的，必须进行全面的病史询问，同时具备过硬的临床查体功底。用最短的时间为患者明确诊断，为进一步的最佳治疗提供时间窗。

作者：陈钢钢（山西医科大学第一医院）

二审审稿：李斐（海军军医大学附属上海长征医院）

三审审稿：马鑫（北京大学人民医院）

参考文献

第五节　外伤性眩晕

图 5 – 5 – 1　外伤性眩晕思维导图

概述

一、定义及流行病学

外伤性眩晕是由颅脑、前庭器官或颈部创伤引发的以对空间的定位障碍及平衡障碍为特征的运动性或位置性错觉。创伤中，头颈部受到损伤的概率较大，眩晕是头颈部外伤的常见症状[1]，25% ~ 90% 的颅脑外伤（包括闭合性损伤、颅内出血、血肿形成、脑挫伤、脑水肿、颞骨骨折等）患者伤后可立即或稍后会出现眩晕及平衡障碍的表现[2]，约 46% 的患者出现自发性或位置性眼震。战伤中，中耳和内耳外伤引起的爆震性前庭损伤的发病率约占全部耳鼻咽喉创伤中的57.3%，炮兵尤为明显。严重头颅复合伤多伴有颅底其他部位的损伤，部分患者可能出现意识障碍而掩盖头晕或眩晕的症状（气压伤引起的眩晕见"变压性眩晕"）。外伤性眩晕按照受损部位可分为周围性、中枢性、颈性、精神性和混合性眩晕；按照发病时间可分为外伤后立即出现的头晕/眩晕及外伤后逐渐出现的头晕/眩晕。

二、 病因及发病机制

外伤后引起的眩晕，由于损伤程度轻重不一，受伤部位不同而有不同的临床表现，病情轻者可表现为头晕、平衡障碍，严重者可造成受伤侧前庭末梢感受器完全损伤，导致急性单侧前庭功能失传入，引起严重眩晕、恶心、呕吐、卧床不起等。外伤后的头晕或眩晕由多种损伤类型所致，可由外周或中枢前庭结构损伤引起，常因抑郁或焦虑的叠加而复杂化，从而出现多种头晕形式。严重头颅复合伤多伴有颅底其他部位的损伤，部分患者可能出现意识丧失，而掩盖头晕或眩晕症状。按照头晕或眩晕发生的时间，可以分为外伤后立即出现的原发性头晕/眩晕及外伤后逐渐出现的继发性头晕/眩晕两种类型。这两种类型可能的发生机制及主要临床症状如下[3,4]。

（一）外伤后立即出现的原发性头晕/眩晕

1. 脑外伤后综合征　创伤引起脑震荡或轻度脑损伤（脑水肿、微小出血和坏死）后，脑组织受到牵拉或挫伤，弥漫性轴索损伤，皮质功能减弱，皮质与皮质下功能失调，进而出现头晕、头痛、失眠、易激动、注意力不集中、疲劳等症状。头晕多表现为晃动、摆动感、失平衡等症状，一方面可能来源于脑损伤所致的结构性和生物化学性损伤，即中枢性脑损伤性眩晕；另一方面也有可能为心理因素、情绪性创伤引起[2]，多数可在伤后1年消失。

2. 迷路震荡　内耳受外力冲击后，内耳结构出现充血、出血、水肿、耳石膜创伤，致前庭功能障碍。病情轻者可能表现为平衡不稳，头迅速活动或头位迅速改变时症状出现或加剧。部分严重损伤者，可造成受伤侧前庭末梢感受器完全损伤，造成急性单侧前庭功能失传入，引起严重眩晕或自身旋转感、恶心、呕吐、卧床不起。

3. 外伤性外淋巴瘘　外淋巴瘘患者中头部外伤占25%~36%，很多轻微头部外伤即可引起外淋巴瘘。其可分为向内爆破和向外爆破两种机制。向内爆破为中耳腔内压力增高引起迷路窗膜破裂所致，如波氏球吹张法用力过大；向外爆破为脑脊液压力增高引起窗膜破裂所致，如搬运重物、咳嗽等[5]。外淋巴液流失，空气逸入，内淋巴液流动受到干扰，声波传导受到破坏，并对耳石器和壶腹嵴顶产生异常刺激，头晕症状主要为轻度不稳感或失衡感，严重时表现为眩晕感，主要在进行瓦氏动作时出现（咳嗽、喷嚏、弯腰、举重、用力大便时），伴恶心、呕吐、出冷汗等自主神经症状。

4. 上半规管裂综合征　正常骨迷路只有圆窗和卵圆窗，如先天发育异常或胆脂瘤破坏骨壁、外伤骨折时，可使上半规管出现裂孔，形成外淋巴瘘，为外伤性外淋巴瘘的一种特殊形式。

5. 外伤性气迷路[6,7]　分为创伤和医源性两类。①创伤：气压伤、颞骨骨折或镫骨脱位或骨折；②医源性（耳外科手术）：涉及镫骨的手术，如人工耳蜗植入、听骨链重建手术等[8]，可使前庭和/或半规管内积气。当体位改变时，气体刺激壶腹嵴，从而出现眼球震颤和眩晕，类似于BPPV[7]。

6. 颈外伤及挥鞭伤性眩晕　在创伤过程中，颈椎受到来自后方或侧方的冲击力，所产生的突然加速和减速运动作用于颈部，这种能量的转化可引起颈部急剧过度屈曲或伸展活动，导致颈部的骨及各种软组织损伤，即挥鞭伤，从而产生一系列的临床症状，包括头晕、眩晕。另外，年轻人颈源性眩晕可能与骨性改变，包括寰枢关节紊乱和颈椎不稳等有关[9]。需特别注意，关于颈性头晕或眩晕的诊断一直有争议，详见第八章第十二节"正确认识颈性眩晕"。

7. 鼓室积血及渗出　有相当比例的颞骨骨折患者出现鼓室出血、渗出。中耳液体压迫圆窗使内耳受刺激，两侧鼓室内负压不相等，导致两耳窗膜所受的压力不相等，两侧前庭反应不对称，可有眩晕、恶心、呕吐、头昏、头压迫感[10]。

8. 外伤暴露出的既往病变引起的头晕 如既往存在的已代偿的外周前庭病变，可因为外伤出现失代偿而出现头晕。

（二）外伤后逐渐出现的继发性头晕/眩晕

1. 良性阵发性位置性眩晕 外伤性 BPPV 占所有 BPPV 患者 9.7%～23.4%[11,12,13]。与特发性 BPPV 相比，外伤性 BPPV 患者更多见于男性[14]，发病年龄小，双侧发病率高[4]，且外伤性 BPPV 的治愈率低、复发率高。目前其机制不明确，可能的机制有：①外伤后局部微出血或组织撕裂导致的内环境改变，如局部轻微出血或组织变性松动，这些改变一方面可导致耳石持续或间断脱落，另一方面由于脱落的耳石量多、多管受累、外伤后半规管解剖结构改变，耳石脱落的时间延长，且有反复脱落的风险[15]；②外伤后加速度引起耳石脱落并进入半规管；③外伤后韧带或蛋白受损，导致耳石颗粒长期逐渐脱落，这种机制同样是导致外伤后 BPPV 复发的原因[16]。值得注意的是，BPPV 由多因素引起，发病时间距离外伤时间越近，两者的相关性越强，随着时间的延长，需要慎重解释两者的相关性。流行病学调查中[17]采用的继发性 BPPV 的诊断标准为 BPPV 发病前 6 个月

急性单侧前庭病变或者头部外伤。

2. 梅尼埃病 目前比较公认的发病机制是膜迷路积水，是由多因素引起的内耳病理损害。虽然外伤和梅尼埃病之间的相关性很难确定，但是内耳微结构的损害可能是膜迷路积水的一个因素。

3. 迟发性膜迷路积水 重度及极重度感音神经性聋数月或者数年后出现与梅尼埃病相似的四联征，临床上分为同侧型、对侧型和双侧型。目前其发病机制不明，同侧型可能是由于内耳的抗原物质使内耳致敏所致，对侧型及双侧型的发病机制可能类似于交感性眼炎。

4. 创伤后头痛和前庭性偏头痛 是引起头晕或眩晕的原因之一[18]。头部外伤可能是诱发 VM 的因素之一。创伤后偏头痛和 VM 的出现与外伤的严重程度无关，由此认为人格特质、偏头痛家族史、长期运动病病史是发生此病的高危因素，其中女性的发生率是男性的 2～3 倍。

5. 持续性姿势－知觉性头晕 头部外伤及颈部挥鞭伤（10%～15%）是 PPPD[19]的诱因之一，也是外伤后慢性头晕的重要原因（详见第七章第三节"持续性姿势－知觉性头晕"）。

➤ 诊断

一、问诊与症状

（一）关于外伤及手术的问诊

（1）询问患者受伤与眩晕的具体情况，如是否为外伤后出现，是逐渐加重还是持续不变，或是其他变化情况；具体外伤部位及精确外伤过程，距离受外伤的时间等。

（2）询问患者是否有手术史，手术的时间及部位等。

（二）眩晕的详细问诊

1. 头晕/眩晕类型 患者周围的环境或自己有旋转或运动的感觉，表现为：①眩晕或天旋地转，感觉自己在转动或周围环境在转动；②近昏厥或感到好像快要失去意识，眼前一片黑；③不平衡或坐位时无症状，但站立行走时步态不稳；④非特异性头晕或有昏沉感、头重脚轻、注意力不集中等难以描述的头晕。

2. 眩晕发作特点 数秒、数分钟、数小时或数天。

3. 诱发因素　如行走、头位改变（头转向哪一侧眩晕最严重，转头或平躺、起床的过程中眩晕是否加重）、特殊体位，咳嗽、压力或声音变化，特定场合、应激时，激素水平改变，失眠，饮食后等。

4. 发作的次数　首次、反复或持续。

5. 发作时的其他不适　①其他耳部症状：耳鸣、耳聋；②其他前庭功能症状：共济失调、肌力、吞咽障碍；③一般状态：饮食、情绪、睡眠；④头痛、意识障碍、感觉运动障碍、语言或构音障碍等；⑤中枢神经系统症状：畏光、畏声、眼前发黑、复视、视物模糊；⑥自主神经症状：血压变化、出汗、面色苍白、腹泻、恶心、呕吐；⑦颈部症状：颈项部或肩臂疼痛、上肢麻木、活动受限。

6. 既往史　如偏头痛史、晕车史、家族史、中耳病史、高血压、糖尿病、高脂血症、感染史、外伤史、服药史（尤其是眩晕发作前是否有新增加药物）等。

7. 眩晕的强度　是否能够耐受。

8. 加重因素　如睁眼、闭眼、声刺激、光刺激、变换体位时，是否会有眩晕程度的改变。

二、 查体与体征

（一）全身查体

当患者因眩晕入院时，应准确掌握伤情，包括全身状态及受伤部位，如意识状态、呼吸频率、有无呼吸困难、发绀或过浅，心率、脉搏是否有力，有无活动性出血等。先对患者的整体病情做简要评估，在确保无全身生命危险时再进行专业的详细查体[20]。

（二）专科查体

观察耳廓是否完整、对称，患者外耳道口有无狭窄、闭锁，是否有血迹，鼓膜是否完整。轻轻按压乳突，是否有压痛、骨擦感。大部分外伤

性眩晕会出现听力下降，但因眩晕引起患者的不适感较急且重，听力的损失容易被忽视。音叉试验是最简易且较为准确的听力学检查，应对每一位以外伤为病因、眩晕为症状的患者常规进行音叉检查。除了听力外，最常受到损伤的是颅内、眼眶及眼球，应检查患者的视力情况、意识状态、运动及感觉功能。同时，颈部和脊髓及其他部位的损伤亦不能忽略，必要时与其他科室进行联合诊治。由于创伤性脑损伤影响知觉机制，可使症状与体征不符合，所以应在病情允许的情况下多次验证，以明确病因[21]。

（三）心理评估

据统计，在眩晕患者中，一半以上的患者有情绪障碍，及时评估患者的心理状态、有效的心理护理干预对于协助眩晕患者减轻不良情绪因素、改善患者的悲观情绪、缓解眩晕症状、促进患者康复及提升生活质量具有重要的临床意义。[22] 常用的量表有汉密尔顿焦虑量表（HAMA）和抑郁量表（HAMD）。但由于患者眩晕发作时不能配合或不愿配合，建议患者状态平稳时再进行心理学评估。

三、 辅助检查

（一）优先检查

1. 前庭功能检查　包括眼球震颤、眼震电图、姿势图、前庭诱发肌源性电位等检查和床旁前庭功能检查（直立倾倒试验、指鼻试验、原地踏步试验、摇头试验、头脉冲试验、扭颈试验），应根据患者的情况，由无创操作到有创操作、由简单到复杂的原则，尽量避免造成患者二次损伤。在检查前庭功能时，同时应检查中枢神经系统、视力、视野和眼肌等眼科相关检查和颈部等其他可能引起前庭功能异常的损伤，从而确定眩晕的来源。

前庭功能检查作为诊断外伤性眩晕的基本检

查，在外伤性眩晕的诊断中是十分必要的。它可以快速做出判断，但需要说明的是，如首次进行前庭功能检查时为阴性，并不能完全排除眩晕发生的可能，应在病情允许的情况下进行验证，部分患者经多次检查后才能出现阳性，如脑外伤后综合征、迟发性膜迷路积水等。在确定外伤性眩晕后，可根据前庭功能检查的改善程度判断病情的进展。

2. 听力学检查　如耳内镜检查、纯音听阈测听，听性脑干诱发电位检查和前庭诱发肌源性电位。

3. 影像学检查　包括 X 线检查、CT 扫描及 MRI 等。X 线的诊断价值有限，在颞骨外伤、颈部外伤或患者经济条件差时，可先行 X 线检查，但其提供的参考价值有限。如有明确头部外伤史，建议行 CT 检查，其可一定程度上反映颞骨及颅骨骨折损伤的确切部位及损伤程度，对于早期的出血亦有提示作用；如有听力下降或神经系统症状，在条件允许的情况下可行高分辨率 CT 检查，其对显示细微骨折和少量颅内出血有一定的优势，同时可显示蜗后病变（听神经瘤、脑桥小脑角病变）、先天性内耳畸形、颞骨骨折、瘘管，甚至迷路积气。在膜迷路受损、侧脑室损伤、外淋巴瘘及颈椎、椎间盘、脊髓和韧带等软组织的成像中，相比 CT 而言，MRI 更有优势。

（二）可选检查

有耳鸣者，可行眩晕残障量表（DHI）评估，从躯体、情感和功能方面对外伤性眩晕患者的生活质量进行系统性评估，以对外伤性眩晕患者的情感、心理感受有更深入的了解，为其个体化治疗提供依据[23]。

怀疑外伤性瘘管时，可行甘油试验、Valsaval 法、Tullio 试验、耳蜗电图、核素检查及 β2 转铁蛋白等，具有一定的诊断价值。如无法诊断，可行鼓室探查，进一步明确诊断。

四、 诊断标准

（一）脑外伤后综合征

脑外伤后综合征为脑外伤后遗留的自觉症状，诊断依靠个人的阐述，缺乏客观的专科检查及辅助检查的依据，因此其诊断的真实性和可靠性难以确定。闭合性脑外伤后 3 个月以上仍有头痛、头晕、记忆力减退、注意力不集中、失眠、头颈部不适及易怒、焦虑等情绪改变时，应提高警惕，一般满足以上症状中的其中 4 种即可诊断[24]。

（二）迷路震荡

首先有明确的外伤史，外伤前无眩晕症状，外伤后出现前庭症状，同时可出现不同程度的耳蜗症状，伴有位置性眼震，可出现半规管麻痹，前庭诱发肌源性电位振幅明显减低或无法引出可确定诊断。需要注意有时颅脑外伤的临床症状较重，不能第一时间进行前庭功能检查，应动态检测前庭功能[24]。

（三）外伤性外淋巴瘘

外伤性外淋巴瘘没有特征性的症状或明确的检查，诊断主要基于可疑的病史、一系列耳科症状及试验的阳性结果。瘘管试验阳性、突发性聋或颅脑外伤治疗后遗留前庭功能症状或中耳手术术后出现眩晕及波动性感音神经性聋的患者应提高警惕。利用荧光素及蛋白标记进行外淋巴液检测，曾经备受推崇，但因其结果的不可靠性及检测的复杂性，目前并没有大量用于临床。因此，目前没有普遍应用的标准检查，甚至手术探查与显微镜观察对确诊外淋巴瘘也是不可靠的[25]。

（四）上半规管裂综合征

上半规管裂综合征的诊断较明确。患者可在强声刺激或外耳、中耳、颅内压发生改变时出现眩晕症状，也可有明显的传导性聋而无明显眩晕；VEMP 及 VOR 出现高振幅、低阈值；MRI 或高分辨率 CT 可发现上半规管裂隙或相应的骨质变薄。其诊断标准详见第六章第十一节"上半规管裂综合征"。

（五）外伤性气迷路

气迷路可有位置性眼震，但与 BPPV 不同，如眼震可呈多向性，持续时间较长，振幅较小，没有疲劳性，耳石复位效果不佳。在颞骨骨折或中耳手术后出现感音神经性耳聋伴有眩晕，也应警惕外伤性气迷路的发生[26]。

（六）颈外伤及挥鞭伤性眩晕

颈外伤及挥鞭伤性眩晕有明确的颈部外伤史，如颈部外伤痕迹及挥鞭样损伤；外伤后颈部可出现压痛、紧张、僵硬或硬结，按压颈部时可出现眩晕和眼震；颈扭曲试验及颈性眼震检查可呈阳性（在患者基本情况允许时进行），出现头位性眼震。颈部 B 超、椎动脉造影及血管成像有利于本病的诊断并寻找受损部位。如为挥鞭伤，则鼓室探查可出现镫骨头脱位陷入前庭，应结合辅助检查与专科检查，进行准确、全面地诊断。

（七）鼓室积血及渗出

外伤性鼓室积液或渗出多合并颞骨骨折，应结合薄层 CT 综合评估，若鼓室内有液体，且未充满鼓室，透过鼓膜常可见液平面或气泡影，如液体为血性，则可为暗红色，较容易诊断。但当积液充满鼓室且合并鼓膜浑浊、钙化、增厚时，诊断较为困难。鼓室导抗图呈 B 型曲线，通过穿刺可以基本确诊。

（八）外伤暴露出的既往病变引起的头晕

既往有头晕或眩晕病史，并通过自身代偿而无明显临床症状的患者，当既往病变进一步加重或因精神、情绪原因导致对眩晕的耐受能力降低，可使患者重新出现眩晕症状。本病不易与创伤后头痛和前庭性偏头痛伴发的眩晕相鉴别，因两者均有情绪因素参与。

（九）良性阵发性位置性眩晕

外伤后相对重力方向改变头位时出现的反复发作的短暂性眩晕或头晕，应排除本病。其诊断标准详见第六章第一节"良性阵发性位置性眩晕"。

（十）梅尼埃病

梅尼埃病的临床表现为外伤后反复出现眩晕、耳聋及耳鸣，可伴有耳闷感，发作 2 次以上，每次发作 20 分钟以上，纯音测听为以低频下降为主的上升型曲线，听力波动一般在 30dB 之内，重振试验、甘油试验可呈阳性。诊断标准详见第六章第七节"梅尼埃病"。

（十一）迟发性膜迷路积水

该病可于外伤后数月、数年甚至数十年后出现，与梅尼埃病症状相近，首先出现听力损失，损失程度不一，SP/AP 值增加，ABR 及耳声发射呈耳蜗性病变。甘油试验可呈阳性，前庭功能减退。前庭诱发肌源性电位示振幅降低或消失，或潜伏期延长。

（十二）创伤后头痛和前庭性偏头痛

二者头痛均表现为双侧、非搏动性、轻至中度疼痛，劳累后可加重，与紧张性头痛类似，可伴有前庭性偏头痛，对光和噪声敏感。一般在受伤或意识恢复后的 7 天之内发生，可持续 3 个月，从而转为慢性，如持续时间长，可出现人格改变[25]。

（十三）持续性姿势－知觉性头晕

该病诊断标准详见第七章第三节"持续性姿势－知觉性头晕"。

五、鉴别诊断

（一）大前庭水管综合征

大前庭水管综合征也称先天性前庭导水管扩大，是常染色体隐性遗传性疾病，与 PDS 基因和

SLC26A4 基因相关。在头部有轻微外伤，或周围环境压力急剧变化时，如乘坐飞行器、潜水、用力吹奏乐器、屏气（如举重、大便）、感冒或用力擤鼻等，均可出现症状，同样有外伤史，高分辨率 CT 检查从半规管总脚至前庭水管外口的 1/2 处内径≥1.5mm，可进行鉴别。

（二）中枢性阵发性位置性眩晕

CPV 是由中枢病变（四脑室背外侧部、小脑背蚓部、小脑小结叶和舌叶）引起。临床表现与 BPPV 类似，但潜伏期为 0～5 秒，眼震方向不符合受刺激半规管平面，眩晕也不一定与眼震同步消失。

（三）血管源性眩晕

血管源性眩晕包括脑血管病性血管因素、偏头痛性血管因素、血管炎性血管因素、血管神经压迫性因素等[28]。

（四）前庭阵发症

VP 因神经血管交叉压迫引起，眩晕多为短暂性眩晕，男性多见，发作期间有明显的前庭、耳蜗功能障碍，但间歇期无明显功能障碍。颅脑核磁发现的血管压迫像并不能确诊 VP，用卡马西平治疗有效，支持 VP 诊断[29]。

（五）家族性发作性共济失调

家族性发作性共济失调（familial episodic ataxia, FEA）为常染色体显性遗传，主要表现为发作性眩晕、不稳及共济失调，发作时间从数分钟到数小时不等，部分患者伴有偏头痛。

（六）双侧前庭病及老年前庭病

患者双侧前庭功能丧失，主要病因为老化、耳毒性药物中毒或由其他疾病发展而来，表现为头部运动时出现视震荡、走路不稳、空间记忆和定向障碍[30]。

六、 误诊防范

（一）易误诊人群

一般为青年人和老年人。青年人因活动范围广泛，易受到车祸、坠落、撞击、气压、爆震与噪音等，且青年人受伤一般较重，存在多发伤和复合伤的概率较大，易出现漏诊和误诊；而老年人因基础疾病较多，外伤可作为诱因或病因，导致全身系统疾病的复发。

（二）本病被误诊为其他疾病

本病常被误诊为脑血管疾病、颈椎病等，本病虽常在外伤后出现，但由于外伤后脑部症状较重，神经损伤、颈椎病为首先考虑到的疾病，且外伤后眩晕并非致命性损伤，加上急诊科、耳鼻喉科和神经内科以外的其他科室对眩晕的认识不足，易被漏诊或误诊。因血管性疾病也会出现眩晕，且较为常见，接诊医生对外伤患者首先要进行 CT 或磁共振等影像学检查，若患者有脑出血或梗死征象，很容易造成误诊。李进让等[31]统计，外伤后 BPPV 患者约有 70.59% 被误诊为脑血管疾病。

（三）其他疾病被误诊为本病

外伤后血容量不足引起的低血压、脑供血不足，甚至出现休克易被误诊为本病。在外伤后，部分患者不能很好地沟通，对于自己身体状态不能很好地描述，不能很好地区分头痛和头晕的区别，且急性期或存在严重并发症者无法进行前庭功能检查。对此类患者，应持续关注病情变化，以确定是否有外伤性头晕/眩晕的出现。

（四）避免误诊要点

对于外伤后的眩晕患者，应全面评估患者的病情，先处理可能危及生命的或可能留下后遗症的脏器损伤，同时，不应遗漏外伤性眩晕的存在，应在患者病情稳定后第一时间进行全面评估。

七、 诊断流程

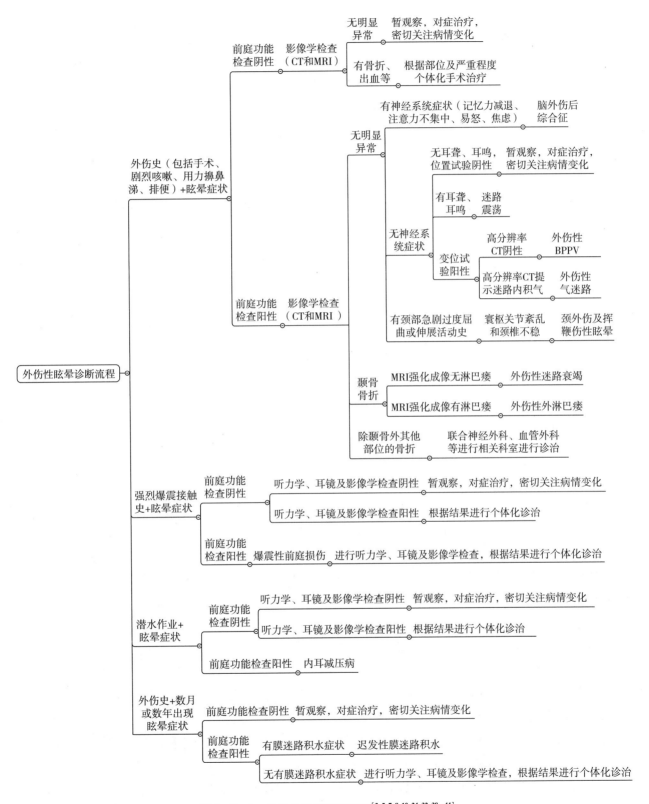

图 5-5-2 外伤性眩晕诊断流程[3,5,7,8,10,24,32,38-44]

治疗

一、 治疗流程

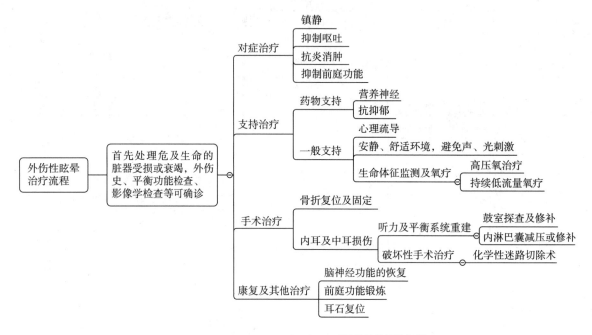

图5-5-3 外伤性眩晕治疗流程[3,5,21,24,32,34,35,40,45]

二、 治疗原则

外伤性眩晕可为多发伤的表现之一，在治疗之前应明确是否还有其他部位的损伤，如多个颅骨骨折、脑出血、颞骨骨折、挥鞭伤及颈外伤性眩晕，应考虑病情的轻重缓急，及时、有重点地进行处理。治疗应根据患者外伤的具体病因进行处理，真实还原患者受伤的过程，在明确诊断或充分排除其他诊断的基础上进行治疗。

治疗包括对症支持治疗和病因治疗。在初期应给予对症治疗以缓解患者的症状，降低二次损伤的风险，同时根据损伤的部位及程度谨慎选择手术方案。在缓解期，应进行针对性的前庭康复训练及恢复生活功能，并进行患者教育与心理疏导。对于外伤性眩晕的治疗，虽每种疾病的治疗方案不同，但治疗原则相近，具体治疗原则如下。

（一）脑外伤后综合征

1. 急性期治疗 对症治疗，如镇痛、镇静、抗眩晕；可使用神经营养药物及改善微循环药物进行辅助治疗。

2. 间歇期治疗 对可疑抑郁、焦虑患者进行心理评估，及时进行心理干预，必要时应用抗抑郁药物；如疑似认知障碍的患者，应请相关专业人员协助诊治。

（二）迷路震荡

1. 急性期治疗 应绝对卧床休息、降低颅内压，镇痛、镇静、抗眩晕等对症治疗应优先重视，同时可使用神经营养药物及改善微循环药物进行辅助治疗。

2. 间歇期治疗 继续应用神经营养药物及改善微循环药，在康复期应加强平衡训练。

（三）外伤性外淋巴瘘

1. 急性期治疗 ①头高卧位（30°～40°）持续 5 天，如症状缓解，继续 3 周；②对症治疗同前；③避免进行擤鼻、咳嗽、重体力等可使颅内压或鼓室内压力增高的运动。

2. 间歇期治疗 观察 2～3 周不愈则需要进行鼓室探查及修补术。对于迟发性膜迷路积水患者，应根据患者的眩晕程度、听力水平、耳鸣程度、年龄行姑息性手术（保存听力）或破坏性手术（不保存听力）。颈椎损伤的手术治疗包括开放复位、减压、植骨融合及内固定术。

（四）上半规管裂综合征

1. 急性期治疗 以对症治疗为主，避免强声刺激。

2. 压力敏感患者的治疗 可行鼓膜置管，如无明显临床症状可观察，如影响患者工作及生活则可进行手术治疗（上半规管重建或堵塞术）。

（五）外伤性气迷路[7]

1. 急性期治疗 ①避免进行擤鼻、咳嗽、重体力等可使颅内压或鼓室内压力增高的运动；②使用类固醇激素进行冲击治疗；③对症治疗：抗感染、镇痛、镇静、抗眩晕等。

2. 间歇期治疗 当症状不断加重，怀疑气迷路时应行手术探查及修补，可用软骨膜、颞筋膜进行修复，并用生物胶进行稳定，术中应根据情况选择合适的术式，如镫骨已陷入前庭，则应去除。

（六）颈外伤及挥鞭伤性眩晕

1. 急性期治疗 ①颈外伤性眩晕主要以颈外科治疗为主，如减少颈部活动、石膏固定、牵引，甚至手术治疗，若损伤较重者，应请骨科及神经内科协助诊治；②如症状严重，可进行对症支持治疗；③如有感染倾向或组织损伤较大，可给予抗炎、消肿治疗。

2. 间歇期治疗 ①可使用理疗、按摩等方式

及神经营养药物、改善微循环药物进行辅助治疗，促进康复；②在避免眩晕头位的基础上逐步增加活动量；③进行前庭康复训练，促进机体代偿；④部分挥鞭伤性眩晕患者并发慢性疼痛，可通过破坏对应神经缓解疼痛。

（七）鼓室积血及渗出

1. 急性期治疗 一般鼓室积血常因颞骨骨折引起，且常伴有颅脑损伤，以神经外科治疗为主；同时全身应用抗生素、预防感染；如有临床症状严重，应对症治疗。

2. 间歇期治疗 待病情稳定后，可行手术探查；如出现面瘫，可保守治疗 2～6 周，无效时可行面神经减压术。

（八）外伤暴露出的既往病变引起的头晕

1. 急性期治疗 对症治疗，如抗感染、镇痛、镇静、抗眩晕等。

2. 间歇期治疗 根据既往疾病的不同，采取特异的治疗方式。

（九）迟发性膜迷路积水

1. 急性期治疗 ①卧床休息、低盐饮食，限制饮水量，可以在急性期少量使用利尿剂；②对症治疗：抗感染、镇痛、镇静、抗眩晕等；③应用神经营养药物、血管扩张药及改善微循环药物进行辅助治疗。

2. 间歇期治疗 ①辅助治疗：应用前庭康复、营养神经、改善微循环及维生素类药物；②精神心理治疗：可增加患者对眩晕的耐受程度，减轻对生活的影响；③当以上治疗无效时，应采取手术治疗，根据听力受损的程度决定选择姑息性手术（保留听力）或破坏性手术（不保留听力），姑息性手术包括内淋巴囊手术、化学性迷路切除术、前庭神经切除术，破坏性手术包括迷路切除术等。

（十）创伤后头痛和前庭性偏头痛[25]

1. 急性期治疗 应用非甾体类抗炎药控制疼

痛，如效果不佳，可改为非处方镇痛药；同时根据患者的临床症状进行针对性的对症治疗。

2. 间歇期治疗 如头痛持续时间超过 3 个月，将转为慢性，此时应关注患者的心理变化，及时进行心理干预，同时请内科医生联合诊治。

（十一）其他

持续性姿势 - 知觉性头晕、良性阵发性位置性眩晕、梅尼埃病的治疗详见相关章节。

三、治疗细则

（一）药物治疗

1. 镇静与镇痛 外伤引起的眩晕多有疼痛，在明确诊断的前提下可给予镇痛治疗，同时联合镇静剂控制患者症状，如地西泮 10mg 肌内注射或 2.5 ~ 5mg 口服，盐酸异丙嗪 25mg 肌内注射或口服。

2. 防止呕吐制剂 呕吐可增加患者的二次损伤，应给予阿托品、山莨菪碱（654 - 2）缓解呕吐症状。

3. 营养神经血管药物 外伤性眩晕多涉及神经损伤，尤其是迷路震荡、脑外伤后综合征，可给予改善内耳微循环、营养神经、促进能量代谢的药物，如丹参、川芎嗪、银杏叶制剂等营养神经血管药物。

4. 激素类 如泼尼松、地塞米松，可减轻水肿，控制疾病的进展，缓解症状。

5. 维生素类 如维生素 C、维生素 P，有改善毛细血管脆性的作用。

6. 止晕治疗 包括前庭抑制剂和前庭调节剂两类。前庭抑制剂（如地芬尼多、茶苯海明等）可延缓中枢代偿机制的建立，不建议长期使用，可被前庭康复治疗取代。前庭调节剂（如甲磺酸倍他司汀、银杏叶制剂等）需足量、足疗程使用，可促进中枢前庭功能代偿机制的建立[32]。

7. 抗焦虑、抑郁药物 最常用的是 5 - 羟色胺再摄取抑制剂和苯二氮䓬类药物，其他如三环类抗抑郁药、单胺氧化酶抑制药等可作为二线用药。

（二）支持治疗

一般患者选择最舒适的体位，避免声、光刺激，使患者安静，解除思想顾虑，树立信心。氧分压低或过度紧张影响呼吸者，可予高压氧或 5% 二氧化碳混合氧吸入治疗。及时建立静脉通道，出现低血容量休克者，应尽早输液，可予右旋糖酐 - 40（低分子右旋糖酐）、羟乙基淀粉（706 代血浆）等改善微循环。如由颈部外伤引起者，早期应减少颈部活动，进行颈圈固定。

（三）前庭功能锻炼

缓解期或恢复期应加强平衡训练，尽早进行前庭康复训练，以增加对眩晕的耐受能力，促进中枢代偿的建立，加速外伤性眩晕患者的恢复[33]。

（四）脑神经功能的恢复

如果外伤损伤脑功能，出现认知症状，如注意力不能集中、记忆力差、操作能力下降等，应训练患者在真实的生活场景中实施认知疗法项目，包括心理咨询、专业人员的支持、适应性训练等。

（五）高压氧舱治疗

有研究结果表明，高压氧治疗外伤性眩晕有明显的疗效[34]，在联合依达拉奉后，效果明显提升[35]，高压氧尤其对于内耳减压病引起的眩晕有较好的疗效。此外，对于迷路震荡、脑外伤后综合征亦可使用，可增加神经恢复的速度。

（六）耳石复位

外伤性 BPPV 患者，手法复位治疗应在颅脑外伤病情稳定后进行，须由有经验的医生进行。外伤性与特发性 BPPV 相比，效果较差且易遗留残余症状，易复发[36]，须多次复位才能解决[37]。如后半规管及外半规管 BPPV 同时出现，可先复位后半规管再复位外半规管[39]。外伤性 BPPV 双侧多见，一般先复位严重的一侧，再复位另一侧[39]。有条件时，可选择全自动耳石复位仪进行复位治疗。

（七）手术治疗

其他部位外伤的治疗，如颅骨骨折、脑出血、颞骨骨折、挥鞭伤及颈外伤，应分析患者病情的严重程度，首先处理危及生命及易留下严重后遗症的外伤。

（八）联合诊治

颅骨损伤或损伤累及脑组织和颈椎病变者，应请专科医生联合诊治。

（九）有效的早期管理

有效的早期管理包括有关症状和康复预期的教育，以及活动调整的建议，可以预防或限制后期的紊乱[38]。

四、 药物治疗方案

见表 5 - 5 - 1。

表 5 - 5 - 1　外伤性眩晕药物治疗方案[3,24,40]

药物名称	给药途径	常用剂量	给药次数或持续时间	备注
地西泮注射液	肌内注射	2.5~5mg	3 次/日	
盐酸异丙嗪注射液	肌内注射	25~50mg		必要时每 4 小时重复一次
硫酸阿托品注射液	静脉注射	0.5~1mg	2~3 次/日	青光眼、前列腺肥大、高热者禁用
银杏叶提取物注射液	静脉输液	10~20ml	1~2 次/日	
注射用甲泼尼龙琥珀酸钠	静脉注射	40~80mg	1 次/日	
地塞米松磷酸钠注射液	静脉注射	2~20mg	1 次/日	可 2~6 小时重复一次
维生素 C 注射液	静脉注射	100~250mg	1~3 次/日	
甲磺酸倍他司汀片	口服	12mg/次	3 次/日	

五、 疗效评估

应在 1 周、3 个月分别进行疗效评估。

1. 痊愈　眩晕或眼震完全消失。

2. 有效　眩晕或眼震减轻，但未消失。

3. 无效　眩晕和眼震无变化或加剧。

预防

一、 生活管理

不良的生活方式可能会诱发眩晕，因此应改善生活方式，适当锻炼，放松心情，养成良好的睡眠习惯，避免劳累，减少摄入酒精、浓茶、咖啡及巧克力等可能诱发眩晕的食物摄入，减少紧张的情绪，保持乐观心态，同时重回正常的工作和生活也是非常重要的。对一些累及椎间盘的患者，可能疗程较长，或遗有慢性颈痛症状，应与患者及其家属说明，以取得更好地配合治疗。对于脑外伤后综合征或迷路震荡等患者（多为一过性眩晕），应向患者及家属解释头部创伤的影响，消除其顾虑，并使患者相信出现的症状是自然恢复过程中的一部分，症状有了减轻就鼓励患者逐渐恢复工作。

二、 复诊与随访

定期随访可及时发现潜在的风险，及时治疗，降低眩晕复发。推荐进行 1 周的短期随访和 3 个月的长期随访，随访的检查包括影像学检查与前庭功能检查，影像学检查可评估为患者骨折愈合情况及手术治疗效果，同时可发现患者原有疾病是否加重，是否有出血及出血后梗死。前庭功能检查主要观察患者的治疗效果，同时调整治疗方案，并进行进一步的康复训练。

三、 患者教育

绝大多数外伤性眩晕不可控，由于交通事故在外伤性眩晕中的发病率最高，所以患者应严格遵守交通规则，尽可能减少交通事故的发生。其预防主要为爆震性眩晕与减压病的预防。

（一）爆震性眩晕的预防

对高危职业人群进行专门防护，如从事或生活环境内有枪炮射击、炸弹等武器及核爆炸、爆竹、烟花的爆震，开矿、采石、建筑及筑路的爆破性工作的人员及居民，应建议进行专业的防护，如佩戴耳塞、在隔音间进行操作等，如有条件，尽量远离噪音或爆震环境。

（二）减压病的预防

减压病的预防关键是高气压作业后的安全减压。在每一次高气压作业后，都应严格按照安全规定进行减压。避免在减压过程中，尤其在较深的减压阶段进行气体转换，如需气体转换应尽可能缓慢，气体分压尽可能小。潜水员应定期检查咽鼓管功能、听力及前庭功能。鼓膜穿孔者、咽鼓管功能不良者，以及原有内耳疾病如感音神经性聋、梅尼埃病患者，应避免从事高气压作业。

作者：金玉莲（上海交通大学医学院附属新华医院）

二审审稿：马鑫（北京大学医院）

三审审稿：陈钢钢（山西医科大学第一医院）

白雅（空军军医大学第一附属医院）

参考文献

第六章　发作性前庭综合征

第一节　良性阵发性位置性眩晕

图6-1-1　良性阵发性位置性眩晕思维导图

➤ 概述

一、定义

良性阵发性位置性眩晕（benign paroxysmal positional vertigo，BPPV），俗称"耳石症"。是一种相对于重力方向的头位变化所诱发的、以反复发作的短暂性眩晕和特征性眼球震颤为表现的最为常见的外周性前庭疾病[1]。具有一定自愈性。

文献中临床分类标准并不统一。常按照发病病因、受累半规管、病理生理机制等进行分类[10]。

（一）按病因分类

1. 原发性（特发性）BPPV　原因不明，约占50~70%。

2. 继发性BPPV　继发于其他耳科、全身系统性疾病。

（二）按受累半规管分类

1. 后半规管BPPV　最为常见，占70%~90%。

2. 外（水平）半规管BPPV　占10%~30%。

3. 前（上）半规管BPPV　罕见。

4. 多半规管BPPV　为同侧或双侧多个半规管同时受累，少见。

（三）按病理生理机制分类

1. 管结石症　游离耳石位于半规管壁内，根据耳石在管壁内位置不同，又分为前臂型和后臂型。

2. 嵴帽结石症　耳石黏附于半规管嵴帽上。

二、流行病学

女性更为多见，男女终生患病率分别为3.2%与1.6%，年发病率各国报道不一，为（10.7~600）/10万，可发生于任何年龄组，随年龄增长而增加，且年龄每增长10岁，发病率增加38%[2,3]。儿童较为少见，2020年韩国研究数据显示：15岁以下儿童约占所有BPPV患者的1%，且常有内耳疾病或近期头部创伤病史[3]。

三、病因与诱因

大多数BPPV患者病因不明。最新Meta分析显示：女性、城市居民、睡眠疾病、维生素D缺乏、骨质疏松症、偏头痛、头部创伤、高总胆固醇水平是BPPV发生的常见诱因[4]。在老年女性中，缺乏体育锻炼活动者与经常体育锻炼者相比，BPPV的发病风险高2.6倍。BPPV患者的短期复发率约为20%，18个月以上的复发率可达30%~50%，女性患者复发率明显高于男性[5,6]。≥65岁的患者与<65岁的患者相比，复发风险增加1.5倍[7]。女性、高血压、糖尿病、高脂血症、骨质疏松和维生素D缺乏是亚洲人群BPPV复发的危险因素[8]。除此之外，其他耳科疾病（如梅尼埃病、前庭神经炎、特发性突发性聋、中耳炎等）、各类手术后（耳科、口腔颌面科、骨科手术等）、应用耳毒性药物等亦可诱发BPPV[9]。

四、发病机制

BPPV发病机制尚不完全清楚。

（一）管结石症（canalithiasis）

该理论由 Hall 教授于 1979 年提出[11]。椭圆囊囊斑上的耳石颗粒脱落后经半规管单脚/总脚进入半规管管腔内。头部在重力方向上产生位移时，耳石颗粒受重力作用在管腔内滑动，引起内淋巴液流动。当这些颗粒的积累达到临界质量时，可致壶腹嵴帽偏斜，这种偏斜位移信号经前庭毛细胞顶端的纤毛剪切运动转换为电化学信号传入前庭神经核，激活前庭眼动反射，诱发位置性眩晕和特征性眼震。当耳石颗粒移至管腔内新的重力最低点时，滑动停止，嵴帽归位，眩晕及眼震消失。由于后半规管位于整个内耳的后下方，位置较低，耳石颗粒易滑落至此管，因此后半规管 BPPV 发病率最高。

（二）嵴帽结石症（cupulolithiasis）

该理论最早由 Schuknect 教授于 1962 年提出[12]。其在对 BPPV 患者颞骨进行组织病理学研究时发现，患者后半规管壶腹嵴椭圆囊侧存在致密的嗜碱性颗粒黏附，推测为移位耳石。正常生理状态下，嵴帽比重与内淋巴液比重相同，静止状态下，由于内淋巴液的存在，嵴帽对重力感知不敏感。当耳石颗粒黏附于嵴帽时，嵴帽比重增加，对重力牵引及角性加速/减速运动变得敏感，当头部在重力方向上产生位移时，嵴帽偏斜，则会出现位置性眩晕与特征性眼震。

诊断

一、问诊与症状

典型的 BPPV 患者来诊时会表现出特征性的临床症状，即在头部运动时诱发短暂的天旋地转感，伴有恶心、呕吐、心悸、出汗等自主神经症状。发作间歇期存在头晕、头重脚轻、漂浮感、不稳感、振动幻视等。

当患者主诉为"头动诱发反复短暂性头晕"时，先确定患者是否伴有晕厥。排除晕厥后，需关注患者的发病性质（头晕还是眩晕?）、持续时间（数秒? 数分钟? 数小时? 数天? 持续性?）、发作体位和伴随症状等。可通过数个简单的问题在短时间内提高 BPPV 的筛查准确率。为此，许多学者设计了 BPPV 相关问诊问卷，灵敏度可达 80% 以上。其中核心问诊条目包括：① "头晕或眩晕是否在躺下起床或头部快速运动或床上翻身时出现/加重"；② "头晕或眩晕是否有天旋地转的感觉"；③ "每次头晕或眩晕持续时间是否小于 3~5 分钟"；④ "眩晕时是否无耳闷、听力下降"；⑤ "正常走路、立位转头时会不会出现天旋地转的感觉"等。当前 4 个问题得到"肯定"回答，最后 1 个问题得到"否定"回答时，患者可能为 BPPV，建议首先进行位置试验[13-15]。

问诊中除需询问本次发作的眩晕特点之外，还需注意对既往眩晕病史的问诊，包括既往发作的眩晕特点、本次发作与既往发作的眩晕表现是否一致、眩晕反复发作是否具有规律性、发作时是否伴随头痛症状、头痛特征及头痛家族史[16]。

二、查体与体征

考虑患者可能为 BPPV 时，应首先行位置试验。检查前需综合考虑患者身体及精神状态，告知患者检查方法和可能诱发的不适，评估其能否耐受，同时争得患者及家属的积极配合。

检查前需先观察患者是否存在自发性眼震，应特别注意假性自发性眼震可能。每位患者均应行耳科专科查体，包括耳廓、外耳道、鼓膜检查。重点排除耵聍栓塞、中耳炎、鼓膜穿孔等疾患。

常用的位置试验包括 Dix-Hallpike 试验、滚转试验（roll test）、低头-仰头试验、侧卧试验等。一般患者均需进行 Dix-Hallpike 试验和滚转试验检查，明确后半规管和外半规管是否存在耳石。考虑到后半规管 BPPV 占比较大、且 Dix-Hallpike 试验时亦可有效诱发水平半规管 BPPV 眼震，因此有专家建议位置试验可先从 Dix-Hallpike 试验开始，根据患者耐受情况，水平眼震的有无来评估是否需要继续行滚转试验，以减少对患者的不适刺激[17]。另外，部分 BPPV 患者可能首次位置试验呈假阴性，此时应结合病史分析，摇头后多次行位置试验，以期获得典型眼震[18]。

（一）Dix-Hallpike 试验

该检查法是判断后半规管和前半规管 BPPV 的首选方法。患者取坐位，检查者将其头部转向一侧45°，保持头位不动迅速仰卧，头后仰悬垂，与水平面呈30°角，观察有无位置性眩晕及眼震（图6-1-2）。

图6-1-2　右侧 Dix-Hallpike test 示意图

如患者为后半规管 BPPV，患耳向地时出现垂直扭转性眼震（垂直成分向上极，扭转成分向地），有疲劳性，且低位眼眼震扭转成分较为突出，高位眼眼震垂直成分更为明显。管结石症眼震强度呈渐强渐弱改变，且眼震强度和潜伏期存在明显相关，潜伏期越短，眼震越强；嵴帽结石症眼震可持续不衰减[19]。部分患者在初始位置性眼震停止后可出现低强度短时间的反转相眼震，初始眼震越强，越容易出现反转相眼震。复位治疗中需等待该眼震消失后再行下一体位转体[20]。由激发头位回复到坐位时眼震方向逆转，且诱发位眼震与坐位逆转眼震的强度比约为2：1[21]（眼震相关基础知识详见第二章第四节"眼球震颤"）。复位完成后坐起仍有逆转眼震，提示复位效果差。

临床少见情况：①后半规管 BPPV 患者患侧 Dix-Hallpike 试验诱发垂直下跳眼震：考虑耳石可能停留/卡顿于总脚附近，行 Dix-Hallpike 试验时耳石向壶腹流动，抑制性刺激，产生垂直下跳眼震。或耳石异位进入前半规管后臂[22]；②单侧后半规管 BPPV 患者双侧 Dix-Hallpike 试验均诱发出垂直扭转性眼震：考虑可能与双侧后半规管平面角度 > 或 <90°，健侧 Dix-Hallpike 试验时，患侧后半规管内耳石克服液体阻力产生流动诱发嵴帽偏斜有关。其发生率大于双侧后半规管 BPPV 或前半规管 BPPV，需谨慎判断[23]。

如患者为前半规管 BPPV，单侧/双侧 Dix-Hallpike 试验或仰卧悬头位检查亦可见垂直扭转性眼震，但垂直成分向下极，扭转成分较弱，方向难以确定。有时可仅表现为垂直下跳性眼震。如复位后位置性眼震消失，即可明确前半规管 BPPV 诊断。相反，则需排除中枢性位置性眼震、前庭性偏头痛、对侧后半规管 BPPV 等可能。

当患者存在严重的颈椎椎管狭窄、颈椎活动受限、脊柱后凸、类风湿关节炎、强直性脊柱炎、重度肥胖等时，应谨慎行 Dix-Hallpike 试验[16]。

（二）滚转试验

该检查法是判断外半规管耳石症的首选方法。取平卧位，头位抬高30°，向一侧转头90°观察至眩晕或眼震消失后30秒恢复初始位置，再向另一侧转90°观察（图6-1-3）。如双侧均诱发出水平向地性眼震或水平背地性眼震（可略带扭转成分），考虑为外半规管 BPPV。

图6-1-3　roll test 示意图

眼震分型如下。

1. 水平向地性眼震　时间小于1分钟时考虑为外半规管后臂型管结石症，此时眼震强度大、持续时间长的一侧为患侧，且左右两侧侧卧位诱发眼震的强度比约为2：1；时间大于1分钟时考虑为轻嵴帽[24]（详见第六章第二节"嵴帽病"）。

管结石症眼震强度呈渐强渐弱改变，眼震的潜伏期取决于滚转试验时位置改变的加速度，常为1~2秒，头部扭转的加速度越大，潜伏期越短，眼震强度越强。部分患者在初始位置性眼震停止后可出现低强度短时间的反转相眼震，初始眼震越强，越容易出现反转相眼震。复位治疗中需等待该眼震消失后再行下一体位转体。

2. 水平背地性眼震　时间小于1分钟时考虑为外半规管前壁型管结石症；时间大于1分钟时考虑为外半规管嵴帽结石症。此时眼球强度小、持续时间短的一侧为患侧。当患侧判断困难时，可结合假性自发眼震（pseudo-spontaneous nystagmus）、零平面（null plane）(详见第六章第二节"嵴帽病")、低头 – 仰头试验（bow and lean test）、坐位 – 仰卧位试验（lying – down test）等加以辅助判断[1]。嵴帽结石症眼震潜伏期短暂或无潜伏期，眼震强度呈渐强渐弱改变。

3. 定向性水平眼震 实际为外半规管前壁型管结石症，患者一开始可能表现为短暂的双侧水平背地性眼震，在反复诱发及复位过程中耳石松动，从前臂向后臂移行，再次复位时，可能在向健侧的连续转头中产生持续的离壶腹流动刺激，导致眼震方向一致（患侧侧卧位为水平背地性眼震，健侧侧卧位为水平向地性眼震）的水平眼震。该定向性水平眼震需与自发性水平眼震鉴别[25]。

当患侧判断困难时，辅助判断手段中低头 – 仰头试验较为常用，理论上讲，如果患者为外半规管后壁型管结石症，低头时，耳石会向壶腹流动，患侧兴奋，眼震向患侧，前壁型管结石症和嵴帽结石症的耳石会离壶腹运动，患侧抑制，眼震向健侧。而仰头时，后壁型管结石症耳石离壶腹流动，患侧抑制，眼震向健侧，前壁型管结石症和嵴帽结石症的耳石向壶腹运动，患侧兴奋，眼震向患侧。但由于半规管管腔解剖变异、耳石的漂浮位置、脱落量、凝结程度等因素影响，低头眼震和（或）仰头眼震的出现率为 65% ~ 100%，使用低头 – 仰头试验判断患侧时，与翻滚试验相比，管石症的患侧判断的一致率约为 79%，嵴石症约为 64%[26]。当翻滚试验与低头 – 仰头试验患侧判断不一致时，以翻滚试验为准[27]。

外半规管 BPPV 患者假性自发性眼震的发生率约为 20% ~ 30%，其中水平背地性眼震患者更为多见[28]。当患者存在假性自发性眼震时，行低头 – 仰头试验判断患侧的准确率更高[29]。

三、辅助检查

（一）优先检查

先行位置试验，判断患者是否为 BPPV，并确定 BPPV 分型。

（二）可选检查

1. 前庭/平衡功能检查 部分患者可能需行眼震视图（包括自发性眼震、凝视眼震、视动、平滑跟踪、扫视、冷热试验、摇头试验等）、头脉冲试验、旋转试验、前庭诱发肌源性电位、耳蜗电图、前庭自旋转试验、主观视觉垂直线、静态或动态姿势图、平衡感觉整合能力测试以及步态评价等相关检查。

适用患者包括：反复复发的 BPPV 患者；反复复位眼震不变或没有完全消失的患者；反复位置试验后眼震方向变化的患者；既往有其他头晕眩晕疾病史的患者；既往有特殊诱因发作的患者（如强声/压力/刻板诱发等）；每次发作均伴有波动性耳部症状的患者；发作前伴有明确头面部外伤史的患者；有中枢神经系统症状和体征的患者等。

外半规管 BPPV 患者对患侧行眼震视图和头脉冲试验时，常存在外半规管轻瘫，可能与耳石沉积导致半规管部分阻塞有关，复位治疗后会明显好转[30]。

2. 听力学检查 部分患者可能需行纯音测听、声导抗、耳声发射、听觉脑干诱发电位等听力学检查。适用患者包括：本次发作伴有急性听力下降的患者、发作前伴有明确头面部外伤史的患者、每次发作均伴有波动性耳部症状的患者等。

3. 影像学检查 部分患者可能需行颞骨 CT、头颅/侧颅底/内耳 MRI、颈椎 CT/MRI 检查等。适用患者包括：逐渐进展性的单侧耳聋耳鸣患者、发作前伴有明确头面部外伤史的患者、反复复位无效且伴有明显血管危险因素的患者、有中枢神经系统症状和体征的患者等。

4. 病因学检查 包括钙离子、血清 25 – 羟基维生素 D、血糖、血脂、尿酸、性激素等相关检查。

（三）新检查

BPPV 的位置试验和复位治疗通常均可在床旁手法操作完成，但近年来在国内兴起的全自动耳石复位仪对于 BPPV 的诊疗具有不可忽视的优点：①转位角度精确、速度可控、眼震观察清晰方便；

②对患者身体保护到位，可避免颈椎医源性损伤；③可录制所有体位眼震视频，方便反复观察。特别适合于颈椎活动受限、肥胖、老年患者[31]。

四、 诊断标准

按照中华医学会耳鼻咽喉头颈外科学分会于2017年制定的《良性阵发性位置性眩晕诊断和治疗指南》[1]，结合巴拉尼协会2015年制定的《良性阵发性位置性眩晕诊断标准》[10]、美国2017年制定的《良性阵发性位置性眩晕临床实践指南（update）》[16]，当患者符合以下表现时，应诊断为BPPV。

（1）相对于重力方向改变头位后出现反复发作的、短暂的眩晕或头晕（通常持续不超过1分钟）。

（2）位置试验中出现眩晕和特征性位置性眼震。

（3）复位疗效并不是诊断必备条件。但当患者位置性眼震不典型，且反复复位效果欠佳时，应积极排除其他疾病：如前庭性偏头痛、梅尼埃病、前庭神经炎、前庭阵发症、中枢性位置性眩晕/眼震、上半规管裂综合征、后循环缺血、体位性低血压、精神心理性眩晕等。

诊断分级：分为确定诊断、可能诊断和存在争议的综合征。完全符合上述3条诊断标准时为确定诊断，如符合（1）和（3），但位置试验未诱发出眩晕及眼震时为可能诊断。存在争议的综合征是指具有位置性眩晕的症状，但可能不是BPPV的一类疾病[1]。可能包括：前半规管管结石症、后半规管嵴帽结石症、多半规管管结石症等。主要表现如下：①相对于重力方向改变头位后出现反复发作的、短暂的眩晕或头晕；②位置试验诱发出的眼震不符合相应半规管兴奋或抑制的表现，难以和中枢性位置性眼震相鉴别；或多个位置试验中出现位置性眼震，但无法确定责任半规管；或同时出现外周和中枢性位置性眼震；或位置试验中出现眩晕，但未观察到眼震。

五、 鉴别诊断

（一）梅尼埃病

患者常有反复发作性眩晕病史，发作时伴有波动性听力下降、耳鸣、耳闷胀感。随发作次数增加，听力可逐渐下降。纯音测听随访可呈现先低频，后高频，接着中频逐渐下降的感音神经性耳聋。少数BPPV患者发作时可伴耳鸣，但复位成功后耳鸣消失，不伴有波动性听力下降，发作期纯音测听及位置试验可鉴别[1,10,16]。

（二）前庭神经炎

患者突发剧烈眩晕来诊，首次发作，既往一般无明显类似发作。眩晕呈持续性，强迫体位。眩晕可由于任何体位变化而加剧。BPPV的位置性眩晕有明显特定头位变动。病史结合位置试验、前庭功能检查可鉴别[1,10,16]。

（三）前庭性偏头痛

反复发作性头晕/眩晕，伴头痛、恶心、耳鸣等不适。持续时间可从数秒到数周不等。约1/4的患者可能存在位置性眩晕和眼震。与BPPV相比，前庭性偏头痛的头晕症状更明显，反复发作更显"规律性"，常伴头痛或有既往偏头痛反复发作病史，其位置性眼震有时与BPPV眼震较难鉴别，但复位治疗无效[1,10,16]。

（四）前庭阵发症

主要表现为反复频繁发作的短暂性眩晕/头晕，每天发作5～10次以上，症状刻板，时间<1分钟。病史结合位置试验可鉴别[1,10,16]。

（五）体位性低血压

常因从卧位、蹲位、坐位突然起身诱发，伴晕厥或晕厥前状态，一般无眩晕感。在床上左右侧翻身或躺下时无明显诱发。病史、卧立位血压监测结合位置试验可鉴别。

（六）中枢性位置性眩晕

是一类中枢源性眩晕，病变部位常位于第四脑室背外侧部、小脑背侧蚓部、小脑小结叶和舌叶。其发作性、位置性、临床表现以及位置试验特点与BPPV很相似，极易误诊，发病率较低，但一旦误诊易延误治疗导致严重后果。其位置性眼震特点常表现为：纯垂直/扭转性眼震或持续性背地性水平眼震、复位治疗无效、多个体位可诱发不同类型眼震、眼震没有疲劳性没有潜伏期、常伴其他中枢神经系统症状体征等[32]。

六、 误诊防范

BPPV 具有典型的病史特征和位置性眼震，大部分患者复位治疗后眼震即可消失。如位置性眼震不典型、只有位置性头晕而无位置性眼震或位置性眼震并不典型且各种手法复位治疗无效时，应排除其他疾病可能，避免误诊漏诊。

在鉴别诊断过程中需注意疾病动态发展和各种前庭疾病共病可能。建议参照第二章第一节"头晕/眩晕病史问诊策略"进行病史采集，并在此基础上鉴别诊断。

治疗

一、 治疗流程

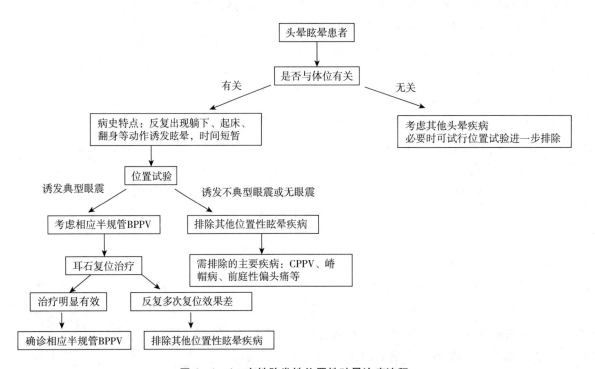

图 6-1-4 良性阵发性位置性眩晕治疗流程

二、 治疗原则

BPPV 具有一定自愈性。但后半规管管结石症平均自然病程为 39 天，水平半规管管结石症为 16 天，如不进行复位治疗，部分患者可能发展为慢性前庭综合征，甚至造成严重情绪障碍，降低生活质量。因此，当患者身体情况允许时，应坚持耳石复位治疗为主，药物治疗为辅的治疗原则，必要时结合认知行为治疗、神经调制治疗等[33]。

三、 治疗细则

（一）药物治疗

原则上药物治疗并不能使耳石复位，但鉴于 BPPV 可能和内耳退行性变有关，亦可合并其他前庭疾病，下列情况下可考虑药物辅助治疗[34-36]。

1. 急性发作伴严重恶心、呕吐等自主神经症状时，可给予前庭抑制、止吐、镇静治疗，如地芬尼多、苯海拉明、茶苯海明、甲氧氯普胺、安定等，时间不超72小时。

2. 当合并其他前庭疾病时，应根据疾病类型给予相应药物治疗，包括但不限于：中枢前庭代偿药物、改善内耳微循环药物、营养神经药物、血流动力学相关药物、抗偏头痛药物、抗癫痫药物、抗焦虑抑郁药物、抗失眠药物等。

3. 当患者反复发作时，可给予维生素D和钙剂补充治疗。2020年最新的一项多中心随机对照研究显示，给予BPPV患者维生素D和碳酸钙剂补充，可显著降低年复发率。同时，来自2021年和2020年的两项文献Meta分析也显示：维生素D可显著降低BPPV患者复发率，可以作为BPPV频繁复发患者的二级预防用药，特别是当患者血清维生素D含量明显降低时。

（二）手法复位治疗

当患者位置试验出现特征性眼震时，应行手法复位治疗。后半规管BPPV常用的复位手法有Epley法与Semont法，外半规管BPPV常用的复位手法有Barbecue法与Gufoni法。

1. Epley法 该复位方法由Epley教授于1992年首次报道[37]，方法：从Dix-Hallpike试验诱发体位向对侧（健侧）连续转2个90°，最后坐起。每个90°转体后需停留至眼震消失30秒以后再行下一次转体（图6-1-5、图6-1-6）。在两个90°转体位眼震形式与诱发体位一致时，复位成功可能性大。复位过程中，患者可能出现眩晕、恶心、呕吐、坠落感等不适。

图6-1-5 Epley法（假设患者为右侧后半规管管石症）

图6-1-6 Epley法头位特写（假设患者为右侧后半规管管石症）

针对最为常见的后半规管BPPV管结石症患者，经1~3次Epley法复位后约85%~98%的患者眼震可消失[38]。2014年Cochrane数据库系统综述显示：对于后半规管管结石症患者，Epley法安全有效，与Semont法治疗效果相当，优于

Brandt-Daroff家庭练习[39]。而针对少见的后半规管嵴帽结石症患者，最新的一篇临床随机对照研究显示，Epley法和Brandt-Daroff家庭练习均无法在单次治疗后显效，反复复位或练习一周后的有效率分别为48%和36%，差异无统计学意义[40]。

2. Semont法 该复位法由Semont教授于1988年首次提出[41]。方法（图6-1-7）：患者坐位，头向健侧转45°，迅速从坐位倒向患侧呈侧卧位，待

图6-1-7 Semont法（假设患者为右侧后半规管耳石症）

眼震消失30秒后，坐起，再向健侧180°冠位转体侧卧，待眼震消失30秒后，恢复坐位。

Chen Y于2012年[42]发表的一项随机双盲对照研究发现，Semont法治疗后半规管BPPV的短期有效率可达85%。2016年的一篇Meta分析[43]显示：Semont法与Epley法治疗后半规管管结石症的治疗有效率、复发率无明显差异。

3. Barbecue法 由Lempert教授于1996年首次提出[44]，方法（图6-1-8）：患者从患侧侧卧—仰卧—健侧侧卧—俯卧—患侧侧卧—坐起，以90°

图6-1-8 Barbecue法（假设患者为右侧外半规管管石症）

连续翻滚，每个体位待眼震眩晕消失30秒后再转向下一体位，最后坐起低头休息。

针对水平向地型眼震外半规管BPPV患者，就诊首日2次Barbecue法复位的有效率可达69.1%。长期随访总体累计有效率可达50%~100%[45,46]。

4. Gufoni法 方法（图6-1-9、图6-1-10）：根据翻滚试验两侧侧卧时的眼震特点，先向眼震强度较弱侧侧卧，待眼震消失30秒后，再向眼震快相侧快速转头45°[47]。针对水平向地型眼震外半规管BPPV患者，就诊首日2次复位的有效率可达60%。针对水平背地型眼震外半规管BPPV患者，就诊首日2次复位的有效率可达73.1%[45,46]。

图 6-1-9　Gufoni 法
（假设患者为向地性眼震，
左侧外半规管管石症）

图 6-1-10　Gufoni 法
（假设患者为背地性眼震，
右侧外半规管嵴石症）

（三）体位限制

体位限制是指在复位完成后对患者进行某种强迫体位限制，一般为朝向无头晕侧或头晕较轻侧侧卧，持续数小时到数十小时，以期提高复位有效率，降低复发率。美国 2017 年制定的《良性阵发性位置性眩晕临床实践指南（update）》认为后半规管 BPPV 复位治疗后无须进行体位限制（Ⅰ级证据）。2018 年最新一篇 Meta 分析显示，复位后的 BPPV 患者，体位限制组的有效率和复发率与非体位限制组相比，均无明显差异[48]。国内 2021 年最新 Meta 分析研究数据表明：与非体位限制组相比，单次就诊手法复位后进行体位限制可能有助于提高后半规管 BPPV 治疗的有效率，而在不考虑就诊次数情况下，是否进行体位限制对最终预后无显著影响，是否进行体位限制对日后复发亦无明显影响[49]。

（四）残余头晕的处理

经手法治疗的 BPPV 患者在眩晕和眼震消失后可能长期存在残余头晕（residual dizziness），表现为持续的非特异性头晕、不稳感或其他平衡障碍等症状，但不伴有眼球震颤及眩晕。原因可能与耳石未完全复位、椭圆囊功能障碍、病理性中枢平衡再适应等有关。影响因素包括老年人、基础疾病较多、BPPV 持续时间较长、手法复位次数较多、血清维生素 D 水平降低、焦虑状态等。一般采用药物治疗（如甲磺酸倍他司汀、维生素 D 剂、抗焦虑药物等）、前庭康复训练、认知行为治疗等[50]。其中前庭康复可以显著改善 BPPV 复位后残余症状患者的日常活动与社会参与功能[51]，可显著缩短残余症状持续时间和促进平衡功能恢复[52]。

（五）前庭康复训练

前庭康复训练可以作为 BPPV 患者耳石复位的辅助治疗。适用于：①诊断明确但复位无效的患者；②复位后残余头晕的患者；③无法耐受手法复位的患者；④存在严重焦虑担忧的患者，用于复位治疗前，提高患者对复位的耐受性。最常用的针对耳石症的康复训练方法为 Brandt-Daroff 家庭练习法。

方法（图 6-1-11）：向晕侧侧卧 30 秒，坐起向对侧侧卧 30 秒，交替反复，每日多次，直至眩晕症状消失。针对后半规管 BPPV，有学者认为其

图 6-1-11　家庭复位法

复位有效率低于 Epley 法和 Semont 法[53]。但也有研究认为该法对于后半规管 BPPV 的管石症和嵴帽结石症均有较好疗效，随访 1 周有效率与 Epley 法相当[40,54]。

（六）手术治疗

对于诊断清楚、责任半规管明确，经过 1 年以上规范的耳石复位等综合治疗仍然无效且活动严重受限的难治性患者，可考虑行半规管阻塞、后壶腹神经切断术等手术治疗。该类型手术效果明显、听力损伤风险较小。其中后壶腹神经切断术相对更具挑战性，临床已较少使用[55]。

四、疗效评估

按照中华指南建议，疗效评估以患者的主观感受为主，如位置性眩晕消失则可视为临床治愈；如仍有位置性眩晕或头晕，则再行位置试验，根据位置性眼震的结果综合判断疗效。可根据不同临床需求选择相应的时间点（如初始治疗完成后 1 天、1 周、1 个月）进行疗效评估。

疗效评估指标如下：①主要评估指标：位置性眩晕（主观评估）；②次要评估指标：位置性眼震（客观评估）；③辅助评估指标：生活质量，最常用评估工具是头晕残障问卷（详见第二章第

七节"头晕/眩晕患者的常用症状评估量表")。

疗效分级：治愈（位置性眩晕消失）；改善［位置性眩晕和（或）位置性眼震减轻，但未消失］；无效［位置性眩晕和（或）位置性眼震未减轻，甚至加剧］。

预防

一、生活管理

问诊中应详细了解患者一般情况、生活习惯、既往病史等。针对 BPPV 常见危险因素进行生活管理。如维生素 D 缺乏患者应注意相应膳食补充，骨质疏松症患者应给予膳食和钙剂补充，偏头痛患者应记好头痛发作日记，查找发作诱因并尽量避免。高血压、高血糖、高血脂患者应积极规律药物治疗，保证监测指标稳定于正常范围。更年期女性和情绪障碍患者应尽量保持心境稳定，提高睡眠质量，必要时可采取相关科室药物干预[1,10,16]。

二、复诊与随访

根据预先设定的疗效评估时间点进行复诊提醒，同时辅助患者做好复诊挂号及来诊准备事宜（如停用前庭抑制药物，睡眠药物，避免大量进食等）。

根据患者复位后的疗效评估制定后续详细治疗方案，并定期随访。如给予药物治疗，应详细告知药物名称、剂量、使用时长和可能引起的常见不良反应。如给予前庭康复训练，应详细讲解并让患者及家属学会家庭练习动作操作要领，必要时发送练习示范视频。

三、患者教育

门诊诊疗中需向患者解释 BPPV 的成因、预后、有无生命危险等，有助于降低患者焦虑感，提高依从性。在进行位置试验和手法复位前应告知患者检查具体方法、可能引起的不适和应对策略，积极争取患者及家属配合。

作者：陈钢钢（山西医科大学第一医院）

二审审稿：张甦琳（华中科技大学同济医学院附属协和医院）

三审审稿：马鑫（北京大学人民医院）

参考文献

第二节　嵴帽病

图 6 - 2 - 1　嵴帽病思维导图

概述

一、定义

嵴帽病（cupulopathy/cupula disease），目前尚没有确切的定义，从广义来说，嵴帽病是一种由于壶腹嵴帽和（或）内淋巴液生理状态发生改变，使嵴帽与周围内淋巴液相对比重改变而引起的一类内耳病。典型临床表现为与体位改变相关的位置性眩晕及持续变向性位置性眼震（direction

– changing positional nystagmus，DCPN），常具有自限性。重嵴帽（嵴帽耳石）与轻嵴帽统称为嵴帽病[1]。

二、 流行病学

嵴帽病的概念较新，近年来正逐渐引起越来越多临床医生的关注，对于此病的流行病学报道尚少。由于垂直半规管重嵴帽尚为存在争议的综合征，加上垂直半规管轻嵴帽的发病率较低，因此这里我们主要侧重讨论水平半规管嵴帽病。

有研究表明良性阵发性位置性眩晕（BPPV）的年发病率为（10.7～600)/10 万[2]，其中水平半规管 BPPV 约占10%～30%[3]，根据 roll test 出现的眼震方向分为向地性和背地性眼震，其中向地性眼震占绝大部分，而由重嵴帽引起的背地性眼震则占比较小[4]。另外，有报道显示轻嵴帽在所有类型 BPPV 中占比为4.9%，在表现为 DCPN 的 BPPV 患者中发生率为9.4%，在表现为向地性 DCPN 的 BPPV 患者中，轻嵴帽发生率为14.2%[5]。

三、 病因与诱因

任何导致嵴帽与周围内淋巴液相对比重改变的病理或生理状况都有可能引起嵴帽病（图6-2-2）。

（一）生理状态

嵴帽比重与内淋巴液比重相等，约为1.0033，耳石比重为2.94。耳石器和嵴帽分泌硫酸蛋白多糖等大分子进入内淋巴液，维持代谢自稳状态（图6-2-2a）。

（二）病理状态（图6-2-2b、c）

1. 嵴帽比重变大 椭圆囊上耳石脱落或吸收障碍，成簇的耳石碎片黏附于壶腹嵴，使得嵴帽比重变大。

图6-2-2 嵴帽病病理生理

2. 嵴帽比重变小 摄入酒精（相对密度0.79）、相对密度较轻的物质黏附于嵴帽（降解的耳石碎片、炎症细胞残体或小气泡等）、嵴帽萎缩或肿胀等使嵴帽比重变小。

3. 内淋巴液比重变大/黏滞度变大 椭圆囊和嵴帽分泌大分子增多、脑膜炎时脑脊液蛋白含量增高、血-迷路屏障破坏致血浆蛋白从内耳漏入内淋巴液等可能会使内淋巴液相对密度变大。

（三）内耳疾病相关性轻嵴帽

持续性向地性 DCPN 常在内耳疾病患者中观察到，如急性中耳炎合并浆液性迷路炎、突发性感音神经性聋（sudden sensorineural hearing loss，SSNHL)[6, 7]、梅尼埃病和 Ramsay Hunt 综合征伴眩晕[8-10]，部分轻嵴帽患者既往有 BPPV 病史[11]。

有研究报道了一位症状持续了三个多星期的伴有持续性位置性眩晕的 SSNHL 患者[6]，在急性期，摇头试验显示持续的向地性 DCPN，而在慢性期，出现了持续的背地性 DCPN。持续性向地性 DCPN 向持续性背地性 DCPN 的转变可能是以下原因：①内淋巴液比重升高导致嵴帽较轻；②脱落的耳石碎片黏附于壶腹嵴形成重嵴帽[12]。

（四）前庭性偏头痛（VM）相关性轻嵴帽

轻嵴帽与 VM 有较高的伴发率，40%的轻嵴帽患者有偏头痛病史，其中65%为女性[11]，同时多位学者报道偏头痛患者可有轻嵴帽样眼震[13, 14]。并且轻嵴帽理论可解释酒精诱发性的偏头痛。

Polensek SH 研究发现，VM 发作期的患者，其眼震存在以下特征：①19%的患者有自发性眼球震颤；②发作期固视抑制存在的患者100%出现位置性眼震；③35%的患者出现摇头后水平眼震；④76%的眼震为持续性且无潜伏期；⑤89%的患者为低速性眼震（2～7°/s）；⑥眼震不能归因于任何类型耳石症[15]。另外，VM 患者位置性眼震方向在不同患者变异很大，69%为水平方向眼震，其中72%双侧进行位置试验时方向不变；19%为垂直性眼震；7.6%为扭转性眼震[15]。一项研究表明，在有 VM 病史的轻嵴帽患者中，可出现零平面[11]。

众所周知,前庭感觉、视觉、躯体感觉和中枢整合共同维持我们身体的平衡(图6-2-3)[16]。其中,前庭传入是重要的。在一些VM患者中,当前庭外周刺激到达前庭中枢时,它可能与头痛相关通路相互作用,使得中枢整合异常从而引起眩晕和(或)头痛。另外有研究显示,在20名表现为持续性向地性DCPN的患者中,有8名患者符合VM的诊断标准,这些患者缺乏中枢神经系统受累现象,提示VM与前庭外周器官功能障碍有关[11]。

图6-2-3　不同眩晕疾病临床表现相似

前庭觉、视觉、本体感觉和中枢整合共同维持身体平衡。轻嵴帽、BPPV和SSNHL是内耳功能异常所致,VM的特征是神经核团联络异常。这些疾病影响空间定向和运动感知、眼动和姿势,最终导致眩晕、眼震和平衡障碍。

(五)其他疾病相关性轻嵴帽

患有中枢神经系统疾病的患者,如脑膜炎、HIV脑炎、累及延髓外侧或小脑角的局灶性病变以及小脑损伤可引起持续性向地性位置性眼震[17-20]。一项研究表明,持续性向地性DCPN患者中最终考虑为中枢病变的占比为12%[20]。部分脑膜炎患者持续性向地性DCPN可能是脑脊液中蛋白质水平升高所致[5]。

四、发病机制

(一)重嵴帽发病机制

随着对重嵴帽病理生理的认识,嵴帽结石的理论逐渐得到公认。嵴帽结石症由Schuknecht最早于1962年提出[21],从椭圆囊斑处脱落的耳石黏附于嵴帽,由于耳石比重比内淋巴液大,使得嵴帽的比重大于内淋巴液,导致对重力的异常感知,形成重嵴帽。

(二)轻嵴帽发病机制

轻嵴帽发病机制尚不明确,通常被认为是一种前庭病理现象。迄今为止,有五种主要假说来解释这种现象。

1. "轻嵴帽"假说　"轻嵴帽"假说中,"轻"指的是嵴帽密度降低,位置性酒精性眼震的第一相眼震归因于这种机制[22]。简单地说,在摄入乙醇后,由于嵴帽靠近毛细血管,乙醇(相对密度为0.79)从毛细血管扩散到嵴帽的速度比扩散到周围的内淋巴液要快,这使得嵴帽的比重低于内淋巴液。如果右侧为患侧,滚转试验右侧卧位时,由于右侧水平半规管内嵴帽比重低于内淋巴液,浮力使静纤毛向动纤毛的方向偏转,表现为兴奋性刺激,产生右向眼震(图6-2-4a);滚转试验左侧卧位时,右侧水平半规管内浮力使动纤毛向静纤毛方向偏转,表现为抑制性刺激,导致眼震朝向左侧(图6-2-4b)。最终呈现为持续性向地性变向性位置性眼震。

图6-2-4　轻嵴帽眼震

2. "重内淋巴液"假说　"重内淋巴液"假说认为内淋巴液比重可能因急性内耳疾病发作而升高,如迷路出血、内耳灌注不足或炎症等。Choi等报道持续性向地性眼震的脑膜炎患者脑脊液蛋白升高,增加了内淋巴液的比重[23]。还有研究表明,轻嵴帽可能伴有SSNHL[6]。通过三维流体衰减反转恢复磁共振成像(即3D-FLAIR序列),发现伴有眩晕的SSNHL患者有轻微内耳出血或内耳蛋白水平升高,这可能是由于血迷路屏障受损所致,血浆蛋白从内耳血管渗漏到内淋巴液,可能使内淋巴液比重增大,从而导致轻嵴帽状态[5, 24]。

3. "轻碎片"假说　另一种假说认为,"轻碎片"附着在嵴帽上,由于浮力作用,造成轻嵴帽。这一假设与嵴帽结石症的经典理论完全相反[21]。虽然没有物理证据显示轻碎片,但内淋巴液中变性、肿胀的细胞和炎症细胞以及耳石颗粒产生的化学产物已被列为潜在的碎片物质[1, 25]。

4. "密度"假说　最近,Kim等人认为外淋巴液和内淋巴液之间的密度差异可能是轻嵴帽现象的原因[27]。当外淋巴液密度增大且大于内淋巴液时，在恒定的重力作用下，由于膜迷路膜薄且易变形，充满内淋巴液的膜半规管受到来自周围外淋巴液更多的浮力影响[28]，机械力引起的导管变形可推动内淋巴液，导致嵴帽偏转，进而在头部滚转试验中诱发特征性的持续性向地性 DCPN（图 6 - 2 - 5）。

图 6 - 2 - 5　"密度"假说导致轻嵴帽眼震机制

诊断

一、 问诊与症状

嵴帽病的问诊极为重要。由于患者均表现为位置性眩晕，初次问诊时可参考 BPPV 问诊技巧（详见第六章第一节"良性阵发性位置性眩晕"）。在临床上轻嵴帽容易被误诊为水平半规管管石症，二者临床表现相似，均出现位置性眩晕与向地性眼震，要将眩晕的诱发因素、持续时间、发作次数、伴随症状以及既往史询问清楚（详见第二章第一节"头晕/眩晕病史问诊策略"）。此外，要注意追问患者头痛病史、睡眠情况以及有无精神心理障碍。

二、 查体与体征

嵴帽病查体主要为位置试验，低头 - 仰头试验、滚转试验可诱发持续性变向性位置性眼震，其中重嵴帽表现为背地性，轻嵴帽表现为向地性。

三、 辅助检查

（一）优先检查

优先进行位置试验，判断是否为嵴帽病，再看是何种类型。

（二）可选检查

1. 眼震视图（visual nystagmography, VNG）　直观观察眼震，可捕捉到嵴帽病患者的特征性眼震。

2. 听力学检查　嵴帽病患者一般没有听力异常，但如果伴发或继发于其他耳源性疾病，可出现听力改变。

3. 冷热试验　通过将冷、温水或空气注入外耳道内诱发前庭反应。根据眼震参数，其中主要是慢相角速度来分析前庭反应强弱，评价半规管功能。

4. 前庭诱发肌源性电位（VEMP）　包括 cVEMP 和 oVEMP，通过引出率、潜伏期、阈值、波幅、非对称性等评价椭圆囊和球囊功能，部分嵴帽病患者 oVEMP 结果异常。

5. 前庭自旋转试验　通过受检者主动头动，检测 2.0 ~ 6.0Hz（生理频率范围）高频前庭眼反射（VOR）通路，计算 VOR 增益、相移及非对称性，以评估水平和垂直 VOR 通路功能，以及病变定侧。前庭性偏头痛患者水平与垂直增益常增高，而相移常延迟。

6. 影像学检查　颞骨 CT 可鉴别中耳疾病及先天性异常，头颅及内听道桥小脑角 MRI 有助于排除中枢性病变，明确内耳有无结构异常。

四、 诊断标准

嵴帽病表现为位置性眩晕，除特征性位置性眼震外，其他检查可无异常，本病有一定自愈性。为了准确评估位置性眩晕，医生应在首诊时进行滚转试验和 Dix - Hallpike 试验。

（一）重嵴帽诊断标准[29, 30]

1. 位置性眩晕持续 1 分钟以上，仰卧滚转试验表现为水平持续性背地性变向性位置性眼震，无潜伏期和疲劳性。

2. 存在眼震消失平面 - 零平面。

3. 零平面所在侧为患侧。

4. 排除中枢神经系统疾病。

（二）轻嵴帽诊断标准[1, 5, 30, 31]

1. 位置性眩晕持续 1 分钟以上，仰卧滚转试验表现为水平持续性向地性变向性位置性眼震，无潜伏期和疲劳性。

2. 存在眼震消失平面 – 零平面。

3. 零平面所在侧为患侧。

4. 排除中枢神经系统疾病。

（三）确定患侧

1. 零平面的确定　仰卧位时，当头部慢慢转向患侧，直到半规管嵴帽长轴与重力矢量平面平行时，眼震停止（图 6 – 2 – 6）[1]，这个平面被称为中性点（neutral point）、零区（zero plane）、中性点位置（neutral position）、零平面（null plane）或零点（null point）[23, 26, 30, 32 – 34]，其角度范围 20 ~ 80°，变异较大，但大多数患者为 20 ~

图 6 – 2 – 6　眼震消失平面 – 零平面示意图

30°。零平面的存在是鉴别诊断和确定嵴帽病患侧的一个重要指标，零平面所在侧即患侧。

2. 低头 – 仰头试验　重嵴帽低头试验时眼震向健侧，仰头试验时眼震向患侧；轻嵴帽低头试验时眼震向患侧，仰头试验时眼震向健侧。

3. 自发性眼震　坐位自发性眼震弱，重嵴帽朝向患侧；轻嵴帽朝向健侧。

4. 眼震强度比较　重嵴帽，眼震弱的一侧为患侧；轻嵴帽，眼震强的一侧为患侧，但临床上，轻嵴帽患者两侧眼震常无法分辨强弱。

五、鉴别诊断

（一）水平半规管管石症

轻嵴帽易误诊为水平半规管管石症，但二者有着本质区别，轻嵴帽向地性眼震持续时间长且没有潜伏期和疲劳性，最重要的是轻嵴帽存在零平面（表 6 – 2 – 1）。

表 6 – 2 – 1　嵴帽病与水平半规管管石症的鉴别诊断

	水平半规管轻嵴帽	水平半规管重嵴帽	水平半规管管石症	
			短臂	长臂
眼震方向	向地性	背地性	背地性	向地性
潜伏期	无	无	有	有
持续性	是	是	否	否
疲劳性	无	无	有	有
零平面	有	有	无	无

（二）前庭性偏头痛

临床上前庭性偏头痛患者较常见的位置性眼震为水平性眼震并伴有其他成分[14, 35, 36]，但前庭性偏头痛可模仿多种眩晕疾病，有时也可出现类似轻嵴帽的持续性向地性位置性眼震。虽然轻嵴帽与 VM 伴发率很高，但 VM 仍多表现为非轻嵴帽样的眼震，需将轻嵴帽与这部分 VM 鉴别开来。鉴别的重点是病史，必须详细询问及追问患者的既往病史，从病史上来分析患者是否符合前庭性偏头痛的诊断标准。此外，零平面是否存在、持续性向地性位置性眼震时间虽较长但是否可停、眼震强弱、其他体位的眼震形式是否变化等也可用于鉴别两者。

如果位置性眼震具有以下特征，提示可能为前庭性偏头痛：①纯垂直眼震，无扭转成分；②无潜伏期和疲劳性；③双侧诱发位眼震强度一致；④眩晕和眼震可被抗偏头痛药物缓解[37]。

（三）中枢性位置性眩晕（表 6 – 2 – 2）

临床上嵴帽病和中枢性位置性眩晕的鉴别诊断比较困难，具有挑战性。Choi SY 等人总结 58 例具有持续性向地性 DCPN 患者的临床特点，发现其中 7 例患者为单侧小脑病变所致。这 7 例患者的中枢性位置性眼震具有以下特征：①病变多累及小脑扁桃体；②双侧水平平滑追踪异常；③其持续性 DCPN 多为不对称性，但其峰值强度和不对称性与外周病变患者无差异；④滚转试验也可发现零平面，但与病变部位无对应关系；

⑤部分患者可伴有位置性下跳性眼震[20]。可见，小脑病变导致的中枢性持续性向地性 DCPN 与外周性 DCPN 具有相同眼震特征，但可通过其他伴随的中枢性眼动体征帮助鉴别。

表 6 – 2 – 2　轻嵴帽鉴别诊断

临床表现	BPPV	轻嵴帽	中枢性位置性眩晕
眼震潜伏期	1～5s，水平管耳石更短，嵴帽耳石无	无潜伏期	0～5s/无潜伏期
眼震持续时间	5～60s（嵴帽耳石更长）	2 分钟～1 天，为持续性眼震	可表现为持续性眼震
眼震方向	典型 BPPV 眼震/存在固视抑制与刺激半规管平面相关	典型向地性眼震/存在固视抑制与刺激半规管平面相关	纯垂直/纯扭转/离地/向地/固视抑制失败与刺激半规管平面无关
疲劳性	半规管耳石有明显疲劳性/嵴帽耳石可无疲劳性	无明显疲劳性	可无疲劳性
发作期眼震	渐强渐弱型眼震嵴帽耳石可为持续眼震	常为持续低速眼震	渐强渐弱型眼震/持续低速眼震
眩晕/恶心、呕吐	可出现，与眼震强度相关	可出现，与眼震强度相关	与眼震强度相关/与眼震分离
发作频率	发作次数少，持续时间短	发作次数多/持续时间长	发作次数多/持续时间长
手法复位	通常有效	通常无效	无效
眼球运动	常无异常	常无异常	跟踪/扫视障碍
伴随症状	耳鸣/听力下降/原发内耳疾病表现	耳鸣/听力下降/原发内耳疾病表现	常伴有中枢神经系统症状

六、 误诊防范

（一）易误诊人群

本病易误诊的人群为临床表现为位置性眩晕和位置性眼震的患者。

（二）本病被误诊为其他疾病

本病极易误诊为水平半规管 BPPV，另外也易误诊为引起位置性眼震的中枢性疾病如脑膜炎、小脑损伤等。

（三）其他疾病被误诊为本病

临床上特发性嵴帽病发病较少，且有典型的位置性眼震，一般极少有疾病误诊为本病。

（四）避免误诊的要点

准确识别患者位置性眼震的特点是本病避免误诊的要点。

七、 诊治流程

图 6 – 2 – 7　位置性眩晕诊治流程图

▶ 治疗

一、 治疗原则

轻嵴帽一般具有自限性，一般病程不超过 2 周，严重的病例通常多在 2 个月内痊愈，但当伴发其他疾病时病程更长，病情更重。因此在积极治疗嵴帽病的同时也要注意原发病的控制。

1. 重嵴帽首选耳石复位，使附着在嵴帽的耳石脱落，这种治疗方式的原理是将嵴帽结石转化为管结石。Barbecue 翻滚疗法或利用惯性和线性加速度的 Gufoni 法可用于治疗重嵴帽。

2. 轻嵴帽因发病机制不清，特发性轻嵴帽目前还没有确切的治疗方法，手法复位治疗对其无明显效果，因此对于特发性轻嵴帽患者应避免反复的手法复位。可合理使用前庭抑制剂。当患者轻嵴帽推测为 VM 或其他内耳疾病诱发时，应积极治疗原发病。

二、 治疗细则

（一）药物治疗

抗眩晕药：急性期可短期使用前庭抑制剂，一般不超过 3 天。桂利嗪（脑益嗪）或氟桂利嗪、异丙嗪、甲磺酸倍他司汀等对于患者眩晕症状的控制有一定效果。如果伴有其他基础疾病如 SSNHL、VM、梅尼埃病等参照原发疾病的药物治疗。

（二）前庭康复

前庭康复训练通过促进前庭代偿从而治疗眩晕和平衡障碍，已被证明是治疗此类患者的有效方法[39]。

1. Brandt - Daroff 习服训练 习服训练最早是基于嵴帽结石症提出的家庭自我训练方法，需根据引起症状的特定动作或环境等来选择方案。其机制可能为体位变换的机械力使耳石分散溶解，同时增强中枢代偿功能，从而有效改善常规成功复位后残余头晕等不适症状。操作方法：①患者端坐于床上；②让患者迅速向患侧侧卧位，保持鼻尖朝上，待眩晕或头晕消失后再停留 30 秒，然后回到坐位；待头晕消失后，再向健侧侧卧位，保持鼻尖朝上，停留 30 秒，然后再回到坐位。整个康复练习每次重复 10 ~ 20 遍，每日 3 次，若连续 2 天没有发作眩晕，则可停止。

2. 注视稳定性练习（gaze stabilization exercises，GSE） GSE 可进一步分为适应训练和替代训练。适应训练是最重要的 GSE 训练方式，可促进对头动产生反应的神经元的长期变化，目的是减少或消除症状，使注视和姿势稳定正常化[40]。相比之下，替代练习主要是通过使用其他视觉策略来提高注视稳定功能[41]。适应训练常用于前庭 - 眼动反射通路异常的患者，有两种训练模式：①患者固定注视一个静止的目标（通常选择一个字母），并在水平面和矢状面上做摆头运动；②在前一模式基础上，眼睛也需要固视目标，头部和视标均做同幅度的摆动，但方向相反。

3. 平衡和步态训练 包括在视觉变化（睁/闭眼状态下或视觉干扰）和（或）本体觉输入变化（站立在固定/移动平面或泡沫/海绵垫上）的情况下保持平衡，并通过调整足底支撑面的变化（Romberg/Tandem/单腿站立）来增加难度。步态训练在以不同的速度行走、转头行走或在行走时执行某些任务。另外，如打太极拳之类的平衡运动、Wii Fit 平衡板和虚拟现实游戏等技术均是平衡训练的有益辅助手段[42 - 44]。

（三）鼓室类固醇注射

类固醇可抑制内耳炎症，改善耳蜗血液循环，维持外淋巴液的平衡[45,46]。有研究表明鼓室类固醇注射可减轻变向性位置性眼震[25]。

（四）半规管阻塞术

有学者报道了一例发生突发性耳聋伴眩晕后持续 6 个月以上的轻嵴帽位置性眼震患者，患者的症状最终通过半规管阻塞手术得到缓解[47,48]。可能的机制是：半规管堵塞后，此处的内淋巴液受到阻碍而停止流动，致使位置改变时静纤毛和动纤毛基本无偏转，从而达到治疗轻嵴帽的目的。

三、 药物治疗方案

见表 6 - 2 - 3。

表 6 - 2 - 3 嵴帽病患者眩晕控制药物

药物名称	给药途径	常用剂量	给药次数	持续时间
异丙嗪	肌内注射	25mg	prn	不超过 3 天
甲磺酸倍他司汀	口服	24mg	tid	按需使用

四、 疗效评估

目前尚无嵴帽病相关诊疗指南，故沿用2017年良性阵发性位置性眩晕诊断和治疗指南，根据此指南中疗效评估指标，分为主观指标和客观指标：治愈，位置性眩晕消失；改善，位置性眩晕和（或）位置性眼震减轻，但未消失；无效：位置性眩晕和（或）位置性眼震未减轻，甚至加剧[4]。

预防

一、 生活管理

1. 平时应该多注意休息，避免长期熬夜，避免较大精神压力。

2. 注意安全，尽量不要参加登山、远足等活动，以免由于眩晕发生危险。

3. 注意锻炼，适当的身体锻炼可以增强体质，可以做一些简单的运动，比如散步、慢走等，应循序渐进，以身体能够承受为宜。

4. 饮食上注重营养均衡，清淡饮食，多吃新鲜水果、蔬菜，不要暴饮暴食也不能过度节食。

5. 由于此病多与其他内耳及中枢疾病相伴发，应避免急性中耳炎、SSNHL、MD、VM及其他相关基础疾病的危险因素，包括受凉，情绪波动，睡眠不足，饮食不规律，摄入过多酒精、咖啡因及食品添加剂，接触噪音，气压变化等。患者一定要注意保持积极乐观的心态，减少负面情绪。

二、 复诊与随访

由于嵴帽病具有一定自限性，因此随访显得尤为重要。动态随访1周到1个月，询问眩晕症状的控制情况。

三、 患者教育

需向患者解释嵴帽病的发生原因、治疗方式以及疾病预后，消除患者焦虑和恐惧心理，让患者愿意配合治疗。

思考

临床上特发性嵴帽病发病较少，多继发于其他眩晕疾病，如特发性突发性聋、梅尼埃病、偏头痛、BPPV等。轻嵴帽可能是多种内耳疾病在某种条件下出现的一种特殊的病理状态。轻嵴帽这一现象的出现，加深了我们对位置性眩晕内涵和外延的分析和理解。今后对于这一现象的认识可能会不断变化，我们对位置性眩晕的认识也将不断深入。

对于垂直半规管轻嵴帽，这里简述其眼震特点。Kim等报道的累及三个半规管的右侧轻嵴帽患者特征如下：①坐位主要观察到持续性自发性水平左向眼震，伴有轻微下跳成分；②低头位眼震较强，为水平向右眼震，伴有垂直和扭转成分；③仰卧位眼震向左，伴有轻度垂直和扭转成分；④滚转试验表现为持续性向地性DCPN，并存在零平面（右侧）；⑤Dix-Hallpike试验：虽然右侧观察到的眼震十分微弱，但左侧Dix-Hallpike试验诱发了水平左向眼震，伴有较强扭转成分。垂直半规管轻嵴帽相关病例报道较少，如果轻嵴帽累及一侧三个半规管，则诊断较困难，需要对位置性眼震进行全面彻底的检查[49]。

另外，Imai及Hiruma等人通过对患者的长期随访及观察提出椭圆囊斑功能障碍可能是持续性位置性眼震的原因之一[26,50,51]。Tomanovic等人的研究发现，在10位轻嵴帽患者随访中，约60%患者主观视觉水平线（subjective visual horizontal，SVH）及oVEMP出现病理结果[11]，这对上述推测提供了支持。然而，单纯的椭圆囊斑功能障碍并不足以引起这种眼震。这提示我们持续性位置性眼震可能由多因素造成，今后尚需更多的研究揭示其背后的病因及发病机制。

作者：张甦琳、田娥（华中科技大学同济医学院附属协和医院）

二审审稿：陈钢钢（山西医科大学第一医院）

三审审稿：马鑫（北京大学人民医院）

参考文献

第三节　中枢性阵发性位置性眩晕

图 6-3-1　中枢性阵发性位置性眩晕思维导图

概述

一、定义

中枢性阵发性位置性眩晕（central paroxysmal positional vertigo，CPPV），有时也称作中枢性阵发性位置性眼震，或恶性位置性眩晕。目前尚无确切的 CPPV 定义。

参照良性阵发性位置性眩晕（benign paroxysmal positional vertigo，BPPV）的定义[1]：是一种相对于重力方向的头位变化所诱发的、以反复发作的短暂性眩晕和特征性眼球震颤为表现的最为常见的外周性前庭疾病，CPPV 可定义为是一种相对于重力方向的头位变化所诱发的、以反复发作的短暂性眩晕和眼球震颤为表现的中枢前庭疾病。该眩晕和眼震既可在 BPPV 经典诱发试验如 Dix - Hallpike 试验和翻滚试验诱发，也可在深悬头位、俯卧位或其他头部位置检查时出现发作，诱发出的眼震类型多变，常不能以单个半规管兴奋或抑制来解释，不符合 BPPV 诱发出"特征性眼震"的特点。

二、流行病学

目前 CPPV 基本为个案病例报道，尚无流行病学资料。

三、病因与诱因

CPPV 与中枢病变受累部位相关，主要与脑干的前庭神经核、舌下神经前置核和小脑小结、腹侧蚓垂及其之间的桥臂联络纤维受累相关[2,3]，偶见小脑扁桃体和小脑上脚病变引起 CPPV 发作[4,5]。

已知的病因包括血管源性疾病如小脑脑干出血或梗死[6-9]，占位性病变如四脑室肿瘤、小脑肿瘤[3,10]，先天性疾病如延髓扁桃体下疝畸形[11,12]，退行性病变如小脑共济失调、多系统萎缩[13,14]，炎症性疾病如多发硬化[5]、视神经谱系疾病[15]，其他如副肿瘤小脑变性[15]，代谢性疾病如维生素 B_1 缺乏，药物中毒如卡马西平、苯妥英钠等，阻塞性病变如脑积水等均可出现位置性眩晕。而约 1/4 的前庭性偏头痛[16,17]也可仅表现为位置性眩晕和眼震发作，虽无检查能确定是中枢损害引起的发作，但鉴于前庭性偏头痛的发病机制等同偏头痛发作，也常将此类前庭性偏头痛归为 CPPV 范畴。

四、发病机制

发病机制尚不清楚。

CPPV 眼震形成的机制，目前比较一致的观点是中枢速度存储机制（velocity storage mechanism, VSM）异常[18-21]，VSM 主要由脑干的前庭内侧核、舌下神经前置核、小脑小结、腹侧蚓垂以及二者间的联络纤维（主要是桥臂）组成。

位于脑干的前庭内侧核、舌下神经前置核参与编码 VSM，小脑小结和腹侧蚓垂负责依据耳石器输入的重力信号反馈性调整半规管输入的不精确角加速度信号，并给前庭内侧核、舌下神经前置核提供修正的角加速度信号，提高旋转后对重力评估的精确性，而桥臂由从脑桥核投射到小脑

的纤维形成，是传递与眼球运动相关信息的皮质 – 脑桥 – 小脑纤维的主要通道。

脑干前庭神经核、舌下神经前置核病变时导致 VSM 编码异常[20]，小脑小结、腹侧蚓垂病变后不能修正头旋转后的角加速度信号[20]，桥臂病变导致脑桥与深部小脑的前庭信号联系阻断，小脑的反馈调节回路中断，VSM 不能发挥反馈调节作用，导致旋转后眼球漂移[7]。CPPV 眼震即为 VSM 通路异常导致旋转后修正性角加速度信号缺失出现的旋转后反跳眼震。

诊断

一、 问诊与症状

CPPV 患者以头位相对于重力变化时出现短暂眩晕发作为主要表现，有时位置性眩晕是唯一主诉，特别是疾病的早期，最常见的诱发头位动作包括站起直立位、躺下、在床上翻身和仰头低头。对于前庭性偏头痛患者，尚应详细询问偏头痛相关症状、程度、持续时间、发作频率、诱发因素以及偏头痛共病和家族史等。CPPV 患者除了位置性眩晕外，可出现其他中枢症状如凝视诱发眼震、扫视性追踪等。

二、 查体与体征

CPPV 患者在经典的 BPPV 位置试验如 Dix – Hallpike 试验、翻滚试验出现眼震和眩晕发作，该眼震潜伏期短或无，持续时间长，可超过 1 分钟，无明显渐强渐弱现象，衰减慢，多无疲劳性。其中 Dix – Hallpike 试验时出现下跳眼震多见，出现下跳眼震者坐起时常无反向眼震，无 BPPV 互换性特点；出现扭转眼震时扭转成分向地，但无后管 BPPV 特征性的垂直上跳成分，患者坐起也常无反向眼震。而翻滚试验以水平离地眼震多见，水平向地眼震少见，两侧诱发出的眼震强弱差别常不明显。除了经典的 BPPV 诱发试验，CPPV 患者也可在深悬头位、俯卧位出现下跳或水平眼震，同一患者在不同头位诱发出的眼震类型可不一致。

一篇综述总结 28 篇文献共 82 例 CPPV 患者[22]的眼震特点，结果显示 97.5% 的患者在 Dix – Hallpike 试验、54.5% 的患者在翻滚试验时出现不典型的位置性眼震，共有五种位置性眼震类型：①位置性水平眼震占 36.8%；②位置性下跳眼震占 29.2%；③位置性扭转眼震占 2.1%；④位置性上跳眼震占 2.1%；⑤混合性眼震占 29.9%。其中 85% 的患者在直立头位、63.9% 的患者在 Dix – Hallpike 试验和 37.5% 的患者在翻滚试验时，其位置性眼震持续时间小于 60 秒，94.7% 的患者位置性眼震有约小于 3 秒的潜伏期，63.4% 的患者在眼震出现时伴随眩晕。

除位置性眼震外，CPPV 患者可出现其他中枢损害体征，如扫视性追踪、凝视诱发眼震、反跳性眼震、摇头后反常眼震、扫视过冲欠冲以及局灶或长束体征。

三、 辅助检查

（一）优先检查

1. 视动功能检查 部分患者可出现视动功能异常如扫视性追踪、凝视诱发眼震、反跳性眼震和扫视过冲欠冲等。

2. 影像学检查 部分患者头颅 MRI 可发现小脑、脑干异常改变。

（二）可选检查

其他检查：如血清、脑脊液等检查发现免疫异常、特异性抗体如自身免疫性脑炎和副肿瘤相关性抗体等。

四、诊断标准

前庭性偏头痛的诊断依据巴拉尼协会制定的诊断标准[23]，可诊断为肯定和可能的前庭性偏头痛，而其他 CPPV 目前无明确的诊断标准，建议诊断标准如下。

1. 相对于重力方向改变头位后出现反复发作的、短暂的眩晕或头晕（持续时间可超过 1 分钟）。

2. 至少一个位置试验中出现眩晕和眼震发作，眼震变化规律不符合 BPPV 特点。

3. 影像学或其他辅助检查证实中枢病变导致。

五、鉴别诊断

（一）良性阵发性位置性眩晕

主要与经典的后、水平半规管 BPPV 进行鉴别（表 6 - 3 - 1）。

表 6 - 3 - 1　BPPV 与 CPPV 鉴别表

	BPPV	CPPV
眼震潜伏期	后管明显，水平管可无	常无
眼震类型	后管扭转向地、上跳，水平管向地或离地	下跳、纯扭转、水平离地偶向地，
持续时间	短，多小于 1 分钟	长，可长于 1 分钟
眼震互换性	有，能以半规管兴奋/抑制解释	多无，不能以半规管兴奋/抑制解释
眼震疲劳性	明显	多不明显
眩晕眼震分离现象	无	常有
伴恶心呕吐	一次诱发试验常无，多次可出现	可有
中枢症状体征	无	常有
复位效果	复位基本缓解	复位基本不缓解

（二）前庭性偏头痛

以位置性眩晕为主要表现的前庭性偏头痛患者，根据其首发年龄常比较年轻、每次发作不复位时持续发作天数较短（常小于 1 周）、发作相对频繁（数月即发作）、对手法复位反应差以及常伴偏头痛症状来与 CPPV 鉴别。

（三）前庭阵发症

部分前庭阵发症也会在头位改变时出现眩晕发作并能观察到下跳眼震而误诊为 CPPV，此时注意在头位不动时也会出现眩晕发作以及卡马西平治疗有效可以做出鉴别。

六、误诊防范

（一）易误诊人群

以位置性眩晕为主要表现的前庭性偏头痛最易被误诊，其他一些少见疾病如局限性小脑小结梗死、累及小脑小结的占位性病变或炎性病变如多发硬化也易误诊。

（二）本病被误诊为其他疾病

本病易被误诊为 BPPV，特别是翻滚试验表现为水平离地眼震和 Dix - Hallpike 诱发出下跳眼震时，易误诊为水平半规管嵴帽耳石和前半规管耳石。

（三）其他疾病被误诊为本病

部分前庭阵发症。

（四）避免误诊的要点

熟悉 BPPV 诱发出眼震表现符合单个半规管兴奋或抑制特点，具有互换性、短暂性、潜伏期和眩晕－眼震一致等特点，同时对手法复位有效等要点，可避免 CPPV 的误诊。

七、诊断流程

见图 6－3－2。

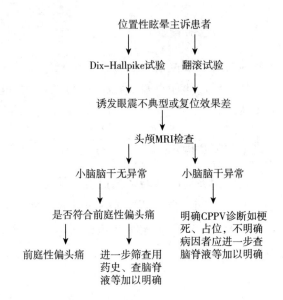

图 6－3－2　中枢性阵发性位置性眩晕诊断流程

➤ 治疗

根据潜在病因给予相应的对因治疗。如为前庭性偏头痛，按前庭性偏头痛进行，详见第六章第四节"前庭性偏头痛"；如为小脑梗死按脑梗死治疗，在溶栓时间窗内给予溶栓治疗，同时应用抗血小板聚集、降脂等预防治疗；其他如多发性硬化、局部占位和先天异常，均按相应的疾病给予对因治疗。

对症治疗可试用巴氯芬（5～10mg，一天3次）或氯硝西泮（1～2mg，一天2～3次）等药以减轻位置性眩晕和眼震。

➤ 预防

以位置性眩晕为表现的前庭性偏头痛按前庭性偏头痛管理要求进行饮食、生活方式调整，发作频繁者可进行药物预防，可选择盐酸氟桂利嗪（5～10mg，每晚1次）、丙戊酸（0.2mg，一天3次）、普萘洛尔（10mg，一天3次）等药，详见第六章第四节"前庭性偏头痛"。其他以 CPPV 为表现的脑梗死、多发性硬化或先天异常，也均按相应的疾病管理要求进行预防。

作者：庄建华（海军军医大学附属上海长征医院）

二审审稿：张甦琳（华中科技大学同济医学院附属协和医院）

三审审稿：陈钢钢（山西医科大学第一医院）

参考文献

第四节　前庭性偏头痛

图6-4-1　前庭性偏头痛思维导图

概述

一、定义

前庭性偏头痛（vestibular migraine，VM）是临床常见的具有遗传倾向的以反复发作头晕或眩晕，可伴恶心、呕吐和（或）头痛为症候的一种疾病。患者因此症候群常就诊于神经科、急诊、耳鼻咽喉科，易被误诊为后循环缺血或短暂性脑缺血发作、前庭周围性眩晕、梅尼埃病、多发性（腔隙性）脑梗死等[1]。

二、流行病学

前庭性偏头痛是常见的发作性前庭综合征之一，2006年德国的一项大规模人群研究，应用Neuhauser标准对4869例中度或重度头晕/眩晕的患者进行电话访谈，发现VM终生患病率为0.98%（95% ci为0.70～1.37），12个月患病率为0.89%（95% ci为0.62～1.27）[2]，此患病率是梅尼埃病的5～10倍，仅次于良性阵发性位置性眩晕，同时前庭性偏头痛也是促使患者就诊的主要病因之一，约占眩晕诊所患者的7%，占偏头痛诊所患者的9%[3]。2018年美国的一项基于ICHD－3标准的全国性研究发现，成年人中有2.7%的人患有前庭性偏头痛[4]。

VM可发生于任何年龄，女性更多见，目前文献报道的患病率男女比例为1∶1.5～5[5]。据报告前庭症状可发生在8至50岁之间，甚至更大，中位发病年龄在35至40岁之间[2,6]。通常情况下，偏头痛症状较前庭症状更早出现，部分患者可在头痛症状消失数年后出现前庭症状，在一项研究中，头痛发作和前庭症状之间的平均间隔时间约为8年[7]。对于女性患者，更容易在围绝经期出现前庭症状[8]。

三、发病机制

VM发病机制未明。目前针对VM发病机制的假说主要包括：皮质扩布抑制、神经递质异常、三叉神经－血管功能异常、离子通道缺陷、中枢信号整合异常及遗传基因异常等[1]。

诊断

一、问诊与症状

根据ICDH－Ⅲ对VM的诊断标准定义，VM的前庭症状主要分为以下五类：①自发性眩晕：包括内部眩晕（自身旋转或不稳）和（或）外部眩晕（周围旋转或坠落）；②位置性眩晕：发生于头位改变之后出现的眩晕；③视觉诱发性眩晕，由移动性视觉刺激诱发；④由头部运动诱发的眩晕，发生于头部运动过程中；⑤由头部运动诱发的头晕伴恶心（头晕指空间定位障碍，其他类型头晕不包括在内）。且前庭症状须达到中－重度（"中度"前庭症状指影响日常活动，但患者尚可坚持；"重度"

前庭症状指患者无法坚持日常活动）。与之相匹配，在临床中VM患者常表述的头晕形式为"发作性的天旋地转，觉得自己身体在转，感觉在左右摇晃，走路不稳偏斜，头不敢左右转动，不能在床上翻身，不能观看3D电影，不能乘车等"。

需要注意的是VM是一种发作性疾病，大部分VM患者会存在明确的发作持续时间，多数为5分钟～72小时，但也有部分患者单次发作持续在数秒钟或超过72小时，但无论发作时间持续多久，VM的发作间期，患者往往是完全恢复正常的，如患者无症状完全恢复期，或完全恢复的时间非常短暂，则需要注意与慢性前庭综合征，尤其是持续性姿势－知觉性头晕和精神源性头晕相鉴别，也需要注意区分两者合并存在的情况。对于 VM 患者，虽然某次发作可能仅出现一种前庭症状，但如果病程足够长，我们往往能发现患者在多次发作中，表现出各种形式的前庭症状，如发现此类多变性，也将有助于 VM 与其他疾病，尤其是与梅尼埃病（Meniere disease，MD）的鉴别。

在 VM 诊断中需要存在现有的或既往存在的偏头痛病史，因此需要对头痛情况进行详细询问，需要注意的是，临床最多见的头痛类型为紧张性头痛而非偏头痛，因此患者既往存在原发性头痛并不能等同于存在偏头痛，务必要对照 ICHD－Ⅲ 针对偏头痛的诊断标准进行详细询问。VM 与偏头痛出现的先后顺序不固定，临床发现大量 VM 患者的首次发作出现于头痛发作后数年，部分患者此时已无发作性头痛症状。此时问诊，患者往往会难以回忆既往是否存在头痛以及头痛的性质，甚至部分患者眩晕症状出现早于头痛，此时会否定头痛的存在。在这种情况下，为了能明确诊断，需要进行患者教育，要求患者及家属进行回忆，并记录详细眩晕发作特点，这将有助于证据链的逐渐清晰。

此外在问诊过程中，我们还需要关注 VM 发作期的畏光和畏声症状，患者可描述为"希望关灯，拉上窗帘""听到周围的声音很烦躁""不想听到家人跟自己说话也不想应答"等。在 VM 患者中运动病的发病率显著高于其他前庭疾病，因此，询问到运动病病史，尤其是成年后的运动病史，将对诊断有加分作用。此外我们还应当关注患者的前庭症状发作是否与激素变化周期相关以及是否存在头痛、头晕等家族史，这些都对 VM 的诊断有提示价值。

二、 查体与体征

（一）常规神经系统检查

大部分 VM 患者发作期及发作间期均无明显的神经系统定位体征，但是详尽的神经系统查体是 VM 与其他神经系统疾病（如后循环缺血、发作性共济失调等）进行鉴别诊断的关键，因此仍有必要进行全面细致的神经系统体格检查，尤其需要重点关注面部的感觉障碍、躯干性共济失调等容易被遗漏的体征。

（二）神经眼科学及神经耳科学检查

VM 患者在发作期可出现各种类型的眼球震颤及异常眼动，研究表明约 70％ 的 VM 患者在发作期出现病理性眼震，包括自发性眼震、位置性眼震、凝视性眼震等[9]。发作间期，VM 患者同样可能存在各种轻微的、非特异性的前庭眼动异常，Tzu－Chou Huang 等对既往研究进行回顾，发现 VM 患者发作间期存在显著的眼动异常，其中平滑追踪异常比率最高，可达 48％，自发眼震可见于 10％ 的患者，摇头眼震 15％，中枢性位置性眼震和凝视诱发眼震比率高达 28％[10]。NEU-HAUSER H 团队的研究结果提示[11]，VM 患者发作间期眼动异常的发生率随着病程的延长，呈上升趋势，在经过平均 9 年（5.5～11 年）的随访后，从初诊时的 16％ 增加到 41％。同时神经眼科学检查，也同样可为 VM 与其他神经系统疾病鉴别提供依据，因此，无论是发作间期或者是发作期，都应在患者能够耐受的范围内，对 VM 患者进行详尽的神经眼科学检查，内容应包括但不限于眼位观察、眼球运动观察，包括自发性眼震、凝视诱发性眼震、位置性眼震、视动、平滑跟踪、扫视、甩头试验、摇头试验、眼偏斜反应、眼侧倾。其中扫视异常、眼偏斜反应、眼侧倾等体征在 VM 患者中较为少见，如出现，需警惕患者存在其他中枢神经系统疾病可能。此外，虽然病理性眼震在 VM 患者发作期常见，但多数患者表现为自发眼震、凝视诱发眼震及垂直性眼震，而在发作间歇期，病理性眼震发生率总体较低，因此，如在 VM 发作期观察到其他类型的病理性眼震或在发作间期观察到眼震，都需要对 VM 的诊断保有警惕，以免造成误诊。

（三）听力检查

VM 患者中听力损失的发生率约为 4％ ～

44%，耳鸣的发生率38%～46.4%[42]。因此对于VM患者，尤其伴有耳鸣、耳闷、耳胀等主诉的患者，有必要进行床旁听力学初筛。

三、辅助检查

对于临床表现典型的VM患者，诊断及治疗均不依赖于辅助检查结果。从临床的角度来看，辅助检查的价值在于鉴别诊断和个体化精准化诊疗。可选检查包括以下几种。

1. 前庭功能检查　VM患者存在不同程度的前庭功能检查异常，但不同研究结果间变异度极大，因此，目前尚未发现对VM诊疗具有特异性价值的指标，临床中可根据患者具体情况选择眼震视图检查（包括自发性眼震、凝视诱发性眼震、位置性眼震、视动、平滑跟踪、扫视、冷热试验、摇头试验等）、视频头脉冲试验、中频选择试验、前庭肌源性诱发电位、前庭自旋转试验、主观视觉垂直线、静态或动态姿势描记、平衡感觉整合能力测试以及步态评价等相关检查。

VM患者发作期及发作间期均可能存在各种眼球运动异常（详见本节"查体与体征"），眼震视图检查可协助临床医生对眼动异常进行精准识别及量化分析，将有助于临床医生进行鉴别诊断及治疗随访。既往研究显示，8%～11%的VM患者出现视频头脉冲异常，19%～42%的患者表现出冷热反应异常，且VHIT与冷热试验异常的患者可能需要更长程的预防性药物治疗[14]；38%的患者出现感觉整合障碍，11%～27%患者出现前庭肌源性诱发电位异常[12-14]，最近的研究发现VM患者的OVEMP反应异常，但CVEMP反应正常，这与梅尼埃病患者VEMP损害的模式不同，可能有助于鉴别VM与梅尼埃病[15]。此外，与健康对照组或无头晕的偏头痛患者相比，VM患者的旋转后眼震持续时间更长（即前庭－眼球反射时间常数增加），偏心旋转检查中，VM患者的耳石器－眼反射也表现出更快的调节反应[16]，这提示VM患者可能存在先天性的前庭高敏状态。目前针对VM患者主观垂直视觉（subjective visual vertical，SVV）的研究，也同样未能得出一致的结论，既往研究显示前庭性偏头痛患者头正中位

SVV无明显偏移[17,18]，在症状持续时间超过24小时的VM患者中，有5.6%可以引起正中位SVV偏差[19]，Ariel Winnick等[20]发现前庭性偏头痛患者在右向静态头偏斜20°时检测到的SVV的准确性显著低于正常组，但我们在前期的研究中发现在SVV正中位检测值异常率可达36.7%，在右倾斜45°及左倾斜45°位表现均与正常对照组无显著差异，且正中位检测结果与CP值、OVEMP值均无显著相关性。因此，引起VM患者SVV异常的机制及SVV在VM中的应用价值在未来仍需要更为详尽的研究[21]。

2. 听力学检查　VM患者中约有20%～30%的患者出现耳蜗症状，NEUHAUSER H团队的研究结果提示在平均9年的随访期内，VM患者的听觉症状从初诊时16%增加到49%，听力下降发生率从12%增至26%，耳鸣发生率从10%增至33%，耳胀满感13%增至26%；18%患者发展为轻度双侧耳聋。由此可见，对拟诊VM患者，尤其是存在耳蜗症状或客观听力学损害证据的患者，有必要进行听力学检查（包括纯音测听、声导抗、耳声发射、脑干听觉诱发电位等），且需要在随访过程中进行定期复查，此检查也是鉴别VM与梅尼埃病的重要手段。

3. 影像学检查　部分患者可能需行头颅MRI检查、颞骨CT、内耳MRI等检查。适用患者包括：前庭症状首次发作的患者，尤其是对伴明显血管危险因素的患者；既往有反复眩晕发作，但此次发作眩晕特点较前发生明显改变者；伴有其他中枢神经系统定位体征者；伴有逐渐进展性的单侧耳聋耳鸣患者；针对性治疗效果欠佳，需排除其他疾病的患者等。

四、诊断标准

前庭性偏头痛的概念成功地将前庭症状与偏头痛相关联，为了进一步统一学界对于前庭性偏头痛的定义，2012年国际头痛学会和巴拉尼协会共同制定了前庭性偏头痛和可能的前庭偏头痛（probable vestibular migraine）的诊断标准[22]，之后前庭性偏头痛的诊断标准被纳入2013年国际头痛疾病分类诊断标准第3版试行版（ICHD－Ⅲ β)[23] 及 2018 年正式发布的 ICHD - Ⅲ[24]，至此，前庭性偏头痛作为一个疾病实体被前庭学界和头痛学界广泛接受。

1. 前庭性偏头痛诊断标准（ICHD - 3）

（1）至少 5 次前庭症状发作，发作特点符合（3）和（4）。

（2）既往或目前存在符合 ICHD 诊断标准的伴或不伴先兆的偏头痛。

（3）发作性前庭症状为中 - 重度，持续 5 分钟到 72 小时。

（4）至少 50% 的前庭发作时伴有至少 1 项偏头痛性症状：①头痛，至少伴有以下 4 项特点中的 2 项：单侧；搏动性；中重度疼痛；日常体力活动可加重头痛；②畏光及畏声；③视觉先兆。

（5）难以用其他前庭或 ICHD 疾患更好地解释。

2. 很可能的前庭性偏头痛（ICVD）

（1）至少 5 次中重度的前庭症状发作，持续 5 分钟到 72 小时。

（2）前庭性偏头痛的诊断条件（2）和（3）中仅符合一项。

（3）难以由其他前庭疾病或已被 ICHD 定义的疾病更好地解释。

值得注意的是，由于既往针对前庭性偏头痛患者的辅助检查结果研究均未发现具有诊断价值的生物学标志，此版针对前庭性偏头痛的诊断标准主要依靠患者的临床表现及病史采集，并需要排除其他可能引起类似前庭症状的疾病。因此正确理解诊断标准中的概念定义和掌握鉴别诊断的要点对于避免临床中的漏诊及误诊尤其重要。

五、鉴别诊断

（一）梅尼埃病

临床表现为发作性眩晕、波动进展性听力下降、耳鸣和/或耳闷胀感。两种疾病之所以需要鉴别，主要是因为以下 3 点：①两种疾病的诊断都缺乏特异性的生物学标志，病史及体格检查在诊断中占据重要地位，因此易受到主观因素干扰；②梅尼埃病早期耳蜗症状可不显著，而 VM 患者又可伴发耳鸣耳闷胀感及听力下降等症状，因此

临床表现上两者可能存在重叠，易混淆；③约 13% 的患者可出现梅尼埃病与 VM 共病现象[25]。严格遵守诊断标准，对存在耳蜗症状的患者定期复查纯音听阈测试，长期随访是避免漏诊及误诊的最好选择。

（二）良性阵发性位置性眩晕

由于前庭性偏头痛也可表现为位置性眩晕及眼震，因此所有表现为位置性眩晕的患者均需与 BPPV 相鉴别。可从以下几个方面进行鉴别：①起病年龄，虽然两者都可以发生于各年龄组，但 BPPV 的高发年龄在 45 岁以上，且随着年龄的增加，发病率逐渐增高；②症状持续时间：VM 患者位置性眩晕症状持续时间多变，可从数秒钟至数日不等，部分患者位置性眩晕症状可以持续数周至数月，而 BPPV 如不进行复位治疗，患者自愈的平均时间大约在 2~4 周，因此如位置性眩晕患者症状在数小时至数日内自行缓解，尤其是这类情况频繁发生时，则 VM 的可能性大于 BPPV；③诊断 BPPV，须在诱发体位出现典型眼震方可诊断，而 VM 患者的眼震类型常表现为中枢性位置性眼震、轻嵴帽样眼震、多变性眼震等特点；④治疗：VM 患者的位置性眼震复位治疗无效，或治疗后眼震短暂消失但短时间内再次出现；⑤复发频率：VM 较 BPPV 更易复发。

（三）前庭阵发症

VM 也需与前庭阵发症鉴别，后者表现为发作性眩晕，持续时间多在 1 分钟内，少数患者延长至 5 分钟，每月数次至每天数次不等，卡马西平或奥卡西平治疗有效。前庭阵发症诊断中强调症状的"刻板性"与 VM 临床特点中的"多变性"是两者鉴别的重点所在。

（四）脑干先兆偏头痛

仅有 22%~38.5% VM 患者的眩晕持续时间为 5~60 分钟[41,43]。1/3 VM 患者在每次眩晕发作时伴有头痛，但头痛与眩晕发作的先后顺序不固定。超过 60% 脑干先兆偏头痛患者有眩晕症

状，但是脑干先兆偏头痛需首先满足先兆性偏头痛的诊断，再同时合并至少两个脑干症状。在亚洲人群中，VM 患者出现视觉先兆的比例在 10% 以下，目前没有研究提示 VM 患者在发作时合并发生构音障碍、复视、意识水平下降。脑干先兆偏头痛的患病率低。来自丹麦的人群调查结果显示，脑干先兆偏头痛仅占先兆性偏头痛的 10%。另外亚洲人群先兆性偏头痛的患者比例远低于欧美，因此脑干先兆偏头痛的诊断应该更为谨慎[33]。

（五）后循环缺血

前庭性偏头痛急性发作期需与表现为孤立性眩晕的后循环缺血相鉴别，尤其是 60 岁以上伴有多种血管危险因素的眩晕患者应警惕小脑或脑干卒中。大部分后循环缺血都会伴有除眩晕之外的中枢神经系统定位体征，比如：单侧肢体无力和（或）麻木、共济失调、复视、构音障碍、饮水呛咳、跌倒发作、逆行性遗忘等。但仍有部分患者会表现为孤立性眩晕，此时需尽可能完善床旁体格检查，尽管中枢性眼震及特征可用于丰富诊断的证据链，但单纯依靠 HINTS 检查，并不能有效鉴别急性发作的 VM 与后循环孤立性眩晕，此时对于具备多种血管危险因素，体格检查出现 VM 少见眼震类型，或临床诊断不符合 VM 诊断标准的患者，联合影像学检查（MRI 平扫 + DWI）明确病因是必要的手段。

（六）其他

持续性姿势 – 知觉性头晕、精神源性头晕、

七、诊断流程

发作性共济失调等。

六、误诊防范

（一）前庭性偏头痛被误诊为其他疾病

1. 由于前庭性偏头痛眩晕与头痛发作的先后顺序不固定，部分患者可在头痛发作数年后出现眩晕，这部分患者在初次就诊时，常因患者无法准确回忆既往病史而被漏诊。

2. 前庭性偏头痛发作形式多样，对于表现为位置性眩晕的患者易被误诊为良性阵发性位置性眩晕，眩晕同时合并耳蜗症状者易被误诊为梅尼埃病。

（二）其他疾病被误诊为前庭性偏头痛

由于前庭性偏头痛发病率高，且前庭性偏头痛与梅尼埃病、良性阵发性位置性眩晕共病率高，因此，我们需要关注患者的每次临床发作，当患者临床发作特点出现变化时需要及时关注，以免漏诊，尤其是对于高龄及合并脑血管病危险因素的患者，切莫疏忽大意，将后循环缺血误诊为 VM。

（三）避免误诊的要点

前庭性偏头痛不是"垃圾桶"！我们在临床诊治时需严格对照诊断标准，对于暂时不符合诊断标准的患者，可以诊断为"发作性前庭综合征"，鼓励患者记录"眩晕日记"并进行随访是避免误诊最好的方法。

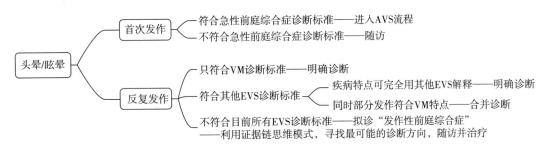

图 6 – 4 – 2　前庭性偏头痛诊断流程

▶治疗

一、治疗流程

针对所有 VM 患者，生活方式调整是基础。

符合预防治疗标准的患者，在生活方式调整基础上合并预防性药物治疗。

同时合并其他疾病且达到治疗标准的患者进行合并治疗。

针对 VM 患者，临床医生既要治疗"病"也要治疗"人"，千人千面，个体化治疗的价值远高于流程化。我们应当在治疗原则的框架内对患者进行个体化治疗，充分尊重患者意愿，"医患共同决策"的医疗模式将有助于对疾病的长期有效管理。

二、治疗原则

由于缺乏高质量的随机对照研究，VM 的治疗目前仍主要参照偏头痛的治疗管理方案。大部分的 VM 患者发作频率较低，急性期症状持续时间短暂且（或）症状可耐受，并不需要接受药物治疗。因此患者教育及来自医生的安慰疏导在 VM 患者诊治中占有重要地位。此外生活方式调整作为 VM 患者综合管理方案中的重要一环，无论是医生还是患者，都必须给予其足够的重视，同时研究发现超过一半的 VM 患者共病精神疾病，尤其是焦虑和抑郁，临床医生应当对 VM 患者的精神情绪问题保持高度的警觉性，必要时需联合精神科医生或心理治疗师进行联合治疗[26]。与偏头痛治疗类似，药物治疗在 VM 的治疗中仍然占有重要的地位，具体可分为急性期治疗和预防性治疗。

三、治疗细则

（一）药物治疗

1. 急性期治疗

（1）抗组胺药

主要用于眩晕伴剧烈恶心呕吐的患者，止吐效果优于止晕效果[27,28]。

苯海拉明：25～50mg，每 6 小时可重复给药一次。

美克洛嗪：25～50mg，每 6 小时可重复给药一次。

茶苯海明：50～100mg，每 6 小时可重复给药一次。

异丙嗪：12.5～25mg，每 4～6 小时可重复给药一次，一日最高剂量不超过 100mg。

（2）抗多巴胺类药物

甲氧氯普胺：成人一次 10～20mg，每 4 小时可重复给药一次，一日剂量不超过 0.5mg/kg。肾功能不全者，剂量减半[29]。

（3）抗偏头痛药

佐米曲普坦、舒马曲坦、阿莫曲坦可能对 VM 急性发作有效，剂量可参考偏头痛急性发作用量[30]。

对于合并头痛的患者，及时使用镇痛药对缓解患者临床症状至关重要。可选择药物包括非特异性镇痛药：非甾体类抗炎药（布洛芬、酮洛芬、双氯芬酸、消炎痛等）、阿司匹林、对乙酰氨基酚、去痛片等[39,40]。此外，川芎茶调颗粒、羚羊角颗粒、都梁软胶囊等中成药也可供选择。临床上不同患者对各个药物的敏感程度不一，应鼓励患者自行探索敏感药物备用[38]。值得注意的是，应尽量减少去痛片等可致药物滥用性头痛的药物的过度使用[39]。

2. 预防性治疗　目前尚缺乏 VM 预防性治疗的高质量随机对照研究，推荐的 VM 预防治疗方案均借鉴于偏头痛领域的相关研究[31]。

预防性治疗指征[32]：发作持续时间长或造成失能；患者的生活质量、工作和学业严重受损；每月发作频率在 3 次以上（一般偏头痛≥2 次）；或对急性期治疗反应差及患者要求治疗。

（1）推荐方案

普萘洛尔 40～240mg/天

美托洛尔 50～200mg/天

托吡酯 50～100mg/天

丙戊酸 600mg/天

氟桂利嗪 5～10mg/天

阿米替林 25～75mg/天

针对VM预防治疗药物的个体化选择与VM本身无关，应综合考虑患者对药物的耐受性、合并症、药物的不良反应等进行个体化选择，如患者同时合并高血压/心动过速则β受体拮抗剂为首选；对于肥胖患者，应避免使用丙戊酸、氟桂利嗪、阿米替林等有体重增加不良反应的药物，此时，托吡酯成为更优选择；而如果患者存在肾结石或存在结石高危风险，则应避免使用托吡酯；老年患者合并有青光眼及前列腺肥大者则需要规避使用阿米替林。

（2）可选方案

A型肉毒素注射治疗[33]和降钙素基因相关肽拮抗剂[34]是预防偏头痛的有效治疗方法，但这些药物尚缺乏在VM治疗方面的疗效评估，可作为备选方案。

（二）其他治疗

非药物治疗，如放松训练、生物反馈治疗、压力管理训练等可以作为拒绝或存在药物使用禁忌的VM患者的备选治疗方案，同时也可以与药物治疗联合应用。目前尚无足够的证据支持前庭康复训练可降低VM的发作频率，但对于存在间歇期症状的患者，前庭康复训练可能有助改善患者头晕症状。

四、药物治疗方案

见表6-4-1。

表6-4-1 预防性药物治疗方案[32]

名称	用法用量	用药途径	常见不良反应
普萘洛尔	40～240mg/天	口服	支气管痉挛、体位性低血压或晕厥等
美托洛尔	50～200mg/天	口服	支气管痉挛、体位性低血压或晕厥等
托吡酯	50～100mg/天	口服	感觉异常、疲劳、记忆力障碍、食欲下降和体重减轻
丙戊酸	600mg/天	口服	体重增加、恶心、震颤
氟桂利嗪	5～10mg/天	口服	嗜睡和体重增加、抑郁症患者禁用
阿米替林	25～75mg/天	口服	房室传导阻滞、口干、嗜睡便秘、尿潴留等

五、疗效评估

对于应用预防治疗的患者，应鼓励患者详细记录并监测眩晕和头晕（以及头痛）发作的频率和严重程度。通常在进行规范预防治疗2～3个月后评估治疗反应。发作频率及发作的严重程度降低50%及以上视为治疗有效，预防性治疗如果2～3个月时仍未表现出疗效，则应该用其他药物进行替换。目前针对预防性药物治疗的时长尚未达成共识，参照偏头痛指南推荐，则预防性治疗疗程需达6个月及以上。但考虑到疾病本身的发作波动性及药物可能的不良反应，对于VM患者预防性治疗的疗程是否需要如此之久，尚需要高质量的临床研究来进一步明确，笔者认为现阶段可根据患者的具体情况，酌情调整治疗周期，2～3个月的预防性治疗周期可能会是临床更为优选的方案。

预防

一、 生活管理

前庭性偏头痛作为一种发作性前庭综合征，除了药物治疗外，生活方式的调整对于 VM 的预防也十分重要，目前的研究发现，VM 患者的触发因素与偏头痛触发因素类似[35-37]，如睡眠状态改变、女性的月经周期、使用避孕药、压力应激、饮食不规律或食用特定食物（如陈年奶酪、红酒或味精）等。因此预防 VM 发作首先要避免各种诱因，如保证睡眠，规律作息，避免可诱发 VM 的各种声光刺激，避免摄入可诱发 VM 的食物等。由于诱发因素存在个体差异性，因此，应建议患者记录"眩晕日记"，包括：前庭症状发作的具体时间；发作前 24 小时进食时间、种类及数量；发作前 24 小时或更长的时间内是否有前驱期症状；发作前或发作当时所处的环境及在进行的事件；前庭症状持续的时间、症状类型、加重和（或）缓解的方式等。这将有助于患者及医生发现患者个体化的诱发因素及发作特点，从而帮助医生和患者共同制定合理有效的防治计划。

二、 复诊与随访

对于接受预防性药物治疗的患者，通常建议每月复诊，以评估药物治疗效果，并根据情况进行药物治疗方案及周期的适当调整。对于不符合预防性治疗指征的患者，在对患者进行充分的疾病宣教后，可由患者根据自身情况安排复诊时间，医生可以 3~6 个月为一个时间周期对患者进行规律随访。

三、 患者教育

前庭性偏头痛的患者教育应该包括以下几方面内容：前庭性偏头痛的概念、病因、诱发因素、急性发作期的居家处理方案、需要急诊就诊的情况、需要门诊复诊的情况、生活方式调整对疾病的治疗价值以及疾病预后情况。对于需接受预防性药物治疗的患者，还需要向患者介绍预防性治疗的指征、意义、药物选择方案及可能出现的不良反应，以及预防性治疗的时长等知识。良好的患者教育有助于降低患者对疾病的过度担忧，提高治疗及自我管理的依从性，减少焦虑抑郁及持续性姿势－知觉性头晕的发病率。

作者：李斐（海军军医大学附属上海长征医院）

孙新刚（山西医科大学第二医院）

二审审稿：李勇（承德市中心医院）

三审审稿：陈钢钢（山西医科大学第一医院）

参考文献

第五节 儿童前庭性偏头痛

图 6 – 5 – 1 儿童前庭性偏头痛思维导图

概述

一、定义

儿童前庭性偏头痛（vestibular migraine of childhood，VMC）至今没有明确的定义。既往将在其他方面健康的儿童中出现的反复发作的自发性眩晕，发作时可伴有呕吐、面色苍白、恐惧、姿势不平衡、共济失调和（或）眼震这样一类疾病定义为儿童良性阵发性眩晕（benign paroxysmal vertigo of childhood，BPVC），认为 VMC 是其中的主要类型。2021 年巴拉尼学会建议将"BPVC"变更为"儿童前庭性偏头痛（VMC）""可能的儿童前庭性偏头痛（可能的 VMC）"和"儿童复发性眩晕（RVC）"。BPVC 通常在 4 岁前开始发病，在 8～10 岁之间可自发缓解[1]。因为幼小儿童缺乏主诉能力，分析 BPVC 也可能发生在更小的年龄段，但常常在孩子长大后能够正确描述其症状时才引起关注。

二、流行病学

儿童偏头痛的发病率为 4%[2]，但迄今为止没有 VMC 的明确定义，因此 VMC 缺乏有说服力的流行病学证据。

三、病因与诱因

病因尚未完全明了，目前认为是由遗传因素与环境因素共同作用的结果。

（一）遗传因素

偏头痛呈现家族集聚性，偏头痛患儿大多有家族史。目前认为可能是一种多因素多基因的遗传病，遗传方式尚不清楚。有研究显示，单卵双生的偏头痛一致性较双卵双生高[3]，充分支持了偏头痛的遗传易感性这一说法。

（二）环境因素

1. 药物和食物 偏头痛的发作常常由某些食物引起，其中包括含酪胺的奶酪、含亚硝酸盐防腐剂的肉类如热狗或熏肉、含苯乙胺的巧克力、食品添加剂如谷氨酸钠（味精）及葡萄酒、咖啡因。口服避孕药、血管扩张剂也可诱发。此外，强光照射也可引发部分儿童 VM 发作，儿童肥胖亦与偏头痛发作相关。

2. 压力、睡眠障碍及情绪障碍 有主诉能力的儿童中常常可以追溯到发作前的一个时期，学习、应考压力大或由各种原因导致睡眠不足、睡眠障碍。

3. 内分泌因素 女性患儿的偏头痛倾向于月经期前后发作，推测偏头痛发作与雌二醇撤退有关。

综上所述，儿童的一些生活方式相关因素中，肥胖和超重、经常摄入咖啡因、不正常的家庭状况、体力活动不足、不科学的学习与休闲时间分布、学习压力、情绪障碍与睡眠障碍均可能影响 VMC 的发作。

四、发病机制

VM 发病机制非常复杂，目前较为认同的有皮层扩散抑制学说、三叉神经血管反射学说、神经递质学说[4]。一般认为主要是神经、血管和神经介质三者之间相互影响，其中 5 – 羟色胺（5 – hydroxytryptamine，5 – HT）在偏头痛的发病中具有重要作用[5]。虽然明确 5 – HT 涉及偏头痛的病理生理机制，但 5 – HT 水平变化以及与偏头痛的病理生理关系长期以来仍存在着争论。

皮层扩散抑制学说认为，在偏头痛发作期，脑内产生抑制性电活动并持续扩散，该电活动与偏头痛的局灶性血流异常相关。

三叉神经血管反射学说认为，偏头痛是由于疼痛的神经传导通路功能异常及相关内源性镇痛系统功能缺陷所致。一方面，在各种因素的刺激下，三叉神经末梢发生无菌性炎症，引起血管扩张、肥大细胞脱颗粒、释放组胺，产生疼痛，经过传入神经传入皮质。另一方面，内源性镇痛调节系统通过相关神经递质调节三叉神经的疼痛传导通路，从而达到镇痛作用，如果该系统功能发生异常，将导致偏头痛发作。

神经递质学说认为，5-HT 作为中枢性神经递质，通过调节钙离子等引起无菌性炎症，从而使内源性镇痛系统功能异常导致疼痛；另一方面，5-HT 储存在血小板中，通过直接释放作用于颅内血管从而发挥作用。有研究发现，降钙素基因相关肽（calcitonin gene related peptide，CGRP）可以促进三叉神经元与神经胶质细胞在中枢和外周的敏感性。由于 CGRP 和偏头痛之间的相关性且其作用于特异性受体，舒张作用不依赖于血管内皮的存在，也不受 α、β 受体和 5-HT 受体阻断剂的影响，为针对 CGRP 及其相关受体拮抗的偏头痛治疗提供了理论基础。

诊断

一、 问诊与症状

（一）问诊

因为不同年龄段的儿童主诉能力不同，VMC 在不同年龄段儿童临床表现有较大差异，在疾病不同阶段也有不同症状，学龄前儿童、学龄儿童及青少年当采取不同问诊策略。

学龄前儿童主要由家长代诉，患儿可能有模糊的关于"晕"的主诉以及其他不适感，有时会主诉"房子或蚊帐在转"，部分会有头痛主诉。对于主诉内容无法完全确定的儿童，需要追问监护人：患儿诉眩晕时，是什么状况？是否停止活动，是否表情恐惧，哭闹，满头大汗？并提醒监护人：儿童眩晕再次发作时最好录视频。

学龄期儿童主诉相对明确，在监护人的配合和帮助下，注意落实眩晕问诊的要素：发作时的感受、持续时间、发作诱因、是否有先兆头痛、是否有听力障碍等。

青少年则大多数能清楚述说病情及诱因，可按照成人的方式问诊。女性患儿需要了解眩晕及头痛的发作与月经周期的关系。

（二）症状

发作性旋转性眩晕，持续时间 5 分钟~72 小时，以 30 分钟~3 小时较多见，多伴有明显的自主神经系统症状，面色苍白、出冷汗、恶心、纳差、惧动。发作期间畏光多见，畏声较少见。双侧额部及颞部头痛较多见，偏侧头痛较少见，头痛性质多为胀痛或搏动性，经睡眠或休息后头痛缓解。多数患儿无耳鸣及听力障碍主诉，少数患儿可有耳蜗症状。

二、 查体与体征

发作期就诊（或通过观察发作时视频）可观察到患儿出现自发性水平眼震，面色苍白、冷汗，患儿表情恐惧倦怠。脑神经检查无阳性发现。

三、 辅助检查

（一）优先检查

1. 听力、前庭功能检查 6 岁及以上儿童可行纯音听阈测试、声导抗及耳声发射测试。纯音平均听阈正常范围，部分患儿可见低频区轻度听力下降并可从耳声发射结果中得到支持（对应的低频区引出不良），疾病早期，休息后听力和耳声发射均快速得到恢复。眼震视图（videonystagmusgraphy，VNG）扫视及平滑跟踪、视动眼震未检测到异常。温度试验因测试过程中的不适感，不易被患儿及监护人接受。前庭诱发肌源电位部分患儿可检测到单侧或双侧幅值低下。视频头脉冲试验则较少发现异常。

2. 脑电图检查　异常表现为散在局灶棘慢波。

3. 经颅超声多普勒检查　异常表现为大脑前、中、后动脉和或基底动脉血流速度不同程度增快。

（二）可选检查

头颅 CT、颞骨 CT 或 MRI 检查，对于优先检查项目的结果提示需要进行鉴别诊断的患儿可选。

四、诊断标准

1. VMC 诊断标准[6]

（1）至少 5 次中度或重度前庭症状发作，持续时间 5 分钟至 72 小时。

（2）目前或既往患有伴或不伴先兆的偏头痛。

（3）至少一半的前庭症状发作时伴有下列至少一项偏头痛样症状：①头痛至少具有 2 项以下特征：单侧；搏动性；中度或重度疼痛；日常体力活动加重头痛；②畏光和畏声；③视觉先兆。

（4）年龄 <18 岁。

（5）不能由另一种头痛疾病、前庭疾病或其他疾病更好地解释。

2. 可能的 VMC（PVMC）诊断标准[6]

（1）至少 3 次中度或重度前庭症状发作，持续时间 5 分钟至 72 小时。

（2）符合儿童前庭性偏头痛标准的（2）或（3）中的一项。

（3）年龄 <18 岁。

（4）不能由另一种头痛疾病、前庭疾病或其他疾病更好地解释。

3. 儿童复发性眩晕（RVC）的诊断标准[6]

（1）至少 3 次眩晕发作，伴有中度到重度的前庭症状，持续时间 1 分钟到 72 小时。

（2）不符合儿童前庭性偏头痛标准中的（2）和（3）。

（3）年龄 <18 岁。

（4）不能由另一种头痛疾病、前庭疾病或其他疾病更好地解释。

五、鉴别诊断

儿童眩晕的常见疾病按照来源于耳科的资料排序依次为分泌性中耳炎、良性阵发性位置性眩晕、前庭神经炎、内耳畸形、突发性耳聋伴眩晕、功能性和精神性头晕[6-8]。上述疾病通常没有偏头痛现病史或既往史，没有家族史。根据各自的临床表现特点，结合听功能和前庭功能诊断以及影像诊断不难鉴别。

（一）儿童 BPPV

发生于儿童的 BPPV 具备发作性和良性转归的特点，而 VMC 在不同个体、疾病不同时期可能出现位置相关的眩晕。鉴别要点为：儿童 BPPV 通常没有偏头痛家族史，体位诱发试验能在特殊体位诱发出典型的眩晕和眼震，而 VMC 体位相关的眩晕则不具备 BPPV 典型的与体位相关的眩晕和眼震。

（二）梅尼埃病

梅尼埃病以发作性眩晕、波动性听力下降及耳鸣、耳闷堵感为临床特征。鉴别要点为：梅尼埃病单次发作持续时间通常小于 24 小时，听力障碍、耳鸣等耳蜗症状明显，听力损失进展较快。诊断不要求有偏头痛现病史及既往史，对眩晕程度没有要求，眩晕发作次数至少 2 次。

初期鉴别起来相对困难，一方面儿童主诉不清，二是早期梅尼埃病与 VMC 临床表现有较多交叠症状，因此需要长期随访观察。

（三）儿童分泌性中耳炎

儿童分泌性中耳炎也可因病情反复而呈现反复发作的耳鸣、听力障碍和眩晕的临床表现，但无创且快速的中耳功能诊断能鉴别中耳积液，因此相对容易鉴别。

六、 误诊防范

（一）易误诊人群

因为儿童对于眩晕的主诉不清，而且 VMC 表现有较强的异质性，因此任何原因导致眩晕反复发作的儿童，均属于易误诊人群。

（二）本病被误诊为其他疾病

发生于儿童的发作性眩晕综合征易被误诊。其中，按照发病率排序，分别为儿童 BPPV、儿童梅尼埃病、儿童分泌性中耳炎。

（三）其他疾病被误诊为本病

儿童 BPPV 和梅尼埃病，原因如上述。

（四）避免误诊的要点

偏头痛家族史及先兆症状，体位诱发试验，中耳功能检查。

七、 诊断流程

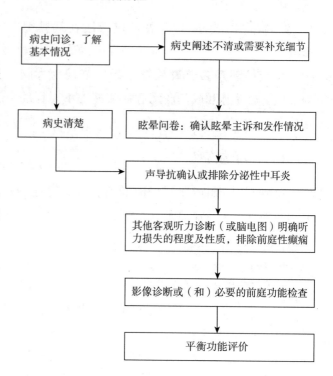

图 6-5-2　儿童前庭性偏头痛诊断流程[8]

治疗

一、 治疗流程

规律生活，避免诱发因素。若未能有效减少发作，每月发作次数达到 2 次或以上，则建议做预防性的药物治疗。因为治疗需遵循个性化原则，没有可统一遵循的流程。

二、 治疗原则

VMC 治疗分为急性期治疗和预防性治疗。急性期控制眩晕，并维持电解质及酸碱代谢平衡。预防性治疗首先明确并尽量避免诱因，如果每月发作次数达到或超过 2 次，严重干扰患儿的学习、生活则进行预防性治疗。

三、 治疗细则

（一）急性期治疗

急性期治疗主要为对症治疗及支持治疗[9,10]。

急性期推荐将布洛芬口服液（每次 5~10mg/kg）作为减少儿童和青少年偏头痛疼痛的初始治疗方案；对于青少年，推荐佐米曲普坦鼻喷剂（5mg）、舒马普坦鼻喷剂（20mg）、利扎曲普坦崩解片（5mg 或 10mg）来减轻头痛。对于恶心呕吐明显的儿童，《中国偏头痛防治指南》推荐止吐剂选用甲氧氯普胺和多潘立酮，但指出 10 岁以下的儿童禁用。

（二）预防性治疗

对于每个月发作 2~3 次或以上的儿童，可实施预防性治疗。《中国偏头痛防治指南》在预防用药中推荐氟桂利嗪作为一线预防用药。普萘洛尔可以作为儿童偏头痛预防的二线用药。我国已有多项研究表明了托吡酯和丙戊酸钠预防儿童偏头痛的有效性。有研究认为托吡酯 50mg/天，药物保留率高、安全，患儿耐受性好[10]。预防性药物治疗疗程至少8周，根据患儿对治疗的反应进行个体化调整。

对于病程长、发作次数多，合并有焦虑抑郁等情绪障碍的患儿，推荐认知行为疗法与预防性药物治疗相结合。

四、药物治疗方案

鉴于美国食品药品监督管理局（FDA）尚无批准任何针对12岁以下儿童的偏头痛预防性治疗药物，并且药物治疗的有效性和不良反应存在较大的个体差异，以下结合《中国偏头痛防治指南》以及近年来相关临床研究的证据等级[11,12]，提供如下药物治疗选择，具体见治疗细则。有条件实施认知行为治疗的，建议将认知行为治疗与药物治疗结合（表6-5-1）。

表6-5-1　儿童前庭性偏头痛药物治疗方案[11,12]

治疗方案	药物名称	用法	备注
急性期治疗	布洛芬口服液	5～10mg/kg	作为减少儿童和青少年偏头痛疼痛的初始治疗方案
	佐米曲普坦鼻喷剂	5mg	
	舒马普坦鼻喷剂	20mg	对于青少年，推荐用来减轻头痛
	利扎曲普坦崩解片	5mg 或 10mg	
	甲氧氯普胺	10～20mg	对于恶心呕吐明显的儿童，《中国偏头痛防治指南》推荐止吐剂选用甲氧氯普胺和多潘立酮，但指出＜10岁儿童禁用
	多潘立酮	20～30mg	
预防性治疗	氟桂利嗪（证据等级A）	5～10mg/d	《中国偏头痛防治指南》在预防用药中推荐氟桂利嗪作为一线预防用药
	托吡酯（证据等级A）[10]	2～3mg/（kg·d）	2014年FDA批准用于12～17岁偏头痛治疗
	丙戊酸钠（证据等级B）	30mg/（kg·d）	用于5～15岁儿童偏头痛治疗（小样本研究结果）
	普萘洛尔（证据等级C）	3mg/（kg·d）	普萘洛尔可以作为儿童偏头痛预防的二线用药

五、疗效评估

因VMC发作次数通常随着儿童长大而逐渐减少，并且前庭功能的客观诊断于儿童执行起来存在困难，因此疗效观察主要依赖发作次数的减少，发作程度的减轻，难以针对各年龄段儿童按照统一标准进行评价。

预防

VMC是可以有效控制的疾患，临床医生应该积极地开展各种形式的患者教育，以帮助其确立科学和理性的防治观念与目标；应教育患者保持健康的生活方式，学会寻找并注意避免各种头痛诱发因素；应教育并鼓励患者记头痛日记，对帮助诊断和评估预防治疗效果有重要意义。

作者：曾祥丽（中山大学附属第三医院）

二审审稿：李斐（海军军医大学附属上海长征医院）

三审审稿：陈钢钢（山西医科大学第一医院）

参考文献

第六节 视觉性眩晕

图 6-6-1 视觉性
眩晕思维导图

概述

一、定义

1. 视觉性眩晕定义 患者在复杂视觉环境中出现眩晕、头晕、定向障碍、不稳感、恶心等症状的诱发或加重，被称为视觉性眩晕（visual vertigo，VV）。视觉性眩晕本质上是一种症状，关于本病目前仍具有很多争议，尚不能确定是独立的临床实体，既可作为其他疾病的一个组成部分，也可独立存在。

2. 历史演变及争议 视觉性眩晕的含义历史发展演变比较复杂，所指代的含义也不统一，最早由 Bronstein 在 1995 年提出"视觉性眩晕综合征"，也有文献称其为视觉 - 前庭失匹配、空间与运动适应不良、超级市场综合征、视动介导的超敏反应等[1-5]。

由于很多研究发现大多数视觉性眩晕症状为头晕、非旋转性眩晕，所以前庭疾病国际分类（International Classification of Vestibular Disorders，ICVD）最新前庭疾病分类中将过去的"visual vertigo"改为视觉诱发性头晕（visually induced dizziness，VID）[6]，但该名称在国内外文献及书籍中仍未被广泛使用，导致"视觉性眩晕"在不同条件下，含义并不统一，极具争议。

注：持续性姿势 - 知觉性头晕（persistent postural - perceptual dizziness，PPPD）的诊断标准中，视觉性眩晕表示为"视觉诱发性头晕（visually induced dizziness）"，而在前庭性偏头痛（vestibular migraine，VM）的诊断标准中，视觉性眩晕表示为"视觉诱发性眩晕（visually induced vertigo）"。除了这些有特定规定的疾病，在临床绝大多数文献中，具体到某一疾病，视觉诱发性头晕、视觉诱发性眩晕很难区分割裂开。

二、流行病学

关于视觉性眩晕的流行病学，国内外尚无较多临床大数据研究结果。De Haller 等[7]回顾了242 例眩晕头晕患者，基于病史和临床检查，其中 11 例诊断为视觉性眩晕（4.5%），男女比例8:3，年龄范围 31~77 岁。

视觉性头晕/眩晕症状在 VM 患者中很多见，Andrea 等[8]对 61 例确定性 VM 患者进行一项平均时长 9 年的长期随访研究，发现 54% 的患者有视觉性眩晕/头晕症状。视觉性头晕/眩晕症状是PPPD 患者的核心症状之一，Roseli 等[9]研究了 81例 PPPD 患者的临床特点，认为"视觉刺激"是最常见的诱发因素，74% 的患者出现视觉诱发前庭症状。

三、病因与诱因

（一）病因

任何以前庭功能障碍为基础的疾病，都有可能出现视觉性眩晕，如良性阵发性位置性眩晕、前庭性偏头痛、持续性姿势 - 知觉性头晕、梅尼埃病、前庭神经炎、颅脑损伤、脑震荡等；也可能与眼科疾病等其他相关系统疾患有关。

（二）诱因

1. 复杂或运动视觉环境：复杂或运动的视觉环境，巨大的目标等，如超市货架、来往的人流或车流、电影中的激烈场景，条纹图案物体、巨大移动云团等。

2. 特定视觉环境：近距离观察小的目标，或其他情况，如看手机、电脑显示屏滚动，看书或报纸，看荧光灯。

3. 同一患者可有多种视觉诱发环境。

四、 发病机制

视觉性眩晕的发病机制目前尚不明确，可能的机制有如下几方面。

（一）前庭疾病

患者既往或目前患有前庭疾病，在前庭代偿过程中，更倾向于依赖视觉传入信息，导致视觉依赖的出现或增强，在这两者结合的基础上，不同感觉系统、不同感觉器官传入信息出现矛盾，最常见的是视觉 – 前庭觉失匹配，中枢神经递质及受体产生变化，进而当暴露于诱发因素下，即可出现"视觉性眩晕"的症状[3, 5, 10 – 14]。

（二）眼源性疾病

如网膜异相症（aniseikonia）、垂直失调（vertical imbalance）、双眼视觉功能障碍（binocular vision dysfunction）等[15]，可造成双眼成像的差异、内淋巴紊乱或双眼无法协同工作，进而导致头晕和平衡障碍。

（三）其他

某些正常人群也可出现，可能与潜在的"视觉依赖"有关[13]，曾被认为与精神心理因素有关。

诊断

一、 问诊与症状

广义上的视觉性眩晕，症状包括：复杂视觉环境下诱发出现的眩晕、头晕、定向障碍、不稳感、恶心、出汗，此外还有焦虑、抑郁[1, 2, 16, 17]等。

问诊要点：①首先详细询问既往或目前的前庭疾病病史，找出原发疾病或潜在疾病；②询问什么样的条件环境下会诱发症状（经过超市货架、来往的人流或车流、电影中的激烈场景、漂浮的大团云朵、条纹图案物体，看手机及电脑滚动屏幕等）；③诱发出什么样的症状（眩晕、头晕、行走不稳、分不清方向、恶心、出汗、紧张焦虑等）；④询问焦虑、抑郁等精神心理情况。

二、 查体与体征

视觉性眩晕患者查体表现为原发疾病、或潜在疾病的特点，出现前庭损伤的表现，或具有视觉功能异常的体征，目前暂无研究发现视觉性眩晕特异性的体征[7]。建议临床进行神经耳科查体、神经系统查体、眼科查体，排除其他相关疾病。

三、 量表评估和辅助检查

（一）优先评估

1. 特异性量表 视觉眩晕量表（visual vertigo analogue scale，VVAS），由 Elizabeth 于 2011 年对 VAS（visual analogue scale）评估量表进行改良后提出，在国外已被广泛使用。表 6 – 6 – 1 为 VVAS 汉化版量表[18]，有 2 项以上的分值超过 0 分，提示可能为视觉性眩晕[19]。

表 6 – 6 – 1 视觉性眩晕量表（VVAS）

下面这些情况是否会引起您的头晕，请从以下选项中选择一个相应的数字来表示您的头晕程度（"0"表示没有头晕，"10"表示晕得非常厉害或晕得不敢动）

1. 在超市货架间走动
2. 以乘客身份乘车（公共汽车、出租车或私家车）
3. 在白色灯光下（白炽灯、节能灯、白色荧光灯）
4. 站在十字路口
5. 在人多的场所（商场、市场、街道）
6. 乘坐自动扶梯
7. 在电影院看电影
8. 在有花纹图案或颜色复杂的地板上走动
9. 看电视（动作片）

2. 与原发疾病或潜在疾病相关的必要检查
根据具体情况选择前庭功能检查、听力学检查、眼科检查、CT 及 MRI 等影像学检查。

（二）可选评估

1. 其他相关量表 情景眩晕量表（situational vertigo questionnaire，SVQ）、情景特征量表（the situational characteristics questionnaire，SCQ）、头晕残障量表（dizziness handicap inventory，DHI）、与运动敏感系数（motion sensitivity quotient，MSO）等（见附录）。

2. 其他检查 感觉统合测试（sensory organization test，SOT）、感觉相互作用与平衡临床测试（the clinical test for sensory interaction and balance，CTSIB）。一项研究表明使用标准的黑白条纹视动性测试鼓（optokinetic drum）检查（图6-6-2），模拟诱发条件刺激患者出现视觉性眩晕症状[20]，可作为一种临床诊断工具。

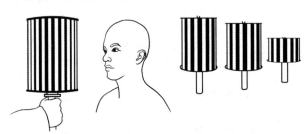

图 6-6-2　视动性测试鼓

四、 诊断标准

该疾病仍具有争议，目前尚无统一诊断标准。可结合患者病史、症状、体征、辅助检查相关结果作出初步诊断。全面评估后，如没有明显原发疾病，可作为独立的诊断实体；有原发疾病，视觉性眩晕仅作为系列主要症状存在。

五、 鉴别诊断

（一）振动幻视

也称视震荡，属于前庭-视觉症状，表现为视野运动的幻觉，上下弹跳，双向往返运动的错觉。常见于双侧前庭功能损伤、前庭小脑同济失调、基底神经节病变。

（二）PPPD

其历史发展与视觉性眩晕相关，但不能完全

等同于视觉性眩晕，目前 ICVD 认为 VV 是 PPPD 的一种重要症状，被称为视觉诱发性头晕。PPPD 无明确诱因，但加重因素有直立姿势、主动或被动运动、暴露于移动视觉刺激或复杂视觉刺激；VV 的诱发或加重因素较明确，为复杂视觉环境等。PPPD 的症状为长期持续存在，而 VV 症状仅在诱发环境下出现。

（三）单纯的精神心理障碍、惊恐发作

既往无明确前庭病史，前庭检查无异常，视觉触发仅限于单个特定环境（如特定的超市），可能是患者原发性心理障碍所致；相反，无相关心理障碍的患者，在前庭损伤后出现视觉场景诱发的头晕眩晕，则可能为 VV。

（四）恐高症

仅在过高的视觉环境下产生症状，其他视觉环境下不能诱发或加重症状，脱离刺激环境症状可自行缓解。并无前庭疾病、眼科疾病病史。

六、 误诊防范

（一）易误诊人群

具有精神心理障碍、其他前庭疾病、其他眼源性疾病病史人群。

（二）易被误诊为其他疾病

振动幻视、PPPD、VM、运动病等。

（三）其他疾病被误诊为本病

视觉功能异常患者、驾驶员定向障碍综合征、单纯心理精神障碍、惊恐发作、恐高症等。

（四）避免误诊的要点

1. 视觉性眩晕患者应及早识别，但不能忽视其原发疾病或潜在疾病，导致病情的延误。

2. 详细了解症状的诱发条件。

3. 此外应注意该病与其他疾病共病的情况。

4. 重视排除严重精神心理疾病、眼源性疾病。

七、 诊断流程

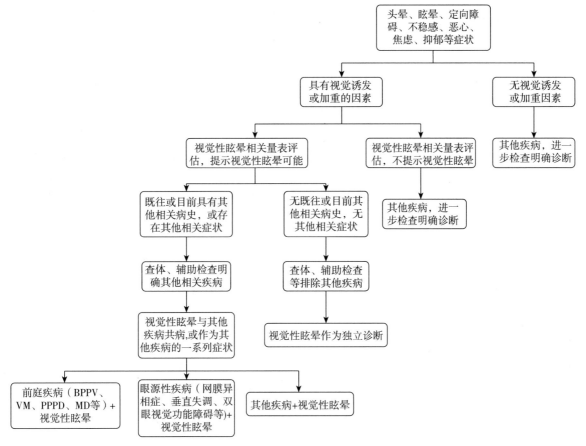

图 6 - 6 - 3　视觉性眩晕诊断流程

治疗

一、 治疗流程及治疗原则

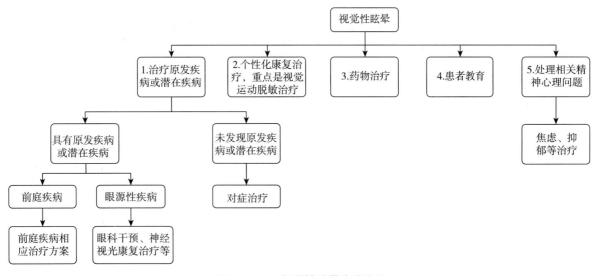

图 6 - 6 - 4　视觉性眩晕治疗流程

二、 治疗细则

（一）治疗原发疾病或潜在疾病

视觉性眩晕大多既往或目前患有前庭疾病，积极针对性治疗原发疾病或潜在疾病，如无明确病因可给予对症治疗；如患有相关眼源性疾病，建议患者于眼科进行神经视光康复治疗等。

（二）个性化前庭康复治疗

1. 需要考虑到原发疾病、潜在疾病针对性的康复治疗。

2. 视觉运动脱敏治疗：2004 年一项随机对照研究显示，视觉性眩晕患者结合个性化康复训练，进行基于模拟器的反复、渐进式的视觉运动训练，如视动盘（optokinetic disk）、旋转鼓与转椅（rotating drum and chair）、智能眼镜（eye-trek）、视动天象仪（optokinetic planetarium）、家庭视频（home video）等，治疗时间为每次 1 小时，每周 2 次，经过 8 周，其头晕及焦虑抑郁等精神心理症状均得到改善[21]。

视觉训练视频[22]：VVAS 或 SVQ 评估显示具有视觉性眩晕症状的患者，可观察特定视频进行视觉训练，由 Herdman 等人选编的训练视频分为简单、中等及困难三种级别，先看刺激较简单的视频，持续不超过 30 秒，让症状恢复到基线水平，循序渐进，一次疗程控制不超过 10 分钟，诱发的症状控制在 20 分钟内消失。视觉训练视频在医院与家庭中均可使用，如诱发出中重度症状，需要停止训练。

（三）药物治疗

目前针对视觉性眩晕的药物治疗，仅有乙酰唑胺（acetazolamide）进行了一定程度的临床研究。乙酰唑胺是一种碳酸酐酶抑制剂，属于利尿药，曾被用作治疗某些神经系统疾病（发作性共济失调、前庭性偏头痛），其治疗视觉性眩晕的具体机制尚不十分明确，可能与降低前庭系统静水压进而抑制前庭反应、直接作用小脑视觉处理中心改善视觉刺激的识别与处理等有关[23, 24]。

药物治疗方案：最早 1991 年一项病例研究报道 7 例视觉诱发眩晕患者，其中 6 例口服乙酰唑胺治疗后出现部分或完全缓解[20]，2017 年一项回顾性研究显示 57 例视觉性眩晕患者中，口服乙酰唑胺与改善视觉性眩晕症状呈正相关，且严重的药物不良反应很少，推荐剂量为口服 500mg/天，起始剂量 125mg/天，最大剂量 1000mg/天[22]。

（四）患者教育

告知患者病情详细情况，沟通治疗方案，并需要患者尽早恢复日常生活，配合长期治疗。

（五）处理相关精神心理问题

及时处理伴随的精神心理问题，必要时相应的药物治疗、请精神心理科干预。

三、 疗效评估

（一）平衡检查

感觉统合试验（sensory organization test，SOT）、伯格平衡量表（the bergBalance scale）[25]。

（二）量表

全面眩晕（dizziness，giddiness，imbalance）视觉症状评分（vertigo symptom scale，VSS-V）、情景特征量表（the situational characteristics questionnaire，SCQ）、医院焦虑与医院量表（the hospital anxiety and depression scale，HAD）、斯皮尔伯格状态-特质焦虑量表（the 6-item short-form spielberger state-trait anxiety inventory，STAI）等[21]。

预防

应积极治疗原发疾病及潜在疾病，促进前庭代偿，及时评估病情变化，并避免前庭康复过程中可能出现的视觉性眩晕。

一、生活管理

坚持药物治疗、前庭康复治疗的同时，在一定范围尽早恢复日常生活，纠正回避行为，使自身逐渐适应原本的视觉环境，尽量避免焦虑情绪。

二、复诊与随访

遵循医嘱进行前庭康复训练，定期复诊，与医生沟通，调整康复训练方式及时间，调整药物治疗方案。

三、患者教育

告知患者疾病可能的病因、治疗及预后，提高患者依从性；进行视觉运动脱敏治疗时，需告知患者治疗过程中引起的不适，治疗需根据患者个体情况逐渐增加难度，增加时长；治疗中需要观察随访、进行检查及量表评估，需患者及家属的积极配合。

附录：文中介绍的相关量表中文翻译版

一、情景性眩晕量表（situational vertigo questionnaire，SVQ）[26]

表 6-6-2 为诱发眩晕或加重眩晕的情况，请圈出一个数字来表示您遇到这些情况的严重程度，如果从来没有遇到过任何一种情况，请圈出"N. T."表示从未尝试过。

0 从来没有；1 很轻微；2 有时很重；3 相当严重；4 非常严重；N. T. 从未尝试

表 6-6-2　情景性眩晕量表

	情景			结果			
1	坐车行驶在笔直平坦的路上	0	1	2	3	4	N. T.
2	坐车行驶在蜿蜒或崎岖的道路上	0	1	2	3	4	N. T.
3	走在超市的通道上	0	1	2	3	4	N. T.
4	站立于直梯或直梯突然停止	0	1	2	3	4	N. T.
5	站立于直梯且直梯平稳移动	0	1	2	3	4	N. T.
6	以稳定的速度驾驶汽车	0	1	2	3	4	N. T.
7	启动汽车或突然停车	0	1	2	3	4	N. T.
8	站在一个宽阔的开放空间的中间（例如，大的田野或广场）	0	1	2	3	4	N. T.
9	乘坐于公交车上	0	1	2	3	4	N. T.
10	站立于公交车上	0	1	2	3	4	N. T.
11	登高	0	1	2	3	4	N. T.
121	在电影院或电视上观察移动的场景	0	1	2	3	4	N. T.
3	乘坐自动扶梯	0	1	2	3	4	N. T.
14	观察条纹或移动的表面（例如，窗帘，百叶窗，流动的水）	0	1	2	3	4	N. T.
15	观察滚动的电脑屏幕	0	1	2	3	4	N. T.

续表

	情景			结果			
16	穿过隧道时看道路旁的灯	0	1	2	3	4	N. T.
17	穿过隧道时看道路尽头的灯	0	1	2	3	4	N. T.
18	开车翻过山坡、绕过弯道，或在开阔的空地	0	1	2	3	4	N. T.
19	看移动的车辆、火车（例如，过马路时，或站在火车站台时）	0	1	2	3	4	N. T.

二、 情景特征量表 （the situational characteristics questionnaire, SCQ 或 SitQ）[27, 28]

SCQ 由三个子量表组成，分别为 SMD - Ⅰ，SMD - Ⅱ与 Ag - Ⅰ。SMD - Ⅰ 与 Ag - Ⅰ（表 6 - 6 - 5）中的标准项与替换项为同一情景下两种相反的情况，标准项被假设为比替换项更容易诱发症状，每一项的得分 0 ~ 3 分表示诱发症状逐渐加重，每一种情景的得分为两项分值的差值。SMD - Ⅱ（表 6 - 6 - 4）只有一项得分，0 ~ 3 分表示诱发症状逐渐加重。

表 6 - 6 - 3　SMD - Ⅰ

	情景	标准项	分值				替换项	分值				得分（标准项与替换项的得分差值）
1	乘车	阅读	0	1	2	3	看向窗外	0	1	2	3	
2	乘车	绕弯	0	1	2	3	直行	0	1	2	3	
3	乘电梯	移动	0	1	2	3	静止不动	0	1	2	3	
4	坐车	后排	0	1	2	3	前排	0	1	2	3	
5	乘电梯	玻璃电梯	0	1	2	3	普通电梯	0	1	2	3	
6	过隧道	灯光闪烁	0	1	2	3	看尽头的灯	0	1	2	3	
7	乘公交车	移动	0	1	2	3	静止站立	0	1	2	3	
8	乘电梯	停止时	0	1	2	3	匀速移动	0	1	2	3	
9	视野	开阔	0	1	2	3	密闭	0	1	2	3	
10	看电影	宽屏幕	0	1	2	3	窄屏幕	0	1	2	3	
11	乘车	窄路	0	1	2	3	宽路	0	1	2	3	
12	乘车	变速	0	1	2	3	匀速	0	1	2	3	
13	超市	看货架	0	1	2	3	看走道尽头	0	1	2	3	
14	乘车	上山	0	1	2	3	下山	0	1	2	3	
15	看广场	中间	0	1	2	3	边缘	0	1	2	3	
16	乘电梯	停止时	0	1	2	3	启动时	0	1	2	3	
17	乘公交车	站着	0	1	2	3	坐着	0	1	2	3	
18	看电影	靠近前排	0	1	2	3	靠近后排	0	1	2	3	
19	乘车	崎岖	0	1	2	3	平坦	0	1	2	3	
20	过隧道	盘曲	0	1	2	3	直行	0	1	2	3	

表 6 - 6 - 4　SMD - Ⅱ

	情景	得分			
1	抬头向上看高楼	0	1	2	3
2	沐浴时闭眼	0	1	2	3
3	向后靠在座椅上	0	1	2	3
4	有氧运动	0	1	2	3

	情景		得分		
5	在床上翻滚	0	1	2	3
6	跳舞	0	1	2	3
7	白天不适感增加	0	1	2	3
8	坐过山车	0	1	2	3
9	近距离阅读报纸	0	1	2	3

表 6 - 6 - 5 Ag - I

	情景	标准项	标准项分值				替换项	替换项分值				得分（标准项与替换项的得分差值）
1	看电影	坐在中间	0	1	2	3	坐在靠走廊	0	1	2	3	
2	超市	拥挤	0	1	2	3	空阔	0	1	2	3	
3	乘电梯	拥挤	0	1	2	3	空阔	0	1	2	3	
4	乘公交车	靠窗座位	0	1	2	3	靠走廊座位	0	1	2	3	
5	乘车	封闭式道路	0	1	2	3	开放式道路	0	1	2	3	
6	乘公交车	拥挤	0	1	2	3	空阔	0	1	2	3	
7	超市	远离出口	0	1	2	3	接近出口	0	1	2	3	

三、眩晕残障量表（dizziness handicap inventory，DHI）

注：表 6 - 6 - 6 评估您出现头晕或平衡障碍时的严重程度。请在每个问题后选择是/否，或者有时，并将自己所选答案的序号 ABC 填写在题后的单元格内。根据您自己在眩晕或平衡障碍发生时的情况进行回答。

表 6 - 6 - 6 眩晕障碍量表（DHI）

	项目	分值
P1	向上看会加重眩晕或平衡障碍吗？	A. 是 B. 否 C. 有时
E2	您是否会因为眩晕或平衡障碍而感到失落？	A. 是 B. 否 C. 有时
F3	是否会因为眩晕或平衡障碍而限制您的工作或休闲旅行？	A. 是 B. 否 C. 有时
P4	在超市的货架道中行走会加重眩晕或平衡障碍吗？	A. 是 B. 否 C. 有时
F5	是否会因为眩晕或平衡障碍，使您上下床有困难？	A. 是 B. 否 C. 有时
F6	是否会因为眩晕或平衡障碍限制了您的社交活动，比如出去晚餐，看电影，跳舞或聚会？	A. 是 B. 否 C. 有时
F7	是否会因为眩晕或平衡障碍使您阅读有困难？	A. 是 B. 否 C. 有时
P8	进行剧烈活动时，比如运动、跳舞；或者做家务，比如扫除，放置物品会加眩晕或平衡障碍吗？	A. 是 B. 否 C. 有时
E9	是否会因为眩晕或平衡障碍，使您害怕在没有人陪伴时独自在家？	A. 是 B. 否 C. 有时
E10	是否会因为眩晕或平衡障碍，使您在他人面前感到局促不安？	A. 是 B. 否 C. 有时
P11	做快速的头部运动是否会加重眩晕或平衡障碍？	A. 是 B. 否 C. 有时
F12	是否会因为眩晕或平衡障碍，而使您恐高？	A. 是 B. 否 C. 有时
P13	在床上翻身会加重眩晕或平衡障碍吗？	A. 是 B. 否 C. 有时
F14	是否会因为眩晕或平衡障碍，而使您做较重的家务或体力劳动时感到困难？	A. 是 B. 否 C. 有时
E15	是否会因为眩晕或平衡障碍，而使您害怕别人误认为您是喝醉了？	A. 是 B. 否 C. 有时
F16	是否会因为眩晕或平衡障碍，使您无法独立完成工作？	A. 是 B. 否 C. 有时
P17	在人行道上行走会加重眩晕或平衡障碍吗？	A. 是 B. 否 C. 有时
E18	是否会因为眩晕或平衡障碍，而使您很难集中精力？	A. 是 B. 否 C. 有时
F19	是否会因为眩晕或平衡障碍，使您夜间在房子里行走有困难？	A. 是 B. 否 C. 有时

续表

项目		分值
E20	是否会因为眩晕或平衡障碍，而害怕独自在家？	A. 是 B. 否 C. 有时
E21	是否会因为眩晕或平衡障碍，而感到自己有残疾？	A. 是 B. 否 C. 有时
E22	是否会因为眩晕或平衡障碍给您与家人或朋友	A. 是 B. 否 C. 有时
E23	会因为眩晕或平衡障碍而感到沮丧吗？	A. 是 B. 否 C. 有时
F24	眩晕或平衡障碍，是否已经影响到了您的工作或家庭责任？	A. 是 B. 否 C. 有时
P25	弯腰会加重眩晕或平衡障碍吗？	A. 是 B. 否 C. 有时
总分	DHI－P（ ）；DHI－E（ ）；DHI－F（ ）	

眩晕评定：DHI（眩晕残障程度评定量表中文版）指数及躯体 P（28）、情绪 E（36）、功能 F（36）三个指数。分级标准：0～30 分轻微障碍；31～60 分中等障碍；61～100 分严重障碍。

评估头晕和平衡障碍的严重程度及眩晕时对生活的影响程度，呈严重眩晕程度时，为跌倒高风险。回答选项：是—4 分；有时—2 分；否—0 分。

评定方法：DHI 量表的减少值。眩晕程度分为 5 级，即：A 级 0 分（完全控制，不可理解为"治愈"）；B 级 1～40 分（基本控制）；C 级 41～80 分（部分控制）；D 级 81～120（未控制）；E 级 >120 分（加重）。

四、 运动敏感系数 （motion sensitivity quotient， MSO） 或运动敏感测试 （motion sensitivity testing， MST） [29，30]

每个受试者按表 6 - 6 - 7 中的顺序进行 16 种不同的头部和（或）身体动作，记录每个受试者做出每个动作时出现头晕的强度和持续时间。

强度 0～5，0 = 无头晕；5 = 严重头晕

持续时间 <5s = 0；5～10s = 1；11～30s = 2；>30s = 3

得分 = 强度 + 持续时间

表 6 - 6 - 7　MSO/MST

	动作	强度	持续时间	得分
1	坐位向平卧位			
2	平卧位向左侧翻身			
3	平卧位向右侧翻身			
4	平卧位向坐位			
5	左侧 Dix - Hallpike			
6	头从左侧 Dix - Hallpike 恢复正位			
7	右侧 Dix - Hallpike			
8	头从右侧 Dix - Hallpike 恢复正位			
9	坐位头向左侧膝盖倾斜			
10	头从左侧膝盖处恢复正位			
11	坐位头向右侧膝盖倾斜			
12	头从右侧膝盖处恢复正位			
13	坐位时转头			
14	坐位时头倾斜			
15	直立位时右转 180°			
16	直立位时左转 180°			

注：MSQ = 总分 ×（诱发眩晕的动作数量）/20.48；MSQ　0～1 轻度；11～30 中度；31～100 重度

作者：张瑾（陕西省人民医院）
二审审稿：王璟（复旦大学附属眼耳鼻喉科医院）
三审审稿：陈钢钢（山西医科大学第一医院）

参考文献

第七节　梅尼埃病

图 6-7-1　梅尼埃病思维导图

▶ 概述

一、定义

梅尼埃病（Ménière's Disease，MD）于 1861 年由法国医生梅尼埃首次发现。典型临床表现为发作性眩晕、反复波动性听力下降、耳鸣及耳闷胀感，耳部症状表现多样化[1]，内淋巴积水（endolymphatic hydrops，EH）是梅尼埃病的重要病理学特征。

二、流行病学

有研究表明，梅尼埃病的患病率因种族背景及地区而异，约为（3~513）/10 万（0.003%~0.5%），且以欧洲人多见[2,3]。英国人群中梅尼埃病的患病率约为 0.27%[4]。美国人群中梅尼埃病的患病率为 0.19%[5]。

初起病时常仅累及单侧耳，随疾病发展，可逐渐累及双耳。双侧梅尼埃病约占梅尼埃病总患病人数的 5%~33.3%。双侧梅尼埃病较少两侧同时发病，常在初期单侧耳症状发生后的 2~5 年，对侧耳出现症状[6]。

梅尼埃病在任何年龄段均可发病，高峰期为 40~50 岁。65 岁及以上发病患者占 10%，小于 18 岁发病的患者不到 3%[7]。随年龄增长，患病率逐渐升高[5]。梅尼埃病患者中女性略占优势，女性与男性的性别比约为 1.3∶1。

梅尼埃病患者存在家族聚集倾向。10%~20% 的患者存在家族聚集性。家族性梅尼埃病有多种遗传方式，最常见的是常染色体显性遗传[8]。

三、病因与诱因

梅尼埃病的病因尚未完全明确，内淋巴积水是梅尼埃病的组织病理学标志。有学者认为，机体的自稳状态失衡使得内淋巴的生成与吸收平衡紊乱，导致内淋巴积水。

一项颞骨标本组织学研究表明，梅尼埃病患者都存在内淋巴积水的表现，但并非所有内淋巴积水患耳都存在梅尼埃病的表现[9]。内淋巴积水还可见于低频感音神经性耳聋、前庭性偏头痛、自身免疫性内耳病、内淋巴囊瘤、内耳发育异常及耳硬化症等，说明内淋巴积水是梅尼埃病的必要非充分条件。目前认为其表现与内淋巴积水密切相关。

内淋巴积水的产生有多种学说。

1. 内淋巴管机械阻塞与内淋巴吸收障碍　在内淋巴纵流中任何部位的狭窄或梗阻，如先天性狭窄、内淋巴囊发育不良、炎性纤维变性增厚等，都可能引起内淋巴管机械性阻塞或内淋巴吸收障碍，是膜迷路积水的主要原因，该学说已为动物实验所证实[10]。有理论认为球囊耳石脱落堵塞联合管可导致耳蜗积水、随后积水进入球囊。

2. 免疫反应学说　近年来大量研究证实，内耳确能接受抗原刺激并产生免疫应答，以不同方式进入内耳或由其本身所产生的抗原，能刺激聚集在血管、内淋巴管和内淋巴囊周围的免疫活性细胞产生抗体。内淋巴囊由有孔血管供血，可使抗原进入并引起肥大细胞脱颗粒、炎症反应，循环免疫复合物也可沉积于此，引起自身免疫反应、血管通透性增加，导致内淋巴产生与吸收平衡破坏，引起膜迷路积水[11,12]。

3. 内耳缺血学说 有学者认为梅尼埃病的发作是由于内淋巴积水与血管因素相关的结果[13]。有内淋巴积水的耳蜗血管自主调节系统被破坏，当缺血、再灌注发生时，前庭器、耳蜗受到损害，症状发作。

4. 遗传学说 梅尼埃病具有家族聚集性，家族性梅尼埃病约占 5% ~ 9%，遗传方式多样，以常染色体显性遗传为主，且散发性梅尼埃病也可有遗传背景[14]。约有二十多种基因可能与梅尼埃病有关，包括细胞外胶质、水通道蛋白、信号分子等基因[15]。

5. 病毒感染学说 有学者认为梅尼埃病是由病毒感染导致的前庭神经变性、炎症性内淋巴积水所致，组织病理学研究显示，梅尼埃病患者的螺旋神经节细胞中存在病毒颗粒[16]。

6. 多因素学说 多种因素如自身免疫病、病毒感染、缺血或供血不足、偏头痛等与梅尼埃病相关。

潜在的内源性致病因素包括遗传易感性、乳突气房发育不全、前庭导水管发育不全、乙状窦前、中移位及前庭旁器官静脉缺如等；而外源性致病因素则包括自身免疫性疾病、过敏、耳硬化症、病毒感染以及外伤、偏头痛等。这些因素使得内淋巴的生成与吸收平衡紊乱，最终导致内淋巴积水的形成[17]（图 6 - 7 - 2）。

此外，内淋巴积水的成因还有颈源性假说[18]。MD 与良性阵发性位置性眩晕所致的前庭性眩晕、颈源性眩晕可能是同一疾病谱。潜在筋膜问题、特定活动或缺乏活动等原因，导致颈部慢性压力、活动受限，血液、脑脊液循环受到影响亦可能产生内淋巴积水。

梅尼埃病的诱因包括天气或季节变化、应激及负面生活事件，劳累或睡眠障碍[19-21]。

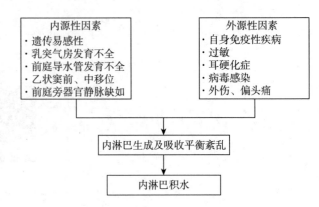

图 6 - 7 - 2 梅尼埃病 - 病理生理学

四、 发病机制

梅尼埃病发作性眩晕、听力下降的发病机制主要有以下几种。

1. 膜破裂理论 内淋巴压力极高时可使前庭膜破裂，高 K^+ 含量的内淋巴与外淋巴混合，形成迷路瘘管，感觉终器的扭曲、外淋巴高钾使第Ⅷ脑神经、毛细胞功能紊乱。裂孔小者多能自愈，亦可反复破裂。裂孔大者可形成永久性瘘道。膜迷路瘘的持续存在或许使梅尼埃病不再发作，但严重的破裂可使内耳感受器完全破坏。

2. 内淋巴高压 内淋巴积水，内外淋巴之间存在压力差，使耳蜗、前庭功能紊乱。

3. K^+ 中毒理论[22] 在内淋巴积聚过程中，膜迷路膨胀，前庭膜被推向前庭阶、触及骨壁，前庭阶几乎消失，前庭阶中的外淋巴液通过蜗孔与鼓阶中的外淋巴液混合，但前庭阶、鼓阶的外淋巴 K^+ 浓度不同，分别约为 6.7mmol/L、3.4mmol/L，因此鼓阶中的外淋巴液 K^+ 浓度升高，且从顶部向基底部依次下降，造成毛细胞损伤，解释了以梅尼埃病以低频听力下降为主。

4. 耳蜗与椭圆囊和半规管之间的 Bast 阀功能障碍 耳石脱落并在此造成堵塞，随耳蜗内淋巴压力升高而冲破阻碍，流向椭圆囊、半规管，造成眩晕发作，一项研究观察到，患者眩晕发作前有前驱期眼震，支持了此假说[23]。

诊断

一、问诊与症状

目前梅尼埃病的诊断标准尚以临床表现为主，因此，梅尼埃病的问诊不可忽视。

眩晕疾病的问诊应当包含眩晕及头晕性质、起病形式，持续时间、诱发因素、发作次数、伴随症状及既往史。其中，眩晕及头晕性质起病形式属于核心内容。

持续时间、诱发因素、发作次数、伴随症状及既往史对疾病鉴别具有很大帮助，持续时间最重要，其次为诱发因素。梅尼埃病症状持续时间一般在数十分钟至数小时，劳累、精神压力、睡眠不足等因素可能诱发，且可在短时间内反复发作或在较长时间内仅发作一次。

在问诊时，要以简单易懂的方式，将前庭症状发作时的场景及细节尽量还原。此外，还需关注患者的精神心理状态及睡眠状况。

梅尼埃病属于发作性眩晕疾病，分为发作期、间歇期。典型的症状表现为眩晕，波动性听力下降，耳鸣及耳闷胀感。多数患者在疾病的发展、演变过程中会出现 3 种及以上的症状。

（一）疾病早期

疾病初起时即表现出典型四联征（眩晕、听力下降、耳鸣、耳闷胀感）的患者不到 30%。眩晕是最主要的临床表现，典型者为突然发作的旋转性眩晕，患者睁眼时感周围物体绕自身水平旋转或向前、向后滚翻；闭眼时感自身旋转但意识始终清楚。眩晕发作较轻者，患者仅有不稳感，如上、下颠簸感或往返运动感等。持续时间多为 20 分钟~12 小时。睁眼时、向患侧卧时眩晕加重，故喜闭目向健侧静卧。常伴有恶心、呕吐等自主神经功能紊乱及不平衡感。头部的任何运动均可使眩晕加重。眩晕发作的次数愈多，则每次发作持续的时间愈长，间歇期愈短。

耳鸣也是梅尼埃病早期常见的症状。耳鸣的出现可能早于眩晕、听力下降及其他耳部症状。耳鸣常在疾病发作期出现，多表现为低频、隆隆样声音。耳鸣声音特征的突然改变，常预示着疾病的发作。

在疾病早期，听力下降较轻，可不被患者察觉。多在眩晕发作时听力下降加重，眩晕缓解后减轻。

（二）疾病中期

梅尼埃病发展至中期时，波动性听力下降逐渐成为最明显的临床特征。尽管梅尼埃病累及耳蜗基底膜全段，但多表现为低、中频的感音神经性听力下降，单纯高频听力受损者少见[24]。眩晕发作逐渐减少。耳鸣音调逐渐增大，且持续时间较前延长。

（三）疾病晚期

疾病发展至晚期时，听力下降已不可逆。随着病情的发展，听力损失逐渐加重，但极少全聋，间歇期亦无缓解；眩晕发作逐渐消失，代之以持续的不平衡感，可继发持续性姿势 - 知觉性头晕，早期积极干预可避免。耳鸣成为最主要的临床表现，耳鸣可出现多种音调的嘈杂声，如铃声、蝉鸣声、电机声等等，少数患者可出现两侧耳鸣或由一侧延及对侧，此为两耳受累之征象。耳鸣持续存在，影响患者的生活质量。个别晚期患者可出现 Dandy 综合征，即在头部运动时，出现短暂的平衡失调，头部运动停止后，平衡失调亦消失。但 Dandy 综合征并非梅尼埃病的特异表现，耳毒性损伤、中枢神经系统肿瘤、外伤等也可出现。

（四）特殊类型

梅尼埃病的特殊临床类型包括 Tumarkin 耳石危象、Lermoyez 发作。

患者猝倒而无任何预感，但神志清楚，偶伴眩晕者，称 Tumarkin 耳石危象（Tumarkin otolithic

crises）或椭圆囊危象（utricular crises）。

发作前患者先感耳鸣、耳胀满感、听力下降，而在眩晕发作即将发作、发作中或发作后耳蜗症状消失，称作 Lermoyez 综合征，这类患者少见。

二、 查体与体征

梅尼埃病查体主要有电耳镜检查、眼震及眼动检查、甩头试验（halmagyi test）、摇头眼震（head - shaking nystagmus）、闭目直立试验（Romberg's test）等。

疾病发作期，患者可观察到自发性眼震，呈水平型或水平旋转型，其方向因时程不同而异，早期向患侧（刺激性眼震），以后转向健侧（麻痹性眼震），最后又朝向患侧（恢复期眼震）。

部分患者还可观察到甩头试验、闭目直立试验阳性。甩头试验阳性表现为受试者头被快速移至患侧并固定时，其眼球先随头动方向同向移动，然后出现快速的回跳性眼动（saccades catch - up），并再次注视检查者鼻尖。闭目直立试验阳性表现为患者闭眼站立时身体向患侧倾倒。

疾病间歇期，患者查体结果可能完全正常。

三、 辅助检查

（一）优先检查

优先进行纯音测听、声导抗检查。

纯音测听（pure - tone audiometry），排除传导性聋，且提供疾病分期依据，在梅尼埃病早期时为低频感音神经性听力下降，此时听力下降具有波动性、可逆性。随着疾病进展，听力下降逐渐波及中频、高频区域，最终听力曲线下降为平坦型，平均听阈 > 40dBHL，此期通常不可逆。声导抗（tympanometry）检查用于排除中耳炎症、负压、积液。

（二）可选检查

1. 冷热试验（caloric test） 反映水平外半规管的超低频功能，可辅助患侧判断。部分梅尼埃病患者冷热试验结果为正常。

2. 前庭自旋转试验（vestibular autorotation test，VAT） 是以固定视靶作为头动和眼动起始点，通过水平自主快速头动和垂直自主快速头动分别检测水平前庭眼反射（vestibular ocular response，VOR）通路和垂直 VOR 通路的整体功能状态。检测频率为 2～6Hz，接近人体日常活动频率范围，是高频前庭功能检测方法。主要参数指标包括增益、相移及非对称。增益是 VAT 检测的眼球运动与头部运动的速度之比，理想的增益值接近 1。其主要用于中枢性眩晕、外周性眩晕的甄别，增益降低提示外周性病变，增益升高则提示中枢性病变。相位是指眼动速度波相对于头动速度波的相对时间关系，反映疾病的严重程度。非对称性对疾病的定位具有辅助作用，正常值范围为 ≤10%，向上超过 10% 的正常值范围提示右侧反应减弱，向下超出 10% 提示左侧反应减弱，反映左右两侧前庭眼反射强度的差异。梅尼埃病患者的 VAT 常表现为水平增益下降（或正常）及非对称性异常。

3. 视频头脉冲试验（video head impulse test，v - HIT） 又称甩头试验，通过受检者快速、被动、低幅的甩头后及甩头过程中扫视眼动的有无或甩头过程中眼动增益值变化，以客观评估六个半规管的高频功能，做到损伤定位。这是前庭眼反射（VOR）的高频检测技术之一。

观察指标 VOR 增益：头脉冲期间眼睛速度曲线下面积与头部速度曲线下面积的比率，正常值接近 1。观察指标扫视：分隐性扫视和显性扫视。以水平半规管增益值（眼动和头动的速度比值）< 0.8、上半规管和后半规管增益值 < 0.7、半数以上的测试中出现补偿性扫视波判定为阳性。v - HIT 用于梅尼埃病的诊断，其结果可表现为增益值降低或正常，出现隐性和（或）显性扫视波。

4. 前庭诱发肌源性电位（vestibular evoked myogenic potentials，VEMP） 是一种由高强声、振动或电刺激信号诱发前庭系统外周感受器通过前庭神经反射通路在肌肉效应器上记录到的肌源性电位。完整的神经通路包括前庭耳石器、传入神经、前庭神经中枢的核间联系、传出神经和肌肉（颈肌和眼轮匝肌）效应器等结构。分为颈性VEMP（c-VEMP）和眼性VEMP（o-VEMP），反映了不同耳石器和前庭神经通路的功能。VEMP的异常结果表现为振幅、阈值、潜伏期的异常。单独的VEMP结果不足以诊断梅尼埃病，但VEMP具有非侵入性、高特异性的特点，可作为支持梅尼埃病诊断试验中的重要组成部分[25]。

5. 耳蜗电图（electrocochleography） 总和电位（SP）与动作电位（AP）的振幅比值-SP/AP≥0.4、-SP增大、SP-AP复合波增宽、AP的振幅-声强函数曲线异常陡峭，或服用脱水剂后-SP减小，即可认为存在内淋巴积水。文献报道耳蜗电图的敏感性、特异性差异较大，且患者听力损失大于50~60dB时，耳蜗电图可能引不出，其结果分析欠可靠。

6. 甘油试验（glycerol test） 目的是通过减少异常增加的内淋巴，检测听觉功能的变化，协助诊断。一般认为：患耳在服甘油后平均听阈提高15dB或以上、或言语识别率提高16%以上者为阳性。本病患者常为阳性，但在间歇期、脱水等药物治疗期为阴性。而听力损害轻微或重度无波动者，结果也可能为阴性，服用甘油后耳蜗电图中-SP幅值减小、耳声发射由无到有，均可作为阳性结果的客观依据。

7. 影像学检查

（1）颅脑MRI：含内听道-桥小脑角的颅脑MRI可排除听神经瘤等蜗后病变，是鉴别、排除其他疾病的首选检查。此外，部分患者可显示前庭导水管变直变细。

（2）内耳MRI钆造影：早期内耳MRI钆造影常用静脉注药，但由于血-迷路屏障的存在，需要较大剂量钆对比剂才可达到清晰稳定的显影效果，而大剂量钆对比剂使肾脏损害风险上升。因此，近年来，常应用造影剂钆（Gd）鼓室给药后进行膜迷路积水评价，该技术可以较为直观检查膜迷路积水程度，且使用剂量较低，降低了肾脏不良反应的风险。钆对比剂经内耳进入外淋巴，造成内、外淋巴的信号差异，可通过面积、容积

测量或目测评分系统，衡量内、外淋巴间隙的空间构成比，评估内淋巴积水情况。分为鼓膜穿刺给药和经咽鼓管给药两种途径[26]。

内耳钆造影常用的对比剂为钆喷酸葡胺。静脉给药时，使用钆对比剂原液。经鼓室给药时，使用钆喷酸葡胺与生理盐水以1：7容积比稀释[26]。此外，Naganawa等的研究指出，使用钆特醇（0.2ml/kg）静脉注射后4.5~6小时，可在外淋巴间隙观察到清晰高信号影[27]。

四、诊断标准

根据梅尼埃病诊断和治疗指南[1,21]，梅尼埃病的诊断可分临床诊断、疑似诊断两部分。

（一）临床诊断

1. 诊断标准

（1）2次或2次以上眩晕发作，每次持续20分钟至12小时。

（2）病程中至少有一次听力学检查证实患耳有低到中频的感音神经性听力下降。

（3）患耳有波动性听力下降、耳鸣和（或）耳闷胀感。

（4）排除其他疾病引起的眩晕，如前庭性偏头痛、突发性聋、良性阵发性位置性眩晕、迷路炎、前庭神经炎、前庭阵发症、药物中毒性眩晕、后循环缺血、颅内占位性病变等；此外，还需要排除继发性膜迷路积水。

2. 临床分期[28] 根据患者最近6个月内间歇期听力最差时0.5、1.0及2.0kHz纯音的平均听阈进行分期。梅尼埃病的临床分期与治疗方法的选择及预后判断有关。双侧梅尼埃病，需分别确定两侧的临床分期。

一期：平均听阈≤25dBHL。

二期：平均听阈为26~40dBHL。

三期：平均听阈为41~70dBHL。

四期：平均听阈＞70dBHL。

注：①梅尼埃病的诊断和鉴别诊断必须依据完整详实的病史调查和必要的听-平衡功能检查、

影像学检查等；②如梅尼埃病患者合并其他不同类型的眩晕疾病，则需分别做出多个眩晕疾病的诊断；③部分患者的耳蜗症状和前庭症状不是同时出现，中间有可能间隔数月至数年。

（二）疑似诊断

诊断标准如下。

（1）2 次或 2 次以上眩晕发作，每次持续 20 分钟至 24 小时。

（2）患耳有波动性听力下降、耳鸣和（或）耳闷胀感。

（3）排除其他疾病引起的眩晕，如前庭性偏头痛、突发性聋、良性阵发性位置性眩晕、迷路炎、前庭神经炎、前庭阵发症、药物中毒性眩晕、后循环缺血、颅内占位性病变等；此外，还需要排除继发性膜迷路积水。

五、鉴别诊断

（一）前庭性偏头痛

见表 6 - 7 - 1。

表 6 - 7 - 1　梅尼埃病与前庭性偏头痛鉴别要点

鉴别点	MD	VM
年龄	以 40 ~ 60 岁为主	青春期前、更年期及前后
男女比例	女：男 = 1.5：1	女：男 = 4 ~ 5：1
发病机制	不明	多种
诱因	劳累、高盐饮食、不良情绪	视觉、食物、头动/位置刺激
持续时间	20min ~ 12h	5min ~ 72h
发作频率	相对少（可数年发作 1 次，多者达 1 ~ 2 次/月）	较频繁（可达 4 ~ 8 次/月）
先兆	耳鸣、耳闷胀感	部分有视觉先兆
听力下降	早期低频为主，波动性，逐渐累及高频，最终全频下降	部分轻度下降，多为双侧、高频，大都稳定，部分可逆
头痛	部分有	常有
位置性眩晕	极少表现为位置性眩晕，可继发 BPPV	部分表现为位置性眩晕，可继发 BPPV

续表

鉴别点	MD	VM
畏声/畏光	少见	常有
内淋巴积水	存在，可为双侧积水	部分存在内淋巴积水，程度轻，可逆

前庭性偏头痛与梅尼埃病的临床表现极为相似，需重点鉴别。其不同点在于 VM 患者发病年龄通常较 MD 患者小；VM 眩晕发作时间早，持续时间跨度较大，短至数分钟，长可达 2 ~ 3 天；而 MD 患者眩晕发作一般持续数分钟至数小时。VM 发作较 MD 频繁，发作时以伴有畏光、畏声或视觉先兆的头痛为主要症状，耳部症状（耳鸣、耳闷胀感等）常为次要或伴随症状。

（二）迟发性/继发性膜迷路积水

迟发性膜迷路积水一侧或双耳重度/极重度耳聋 1 年或数年（最长可达 74 年）后出现发作性眩晕，同侧耳出现发作性眩晕、或对侧耳出现波动性听力下降、发作性眩晕，可分为对侧型、同侧型、双侧型。耳聋和眩晕出现的时间间隔不恒定，但两症状间的不连贯性是恒定的。本病原发性耳聋的病因有：外伤（声损伤或物理损伤）、病毒性迷路炎、慢性化脓性中耳炎、脑膜炎、白喉、麻疹，以及儿童早期不明原因的感音神经性聋等[29]。梅尼埃病早期很少出现严重听力下降，这一点可与迟发性膜迷路积水鉴别。

继发性膜迷路积水是指由已知疾病引起的膜迷路积水，包括梅毒、病毒性迷路炎、头部外伤后、脑膜炎、脑积水、自身免疫性内耳病、慢性化脓性中耳炎、迷路震荡以及 Cogan 综合征等。而梅尼埃病属于特发性膜迷路积水，即原因不明的膜迷路积水。

（三）突发性聋

突发性聋发作时可伴有眩晕、耳闷胀感等症状，早期梅尼埃病也可以听力下降这一单一症状作为主要表现，但突发性聋患者眩晕极少反复发作，且听力损失快而重，无反复波动。

（四）迷路炎

迷路炎常继发于上呼吸道病毒感染、急/慢性中耳炎、胆脂瘤或细菌性脑膜炎、手术、外伤等。典型症状包括急性眩晕、感音神经性听力下降、恶心呕吐，单耳多见，分为非骨化性和骨化性迷路炎。MRI 平扫＋增强是非骨化性迷路炎的首选影像学检查，可见耳蜗、前庭、半规管不规则强化，HRCT 是骨化性迷路炎的首选检查，可见耳蜗、前庭、半规管密度不均匀增高，部分管腔狭窄，严重闭塞。既往疾病史、影像学检查、鼓膜穿孔，可与梅尼埃病鉴别。

（五）药物中毒性眩晕

多种药物可引起内耳及前庭神经损害。急性药物中毒多在用药后数天内发生眩晕、恶心、呕吐。慢性中毒常在用药治疗几周后出现，由于双侧前庭同时损害，患者仅表现轻度眩晕，更多为一种周围环境摇晃不稳的摆动幻觉，及躯干的平衡障碍，因此在行走、头部转动或转身时症状更明显，并在上述动作停止后，似觉原来的动作仍在继续进行。前庭功能检查示双侧前庭功能减退。药物使用史及临床表现为诊断的主要依据。

（六）后循环缺血

后循环缺血是指因后循环（椎－基底动脉）血管狭窄、原位血栓形成或栓塞导致脑组织缺血而引起的临床综合征，危险因素有高血压、吸烟、高胆固醇血症、心房纤颤和冠状动脉疾病。其临床症状复杂，头晕/眩晕最常见，可有复视、构音障碍、吞咽困难及共济失调，伴头痛及恶心呕吐、听力下降等，部分患者表现为面部麻木感，新发头痛或性质改变的头痛；少部分患者以孤立性眩晕为主要表现，局灶性神经功能缺损症状缺如。常见体征包括单侧肢体无力、共济失调、构音障碍以及眼球震颤，共济运动检查如指鼻试验、指指试验、轮替试验、跟膝胫试验等可呈阳性。

后循环缺血甄别可依据头脉冲试验、眼震、垂直眼偏斜三者结果组合，即 HINTS 检查。若头脉冲试验正常，眼震快相随凝视方向改变，交替遮盖出现垂直眼偏斜，则高度提示为中枢性眩晕。此外，如经治疗后，症状无好转，甚至逐渐加重者，需考虑中枢性眩晕可能。

（七）外淋巴瘘

外淋巴瘘是指各种原因引起的外淋巴与中耳腔直接的骨质破损，或膜性组织和（或）韧带破裂所致的外淋巴溢出至中耳的一组疾病，最主要的症状是听力下降、波动性耳鸣、眩晕等。纯音测听结果与体位有关，耳鸣呈多样性、波动性，为流水样或流水感，尤其是在气压急剧变化、弯腰搬重物、咳嗽等动作时加重，瘘管试验阳性，中耳手术探查明确外淋巴液溢出，有助于鉴别诊断[30]。

（八）前庭神经鞘瘤

为耳神经外科最常见的良性肿瘤，起源于第Ⅷ脑神经的前庭神经鞘膜雪旺氏细胞，故称前庭神经鞘瘤（vestibular schwannoma）。临床表现包括突发/逐渐进展的单侧感音神经性听力下降、耳鸣，以及前庭功能障碍如轻度头晕、不稳感。其症状随肿瘤生长而进展，可分为四期：内听道内期、脑池期、脑干压迫期、脑水肿期。内听道内期常见症状有听力损失、耳鸣、眩晕；而脑池期表现为听力损失加重、眩晕减轻，平衡障碍加重，疾病处于此二期时可以完美模仿梅尼埃病的周期性发作。常规听力检查（纯音测听、言语识别率）可用于前庭神经鞘瘤的筛查，通常表现为不对称的高频下降型听力损失，且言语识别率受损程度与纯音测听所得结果并不一致。MRI 是目前诊断前庭神经鞘瘤的金标准，增强 MRI 已能发现小至 1mm 的内听道内肿瘤。

六、 诊治流程

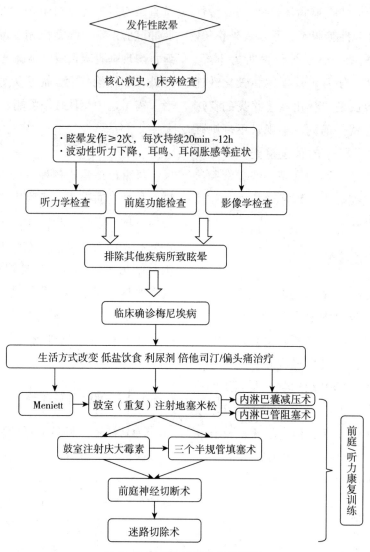

图 6 - 7 - 3　梅尼埃病诊治流程

➡ 治疗

一、 治疗原则

梅尼埃病发作期的治疗原则为控制眩晕,对症治疗。间歇期需减少、控制或预防眩晕发作,同时最大限度地保护患者现存的内耳功能[21]。

二、 治疗细则

见表 6 - 7 - 2。

表 6 - 7 - 2　梅尼埃病的治疗

类型	治疗方法
基础治疗	生活方式改变/低盐饮食/减压/利尿剂/倍他司汀
听 - 前庭功能保留	Meniett 鼓室注射糖皮质激素 内淋巴囊手术 内淋巴管阻塞术
听 - 前庭功能部分损伤	鼓室注射氨基糖苷类抗生素 三个半规管阻塞术
听功能保留前庭功能丧失	前庭神经切除
听 - 前庭功能全部丧失	迷路切除

（一）发作期治疗

1. 前庭抑制剂　包括抗组胺类、苯二氮䓬类、抗胆碱能类以及抗多巴胺类药物，可有效控制眩晕急性发作，原则上使用不超过 72 小时，临床常用药物包括异丙嗪、苯海拉明、美克洛嗪、普鲁氯嗪、氟哌利多等。

2. 糖皮质激素　如果急性期眩晕症状严重或听力下降明显，可酌情口服或静脉给予糖皮质激素。

3. 如恶心、呕吐症状严重，可加用补液支持治疗。对诊断明确的患者，按上述方案治疗的同时可加用甘露醇、碳酸氢钠等[31]。

（二）间歇期治疗

1. 患者教育与生活方式调整　患者教育包括向患者解释本病相关理论，使患者认识到本病的自然病程规律、可能的诱发因素（如工作及生活压力）、治疗方法及预后，做好心理咨询和辅导工作，消除患者恐惧心理。

建议患者调整生活方式，规律作息，避免不良情绪、压力等。应鼓励所有梅尼埃病患者减少盐分摄入，避免咖啡因制品、烟草和酒精类制品摄入，避免诱发因素，如劳累、情绪焦虑、紧张，改善睡眠质量。有研究证实，在经过生活方式调整后，患者听力及功能水平评分均得到改善。

2. 倍他司汀　倍他司汀属于 H_1 受体弱激动剂，H_3 受体强拮抗剂。药理作用是改善内耳血供、平衡双侧前庭神经核放电率，通过与中枢组胺受体的结合促进组胺、多巴胺、乙酰胆碱释放，从而直接、间接控制眩晕发作，促进前庭代偿。

有大量研究结果证实倍他司汀具有改善梅尼埃病眩晕发作的效果[32-34]。一项系统综述结果支持倍他司汀可减轻梅尼埃病的眩晕症状，但尚缺乏高质量证据[35]。因此需要更完善的设计、更严格纳排标准的试验，以验证或再评价倍他司汀在梅尼埃病中的治疗作用。

3. 偏头痛预防性治疗　有研究结果显示，对于确诊梅尼埃病患者，无论伴或不伴偏头痛，早期给予偏头痛预防性治疗对控制眩晕及生活质量的提高都有帮助[36]。

对梅尼埃病伴偏头痛患者，使用倍他司汀联合桂利嗪治疗，较倍他司汀单药治疗疗效更佳。桂利嗪对于眩晕的控制亦具有积极作用[37]。对梅尼埃病与前庭性偏头痛共病患者，联合应用 MD 与 VM 的治疗方案对患者预后较好[38]。

此外，日常生活中避免过度兴奋的活动（3D 电影、游乐场），同时给予偏头痛饮食方式（避免食用奶酪等发酵类食物，含防腐剂的食物，加工过的肉类，腌制食物等，注意饮食清淡）对梅尼埃病患者的病情控制有益[39]。

4. 利尿剂　理论上有减轻内淋巴积水的作用，可控制眩晕的发作。临床常用药物包括双氢克尿噻、氨苯蝶啶等，用药期间需定期监测血钾浓度。

多项研究表明，口服利尿剂对梅尼埃病患者有益：可改善眩晕发作[40]。尽管目前关于利尿剂治疗梅尼埃病的证据级别不高[41]，但利尿剂的不良反应较少，部分患者使用利尿剂后眩晕症状改善，因此利尿剂是梅尼埃病患者相对安全的治疗选择之一。

5. 鼓室注射糖皮质激素　控制患者眩晕发作，治疗机制可能与其改善内淋巴积水状态、调节免疫功能等有关。给予单侧 MD 患者鼓室注射地塞米松治疗，眩晕控制率达 82%[42]。

对于初次鼓室注射地塞米松无效的患者，无须马上进行破坏性治疗[43]。重复鼓室注射地塞米松可以提高眩晕 A 级控制率约 15.7%，使 78.6% 的初次鼓室注射地塞米松无效患者避免或延迟鼓室注射庆大霉素。

鼓室注射糖皮质激素眩晕控制率与庆大霉素相当，对听功能、前庭功能无破坏性，因此推荐鼓室注射糖皮质激素作为药物难治性梅尼埃病的一线治疗方法。即使听力损失严重患者，仍可能存在耳蜗与前庭损伤程度不一致，可考虑行鼓室注射激素，尽量延迟或避免鼓室注射庆大霉素。

6. Meniett 治疗　经外耳道给予脉冲式正压是一种微创的梅尼埃病治疗方法，主要设备为 Meniett 仪，通常先行鼓膜置管，治疗次数根据症状的发作频率和严重程度而定。可减少眩晕发作频率，对听力无明显影响。其治疗机制不清，可能与压力促进内淋巴吸收有关。

国内外已有研究报道 Meniett 治疗对梅尼埃病的有效性。应用 Meniett 可显著降低眩晕、耳鸣和耳胀满感的程度，对部分顽固性 MD 患者的眩晕控制有效，但对听力及前庭功能的影响不显著[44]。系统评价表明，Meniett 治疗可显著降低梅尼埃病患者眩晕发作频率，减轻功能缺陷，其对听力的作用不确定。最佳疗效可能维持 18 个月[45]。

7. 内淋巴囊手术　手术旨在减轻内淋巴压力，对听力和前庭功能一般无损伤。研究显示，药物治疗失败的 MD 患者接受内淋巴囊减压术/分流术后，至少 75% 的患者眩晕得到有效缓解[46]。

8. 内淋巴管阻塞术　内淋巴管阻塞术通过阻塞内淋巴囊远端的内淋巴管，减少内淋巴液的分泌，但不影响其吸收，故减少内淋巴液聚集。可用于治疗顽固性梅尼埃病。有研究表明，梅尼埃病患者行内淋巴管阻塞术后两年眩晕完全控制率可达 96.5%[47]。

9. 鼓室注射庆大霉素　庆大霉素的药理作用机制是破坏毛细胞，减少前庭病理性兴奋向中枢的传递，破坏暗细胞，减少内淋巴液生成，减轻膜迷路积水。循证医学证据证实庆大霉素鼓室注射是控制梅尼埃病眩晕症状的有效方法，眩晕控制率可达 80% ~ 90%，但存在听力下降、前庭功能损伤的风险，注射耳听力损失的发生率约为 10% ~ 30%[48]。在庆大霉素的使用上，低浓度、小剂量、长间隔的注射方式疗效更佳。有研究表明，改良滴定法较固定式注射可提高眩晕控制率，同时降低庆大霉素对内耳的损伤[49]。

在施行庆大霉素鼓室注射前，应先告知患者，氨基糖苷类药物敏感性增加的这部分人群使用庆大霉素有致聋风险。双侧梅尼埃病以及年龄大于 65 岁的患者为庆大霉素使用的禁忌证。在鼓室注射庆大霉素期间，应监测听力变化。

10. 三个半规管阻塞术　该手术方法是治疗顽固性梅尼埃病患者安全有效的手术方法，尤其是没有实用听力的患者。治疗顽固性梅尼埃病短期及长期疗效确切，眩晕控制率高，听力损失约为 30%，不影响耳石器功能，无严重并发症[28]。

11. 前庭神经切除术　前庭神经切除术可使眩晕控制率达 85% ~ 95%，但前庭功能完全丧失。现已极少施行。

12. 迷路切除术　迷路切除术是治疗中最具破坏性的方式，眩晕控制率可达到 100%。目前已经很少使用。但梅尼埃病晚期、控制眩晕愿望强烈的患者可行迷路切除术联合人工耳蜗植入。

13. 前庭及听力康复治疗　前庭及听力的康复治疗即在控制眩晕的基础上，尽可能地保留耳蜗及前庭功能，提高患者生活质量。

前庭康复训练的方法包括一般性前庭康复治疗（如 Cawthorne – Cooksey 练习）、个体化前庭康复治疗以及基于虚拟现实或的平衡康复训练等。适用于梅尼埃病间歇期，症状较稳定时。人工前庭植入术（vestibular implant）对梅尼埃病的病情控制有帮助，前庭植入器通过提高前庭信号输入，恢复患侧前庭功能，使双侧前庭功能平衡一致，从而控制眩晕发作。

对于病情稳定的三期及四期梅尼埃病患者，可根据听力损失情况酌情考虑验配助听器或植入人工耳蜗。耳蜗植入术在眩晕控制和生活质量方面有积极作用，可改善甚至治愈耳鸣。

14. 特殊类型梅尼埃病　对于 Turmakin 耳石危象患者，多采用以调节自主神经功能、改善内耳微循环、解除迷路积水为主的药物综合治疗。有研究证实，鼓室注射地塞米松对 Turmakin 耳石危象治疗有效，约 71.4% 的梅尼埃病患者跌倒发作症状消失[50]。如患者猝倒症状反复发作，影响日常生活及人身安全，可行鼓室注射庆大霉素或迷路切除术治疗。

三、诊疗进展

（一）诊断进展

梅尼埃病表现多样，可表现为耳蜗、前庭症

状分离；患者间的潜在病因不同，对治疗的反应不一，且与多种其他疾病相关，如偏头痛、过敏性疾病、自身免疫病等。近年来针对梅尼埃病的异质性进行分型诊疗越来越受重视[51]，国内外学者从多角度进行了探索。

第一类方法为根据疾病主要表现分型，1972年梅尼埃病诊疗标准所提出的前庭型（仅有发作性眩晕）、耳蜗型梅尼埃病（仅表现为听力下降、耳鸣或耳闷，而无眩晕），因影像学可实现内淋巴积水可视化等，现重新得到重视。

第二类方法为根据疾病侧别分为单侧、双侧梅尼埃病，双侧梅尼埃病发病年龄较小，家族史、头痛既往史及家族史较高。

第三类方法是根据共病分型，如偏头痛、心血管风险因素、自身免疫病，可将梅尼埃病分为单纯梅尼埃病、伴某病的梅尼埃病，一般来说单纯梅尼埃病的眩晕发作、听力下降较轻。

第四类是综合利用聚类分析，根据临床表现、偏头痛、自身免疫病进行分类，可将单、双侧梅尼埃病各分为5型（表6-7-3、表6-7-4）。

表6-7-3　双侧梅尼埃病分型

	双侧梅尼埃病分型	特点
1	非同时发作型 BMD，散发性 BMD，双耳 HL 间隔时间大于 1 个月，无偏头痛发作史、自身免疫病	无明确特征或病因
2	同时发作型 BMD，散发性 MD，双耳 HL 间隔时间小于 1 个月，无偏头痛发作史、自身免疫病	血管风险高、头痛风险高
3	家族性 BMD	发病年龄较小、常合并自身免疫病，其中又细分为两型（a. 伴偏头痛发作史；b. 无偏头痛发作史）
4	MD 伴偏头痛发作史	可能与 VM 重叠，有共同病理机制
5	MD 伴自身免疫病	组内差异大，可能有自身免疫的发病基础，控制自身免疫病的治疗可能对 MD 的治疗有益

表6-7-4　单侧梅尼埃病分型

	单侧梅尼埃病分型	特点
1	散发型 MD，即散发性、典型 MD，不伴偏头痛发作史、自身免疫病	无明确特征或病因
2	迟发型 MD，迟发型 MD 不伴偏头痛发作史、自身免疫病	与非迟发性 MD 相比，病程更短，听力下降更严重，耳蜗功能损伤更严重
3	家族型 MD	与 SMD 相比，发病年龄小，且听力损失更严重，FMD 可能有亚临床波动性听力下降
4	MD 伴偏头痛史	可能与 VM 重叠，有共同病理机制
5	MD 伴自身免疫病	可能有自身免疫的发病基础，控制自身免疫病的治疗可能对 MD 的治疗有益

第五类方法是针对梅尼埃病的发病方式进行分型，分为家族性、散发性梅尼埃病，均存在基因突变。

第六类方法是根据细胞因子白细胞介素 -1β（interleukin -1 beta，IL -1β）水平进行分类。

第七类是根据内淋巴囊病理表现分类，分为内淋巴囊退化、发育不良型，可借助影像学进行临床分型。这些分型方法有助于探究梅尼埃病的病因、基因，为临床研究提供同质性高的患者。分型也可扩展梅尼埃病的治疗方式，如免疫调节剂、偏头痛预防性治疗、改善血液流变学治疗、抗过敏治疗等。

（二）治疗进展

梅尼埃病的治疗旨在控制眩晕、听力下降，最大程度保留内耳功能。应更加重视诱发因素的规避及生活、饮食方式的调整，提倡保守及微创治疗，尽量避免或延迟毁损性治疗。药物治疗除利尿剂、倍他司汀、糖皮质激素外，近年来引入偏头痛预防性药物可以用于梅尼埃病的治疗。药物治疗失败后推荐鼓室重复注射糖皮质激素，优于改良滴定法进行鼓室注射庆大霉素治疗。手术治疗中，内淋巴囊及内淋巴管阻塞术可保留前庭、听功能，优于三个半规管阻塞术，晚期迷路切除联合人工耳蜗植入，因前庭神经截断术风险高已极少施行。将听觉、前庭康复理念贯穿治疗全过程，重视焦虑抑郁状态、睡眠障碍的调整（图6－7－4）。

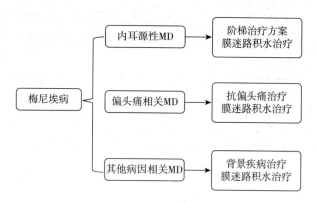

图6－7－4 梅尼埃病诊疗思路

四、 药物治疗方案

见表6－7－5。

表6－7－5 梅尼埃病药物治疗方案

	药物	给药途径	常用剂量	给药次数
发作期	异丙嗪	肌内注射	25mg	prn
	倍他司汀	口服	6～24mg	tid
	银杏叶片	口服	40mg	tid
	甲钴胺	口服	1mg	tid
	螺内酯	口服	20mg	bid
	氢氯噻嗪	口服	25mg	bid
间歇期	甲强龙/地塞米松	鼓室给药/耳后注射	1～2mg	每周2次
	庆大霉素	鼓室注射	4万单位	改良滴定法[48]

注：prn，下午；tid，每日3次；bid，每日2次

五、 疗效评估

（一）眩晕疗效评定

梅尼埃病眩晕发作次数（需排除非梅尼埃病眩晕发作）：采用治疗18～24个月期间眩晕发作次数与治疗之前6个月眩晕发作次数进行比较，按分值计。得分＝（结束治疗后18～24个月期间发作次数/开始治疗之前6个月发作次数）×100。

根据得分值将眩晕控制程度分为5级：A级，0分（完全控制）；B级，1～40分（基本控制）；C级，4～80分（部分控制）；D级，81～120分（未控制）；E级，＞120分（加重）。

眩晕发作的严重程度及对日常生活的影响如下。

从轻到重，划分为5级：0分，活动不受眩晕影响；1分，轻度受影响，可进行大部分活动；2分，中度受影响，活动需付出巨大努力；3分，日常活动受限，无法工作，必须在家中休息；4分，活动严重受限，整日卧床或无法进行绝大多数活动。

生活质量评价，可采用头晕残障问卷（dizziness handic ap invemory，DHI）等量表进行评价。

（二）眩晕功能评定

1995年美国耳鼻喉头颈外科学会发布的梅尼埃病诊疗指南中提到梅尼埃病的功能评价，即关于患者的整体状态，不只是在发作期间，分为6级[52]。

1级：眩晕/头晕对我的活动无影响。

2级：当我感到头晕/眩晕时，必须中止活动，但发作很快缓解，可以继续活动。我可以继续工作、驾车等活动，完全不受限制。不需改变任何计划或活动来适应头晕/眩晕。

3级：当我感到头晕/眩晕时，必须中止活动，但发作缓解后可以继续活动。我可以继续工作、驾车等大部分活动，但必须改变计划来适应头晕/眩晕。

4级：我能进行工作、驾车、旅行、照顾家人或日常活动，但必须付出巨大精力。我必须不断调整活动、预算精力，勉强做到这些。

5级：我无法工作、驾车或照顾家人，我无法做到过去经常做的事情，日常活动受限，成为残疾人。

6级：我因头晕/平衡障碍而残障1年及以上和（或）无收入。

（三）听力疗效评定

以治疗前6个月最差一次纯音测听0.5、1.0、2.0 kHz的平均听阈减去治疗后18~24个月期间最差一次的相应频率平均听阈进行评定。A级：改善>30dB或各频率听阈<20dB HL；B级：改善15~30dB；C级：改善0~14dB；D级：改善<0dB。

双侧梅尼埃病，应分别进行听力评定。

（四）耳鸣评价

耳鸣是梅尼埃病的伴随症状，部分患者的耳鸣可影响其生活质量。通过耳鸣匹配或掩蔽试验可以了解耳鸣声的特征。改良的患者"耳鸣痛苦程度"分级如下：0级，没有耳鸣；1级，偶有（间歇性）耳鸣，但不影响睡眠及工作；2级，安静时持续耳鸣，但不影响睡眠；3级，持续耳鸣，影响睡眠；4级，持续耳鸣，影响睡眠及工作；5级，持续严重耳鸣，不能耐受。此外，可以采用耳鸣残障问卷（tinnitus handicap inventory，THI）等量表评价耳鸣对患者生活质量的影响。

预防

一、生活管理

1. 规律作息，注意天气变化增减衣物，避免熬夜，避免生活及工作压力带来的精神紧张、焦虑等。

2. 适当运动，可以选择步行、快走等运动方式。

3. 饮食规律，避免摄入咖啡、浓茶、酒精等制品，避免摄入过多腌制、熏烤、深加工食品。

4. 积极治疗基础疾病，如高血压、糖尿病、心脏病、甲状腺疾病、自身免疫病、偏头痛等。

二、复诊与随访

遵照医嘱定期复诊，观察病情变化及治疗效果，酌情调整治疗方案。

三、患者教育

向患者解释梅尼埃病的发病原因、发作诱因、治疗方式以及疾病预后，消除患者焦虑和恐惧心理，增加患者依从性。

作者：王利一（北京医院）

张甡琳、郭兆琪、陈镜羽（华中科技大学同济医学院附属协和医院）

二审审稿：马鑫（北京大学人民医院）

三审审稿：陈钢钢（山西医科大学第一医院）

参考文献

第八节 迟发性膜迷路积水

图 6-8-1 迟发
性膜迷路积水
思维导图

▶ 概述

一、定义

迟发性膜迷路积水（delayed endolymphatic hydrops，DEH）临床上表现为一侧耳出现严重听力下降，经过很长一段时间后，同侧或对侧耳发生膜迷路积水，患者出现发作性眩晕或对侧耳出现波动性听力下降，伴有发作性眩晕[1]，是一种与梅尼埃病表现相似的疾病实体。

DEH 分为 2 种类型：同侧型和对侧型。

同侧型临床表现为同侧耳朵出现严重听力损失后数年之后出现同侧耳闷、耳鸣及延迟的梅尼埃样眩晕发作，即持续时间一小时及以上的旋转性眩晕，严重时伴有恶心及呕吐。对侧型临床表现为同侧耳重度听力下降数年之后对侧耳出现类似梅尼埃症状，包括波动性听力下降，可伴发作性眩晕[2]。

二、流行病学

在幼年不明原因单侧严重耳聋患者中约 30% 的患者会出现 DEH。间接估计，DEH 在正常人群中的发病率可高达 0.05%[3]。

大多数报道认为同侧型 DEH 发病率明显高于对侧型 DEH[1,2,5,6]。Kamei 的研究表明幼年单侧重度耳聋引起的 DEH 中，同侧型占到 89%，其他原因引起的 DEH 中，同侧型占到 87%[2]。两种类型的 DEH 中均以女性发病略占优势。在日本的一项研究中，同侧型 DEH 中，男性占 45.7%，女性占 54.3%，对侧型 DEH 中，男性占 37.5%，女性占 61.5%[7]。

DEH 通常发生在 11～20 岁或 41～60 岁之间[8]。11～20 岁发病的患者主要为同侧型，由幼年单侧重度耳聋引起。其他原因引起同侧型 DEH 在 20 岁后发病。对侧型 DEH 初次发生的年龄一般高于同侧型[8,9,10]。

DEH 患者从出现重度听力下降到出现眩晕的时间间隔从一年到数十年不等。Wolfson 等[11] 和 Nadol 等[12] 报道分别为 9～24 年及 1～68 年。Shojaku 等[7] 研究发现，对于出现重度听力下降到出现眩晕的时间间隔，幼年单侧重度耳聋患者明显长于突发性聋患者；对于发病年龄，则突发性聋患者明显大于幼年单侧重度耳聋患者。

三、病因与诱因

最常见的原因是幼年单侧重度耳聋，可见于一半以上的患者，其次是迷路炎，包括中耳炎和流行性腮腺炎、麻疹、流感引起的病毒性迷路炎[1,11,13]。其他的原因包括声创伤、头部外伤、突发性耳聋、镫骨切除术[14]、耳硬化症[15]、双侧先天性耳聋[15,16]、人工耳蜗植入手术[17,18]、先天性巨细胞病毒感染[19]和偏头痛[20]等。目前普遍认为，内耳自身免疫性病理因素在本病发展中有重要作用，导致内耳抗原异常暴露的常见原因有外伤、感染或手术创伤[21]。

四、发病机制及病理改变

（一）发病机制

DEH 的发病机制目前尚未研究明了，主要集中在对侧型 DEH 的机制研究。

对于对侧型 DEH 的发病机制，有学者认为诱发幼儿早期单耳听力损失的病因，同时也诱发了对侧内耳的亚临床损伤，最终导致进行性内淋巴水肿的延迟发病[2,22,23,24]。Schuknecht 等[13,25]对 3 例对侧 DEH 患者的颞骨进行了一系列的组织病理学研究，这些患者自幼儿早期以来一直遭受着不明原因的单侧听力损失，在完全聋耳中，病理改变类似于已知的腮腺炎和麻疹引起的迷路炎，在对侧耳中，病理改变类似于已知的梅尼埃病。因此，Schuknecht 等人推断，当一侧耳由于病毒感染在幼儿早期出现严重听力下降，对侧耳也会受到亚临床病毒性感染的影响，使得听力正常的对侧耳经过一段时间后出现类似的梅尼埃病的病理改变及临床表现。

内耳自身免疫性病理因素在本病发展中也有重要作用，起源于外胚层的内耳组织特异性抗原的异常暴露可激活起源于中胚层的免疫系统，诱发针对内耳组织的特异性免疫反应，进而造成内耳组织的自身免疫性损伤。目前普遍认为，导致内耳抗原异常暴露的常见原因有外伤、感染及手术创伤[21]。

▶ 诊断

一、 问诊与症状

（一）耳部症状

包括听力下降、耳鸣及耳闷胀感。需要询问症状出现时间、侧别（单侧双侧）、持续性还是波动性以及与头晕之间的相关性。

（二）头晕

需要询问出现时间、头晕性质（头晕还是眩晕）、持续时间、发作频率、诱因、伴随症状（恶心、呕吐、出冷汗、耳部症状、头痛、中枢神经系统症状、意识状态）。

（三）同侧型 DEH 症状

一侧耳出现重度听力下降，间隔一年到数年后出现同侧耳闷、耳鸣及类似梅尼埃病的发作性眩晕症状，可伴有恶心、呕吐等自主神经症状。

（四）对侧型 DEH 症状

一侧耳出现重度听力下降，间隔一年到数年后此前听力正常的对侧耳朵出现波动性感音神经性听力损失，同时其中一些患者可出现类似梅尼埃病的发作性眩晕，可伴有恶心、呕吐等自主神经症状及对侧耳耳鸣耳闷症状[1,13]。

（二）病理改变

Schuknecht 等对 2 例幼年出现重度听力下降的对侧型 DEH 患者进行颞骨解剖研究，发现听力损失耳的病理改变与病毒性迷路炎相似：膜迷路积水，耳蜗毛细胞严重缺失伴随结构损害，蜗神经部分缺失。球囊和椭圆囊严重积水，感觉上皮退化。半规管壶腹嵴重度萎缩，毛细胞缺失，部分前庭节细胞和神经纤维缺失。而对侧波动性听力下降耳的病理改变与梅尼埃病相似：耳蜗上部膜迷路积水，最顶端的毛细胞、血管纹、盖膜萎缩，球囊积水，囊斑感觉上皮萎缩，但椭圆囊及半规管形态仍正常[13]。

二、 查体与体征

查体主要包括耳部查体、音叉试验、眼震及眼动检查、摇头眼震、甩头试验及闭目直立试验。

（一）疾病发作期

大多数 DEH 患者耳部查体正常。音叉试验检查：Rinne 试验阳性，Weber 试验偏向非耳聋侧，Schwabach 试验阴性，多提示一侧耳存在感音神经性听力下降。眩晕发作时可观察到水平或水平旋转型自发性眼震[2]，方向与听力损失侧相对。也有一些研究发现有垂直向上带扭转眼震[26]，然后转为水平或水平旋转型自发性眼震，方向与听力损失侧相对。部分患者行摇头试验[24]可诱发摇头眼震，床旁水平甩头试验可出现阳性，Romberg 试验检查可出现阳性，倾倒方向朝向听力损伤侧。

（二）疾病间歇期

除音叉试验同疾病发作期外，其他查体结果

可能完全正常。

三、 辅助检查

（一）优先检查

1. 纯音测听 通过纯音测听来证实单耳或双耳是否存在感音神经性听力损失及损失程度。几乎所有DEH患者都表现为单耳或双耳极重度感音神经性聋。在同侧型有残余听力的情况下要多次检测听力，以确定是否有波动性听力损失。怀疑对侧型时需要重复测听多次，以确认听力较好的耳朵是否存在波动性听力损失。

2. 耳蜗电图 用来检测是否伴有膜迷路积水，判断标准包括AP电位的增宽或－SP电位的增大，以及－SP/AP的比值增大，同诊断梅尼埃病相似[27,28]。60%的对侧DEH患者通过耳蜗电描记术观察到－SP/AP比值升高，提示存在内淋巴水肿[8,29]。

3. 甘油试验 适用于测定对侧是否存在内淋巴水肿[1,10,30]。具体检查过程如下：受试者空腹，先测试纯音听阈，口服甘油（1.2ml/kg）后1、2、3小时再分别复查纯音气导听阈。阳性标准为患耳0.25、0.5和1.0kHz平均听阈在服用甘油后：①任何单一频率听阈提高≥15dB；②相邻的两个频率的听阈提高≥10dB；③有3个或3个以上频率的阈值提高≥10dB。

4. 温度试验 可表现为一侧反应减弱。但是在DEH中，一侧的温度反应降低并不一定表示这一侧耳受累导致眩晕。研究表明10%的同侧型DEH和30%~60%的对侧型DEH[9,10]会出现双耳温度试验反应减弱。对于单侧型DEH，82%的听力下降侧耳和11%的听力较好侧耳出现温度试验反应减弱[31]。

5. 视频头脉冲试验 主要评估六个半规管的高频功能，观察指标包括VOR增益值以及扫视（详见第三章第二节"视频头脉冲试验"）。DEH患者可能出现vHIT检查的异常，但出现异常率明显低于温度实验。有研究表明73.7%（14/19）的DEH患者出现温度实验异常，同时，只有15.8%

（3/19）的患者出现水平vHIT异常。50%（1/2）对侧型DEH患者的温度实验和vHIT异常出现在之前聋的耳中，而不是对侧[32]。

（二）可选检查

前庭诱发肌源性电位（vestibular evoked myogenic potential，VEMP）：在重度性聋时，耳蜗电图通常无法引出。耳蜗积水不能通过耳蜗电图评价时，可以通过VEMP检查来了解耳石器管的功能。DEH时VEMP异常表现类型有振幅降低或消失，p13波潜伏期延长，部分患者给予甘油摄入后3小时复测VEMP，发现患侧耳之前减弱的振幅提高，而对侧正常耳波形无变化[33,34,35,36]。VEMPs可辅助进行诊断性定侧，但是需要结合前庭双温试验对DEH的范围进行估计[37]。

（三）新检查

内耳钆造影磁共振：同梅尼埃病表现类似，DEH患者进行内耳钆造影磁共振检查可出现耳蜗、半规管及前庭区积水表现。因此，内耳钆造影磁共振检查可辅助判断DEH的侧别、内耳积水程度及隐性的膜迷路积水。Fukushima等[38,39,40,41,42]应用内耳钆造影核磁共振评估DEH患者的内耳积水情况，出现同梅尼埃病膜迷路积水一样的表现，不仅可以发现耳蜗的积水，也可评估前庭及3个半规管的积水程度，甚至发现在同侧型或对侧型DEH中均出现双耳膜迷路积水。

四、 诊断标准

（一）同侧DEH的诊断原则

1. 早期表现为多年的单耳重度感音神经性听力下降或全聋（早期）。

2. 后期随着疾病进展出现与梅尼埃病类似的反复发作性前庭症状，多为旋转性眩晕，持续时间1到数小时，伴有恶心、呕吐等自主神经系统症状，可伴有听力下降侧耳的耳鸣及耳胀满感。

3. 无与发作性眩晕相关的波动性听力下降（在听力下降严重的耳中观察残余听力时，可以通过重复进行听力测试来证明是否有波动性听力下降)。

4. 排除中枢神经系统及其他系统疾病引起的眩晕。

（二）对侧 DEH 的诊断原则

1. 早期表现为多年的单耳重度感音神经性听力下降或全聋（早期）。

2. 后期于原听力正常的对侧耳出现波动性感音神经性听力损失。

3. 约 50% 的患者出现与梅尼埃病类似的发作性眩晕[12]。

4. 排除中枢神经系统及其他系统疾病引起的眩晕。

还有一种情况是认为双耳都发生 DEH，表现为双耳重度听力损失，经过数年后出现眩晕发作，即可认为 DEH 是发生在双耳。两耳可都为同侧型表现，两耳出现 DEH 的时间可不同。也可是一耳为同侧型而另一耳为对侧型，目前对于这一类型尚存在争议[2]。

五、 鉴别诊断

（一）梅尼埃病

梅尼埃病的病理特征是特发性膜迷路积水，临床上表现为发作性眩晕、波动性听力下降、耳鸣和（或）耳闷胀感四联征。听力损失多从中低频开始，逐渐累及高频，致晚期的平坦型或全聋型听力下降。

梅尼埃的诊断标准（2017 年梅尼埃病诊断和治疗指南，中华医学会耳鼻咽喉头颈外科分会）如下。

1. 2 次或 2 次以上眩晕发作，每次持续 20 分钟~12 小时。

2. 病程中至少有 1 次听功能检查证实患耳有低到中频的感音神经性聋。

3. 患耳有波动性听力下降、耳鸣和（或）耳闷胀感。

4. 排除其他疾病引起的眩晕。如前庭性偏头痛、突发性聋、良性阵发性位置性眩晕、迷路炎、前庭神经炎、前庭阵发症、药物中毒性眩晕、后循环缺血、颅内占位性病变等；此外，还需要排除继发性膜迷路积水。

疑似诊断如下。

1. 2 次或 2 次以上眩晕发作，每次持续 20 分钟~24 小时。

2. 患耳有波动性听力下降、耳鸣和（或）耳闷胀感。

3. 排除其他疾病引起的眩晕，如前庭性偏头痛、突发性聋、良性阵发性位置性眩晕、迷路炎、前庭神经炎、前庭阵发症、药物中毒性眩晕、后循环缺血、颅内占位性病变等；此外，还需要排除继发性膜迷路积水。

梅尼埃发生原因不明，其诊断条件之一是听觉和前庭系统不存在任何病因性疾病。梅尼埃病早期很少出现严重听力损失，这一点与同侧 DEH 相鉴别[2]。

（二）突发性聋伴眩晕

突发性聋是指 72 小时内突然发生的、原因不明的感音神经性听力损失，至少在两个相邻的频率听力下降≥20dBHL。临床表现可伴发眩晕、恶心及呕吐症状，此时称作突发性聋伴眩晕。眩晕可与突发性聋同时出现，也可在突发性聋之前或之后出现。DEH 为出现听力下降后一年到数年出现发作性眩晕，听力下降与眩晕发作之间时间间隔较长，对侧型 DEH 出现听力下降为波动性听力下降，而突发性耳聋无波动性，这些特点可帮助鉴别。

（三）听神经瘤

临床表现为耳鸣、进行性听力下降及头晕，随着肿瘤增大可出现走路不稳、动作不协调等小脑共济失调症状以及头痛、恶心及呕吐症状，也可伴有周围性面瘫、面部麻木、咬肌无力或萎缩症状。头颅核磁及颞骨薄层 CT 可发现内听道区有肿物，内听道增宽。

六、 误诊防范

（一）易误诊人群

听力下降伴头晕及恶心呕吐的人群。

（二）本病被误诊为其他疾病

迟发性膜迷路积水易误诊为梅尼埃病。

（三）其他疾病被误诊为本病

突发性耳聋及梅尼埃病容易被误诊为迟发性膜迷路积水。

（四）避免误诊的要点

详细询问首次眩晕与耳聋出现的时间间隔，迟发性膜迷路积水往往是单侧重度或极重度耳聋出现一年或数年后才出现眩晕症状。

七、 诊断流程

出现单侧重度/极重度耳聋一年或者数年后，

患者出现发作性眩晕，可伴有恶心及呕吐及同侧耳鸣，而对侧耳听力正常，可诊断为同侧迟发性膜迷路积水。

出现单侧重度/极重度耳聋一年或者数年后，患者出现发作性眩晕，可伴有恶心及呕吐，同时出现对侧耳波动性听力下降及对侧耳鸣，则可考虑有对侧迟发性膜迷路积水（图6-8-2）。

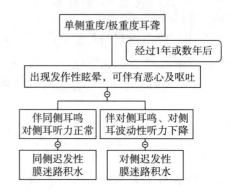

图6-8-2　迟发性膜迷路积水诊断流程[1,2,12,13]

→ **治疗**

一、 治疗流程

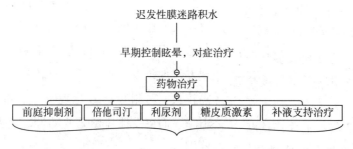

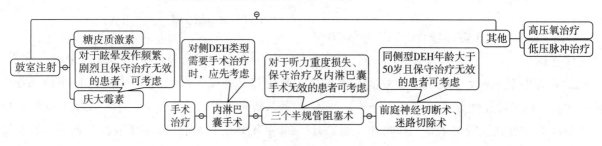

图6-8-3　迟发性膜迷路积水治疗流程[5,44-53]

二、 治疗原则

早期：控制眩晕、对症治疗。

晚期：手术治疗。

三、 治疗细则

（一）药物治疗

1. 前庭抑制剂　主要包括抗组胺类、苯二氮䓬类、抗胆碱能类以及抗多巴胺类药物，可有效控制眩晕急性发作，原则上使用不超过 72 小时，临床常用药物包括异丙嗪、苯海拉明、安定、美克洛嗪、普鲁氯嗪、氟哌利多等。

2. 倍他司汀　主要通过与中枢组胺受体结合，改善内耳血供达到控制眩晕发作的目的，倍他司汀或甲磺酸倍他司汀，每次 6～12mg，每日 3 次。

3. 利尿剂　可有减轻内淋巴积水的作用，可以控制眩晕的发作。临床常用药物包括氢氯噻嗪、螺内酯、双氢克尿噻、氨苯蝶啶等，用药期间需定期监测血钾浓度及血压，此外用药期间需要注意多饮水。

4. 糖皮质激素　如果急性期眩晕症状严重或听力下降明显，可酌情口服或静脉给予糖皮质激素。

5. 如果恶心、呕吐症状严重，可给予补液支持治疗。

DEH 对保守治疗效果通常较梅尼埃病差，但有时发作性眩晕可自行消退[1,5,43]。在大约 65% 的 DEH 患者中[2]，通过保守治疗，发作性眩晕在 5 年内消失。

（二）其他治疗

1. 鼓室注射糖皮质激素　治疗机制可能与其改善内淋巴积水状态、调节免疫功能等有关。大多数作者采用连续 4～5 天每天注射地塞米松的治疗方案。有研究表明，鼓室注射地塞米松对眩晕的控制率明显高于口服糖皮质激素[44]。

2. 鼓室注射庆大霉素　其机制主要通过庆大霉素的耳毒性达到化学迷路切除的目的。对于眩晕发作频繁、剧烈且保守治疗无效的患者，可考虑鼓室注射庆大霉素，可有效控制大部分患者的眩晕症状，建议采用低浓度、长间隔的方式，但此治疗方式容易损伤听力，研究报道表明鼓室注射庆大霉素治疗梅尼埃病或者 DEH 后听力下降的发生率为 12%～21.4%，因此，治疗前应充分告知患者发生听力损失的风险[45,46,47]。

3. 手术治疗　当保守治疗不能控制发作性眩晕时，可考虑进行手术治疗。

（1）内淋巴囊手术：在控制发作性眩晕方面的效果并不完全令人满意[48]，但在保留听力方面相对安全[49,50]，有研究表明内淋巴囊手术导致听力丧失的可能性小于 2%[50]。因此，当对侧 DEH 类型需要手术治疗时，应先考虑内淋巴囊引流术。

（2）三个半规管阻塞术：可有效控制眩晕发作，其机制可能与中断三个半规管内淋巴液的流动有关，但还有未知的机制参与其中。其眩晕控制率高于鼓室注射庆大霉素。术后部分患者听力及前庭功能可能会受到损伤，听力损失发生率与鼓室注射庆大霉素无差异，听力损失原因尚不清楚[47]。三个半规管阻塞术对耳石器官功能无损害，因此较前庭神经切断术和迷路切除术更快发生前庭功能代偿。对于听力重度损失、保守治疗及内淋巴囊手术无效的患者可考虑进行该手术治疗。

（3）前庭神经切断术、迷路切除术：可有效地控制眩晕发作，最有效的手术是经鼓室或经乳突迷路切除术和经迷路前庭神经切断术[14,50,51]，但全聋并发症发生率相对较高，长期随访评价发现可诱发或加重听力损失达 50%，损失程度从 10dB 至重度耳聋不等。同侧型 DEH 年龄大于 50 岁且保守治疗无效的患者可考虑选择前庭神经切断术或迷路切除术。

4. 高压氧治疗　有学者提出对于药物治疗无效的 DHE 可进行高压氧治疗，经过 3 周的高压氧治疗，部分患者听力有所改善[52]。

5. 低压脉冲治疗　有学者报道了对药物治疗无效的 DEH 患者行低压脉冲治疗，可明显改善眩晕症状[53]。

（三）生活管理

建议患者饮食中减少盐分摄入，规律作息，避免咖啡因制品、烟草和酒精类制品的摄入，避免不良情绪、压力、劳累、熬夜等诱发因素。

四、药物治疗方案

见表 6－8－1。

表 6－8－1　DHE 药物治疗方案[5]

药物名称	给药途径	常用剂量	给药次数	备注
苯海拉明注射液	肌内注射	20mg	临时 1 次	儿童慎用避免长期使用
甲磺酸倍他司汀片	口服	6～12mg	3 次/日	儿童酌情减量
氢氯噻嗪	口服	25mg	2 次/日	多饮水、每周复查电解质
螺内酯	口服	20mg	2 次/日	多饮水、每周复查电解质

五、疗效评估

同梅尼埃病。

1. 采用治疗后 18～24 个月期间眩晕发作次数与治疗之前 6 个月眩晕发作次数进行比较，按分值计。得分 =（结束治疗后 18～24 个月期间发作次数/开始治疗之前 6 个月发作次数）×100。

根据得分值将眩晕控制程度分为 5 级。

A 级，0 分（完全控制）。

B 级，1～40 分（基本控制）。

C 级，41～80 分（部分控制）。

D 级，81～120 分（未控制）。

E 级，>120 分（加重）。

2. 眩晕发作的严重程度及对日常生活的影响从轻到重，划分为 5 级。

0 分，活动不受眩晕影响。

1 分，轻度受影响，可进行大部分活动。

2 分，中度受影响，活动需付出巨大努力。

3 分，日常活动受限，无法工作，必须在家中休息。

4 分，活动严重受限，整日卧床或无法进行绝大多数活动。

3. 生活质量评价：可采用头晕残障问卷（dizziness handicap inventor，DHI）等量表进行评价。

▶ 预防

一、生活管理

建议患者饮食中减少盐分摄入，规律作息，避免咖啡因制品、烟草和酒精类制品的摄入，避免不良情绪、压力、劳累、熬夜等诱发因素。

二、复诊与随访

建议患者发作期定期随访，一月一次，缓解期可每 3～6 月进行一次随访。

三、患者教育

向患者解释 DEH 相关知识，使其了解疾病的自然病程规律、可能的诱发因素、治疗方法及预后。

作者：周丽媛（山西医科大学第一医院）

二审审稿：张甦琳（华中科技大学同济医学院附属协和医院）

三审审稿：马鑫（北京大学人民医院）

参考文献

第九节 前庭阵发症

图6-9-1 前庭阵
发症思维导图

概述

一、定义

前庭阵发症（vestibular paroxysmia，VP）是一种发作性前庭综合征，以刻板、频繁、短暂的旋转性或非旋转性的眩晕发作为主要临床表现[1,2]，其发作持续数秒钟，多数小于1分钟，对卡马西平/奥卡西平治疗有效，其病理生理机制是第Ⅷ对脑神经受到以血管为主的临近组织压迫所致的假性突触放电。

二、流行病学

VP的人群患病率尚未明确，其终生发病率也不明确，目前主流学界认为VP是一种罕见疾病（发病率＜0.5‰），迄今为止并没有大规模的流行病学研究发表，只存在一些小型研究和病例报道。德国的Obermann M[3]等对神经内科和耳鼻喉科联合建立的眩晕中心的3113例眩晕患者进行回顾性分析显示，VP占3.1%。Brandt[4]对慕尼黑大学眩晕中心的17718例眩晕患者进行了回顾性的病因分析显示：VP占3.7%。我国的薛慧[5]对9200例患者进行的回顾性研究，其范围包括了神经内科门诊、住院、急诊、眩晕中心，结果显示VP占眩晕患者的3.63%，男女比例为1.3：1。Hüfner[6]等报道VP占头晕门诊就诊患者的4%，男女比例为1：1.56。而对于前庭阵发症在低年龄中的流行病学研究目前尚无大数据的报道，Lehnen[7]等对400例20岁以下的患者进行了调查研究，结果显示：约有4%的患者为确定的VP和可能的VP。

以上结果均显示无论国内还是国外VP在眩晕患者中占比均为3.1%~4%，差异不大；但是男女患病比例差距较大，考虑是上述研究并非大数据多中心的流行病学研究所致。虽然这些研究

均为近年的报道，但是其使用的诊断标准主要为2008年Hüfner[6]在Brandt的诊断标准基础上修订的版本，因为该标准要求行头颅磁共振检查，考虑到有的地区没有条件做头颅磁共振的检查，2016年巴拉尼协会在之前的诊断标准基础上制定了新的VP诊断标准，新标准中辅助检查并非必要的条件，但将"肯定的VP"诊断标准发作次数从5次提高到了10次。在临床工作中应严格按照诊断标准进行判断，避免临床泛化[8]。

三、病因与诱因

VP的潜在病因尚不明确。

四、发病机制

目前多认为VP与三叉神经痛、面肌痉挛、舌咽神经痛等[9]发病机制类似，与血管神经交互压迫（neurovascular cross-compression，NVCC）有关，以血管为主的临近组织压迫前庭蜗神经发生脱髓鞘损害产生假性突触放电是VP的主要发病机制[1,2]。

VP的发作是由假性突触放电所引起，即第Ⅷ对脑神经轴突受相邻组织刺激，产生阵发性病理性放电，尤其当轴突发生脱髓鞘损害后，更容易产生假性突触放电。这种假性突触放电的神经节段可能是在前庭神经刚出脑桥的起始部，该节段披覆少突胶质细胞髓鞘的部分，长约15mm，其位于髓鞘转换区近中心端，神经髓鞘十分纤薄，当这一部分受到血管的局灶性刺激[10,11]以及肿瘤或囊肿[11-13]压迫、脱髓鞘、创伤等时，便会出现相应症状。尽管95%~100%的VP患者存在血管袢压迫前庭蜗神经[14]，但头颅磁共振成像（magnetic resonance imaging，MRI）发现约1/4的正常人群也存在血管袢与前庭蜗神经的紧密接触[15]，所

以仅仅有 NVCC 并不能够诱发 VP,其疾病发生存在未知的因素参与,如膜电位的改变、神经损伤、神经递质的改变等,有待进一步研究。因此,单一依靠血管袢压迫前庭蜗神经来诊断前庭阵发症是远远不够的,其诊断应结合病史、试验性治疗、前庭功能检查、头颅 MRI 检查等综合判断。

诊断

一、 问诊与症状

VP 的主要临床表现是反复发作的、短暂的旋转性或非旋转性的眩晕发作,通常持续数秒钟,常小于 1 分钟,症状有刻板性[1]。

虽然 VP 在特定的头位或过度换气时可以诱发[6],如进行头部或者体位的转动、深呼吸、体力活动等,但是其发病时大多数时候为自发性的眩晕。发作时可以伴随有不稳感,听力下降或者耳鸣及耳闷、恶心及呕吐等。

问诊要点:VP 患病率较低,其临床识别率也较低,当患者以"反复发作的短暂性眩晕"为主诉就诊,且自身存在明确的血管危险因素时,应首先与后循环缺血所导致的眩晕鉴别,以免延误治疗。尤其是持续时间短的后循环预警综合征及旋转椎动脉闭塞综合征。另外,需重点关注发作次数、每次发作的持续时间、是否与体位变动有关以及发作时的伴随症状等。此处要特别注意的是症状的"刻板性"、发作的"一过性",其为该病重要的临床特征,但在临床工作中容易忽略。

二、 查体与体征

VP 的患者通常无明显的临床体征,因为其发病持续时间较为短暂,体格检查时多数未能发现明显异常,耳部及神经系统查体均可能表现为阴性。但需注意其阴性体征是与其他疾病鉴别的重要依据。

三、 辅助检查

(一)优先检查

1. 核磁共振(MRI) MRI 检查技术在 VP 的认识及发展过程中具有里程碑式的意义。VP 的影像学研究现状如下。

(1)VP 患者 NVCC 发生率高,且有 Ⅰ 型(点压迫)、Ⅱ 型(线压迫)、Ⅲ 型(袢压迫)、Ⅳ 型(压迫形成切迹)4 种压迫形式,最常见的压迫类型为单侧 NVCC Ⅰ 型和 Ⅲ 型[16](MRI 图像见图 6-9-2、图 6-9-3、图 6-9-4)。

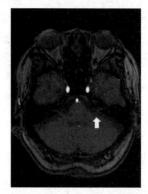

图 6-9-2 Ⅰ 型(点压迫)

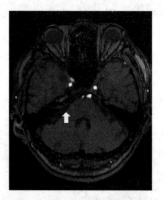

图 6-9-3 Ⅱ 型(线压迫)

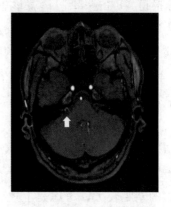

图 6-9-4 Ⅲ 型(袢压迫)

（2）小脑前下动脉、小脑后下动脉、椎动脉和基底动脉是常见的责任血管[17]。

（3）NVCC 多发生在前庭蜗神经（vestibulocochlear nerve，VCN）中枢髓鞘部。

（4）当责任血管与神经之间的角度在 45 ~ 135°更易致 VP 发病[18]。

（5）椎 - 基底动脉延长、扩张及迂曲可致 VP、椎 - 基底动脉压迫型 VP 患者 NVCC 压迫点距 VCN 出脑干处距离更近，且多存在双侧椎动脉血管直径变异度大及椎 - 基底动脉迂曲现象。

MRI 诊断 VP 的敏感性虽高但特异性较差[19]，且 MRI 上双侧 NVCC 并不少见，无症状的体检者亦可见 NVCC，故 MRI 上 NVCC 不是诊断 VP 和判断病变侧的主要指标[20]。虽然最新的诊断标准中 MRI 检查非必需条件，但对于怀疑 VP 的患者，进行 MRI 检查是有必要的，可以对其进行鉴别诊断排除其他颅内病变，如需手术治疗可指导手术[8]。

2. 脑干听觉诱发电位　脑干听觉诱发电位（brainstem auditory evoked potential，BAEP）又称为听性脑干反应（auditory brainstem response，ABR），是一项检查听觉传导通路是否受损的客观指标。BAEP 十分敏感，当脑干听觉传导通路有轻微损害时，即使患者无临床表现，BAEP 也可出现阳性

反应。但也需注意，BAEP 与病程相关，当患者病程较短时，BAEP 可为阴性。BAEP 的 I 波是听神经的动作电位，II 波起源于蜗神经核，III 波来自脑桥上橄榄复合核和斜方体，IV 波源于外侧丘系及其核团，V 波源于中脑下丘核，VI 波源于丘脑内侧膝状体，VII 波源于听辐射。我国的李艳成[21]分析了 51 例 VP 患者的 BAEP 结果，结果显示：BAEP 异常率为 78.4%，主要表现为 I ~ III 波峰潜伏期的延长，Hüfner[6]对 32 例 VP 患者进行 BAEP 结果的分析显示异常率为 86%。微血管减压术前也要常规行 BAEP 检查。

（二）可选检查

眼震视图、纯音电测听、温度试验、前庭诱发肌源电位等在 VP 患者中可发现异常，但目前研究报道较少，且样本量小，仅作为诊断参考。

四、诊断标准

VP 的诊断主要依靠临床症状，2016 年巴拉尼协会在 1984 年及 2008 年的诊断标准基础上确定了临床可广泛使用的诊断标准[22]。此诊断标准考虑到了广泛的实用性，故未将实验室检查和 MRI 检查列入诊断条件。以下对 2008 年及 2016 年的诊断标准进行比较。

1. 2016 年巴拉尼协会制定的诊断标准（表6 - 9 - 1）[22]

表 6 - 9 - 1　前庭阵发症诊断标准（Strupp, 2016）

诊断结果	诊断标准	肯定的 VP 与可能的 VP 区别
肯定的 VP	至少有 10 次自发的旋转或非旋转性眩晕发作 症状反复发作、发作持续时间小于 1 min 症状刻板 卡马西平/奥卡西平治疗有效 不能用其他诊断更好地解释	①眩晕发作次数：肯定的 VP 其发作次数必须达到 10 次，可能的 VP 眩晕发作达 5 次即可 ②眩晕发作条件：肯定的 VP 其眩晕发作为自发性，可能的 VP 的眩晕发作可以是自发性也可以是诱发性，诱发因素包括左、右转头或过度换气 ③眩晕发作持续时间：肯定的 VP 发作时间须短于 1min，而可能的 VP 眩晕发作时间则短于 5min 即可
可能的 VP	至少有 5 次旋转或非旋转性眩晕发作 发作持续时间小于 5min 眩晕发作为自发性或由一定头位诱发 症状刻板 不能用其他诊断更好地解释	

2. 2008 年 Hüfner 等修订的诊断标准（表 6 – 9 – 2）[6]

表 6 – 9 – 2 前庭阵发症诊断标准（Hüfner，2008）

诊断结果	诊断标准
肯定的 VP	短暂的眩晕发作持续数秒至数分钟，单次发作未经治疗可自行缓解 下列一种或几种情况可诱发眩晕发作 ①静息状态；②特定头位/体位（非 BPPV 体位）；③头位/体位改变（非 BPPV 体位） 发作时具有以下一种或几种特征 ①无伴随症状；②站姿不稳；③步态不稳；④单侧耳鸣；⑤单侧耳内或耳周的闷压/麻木；⑥单侧听力下降 符合以下一种或几种附加诊断标准 ①MRI提示NVCC（CISS序列）；②过度换气试验诱发的眼震电图可记录的眼震；③眼震电图随访发现前庭功能减退逐渐加重；④抗癫痫药物治疗有效；⑤不能用其他诊断更好地解释 至少满足以上①~⑤的5次眩晕发作
可能的 VP	满足上述条件①，且至少符合②~⑤中的 3 条标准

3. 新旧诊断标准区别 新的诊断标准中：①未将实验室检查和 MRI 检查列入诊断条件；②对发作的时间及次数进行了确切的界定；③未将诱发条件列入诊断要素；④未将伴随症状列入诊断要素；⑤将症状的刻板性列入诊断必须的要素；⑥将卡马西平及奥卡西平治疗有效这一要素提到了更重要的位置。

在使用新的诊断标准诊断时要注意以上这些变化。且不能因为实验室检查为非必需的诊断要素就泛化该病。

五、 鉴别诊断

VP 的临床特点是反复出现眩晕发作，发作持续时间短暂，发作刻板、频繁，卡马西平或奥卡西平治疗有效。需与其鉴别的疾病如下。

（一）梅尼埃病

该病眩晕发作时程为 20 分钟到 12 小时。且在发作时伴有低中频感音神经性听力损失、耳鸣和（或）耳闷胀感。可根据这两点与梅尼埃病鉴别[23]。

（二）前庭性偏头痛

前庭性偏头痛患者在发作期对运动敏感，头位或体位变动也可引起短暂眩晕，但该病时程为 5 分钟到 72 小时，既往有偏头痛病史，发作时除眩晕症状外，多数伴发偏头痛症状。根据该病发作时间相对较长、偏头痛史和偏头痛表现症状，可以与 VP 鉴别[23]。

（三）椎 – 基底动脉短暂性脑缺血发作引起的孤立性眩晕

后循环短暂性脑缺血发作（transient ischemic attack，TIA）通常可伴有神经系统功能缺损症状与体征，包括意识障碍、复视、构音障碍、吞咽困难、交叉性瘫痪或感觉障碍等。根据起病形式、症状及定位体征可快速定位诊断，可与 VP 进行鉴别，但对于缺乏神经系统症状或定位体征的"孤立性中枢性前庭综合征"，则需结合核磁成像进行鉴别[24]。

（四）前庭型癫痫

前庭型癫痫是由前庭系统皮质中枢神经元的异常放电所导致的临床综合征，表现为发作性、短暂性、重复性和刻板性的机体对空间定位障碍而产生的一种运动性或位置性错觉，其中前庭先兆癫痫的表现为眩晕和眼球震颤，伴有其他症状的前庭先兆即所谓的非孤立的前庭先兆，比孤立的前庭先兆更普遍。前庭先兆主要与颞叶癫痫发作有关。孤立的前庭先兆通常只持续几秒钟，但也有持续时间较长的[25]。VP 可有证据表明有血管神经压迫，尽管目前 VP 主要的治疗也是抗癫痫治疗，但其脑电图无特异的表现。应结合病史、试验性治疗和辅助检查等综合判断，防止漏诊以及诊断的泛化。

（五）惊恐发作

DSM-5 中惊恐发作期间须出现下列 4 项及以上症状：心慌或心率加速；出汗；震颤或发抖；气短或窒息感；哽咽感；胸痛或胸部不适；恶心或腹部不适；感到头昏、脚步不稳；发冷或发热感；感觉异常（麻木或针刺感）；现实解体（感觉不真实）或人格解体（感觉脱离了自己）；害怕失去控制或"发疯"；濒死感。这些症状突然出现并在数分钟内达高峰。惊恐发作的持续时间通常比 VP 发作时间长。询问患者症状的出现顺序，有助于与 VP 相鉴别。

（六）内耳"第三窗"疾病

主要包括外淋巴瘘和上半规管裂综合征。外淋巴瘘常因耳部炎症引起，上半规管裂综合征常因外伤引起。该类疾病核心症状是由压力变化或噪声引起的眩晕发作，诱因包括咳嗽、按压耳屏、打喷嚏、举重或噪音刺激等，可伴随视振荡、姿势异常和步态不稳等。这些症状可能持续数秒到数天，可发生在头部位置变化时（例如弯腰）和经历高度显著变化时（例如山地旅行、飞行）[26]。影像学检查可发现相应位置骨质不连续。根据其病史、诱因和影像学发现可与 VP 进行鉴别。

（七）发作性共济失调

发作性共济失调 2 型发作的持续时间从几分钟到几小时不等，其中 90% 以上的患者有小脑体征，特别是凝视诱发的眼球震颤和下跳性眼球震颤。多数患者在 20 岁之前出现症状。

发作性共济失调 1 型更为罕见，其特点是反复发作的共济失调、头晕和视觉模糊，病情随着年龄增长而逐渐变轻，发作时间数秒到数分钟不等，有的也会持续数小时，每天发病最多可达数十次[27]。

六、误诊防范

（一）易误诊人群

因临床表现缺乏特异性，故其鉴别诊断中的疾病皆易成为误诊人群。

（二）本病被误诊为其他疾病

本病以自发的、反复的、刻板的、短暂的旋转性或非旋转性的眩晕发作为主要临床表现，特异性不明显，临床较易误诊，根据其发病特点，需重点关注其与梅尼埃病及前庭性偏头痛的鉴别。

（三）其他疾病被误诊为本病

因本病特异性不明显、临床识别率较低，患者往往在排除相关疾病后才被考虑为本病，故其他疾病不易被误诊为本病。

（四）避免误诊的要点

VP 的诊断较为困难，主要依靠其临床特点、听力学相关检查、前庭功能以及典型的影像学表现来诊断。VP 主要表现为发作性眩晕，持续时间小于 1 分钟，发作频繁，次数大于 10 次以上，听力学及前庭功能检查可出现异常，内听道 MRI 可发现血管压迫神经（neurovascular compression, NVC）现象，抗癫痫药物验证治疗有效。根据以上要点，且结合上述其他疾病的鉴别要点，可最大程度避免误诊。

七、 诊断流程

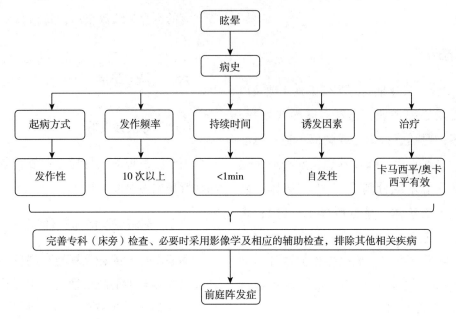

图 6 - 9 - 5　前庭阵发症诊断流程[6,22]

治疗

一、 治疗流程

首选药物治疗，如各种药物规律治疗均无效，且在患者充分认识手术风险及手术利弊的情况下可考虑手术治疗（图 6 - 9 - 6）。

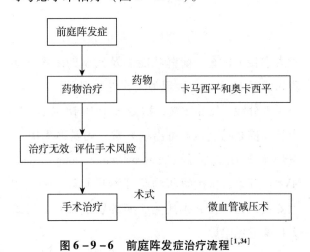

图 6 - 9 - 6　前庭阵发症治疗流程[1,34]

二、 治疗原则

应以改善患者症状，提升患者生活质量为主要原则，不首先使用损毁性治疗手段。尽管在发现药物治疗无效时应建议患者行手术治疗，但即使如此，手术仍需慎重选择。

三、 治疗细则

（一）药物治疗

卡马西平和奥卡西平治疗 VP 疗效肯定，在之前的研究中，卡马西平为一线治疗药物，2016年新诊断标准将奥卡西平治疗提升到了一个重要的位置。卡马西平或奥卡西平治疗有效支持诊断。

卡马西平用量为 200 ~ 800mg/天，奥卡西平用量为 300 ~ 900mg/天[1]。但其具体的治疗剂量及药物持续时间仍需进一步研究明确。卡马西平存在一定的不良反应，重症药疹与中国人的 HLA - B 基因关系密切[28]，因并非所有地区均可做该项基因检测，所以对于易过敏、肝肾功异常、血液系统异常的患者可首先选用奥卡西平。多项报道明确了奥卡西平治疗 VP 的疗效[29-33]。Hüfner 一项最新的随机双盲、安慰剂对照研究也肯定了奥卡西平治疗 VP 的疗效，且不良反应少[30]。国内有几项研究表明甲磺酸倍他司汀可作为增敏剂联合卡马西平或奥卡西平治疗 VP[31-33]。

对于其他已经应用于三叉神经痛治疗的抗癫痫药物，如苯妥英钠、丙戊酸钠、托吡酯、加巴喷丁等，尽管尚未有其治疗 VP 的随机对照试验，但是巴拉尼协会发布的诊断标准[22]中提到不能耐受卡马西平和奥卡西平的患者可使用其他抗癫痫药物，但剂量及安全性等需进一步研究[8]。

（二）手术治疗

手术治疗不能作为首选治疗，其适用于药物治疗效果不好，且眩晕引起的残障较重的患者，因为手术治疗有可能引起血管的痉挛导致脑干梗死，也可能引起一些其他的并发症如面瘫、听力下降、脑脊液瘘等，但通常较少见，且目前未见有死亡病例的报道[34]。微血管减压术是治疗神经血管压迫疾病的主要术式。尽管在发现药物治疗无效时应建议患者行手术治疗，但即使如此，手术仍需慎重选择。

四、药物治疗方案

见表 6-9-3。

表 6-9-3　前庭阵发症药物治疗方案[1]

药物	剂量
卡马西平	200~800mg/天
奥卡西平	300~900mg/天

五、疗效评估

完全缓解：眩晕及伴随症状全部消失。

好转：眩晕明显好转伴随症状消失。

无效：眩晕及伴随症状无改善。

眩晕严重程度应用视觉模拟评分（visualanaloguescale，VAS）即眩晕的主观感觉评估作为疗效评估的指标。

VAS 评分方法：在纸上画一条 10cm 的横线共分 10 格，每格 1cm 表示 1 分，横线的一端为 0cm，指无眩晕症状，记为 0 分；另一端为 10cm，表示眩晕症状无法忍受，记为 10 分；中间部分表示不同程度的眩晕症状，0~3cm 表示轻度眩晕症状、4~7cm 表示中度眩晕症状、8~10cm 表示重度眩晕症状。患者根据自我感觉在横线上画一记号，用刻度尺测量该点与 0 点的距离并记录，所记录厘米数即为其 VAS 评分分数（图 6-9-7）。

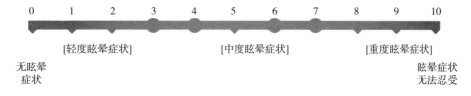

图 6-9-7　VAS 评分

预防

目前该病无研究证实有预防措施。

作者：崇奕（深圳市宝安区福永人民医院）

薛慧（包头市中心医院）

二审审稿：李勇（承德市中心医院）

三审审稿：陈钢钢（山西医科大学第一医院）

参考文献

第十节　外淋巴瘘

图6-10-1　外淋巴瘘思维导图

▶ 概述

一、定义

外淋巴瘘（perilymphatic fistula，PLF）早在一个世纪前就被提出，至今仍存在争议。PLF是指由各种原因引起的外淋巴与中耳腔之间的骨质破损、或膜性组织和（或）韧带破裂，致使外淋巴液溢出到中耳腔的一组疾病[1]。2018年Deveze等描述[2]：PLF是指充满外淋巴液的内耳与含气的中耳腔、乳突腔或颅腔之间形成的异常通道。也有学者将PLF定义为：内耳的外淋巴液与中耳、乳突之间的异常交通，造成外淋巴液经圆窗或卵圆窗漏出，但是胆脂瘤和上半规管裂所引起的"瘘"被排除在外[3]。

二、流行病学

PLF目前没有明确的诊断标准，尚缺乏可靠的流行病学数据。2005年德国图林根州的一项人口调查显示突发性耳聋伴外淋巴瘘占1.5/10万[4]，Stephenson报道的胆脂瘤引起的迷路瘘发病率为10%[5]；先天性PLF也是引起儿童听力和前庭症状的一个主要原因，高达6%的儿童特发性感音神经性听力损失与之相关[6]。

三、病因与诱因

PLF病因包括：先天性、外伤性及医源性损伤（如镫骨切除术、乳突手术、鼓膜穿刺）等。

2017年，日本学者提出了与PLF相关的四类病因[2]。

（一）第一类

创伤、中耳和（或）内耳疾病、外科手术。

（1）迷路外伤（镫骨脱位、耳囊骨折等）。

（2）其他外伤（头部外伤、身体撞伤等）。

（3）中耳或内耳疾病（胆脂瘤、肿瘤、畸形、半规管裂等）。

（4）医源性因素（耳科手术及治疗等）。

（二）第二类

外在因素（如飞行或潜水）等事件引起的气压伤。

（三）第三类

内部因素（如用力、打喷嚏、咳嗽）引起的气压伤。

（四）第四类

没有明显的诱发因素（特发性）。

镫骨手术是导致PLF医源性损伤的主要因素，1962年由Farrier报道了一例镫骨切除术导致聚乙烯支柱脱入内耳，外淋巴液溢出而引起患者不平衡。虽然手术技术已经进步，但仍有1%的镫骨手术会出现PLF并发症[7]。

特发性PLF是指在没有外伤史、耳科手术、气压伤等诱发因素而出现的外淋巴瘘，考虑可能与蜗水管过宽、微小裂隙及窗前裂隙、镫骨底板薄弱等解剖学异常有关。对于特发性PLF仍存在争议，有学者认为这些病例之前仍有特定诱发事件，如打喷嚏、劳累、擤鼻涕、大笑，甚至弯腰等。患者可能只是无法回忆起这些事件[8]。

四、发病机制

PLF发病机制尚不明确。Goodhill首次提出向内爆破和向外爆破两种机制[9]，向内爆破因中耳腔压力陡升冲破迷路窗膜所致，如波氏球吹张用力过猛，或外界环境压力迅速升高（如潜水）等；向外爆破因脑脊液压力骤然升高，通过蜗水管扩散至鼓阶，鼓阶流体静压突然升高，导致窗膜破裂（如托举重物、咳嗽等）。

在动物实验研究中，表明 PLF 与迷路积气有关，气泡进入迷路后可能会干扰耳蜗基底膜行波的共振传导，影响耳蜗的转导功能，引起迷路内压力改变，从而导致听力下降[10]。

诊断

一、问诊与症状

（一）症状

患者多有头部外伤史、中耳手术史或气压伤等病史。主要临床表现为听力下降、平衡失调、阵发性眩晕、耳鸣和耳闷胀感。患者一般感觉症状早晨轻，白天逐渐加重[11]。

1. 耳聋 多表现为突发性、进行性或波动性感音神经性听力丧失，部分可为混合性聋或传导性聋。

有文献报道，圆窗或卵圆窗破裂导致的外淋巴瘘为突发性感音性耳聋的可能原因之一[12]。Heilen 等对 90 例突发性感音神经性耳聋患者外淋巴瘘的发生率进行分析，10 例（11%）被确诊为外淋巴瘘，对于此类患者，经鼓室探查、封闭外淋巴瘘后症状无明显改善[13]。

2. 眩晕 患者可有反复发作头晕、不平衡感、旋转性眩晕，多由体位改变、强声、咳嗽、喷嚏、擤鼻或用力（屏气使劲）等诱发。患耳朝下时前庭症状可能会加重。PLF 发生的部位不同决定了表现的临床症状不同。特发性迷路窗膜破裂可引起严重的旋转性眩晕，伴恶心、呕吐等自主神经症状，卧床不起，数日后症状可逐渐缓解，但有不稳感或位置性眩晕，查体可发现自发性水平或水平扭转性眼震[1]。垂直半规管瘘一般产生垂直扭转性眼震，水平半规管瘘一般为水平扭转性眼震[14]。

3. 耳鸣 无特异性，可多样性和波动性，部分患者可出现水流声或流水感样耳鸣[15]。

（二）问诊

PLF 的临床症状不典型，多以听力下降、眩晕和/或头晕、耳闷胀、耳鸣为主要临床表现。在问诊时：①当患者有"听力下降"，需要询问患者是否为突发性听力下降、进行性听力下降、波动性听力下降，有无外伤或手术史，体位改变后听力有没有变化，听自己声音是否会变大；②当患者有"眩晕或不稳"，需要询问患者这种感觉是持续性还是发作性，是否与位置相关，有无大声或用力等因素诱发，有无视物晃动或视物旋转；③当患者有"耳鸣"，需要询问患者耳鸣呈持续性还是间歇性，有无波动性，有无水流声或流水感。

二、查体与体征

根据患者耐受情况进行查体。首先观察患者是否存在自发性眼震，并进行耳科专科查体，包括耳廓、外耳道、鼓膜检查。头部或耳部外伤史者，鼓膜会有穿孔可能。

1. Hennebert 试验阳性 按压耳屏或鼓气耳镜于患侧外耳道加压可以诱发眼震和/或眩晕。如瘘管位于外半规管后部，则加压时内淋巴液向壶腹运动，产生向患侧眼震；减压时淋巴液离壶腹运动，产生向健侧眼震。如瘘管位于外半规管壶腹的前方，如前庭窗、圆窗或鼓岬处，则情况相反。

2. Tullio 试验阳性 用强声（高强度低频声）刺激患耳可诱发出眼震，引起眩晕、恶心、呕吐等。

3. 平衡功能检查[16,17] 患者多在平衡测试中出现闭目摇摆，原地踏步出现偏差，闭目后行走不稳，有时甚至向患侧跌倒等。即使眩晕症状消退，身体的不稳定性依然可能存在。虽然平衡功能试验缺乏特异性，但可作为判断病情及预后的指标。

三、 辅助检查

（一）优先检查

1. 听力学检查

（1）纯音测听

多为感音神经性聋，部分可表现为混合性聋或传导性聋。位置测听法：纯音测听后，请患者保持患耳朝上侧卧位 30 分钟后再次复查听力，至少 3 个连续频率存在 10dB HL 或更大的阈值偏移则为阳性。这个方法有特异性，但缺乏敏感性。在单纯前庭表现的病例中，有助于定位患侧[18]。

（2）耳蜗电图（electrocochleography，ECochG）

Gibson[19] 在镫骨切除术和耳蜗开窗术中使用 ECochG 监测时发现抽吸外淋巴液会出现 AP 值下降，SP 值升高，当内耳重新充满淋巴液时 AP 值恢复，SP 值下降。刘军等[20] 对豚鼠外淋巴液压力改变的模型进行研究，发现 PLF 丢失可导致 CM 幅度下降，CAP 阈值上升。

（3）畸变耳声发射（distortion product otoacoustic emissions，DPOAE）

汪磊[21] 等通过测试豚鼠 PLF 模型的 DPOAE 幅值变化，发现 DPOAE 对 PLF 的存在比较敏感。在形成瘘后测试 DPOAE 幅值明显下降，18 天后瘘口未愈者 DPOAE 幅值明显小于愈合者。

2. 前庭功能检查

（1）眼震视图

检查提示患耳前庭功能减弱。用眼震视频可以检测由强声刺激（tullio phenomenon）或使用 Hennebert 手法（耳屏加压或使用阻抗测试）或瓦氏动作的压力变化引起的眼震。

（2）颈性前庭诱发肌源性电位（cervical vestibular evoked myogenic potential，cVEMP）

cVEMP 主要检查球囊功能。在 PLF 病例中，cVEMP 的表现与上半规管裂相似，即阈值降低，波幅增大，有助于确定侧别[22]。

3. 影像学检查　耳蜗前庭和（或）半规管积气是影像学征象之一，但小的气泡在普通 CT 扫描上很难显像，随着计算机断层扫描（CT）和磁共振成像（MRI）分辨率的提高，对疑似病例的确诊率提高，圆窗或卵圆窗口液体是诊断 PLF 的可靠标志之一。

（1）高分辨率 CT

颞骨高分辨率 CT 可用来观察是否存在先天性、外伤性及医源性 PLF。不仅可评估镫骨底板脱位、半脱位及底板周围是否有液体存在，更重要的是排除第三窗，例如上或后半规管裂、前庭或耳蜗导水管扩大、颈动脉或面神经 – 耳蜗瘘，这些疾病与特发性 PLF 临床症状相似[23]（图 6 – 10 – 2）。

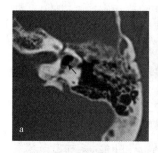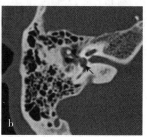
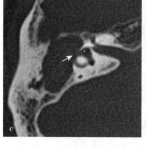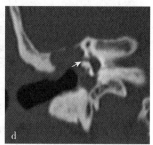

a：颞骨 CT 水平位示左侧颞骨乳突区纵行骨折，颞骨岩部横行骨折，并迷路积气（黑色箭头）
b：外伤患者颞骨 CT 水平位示右侧部分镫骨及底板脱入前庭（黑色箭头），形成外淋巴瘘
c：颞骨 CT 水平位示胆脂瘤破坏左侧水平半规管（白色箭头）
d：颞骨 CT 冠状位示胆脂瘤破坏右侧水平半规管（白色箭头）

图 6 – 10 – 2　颞骨高分辨 CT

（2）高分辨率 MRI

磁共振成像主要用于单侧耳蜗前庭症状的鉴别诊断，排除可能导致 PLF 的内耳畸形，并减少对儿童 CT 成像的需求。借助示踪剂，高分辨率 MRI 下可间接反映外淋巴瘘的存在[24]。

高分辨率 CT 与高分辨率 MRI 联合应用可显著增加 PLF 的诊断率。Venkatasamy[25] 等人的研究评估了 17 例患者的 CT 和 MRI 检查结果，并与术中渗漏显像相比，颞骨的高分辨率 CT 扫描对 PLF 的检测灵敏度超过 80%，CT 和 MRI 相结合诊断率接近 100%。

（3）仿真内窥镜

仿真内窥镜是一种利用螺旋 CT 扫描三维重建内窥镜术中景象的技术。在一项对 145 例患者的前瞻性研究中，Bozorg Grayeli 等发现，通过与术中探查或术后症状缓解情况相比较，仿真内窥镜对 PLF 的诊断具有 75% 的敏感性[26]。

（二）可选检查

中耳灌洗液耳蜗蛋白（cochlin tomoprotein，CTP）检测。

CTP 是由 COCH 基因编码的耳蜗蛋白最短的一种亚型，是一类外淋巴特异性蛋白。CTP 在内耳淋巴液中呈高表达，但在脑脊液、血液和唾液中不表达，因此 CTP 被作为一种新的生物标记物，对疑似有 PLF 患者的灌洗液进行基于 ELISA 的 CTP 检测，对 PLF 的早期诊断和治疗具有重要意义。但目前临床尚未广泛使用[15,27]。

四、诊断标准

中耳探查手术仍是诊断 PLF 的金标准，但对轻中度听力损失或无明显诱因的特发病例，这种诊断方法因有创而难以实行。此外，外科手术本身会导致渗出和出血，这些渗出和出血聚集在圆窗龛或卵圆窗，可能被误认为是 PLF[3]。

1983 年日本首次提出 PLF 诊断标准，2016 年基于临床症状、病史和检查结果进行了修订[15]（表 6 - 10 - 1）。

表 6 - 10 - 1　PLF 诊断标准（2017 日本）

1. 症状
听力障碍、耳鸣、耳胀、前庭症状多出现在有下列病史的病例中
（1）同时存在或先前已有中耳和（或）内耳的相关疾病（创伤、胆脂瘤、肿瘤、畸形、SCCD 等），中耳和（或）内耳手术
（2）外源性气压伤（如：爆破、潜水或飞行等）
（3）内源性气压伤（如：擤鼻涕，打喷嚏，用力或搬运重物等）

续表

2. 检查结果
（1）显微镜/内镜检查
用显微镜或内镜检查中耳与内耳之间的瘘管，瘘管可发生于蜗窗、前庭窗、骨折部位、微裂、畸形、炎症引起的骨迷路破坏等
（2）生化实验
从中耳内检测到外淋巴特异性蛋白

3. 参考条件
（1）外淋巴特异性蛋白，如 cochlin - tomoprotein（CTP）检测鼓膜切开后，用 0.3ml 生理盐水冲洗中耳 3 次，回收液体（中耳灌洗 MEL），并用多克隆抗体 ELISA 检测。临界值：0.4 < CTP 阴性；0.4 ≤ CTP < 0.8 中间值；0.8 ≤ CTP 阳性
（2）可能存在特发性病例
（3）可能观察到以下症状和（或）检测结果
・流水样耳鸣或中耳流水感
・发病时可听到爆裂声
・中耳加压引起的眼球震颤和（或）眩晕（Hennebert 现象，瘘管征）
・影像学可显示骨迷路瘘或迷路积气
・急性、慢性、波动性或复发性听力障碍、耳鸣、耳胀
・主诉可为前庭症状而无听力障碍

4. 鉴别诊断
已知病因的内耳疾病，如病毒感染、遗传、前庭神经鞘瘤等

5. 诊断
可能外淋巴瘘：仅有 1 中所列症状
确诊外淋巴瘘：2 中列出的症状和实验结果

2020 年 Sarna 等提出新的诊断标准（表 6 - 10 - 2），以帮助识别潜在和可能的 PLF[8]。

表 6 - 10 - 2　PLF 诊断标准

确诊 PLF
出现以下 1 ~ 3 事件之一的波动性或非波动性听力损失、耳鸣、耳闷胀感和（或）前庭症状，符合标准（1）或（2）
1. 由外部事件引起的气压创伤（例如耳光/抽吸耳朵、头部创伤、爆炸、跳伞、潜水或飞行等）
2. 由内部事件（如：擤鼻涕、打喷嚏、用力或重物搬运等）引起的气压创伤
3. 内耳直接外伤（如镫骨手术、颞骨骨折等）
（1）具有高灵敏度和特异性的外淋巴生物标志物的实验室检测。
（2）观察中耳外淋巴瘘经鼓室内注血疗法或手术修补治疗后症状消退情况。
可疑 PLF
波动性或非波动性听力损失、耳鸣、耳闷胀感和（或）前庭症状，没有上述 1 ~ 3 的先行事件，有第三窗异常及对偏头痛的生活方式、饮食和预防治疗无效，用鼓室内注血疗法或手术修补治疗后症状得到缓解。

五、鉴别诊断

由于 PLF 的临床症状很多是非特异性的，尤其是在无外伤史的病例中，常与其他特发性前庭疾病混淆，如梅尼埃病、前庭神经炎或特发性感

音神经性耳聋等[15,28]。

（一）梅尼埃病

是一种由发作性眩晕、波动性听力损失、耳鸣和（或）耳闷胀感为临床表现的内耳疾病。梅尼埃病比 PLF 更常见，可出现 PLF 的所有症状[29]。PLF 多与气压伤、举重、用力、外伤等病史有关，结合病史和相关检查可鉴别。

（二）上半规管裂

被认为是瘘管的一种变异，但不是真正的瘘管（而是上半规管和中颅窝之间的沟通），SSCD 患者自听增强，可听到自己脉搏和眼球运动的声音。用捏鼻孔进行瓦氏动作则会引起眼球震颤、眩晕。高分辨率 CT 及 MRI 可见上半规管裂隙。

（三）前庭性偏头痛

反复发作性头晕/眩晕，伴头痛、耳鸣等不适。持续时间可从数秒到数周不等。部分患者可能存在位置性眩晕和眼震。常伴头痛或既往偏头痛反复发作病史。结合病史和相关检查可鉴别。

（四）前庭神经炎

突发剧烈眩晕，无耳鸣及听力下降，既往无类似病史。眩晕呈持续性，强迫体位。眩晕可由于任何体位变化而加剧。结合病史、影像学检查、前庭功能检查可鉴别。

六、 诊治流程图

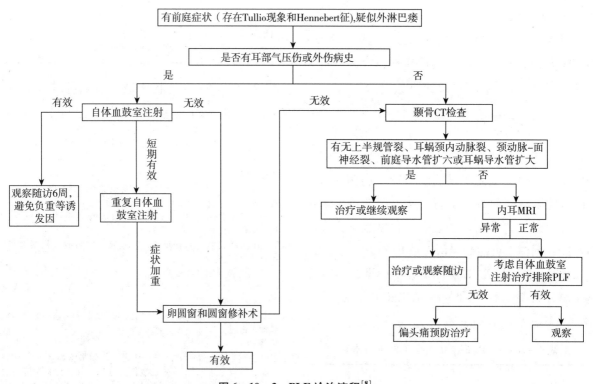

图 6-10-3　PLF 诊治流程[8]

➡ 治疗

一、 治疗原则

PLF 可导致中耳和内耳直接相通，如有中耳感染，容易导致迷路炎，甚至脑膜炎，应及时正确处理。

治疗原则：祛除病因，防止感染，改善听力

及前庭症状。

二、 治疗细则

治疗方法包括：保守治疗和手术治疗。治疗方案的选择往往取决于 PLF 的病因和症状的严重程度。

（一）保守治疗

特发性 PLF 可以考虑保守治疗，以期自行修复[1,15]。

1. 抬高头部，卧床休息：头部抬高 30～40°卧床休息，5 天后如症状减轻，继续保持头高位，卧床 10 天。

2. 避免任何增加鼓室压或颅内压的诱因，如用力拉拽重物、举重物、增加气压变化（如空中旅行）、咳嗽、喷嚏、用力擤鼻、潜水和噪音大的环境，对便秘者给予缓泻剂，咳嗽者予以镇咳等。

3. 对症治疗：予以镇静、补液、抗生素、糖皮质激素及鼻腔减充血剂等。

（二）手术治疗

对明确病因或保守治疗无效的患者可进行手术治疗。

1. 鼓室探查术 手术探查发现圆窗、卵圆窗或其他部位有明确的 PLF，应及时予以修补。术中即使没有发现渗漏区域，也要进行圆窗、卵圆窗封闭。封闭材料一般选用自体结缔组织，如脂肪、颞肌筋膜或耳屏软骨膜。耳屏软骨膜更方便取用且相对稳定[2]。

手术通常能有效地减轻或解决患者的症状，且前庭症状的改善优于听力症状。Goto[32] 等收集的数据显示，PLF 手术对听力的改善仅为 9%～17%。Ahn 等[33] 研究发现对于气压伤引起的 PLF（明确和可能）的患者，手术治疗对听力和前庭症状的效果好，且早期手术干预更有利听力的改善。研究中 39 例患者中 37 例术后即刻听力明显改善 60% 以上，前庭症状改善 36 例（97.3%）。手术治疗的有效性和时机取决于 PLF 的具体病因和部位。

2. 鼓室内注血疗法 Foster[30] 对 12 例确诊 PLF 患者进行鼓室注射自体静脉血治疗。方法：抽取患者 1ml 静脉血，在显微镜下鼓室注射，患者呈 45°角保持 10～20 分钟待血液凝固，嘱患者避免擤鼻及瓦氏动作，卧床 1 周后复查听力，7 例随访患者中有 6 例患者的听力下降得到改善。有学者考虑可能与注射的血液所产生的血凝块封闭了潜在的 PLF 有关[31]。也有学者指出可能血液覆盖窗膜之后产生一种炎性反应，促进肉芽组织的形成并与周围组织粘连，从而起到封闭作用[8]。

三、 药物治疗方案

见表 6-10-3。

表 6-10-3 外淋巴瘘药物治疗方案[1,10]

治疗方法	药物名称	注意事项
病因治疗	广谱抗生素，如头孢他啶	根据患者致病因素，如外伤等存在感染风险时，可选用适宜的广谱抗生素，如头孢他啶等。
对症治疗	前庭抑制剂（异丙嗪、苯海拉明、地芬尼多）	眩晕较重者可予以前庭抑制剂，控制眩晕急性发作，原则上使用不超过 72 小时。常用药物包括异丙嗪 25mg，口服，每日 2 次，或 25mg 肌内注射。苯海拉明 25mg 口服，每日 2～3 次，或 20mg 肌内注射。地芬尼多 25～50mg，口服，每日 3 次。
	甲氧氯普胺、多潘立酮	恶心、呕吐严重者可予以甲氧氯普胺、多潘立酮等药物。进食欠佳者予以补液支持治疗，纠正电解质紊乱。
改善内耳血供	银杏叶提取物、甲磺酸倍他司汀片	银杏叶提取物、甲磺酸倍他司汀片（12mg，口服，每日 3 次）等药物改善内耳血液循环。
类固醇激素	醋酸泼尼松	1mg/kg（最大剂量建议为 60mg），晨起顿服，连用 3～5 日。
	甲泼尼龙或地塞米松	按照醋酸泼尼松剂量类比推算，口服或静脉注射。

三、 疗效评估

（一）眩晕疗效评估

1. 按严重程度及对日常生活的影响，从轻到重，分为 5 级（表 6-10-4）。

表 6 - 10 - 4　　眩晕疗效评分标准

评分	评价标准
0 分	活动不受眩晕影响
1 分	轻度受影响，可进行大部分活动
2 分	中度受影响，活动需付出巨大努力
3 分	日常活动受限，无法工作，必须在家中休息
4 分	整日卧床或无法进行绝大多数活动

2. 生活质量评价：可采用头晕残障问卷（dizziness handic ap invemory，DHI）等量表进行评价。

（二）听力疗效评定

见表 6 - 10 - 5。

表 6 - 10 - 5　　听力疗效评定标准

结论	评价标准
痊愈	受损频率听力恢复至正常，或达健耳水平，或达此次患病前水平
显效	受损频率听力平均提高 30dB 以上

续表

结论	评价标准
有效	受损频率听力平均提高 15 ~ 30dB
无效	受损频率听力平均提高不足 15dB

（三）耳鸣评价

见表 6 - 10 - 6。

表 6 - 10 - 6　　耳鸣评价标准

评分	评价标准
0 级	没有耳鸣
1 级	偶有（间歇性）耳鸣，但不影响睡眠及工作
2 级	安静时持续耳鸣，但不影响睡眠
3 级	持续耳鸣，影响睡眠
4 级	持续耳鸣，影响睡眠及工作
5 级	持续严重耳鸣，不能耐受

另外，可采用耳鸣致残量表（tinnitus handicap inventory，THI）评价耳鸣对患者生活质量的影响。

预防

一、 生活管理

针对 PLF 常见诱发因素进行生活管理。患者应避免用力拉拽重物、咳嗽、喷嚏、用力擤鼻、空中旅行、潜水、大便干燥等。术后患者需卧床休息，6 月内禁止重体力活动。如仍头晕或不平衡，避免在夜间或黑暗环境中活动，如开车等。

二、 复诊与随访

根据患者疗效评估制定后续详细治疗方案，并定期随访。定期复查听力及评估前庭功能，对于有残余前庭症状（如不稳感，位置性眩晕等）者适当增加前庭康复训练。

三、 患者教育

向患者解释病情及预后，减少患者焦虑，注意生活管理，定期复诊及随访，提高患者依从性。

作者：李娟娟（深圳市龙岗区耳鼻咽喉医院）

二审审稿：张甦琳（华中科技大学同济医学院附属协和医院）

三审审稿：马鑫（北京大学人民医院）

参考文献

第十一节　上半规管裂综合征

图 6 - 11 - 1　上半规管裂综合征思维导图

概述

一、定义

上半规管裂综合征（superior semicircular canal dehiscence syndrome，SSCDS），是一种由于上半规管存在骨性裂隙而产生的一组综合征，包括由声音和（或）压力导致的眩晕、骨导听觉过敏与传导性聋[1]。最早于 1998 年由 Minor 报道[2]。

这种综合征的特征在于形成了上半规管和中颅窝之间的内耳"第三窗"或"第三开口"，继发于上半规管局部骨质缺损。这种异常的沟通可通过强声刺激引起阵发性眩晕和平衡失调，称为 Tüllio 征[3]，通过外耳道中的压力变化或由瓦氏动作颅内压改变而产生眩晕症状和眼球运动，称为 Hennebert 征[4]。

二、流行病学

SSCDS 在一般人群中的发生率尚无确切的数据。近期一多学科眩晕诊疗中心大样本研究报告显示，在其 17000 余例眩晕与头晕病例中，SSCDS 所占比例不到 1%；SSCDS 患者可见于任何年龄段人群，但以中年人居多，目前报道的年龄最小为 13 岁，最大为 78 岁；无明显性别差异[5, 6]。需注意的是，许多上半规管裂可不表现有临床症状，因此，上半规管裂发生率并不等同于 SSCDS 发生率。

三、病因与诱因

有关 SSCDS 的病因尚不明确，目前主要有两个理论：先天性和后天性[7]。一般认为，SSCDS 可能系上半规管顶部骨质先天性发育不全的结果。该综合征的首次表现通常发生在成年期，尽管如此，仍怀疑是先天性异常，因为近三分之一的患者双侧上半规管的骨质变薄，并且有一些病例在

儿童期开始出现症状。在 CT 上发现很多患者都是双侧上半规管顶部骨质缺损，即使是单侧缺损，对侧的骨质往往也会变薄[8]。Hirvonen 等通过对 20 例单侧 SSCDS 患者和 88 例正常人的颞骨比较发现，正常人上半规管顶的骨质平均厚度为（0.67 ± 0.38）mm，而上半规管裂的患者健侧的平均厚度为（0.31 ± 0.23）mm，明显薄于正常人[9]。因此目前大多数学者都认同出生后上半规管顶部骨质发育不良的病因假说。

尽管考虑与先天性异常有关，但从童年或青少年开始发病很少报道，这提示 SSCDS 是发展的，但促使病变发展的真正原因尚不清楚。SSCDS 另一种可能性是后天获得性疾病。上半规管骨质发育不良，薄弱的上半规管骨质因颅脑外伤而破裂，或由于颞叶、脑膜的压迫而被吸收[10]。这些情况与脑脊液和胆脂瘤无明显相关性。

四、发病机制

在耳蜗前庭系统中有两个功能性窗：①前庭窗：由镫骨足板封闭，声波通过镫骨足板传导至耳蜗前庭阶，负责内耳传声的调节；②圆窗：位于前庭窗后下方，与前庭窗形成相位差，便于声音及行波能量从内耳的鼓阶释放出来，两窗与耳蜗一起构成一个液压封闭系统。SSCDS 患者除了前庭窗和圆窗之外，出现了所谓的"第三个活动窗"，内耳生物力学被改变，扰乱了内淋巴液的正常流体力学模式。当受到强声刺激或中耳与颅内压增加时，正常的声及声能传导路径发生改变，不经正常的耳蜗路径，而经前庭 - 半规管通道这条低阻抗传导路径进行传导。高强度的低频声刺激可以产生行波，向上半规管裂处传导，刺激前庭感受器，诱发眩晕/头晕，并出现眼震，声能的这种分流会感知声音失真，从而导致骨导听觉过

敏和声音共振[11, 12]。

对于空气传导的声音，上半规管裂可造成能量损失和听力阈值的相应增加；然而，对于骨传导声音，情况恰恰相反。上半规管裂的低阻抗允许骨骼传导声音通过迷路进入内耳的外淋巴，外淋巴与耳蜗的自由通信导致听到骨传导的声音比正常情况更好。这种"骨性过敏症"表现为自声过强的症状（听到自己的声音过大或扭曲）；搏动性耳鸣；可听见眼球运动、脚步声、咀嚼声甚至肠运动声音等[13]。

当存在上半规管裂，流经耳蜗的声波不经意间传遍了整个迷路系统，这会引起前庭系统的激活，从而引起眩晕[2]。此外，颅内压通过裂开的上半规管，也会刺激前庭末端器官，直到圆窗释放这种压力。颅内压波动或外、中耳负压可能导致膜管向内膨胀，与随之出现嵴顶向壶腹偏移，导致上半规管壶腹毛细胞受刺激，诱发眩晕和眼球运动[14]。

除了上半规管裂，内耳的任何开裂都可能导致第三个移动窗口的内耳传导性听力损失，包括后半规管、外半规管、前庭导水管、面神经、内耳道，以及颈动脉管均可产生类似于 SSCDS 症状。

诊断

一、 问诊与症状

临床上，SSCDS 患者多为单侧发病，表现形式不一。症状可表现为：声音和压力引起的眩晕，慢性不平衡，自声过强，耳闷胀感，搏动性耳鸣和听觉过敏等。典型 SSCDS 患者可同时表现有耳蜗与前庭症状。近来研究发现，SSCDS 的表现症状及程度与上半规管裂隙的大小有关，上半规管裂隙大的患者（大于 2.5mm）既有前庭症状、体征，又有听力下降；而裂隙小的上半规管裂只有前庭症状或者只有耳蜗症状[15, 16]。

有些患者可仅表现有前庭症状，以急性或慢性前庭症状为其主要表现形式。急性者最常见临床表现为：强声刺激或外耳道、中耳压力变化，颅内压力改变时引起眩晕，垂直旋转性眼震、头位倾斜，强声刺激所引起者称为 Tüllio 现象。另一部分患者表现为慢性平衡失调和振动幻视，可伴有（或不伴有）骨导听觉过敏。有些患者可仅表现耳蜗症状，以传导性聋为主要表现形式，可伴自声增强。

临床问诊中的主要条目包括：①在头部晃动时或咳嗽、打喷嚏、擤鼻涕时是否诱发眩晕或头晕；②在跑步等运动或用力大便时是否会诱发头晕或眩晕；③是否听见咀嚼声过响或行走时听见踝关节活动声音；④是否无法忍受自己大声说话，能闻及自己眼球运动、心跳及脚步声等。当其中任何一个问题得到"肯定"回答时，则考虑可能为 SSCDS。

二、 查体与体征

考虑患者可能为 SSCDS 时，应首先行外耳道加压的方法，或给强声刺激，在大多数患者中可诱发垂直或旋转性眼震。SSCDS 患者安静时无自发性眼震。当强声、外耳道给予正压或增加中耳压力、捏鼻鼓气时能观察到慢相向上、向健侧的垂直旋转性眼球运动。而当外耳道给予负压、吸气后屏气或压迫颈静脉时，眼球运动的慢相向下扭转至患侧。眼球运动的平面在上半规管所在的平面，即眼球为垂直旋转性眼震。强纯音刺激，用 500~2000Hz 纯音分别刺激患者左、右耳，强度为 100~110dBHL，持续时间为 5 秒，如诱发出眩晕、眼震或头部运动即为阳性[17]。

检查前需先观察患者是否存在自发性眼震，应特别注意假性自发性眼震可能。每位患者均应行耳科专科查体，包括耳廓、外耳道、鼓膜检查。重点排除耵聍栓塞、中耳炎、鼓膜穿孔等疾患。

三、辅助检查

（一）优先检查

行前庭诱发肌源性电位（vestibular evoked myogenic potential，VEMP）和影像学检查，判断患者是否为SSCDS。

1. 前庭诱发肌源性电位测试　包括颈性前庭诱发肌源电位（cervical vestibular evoked myogenic potential，cVEMP）和眼性前庭诱发肌源电位（ocular vestibular evoked myogenic potential，oVEMP）（相关介绍详见第三章第三节"前庭诱发肌源性电位"）。在SSCDS中，VEMP检查常是异常的，而且声音或振动刺激引起肌源性电位特别敏感。SSCDS患者的cVEMP检测相对于正常人通常会有较低的反应阈值（小于70dB，短纯音）。cVEMP阈值结果诊断SSCDS的敏感性和特异性可达到80%～100%，而oVEMP振幅增大，其敏感性和特异性可大于90%[18, 19]。SSCDS患者通常cVEMP反应阈值低于正常阈值以及oVEMP波幅明显增大，对SSCDS有较好的诊断价值，是SSCDS诊断的重要组成部分，尤其是oVEMP对诊断SSCDS及手术中确诊上半规管裂有较好的特异性和敏感性。因此，VEMP可作为一项必要的诊断手段[8]。

2. CT检查　CT在其定位诊断方面的价值得到了所有学者的公认，CT检查可以发现上半规管裂的位置和大小，可进一步明确诊断并为手术提供准确定位。

（1）薄层、多平面颞骨CT扫描对发现SSCDS是一种十分有价值的方法。CT层厚对SSCDS的发现和诊断非常关键。一项对1000例颞骨进行解剖研究发现上半规管存在裂隙的颞骨占比为0.5%，但多达9%的患者在1mm层厚的冠状位颞骨CT上显示开裂[20]。更高分辨率的CT检查可以提高诊断准确性。建议采用层厚小于1mm（理想情况下为0.625mm或更小）的冠状位颞骨CT检查，同时行上半规管重建。然而，由于部分容积效应和其他因素，CT成像仍然会出现假阳性[21]。

此外，许多具有上半规管开裂的CT证据的患者是无症状的，推测非弹性硬脑膜在此时提供了抗压保护作用。因此，在诊断SSCDS时，除了CT成像的开裂之外，患者还必须具有符合SSCDS的临床症状（图6-11-2）。

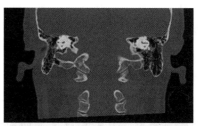
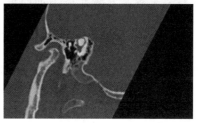

女，50岁，左侧上半规管裂，约3.5mm
图6-11-2　患者CT结果

（2）数字容积CT扫描（digital volume tomography，DVT）是依赖计算机技术的进步新近发展起来的CT扫描技术，具有快速、高质、三维重建特点，对诊断SSCDS具有较大价值，可以有效避免此类疾病误诊、漏诊，提高疾病检出率[22]。

（3）多平面重建（multi-planar reformation，MPR）是DVT在扫描的同时进行多种图像重建技术。MPR图像可准确显示上半规管是否有骨质缺损以及裂隙的具体位置和大小。对于临床上怀疑SSCDS的患者，无论其横断位、冠状位图像上是否有阳性发现，均应采用MPR技术显示上半规管情况，以进一步提高SSCDS的发现率和诊断准确性[23]。

3. 磁共振成像检查

磁共振成像（MRI）可用于SSCDS的诊断与评价。Browaeys等研究显示，与CT检查相比，MRI的敏感性为100%，特异性为96.5%，阳性预测率为61.1%，阴性预测率为100%[24]。

（二）可选检查

1. 听力学检查　部分患者可能需行纯音测

听、声导抗、耳蜗电图等听力学检查。适用患者包括：患者存在听力下降、渐进性听力减退、自感听声音较大、耳鸣耳闷等。

听力学检查常规行纯音测听和声阻抗检查。典型 SSCDS 其纯音听力多表现为低频（250Hz ~ 1000Hz）传导性听力损失及超常骨导阈值，由于患者气导听力下降而骨导听力增强，甚至骨导听阈呈负值，从而存在有较大的骨气导差，而低频鼓室导抗图正常和镫骨肌声反射存在，Weber 试验（256 Hz）偏向患侧，Rinne 试验阴性，骨气导差可随着上半规管开裂长度增加而加大[25, 26]。这类患者临床上容易因"不明原因"的传导性聋被怀疑为先天性听骨链畸形而行鼓室探查术，或疑为"耳硬化症"而行镫骨底板切除术或人工镫骨手术，而术后症状和体征却没有变化。然而耳硬化症可与 SSCDS 共存，症状可表现得不典型[27, 28]。

耳蜗电图多被用来测试与梅尼埃病相关的膜迷路积水。有研究发现 SSCDS 患者持续存在总和电位与动作电位比值（SP/AP）升高，且该异常在上半规管裂堵塞手术后可得到纠正[29, 30]。该检查用于 SSCDS 诊断和术中使用的临床效果仍在进一步研究中，但耳蜗电图似乎反映了第三个移动窗的存在，类似于其他诊断测试。

2. 前庭功能检查 部分患者可能需行眼震视图（包括自发性眼震、凝视眼震、视动、平滑跟踪、扫视、冷热试验、摇头试验等）、视频头脉冲试验、转椅试验、前庭自旋转试验、主观视觉垂直线、静态或动态姿势描记、感觉统合试验以及步态评价等相关检查。适用患者包括：有特殊诱因发作的患者（如强声/压力诱发等）；既往有其他头晕、眩晕疾病史的患者；有中枢神经系统症状和体征的患者等。

四、 诊断标准

2021 年，巴拉尼协会针对 SSCDS 出版了最新的专家共识文件，其诊断标准如下[31]。

1. 以下症状中至少存在一个，且与内耳第三窗病变一致。

（1）骨传导亢进。

（2）声音诱发的眩晕和（或）与刺激时间同时程的振动幻视。

（3）压力诱发的眩晕和（或）与刺激时间同时程的振动幻视。

（4）搏动性耳鸣。

2. 至少存在下列体征或检查中的一项阳性结果，表明内耳有非固定性"第三窗"。

（1）声音，中耳压或颅内压的变化诱发受累上半规管兴奋或抑制，产生相应眼震。

（2）纯音测听显示低频骨传导阈值呈负值。

（3）VEMP 反应增强（低 cVEMP 阈值或高 oVEMP 振幅）。

3. 高分辨率颞骨 CT 成像与多平面重建显示上半规管骨质裂开。

4. 排除其他前庭疾病。

五、 鉴别诊断

（一）耳硬化症

本病易与耳硬化症混淆[32]。文献报道部分 SSCDS 患者曾首先诊断为耳硬化症，经镫骨手术或鼓室探查术发现中耳及听骨链正常且术后传导性聋无好转时才考虑到上半规管裂可能，因此临床诊断耳硬化症者术前应行声反射、VEMP 及薄层高分辨率颞骨 CT 扫描。耳硬化症者声反射不能引出，VEMP 阈值高于正常或不能引出，且颞骨 CT 未发现上半规管骨裂[33]。

（二）偏头痛

偏头痛也可引起类似 SSCDS 的临床表现，但两者治疗方法不同。在进行手术之前，控制偏头痛对于避免术后偏头痛恶化，以及辨别不太可能通过手术来缓解的症状至关重要。最近研究显示偏头痛患者比无偏头痛患者（包括术后）有更严重的头晕障碍[34]。

（三）咽鼓管异常开放

咽鼓管异常开放患者也可伴有自声增强，语音失真和搏动性耳鸣，但患者在仰卧位时可听到自己呼吸声音（即呼吸性自声增强），且症状可缓解。然而 SSCDS 中呼吸性自声增强并不常见，但有一半的 SSCDS 患者在仰卧时可能会出现症状缓解[35]。

（四）岩上窦压迹

在 SSCDS 的 CT 诊断过程中，应当注意与岩上窦压迹鉴别[36]。因为部分人的上半规管顶壁上可有岩上窦通过，其在 CT 图像上典型的表现为深浅不一的压迹。在这部分人中，如果压迹和上半规管之间骨质层较厚或压迹较浅，常规横断面结合冠状面图像对其诊断并不困难。目前高分率 CT 的分辨率已经达到了亚毫米级，但是由于部分容积效应的影响，在其常规的横断面和冠状面图像上还是很容易将其与 SSCDS 相混淆[37]。与常规横断面及冠状面图像相比，利用 MPR 重组的上半规管最大层面的图像可提供更多信息（可以显示整个上骨半规管形态），再加上高密度的耳囊骨（其 CT 值约为 1800～2000HU）与周围低密度的脑组织及内外淋巴液（其 CT 值约为 0～40HU）之间形成的典型对比，所以对于厚度低于 0.1mm 的听囊骨也能较好的显示。在其 MPR 图像上可见岩上窦压迹下面延续的骨质，而在常规的横断面和冠状面图像上，常显示为骨壁缺损，因此利用 MPR 技术可以将其与 SSCDS 区分开，大大提高了诊断的特异性和阳性预测值[38]。

六、误诊防范

（一）易误诊人群

上半规管裂综合征发病原因在于上半规管骨质发育不良，薄弱的上半规管顶部易因外伤而破裂。故临床诊断中了解患者的头部外伤史尤为重要。但一般情况下头部外伤后出现头晕，并伴有听功能异常，患者及医生常优先考虑中枢损伤，造成本病的漏诊或误诊的可能性极大。

（二）上半规管裂综合征被误诊为其他疾病

上半规管裂综合征的临床表现多样，可分为 3 类[2, 39-42]。

第 1 类：只有前庭症状。患者表现为声音刺激、中耳压力变化或颅内压力变化时出现眩晕、垂直旋转性眼震以及慢性平衡功能障碍，可伴有搏动性耳鸣，但无听力下降；Tüllio 征和 Hennebea 征阳性，Weber 试验（256Hz）偏向患侧，听力曲线、鼓室图及言语识别率正常。这类患者临床上易误诊为外淋巴瘘。

第 2 类：只有耳蜗症状，无前庭症状。患者表现为自声增强，可伴有听力下降，纯音测听正常或呈低频传导性聋（骨气导差为 20～40dB，其骨导听阈可低于 0dB HL），Weber 试验（256 Hz）偏向患侧，Rinne 试验阴性。这类患者临床上易误诊为耳硬化症或先天性听骨链畸形，但行鼓室探查术或人工镫骨手术时可见听骨链正常，而术后症状和体征却没有变化。

第 3 类：既有前庭症状又有耳蜗症状。Tüllio 征和 Hennebert 征阳性，纯音测听结果为低频传导性聋、感音神经性聋或混合性聋，可有骨导阈值降低，Weber 试验（256Hz）可偏向患侧，Rinne 试验阴性。这类患者临床上易误诊为迷路炎或突发性耳聋伴眩晕等。

（三）其他疾病被误诊为 SSCDS

常规的横断位和冠状位 CT 图像上，很容易将岩上窦压迹误诊为 SSCDS；咽鼓管异常开放患者的自声增强等症状，容易被误诊为 SSCDS；前庭性偏头痛患者，若有耳鸣、听觉过敏，畏声等症状，有可能被误诊为 SSCDS。

（四）避免误诊的要点

详细了解患者病史，尤其要了解头部外伤史，因为即使极轻微的头部外伤也能令薄弱的上半规管顶骨折；有传导性聋表现，特别是骨导听阈异常下降者，要高度怀疑；了解有无诱发性眩晕病史，并进行眼震电图/视图检查，观察眼震方向；VEMP 对诊断很有意义；在临床表现相符时进行颞骨高分辨率 CT 检查（包括上半规管重建）以证实，并排除中耳病变，结果阴性可排除本病，但 CT 结果阳性要考虑假阳性可能。

七、 诊断流程

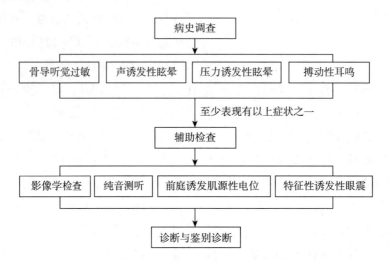

图 6 - 11 - 3　上半规管裂综合征诊断流程[31]

► 治疗

一、 治疗流程

临床症状轻微的患者应保守治疗；避免诱发因素，延缓疾病发展；症状明显且无法耐受、严重影响生活质量的患者，可手术治疗（图6-11-4）。

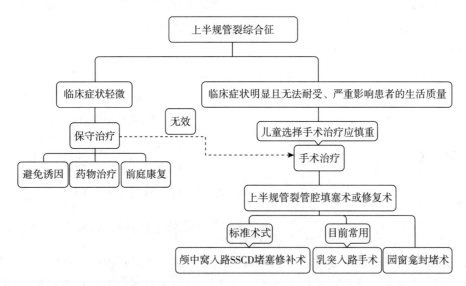

图 6 - 11 - 4　上半规管裂综合征治疗流程[44-49]

二、 治疗原则

SSCDS 的治疗选择取决于患者的症状程度[43]，如仅有偶发症状或症状较轻微者可采取保守治疗；对于症状较重者、伴有明显功能障碍者、保守治疗难以奏效者，且严重影响到患者的正常学习、工作和生活时，可考虑手术治疗。SSCDS 儿童选择手术治疗应慎重，因3岁以下儿童其上半规管可能仍处于发育过程之中，应予以观察及保守治疗，包括试配助听器。双侧 SSCDS 在选择手术治疗时，应先选择有症状一侧或症状较重一侧手术。

三、　治疗细则

（一）保守治疗

症状轻微者应保守治疗。保守治疗措施包括避免诱因、药物治疗和前庭康复。可通过避免诱发眩晕的相关因素（如大声叫喊、瓦氏动作等），避免耳部和头部外伤，避免外界噪声，预防上呼吸道感染，低盐饮食等保守治疗起到延缓病情加剧的作用。对于合并前庭功能损伤的患者可以给予前庭康复训练。目前 SSCDS 尚无高证据级别的药物治疗建议，临床常采用前庭抑制剂、促进前庭功能代偿药物等对症治疗。当患者症状严重且严重影响正常工作生活时，应建议其行手术治疗[44, 45]。

（二）手术治疗

手术治疗的适应证为临床症状明显且无法耐受、严重影响患者的生活质量，如自声增强明显或眩晕严重影响日常生活的患者。

手术的目标是消除内耳第三窗而达到治疗目的，通常经中颅窝入路（可内镜辅助）或乳突入路行上半规管裂管腔填塞术或修复术。旨在通过封闭裂口和（或）堵塞半规管来缓解患者症状。

颅中窝入路 SSCD 堵塞修补术目前仍被视为治疗 SSCDS 的标准术式。该径路优点是对上半规管顶部缺损暴露清晰、视线直观、易于对病变进行处理。带角度内窥镜可以通过中颅窝入路扩大可视角度利于完全堵塞[46]。缺点是需开颅手术，手术创伤较大、时间较长，发生手术并发症的潜在风险较大。

目前更趋于采用乳突入路手术。一些学者采用乳突入路 SSCD 堵塞修补术取得较好的治疗效果[47, 48]。该径路方法相对简单，手术及住院时间短、并发症少、再手术率亦较低、效果明显，当上半规管裂口位于岩上窦附近或靠近管总脚附近时，乳突径路为首选入路。近来系统评价建议采用经乳突入路 SSCD 堵塞术[49]。缺点是不能通过手术来验证半规管裂的具体位置和大小，从而有可能在开裂的任何一侧堵塞不足。同时要求乳突气化良好，而

且只能行管腔填塞术，不能行管腔修复。当患者存在乳突硬化和脑板低垂时乳突径路难度较大。也有学者认为可以通过提升硬脑膜并使用内窥镜确保充分堵塞裂口来避免乳突径路的不足[50]。

有些学者尝试采用通过耳道入路行圆窗组织加固：圆窗龛封堵术（round window niche occlusion）或圆窗封固术（round window reinforcement），阻塞圆窗可以部分地抑制"第三移动窗"效应[51, 52]。可分别用骨蜡、肌肉和筋膜进行三层封闭加固圆窗或同时将筋膜放置于镫骨底板周围，获得了很好的短期效果，这类手术尤其适于伴有明显听觉过敏的患者。但圆窗加固仅为 SSCDS 提供了暂时的缓解，并且有报道提出术后可有听力损失和耳鸣。这种暂时缓解是否由听力减少或其他一些机制引起还有待确定，且该术式的起效机制尚无定论。

手术径路及术式的选择可依据患者的颞骨解剖特点和手术医生的手术经验与技巧而定，中颅窝和经乳突入路在症状缓解方面都表现出很高的成功率。近期 Gioacchini 等通过对 20 项研究 150 例手术病例的系统评价显示，SSCD 修补术包括堵塞术、覆盖术及堵塞加覆盖术的总成功率达94%，各种术式的成功率及并发症发生率无明显的差别[53]。目前更趋于采用乳突入路手术[54]。此外，接受 SSCDS 再次手术的患者成功率常低于初次手术[55]。

四、　疗效评估

一般在手术后，患者自声增强、头晕与整体健康相关的生活质量可得到明显改善。这与消除第三窗有关，术后 cVEMP 阈值、oVEMP 振幅，SP/AP 比值及低频听阈气骨导差可变为正常。大约三分之一的患者有暂时的前庭功能减退。据报道，多达 25% 的患者出现良性阵发性位置性眩晕。约 25% 患者术后可出现高频感觉神经性听力损失。

Ossen ME 等评估不同手术治疗后效果发现，通过不同径路进行堵塞和覆盖术后，均可缓解大多数病例的症状，如噪音引起的眩晕[56]，同时大多数患者的不稳症状也可得到改善或消退。通过

中颅窝行堵塞＋覆盖术及圆窗加固，可显著降低耳内饱满感、显著改善自声增强症状。经乳突径路行堵塞术可缓解骨导听觉过敏症状。经外耳道入路的圆窗加固后，可减轻耳鸣，保护听力[57]。

尚无文献比较不同手术技术对前庭眼动反射（VOR）增益的影响。然而，有文献表明通过中颅窝堵塞结合覆盖术可导致 VOR 增益显著降低，以致上半规管的功能减退以及水平半规管功能暂时性丧失[58]。

预防

一、 生活管理

问诊中应详细了解患者一般情况、生活习惯、头外伤史及既往病史等。高血压、高血糖、高血脂患者应积极规律药物治疗，保证监测指标稳定于正常范围。嘱咐患者生活中尽力避免头部外伤、耳部外伤及造成颅内压改变的其他创伤。

二、 复诊与随访

根据预先设定的疗效评估时间点进行复诊提醒，同时辅助患者做好复诊挂号及来诊准备事宜（如停用前庭抑制药物、睡眠药物、避免大量进食等）。如给予手术治疗，应告知手术注意事项；如给予药物治疗，应详细告知药物名称、剂量、使用时长和可能引起的常见不良反应。如给予前庭康复训练，应详细讲解并让患者及家属学会家庭练习动作操作要领，必要时发送练习示范视频。根据患者疗效评估制定后续详细治疗方案，并定期随访。

三、 患者教育

门诊诊疗中需向患者解释 SSCDS 的成因、术后康复、预后、有无生命危险等，有助于降低患者焦虑感。

作者：徐开旭（天津市第一中心医院）

胡荣义（白银市第二人民医院）

张雪晴（天津市第一中心医院）

二审审稿：陈钢钢（山西医科大学第一医院）

三审审稿：马鑫（北京大学人民医院）

参考文献

第七章　慢性前庭综合征

第一节　双侧前庭病

图 7 - 1 - 1　双侧前庭病思维导图

▶ 概述

一、定义

双侧前庭病（bilateral vestibulopathy，BVP）是一种慢性前庭综合征，主要表现为站立或行走时出现不稳症状，在头部运动或黑暗环境和（或）地面不平时不稳症状加重，同时可伴有头部或身体运动诱发视物模糊或振动幻视，而静坐或平躺无症状[1]。

二、流行病学

2008 年美国的一项调查显示，成年人群中 BVP 的发病率为每 10 万人中有 28 例，从青年到老年均会发病[2]。在老年人中患病率更高[3]。但在日本，BVP 相对罕见，其患病率为 0.84/10 万，年发病率为 0.32/10 万，男女之比为 1.29，平均年龄为 63.7 ± 16.4 岁[4]。我国目前尚无流行病学资料报道。

三、病因与诱因

目前，BVP 病因不明，但主要涉及 8 个方面，其中前三大病因最为常见[1]。

1. 耳毒性药物的不良反应，占 13%，如氨基糖苷类抗生素（庆大霉素、链霉素、卡那霉素等）[5]、大剂量阿司匹林[6]、袢利尿剂（速尿等）、苯乙烯类药物（己烯雌酚、氯米芬）、化疗药物（顺铂和卡铂）、其他耳毒性抗生素（红霉素）等。最近有报道胺碘酮可以引起 BVP[7-9]。

2. 双侧梅尼埃病，占 7%。

3. 脑膜炎，占 5%。

4. 颅内肿瘤（双侧前庭神经鞘瘤、脑膜癌侵犯颅底或放疗损伤）。

5. 颅脑或周围神经病变[10]（缺乏维生素 B_{12}、酒精、遗传性感觉和自主神经病变Ⅳ型、脚气病）。

6. 自身免疫病（Cogan 综合征、白塞病、系统性红斑狼疮、神经结节病、Wegener 肉芽肿[11]）。

7. 遗传因素。

8. 其他：双侧迷路震荡及表面铁沉积症等。

四、发病机制

双侧前庭病（BVP）的主要症状可能是由于前庭眼反射（vestibulo - ocular reflex，VOR）和前庭脊髓反射功能损伤或缺失引起的[11]。

（一）站立姿势或行走中出现不稳症状

其机制复杂，在明亮环境下，姿势调节控制系统功能的缺失基本能够被视觉系统所代偿，并且姿势还能通过骨骼、肌肉和皮肤机械感受器来调节。当处于黑暗环境或在不平的地面行走时，视觉系统维持姿势平衡的功能降低，患者更依赖于本体感受器，此时步态不稳和姿势失衡症状会加重，更易跌倒。如果患者合并感觉性周围神经病变，也可使感觉系统对控制姿势的能力降低，出现 BVP 的核心症状。

（二）视物模糊或振动幻视（感觉到实际静止的物体在振动）

当头部快速转动时，由于 VOR 缺陷，这种缺陷其他系统无法完全代偿，导致目标物不能持续性地投射到视网膜中央凹，于是视网膜成像时便出现不自主运动，使视敏度下降，此时患者感到视物模糊或振动幻视。而当头部缓慢或低频运动时，VOR 可完全代偿，如存在一个可见的视觉目标，则可视物清晰。

（三）空间记忆和定向障碍症状

可能与海马萎缩有关。

（四）在静坐或平躺时无症状

此时患者的姿势平衡并不依赖前庭系统，但有部分患者可能会在静坐时出现振动幻视，可能是由于心跳或咀嚼引起。

诊断

一、问诊与症状

典型的 BVP 患者来诊时表现为站立时或行走中出现不稳症状，当头部运动或处于黑暗环境下和（或）地面不平时不稳症状加重，同时可伴有头部或身体运动时诱发的振动幻视或视物模糊症状，而在静坐或平躺时无症状。

当患者主诉为"站立或行走时不稳"时，若要疑诊为"双侧前庭病"，核心问诊条目包括：①是否在头部或身体快速运动或行走时出现视物模糊或振动幻视，导致不能看清路边的物体；②是否在黑暗环境下或行走在不平的地面时不稳的症状加重；③是否静坐或平躺时症状消失。当在站立或行走不稳的基础上，得到"①"或"②"中的一项的肯定回答，同时合并"③"的肯定回答时，建议进行查体及做相关检查来评估是否存在双侧 VOR 功能减退或缺失。

大多数 BVP 患者在疾病初期症状表现不明显，也可有少数患者表现为持续数秒至数分钟的发作性眩晕，一旦前来就诊，就已经出现了前庭功能的严重缺失，约 40% 的患者在行走或跑动时出现振动幻视[11,12]。BVP 常与前庭性偏头痛、持续性姿势–知觉性头晕、中枢神经病变以共病的形式出现。由自身免疫病引起的 BVP 很可能是某一侧前庭损伤更重；氨基糖苷类抗生素等耳毒性药物引起的 BVP，症状一般在用药数天至数周后出现[13]；双侧梅尼埃患者的前庭功能损伤是逐步出现的，并且会伴有波动且逐渐下降的听力损失和发作性眩晕。

BVP 患者的迷路和前庭功能受累顺序可同时也可先后出现，受累范围可完全也可部分，可对称性也可非对称受累，损伤进展速度可急性也可缓慢，可合并或不合并听力下降[14]。

二、查体与体征

检查前需综合考虑患者的身体及精神状态，详细告知患者检查方法及可能诱发的不适，评估其能否耐受，同时取得患者及家属的积极配合。每位患者均应行耳科专科全面查体，包括耳廓、外耳道、鼓膜检查等。

症状典型的患者通过床旁三联法（甩头试验、动态视敏度、Romberg 试验）可以在短时间内筛选出[14]。

1. 甩头试验（head thrust test） 广泛用于评估床旁眩晕患者。患者取坐位、头向前倾30°，患者注视靶点，即检查者的鼻尖。双手扶住患者的头部，然后水平面左右快速甩动其头部，甩动幅度不超过15°，每次甩动后，将头部固定于偏正中位，尽可能使患者无法预测试验开始时间和头部甩动方向。甩动停止后，观察患者的眼震情况。快速甩动患者的头部时，若出现眼球的延迟补偿性扫视，即为 Halmagyi 体征（＋），该体征可以检测左右两侧 VOR 直接通路的功能，是鉴别中枢性和外周性前庭疾病的敏感指标。但对于某些

VOR 受损程度较轻或存在隐匿性扫视的患者来说,可能漏检。视频头脉冲试验(video impulse test,vHIT)定量研究表明[1],VOR 增益 < 0.4 的患者才会表现为可重复的床旁甩头试验阳性。

2. 动态视敏度(dynamic visual acuity,DVA) 是检测患者头部被动摇晃(0.5 ~ 2.0Hz)时准确识别物体的能力,典型的 BVP 患者会出现 > 4 ~ 5 行的识别能力下降。但是,单侧前庭功能损失的患者进行频率较快的头部运动时,也会出现 DVA 阳性,若 VOR 完全代偿,DVA 也可出现假阴性。

3. Romberg 试验 患者双脚并拢,在睁闭目条件下观察患者的躯体平衡状态。该方法可以检测患者的前庭 – 脊髓反射功能通路是否受损,检测前庭功能低下的敏感度为 79%、特异度为 80%,但该试验无法区分前庭功能损失是单侧还是双侧,且无法鉴别小脑或本体觉的损害。

三、 辅助检查

(一)优先检查

vHIT 能揭示双侧 VOR 缺陷,且患者痛苦小,适合大多数患者,建议优先检查。双侧水平半规管 VOR 增益 < 0.6(角速度为 150 ~ 300°/s)为阳性,提示双侧半规管高频功能减弱,vHIT 可以评估三对半规管高频功能。但 vHIT 具有一定的局限性,如果存在小脑病变,VOR 结果解释比较困难。

(二)可选检查

1. 温度试验(caloric test) 在 30 秒内用 200 毫升 44℃ 的热水和 30℃ 的冷水分别灌注外耳道,测量眼震最强时的慢相角速度(slow phase velocity,SPV)。每一侧冷热灌注后眼震高峰的 SPV 之和 <6°/s 提示双侧水平半规管低频功能减弱。

2. 前庭肌源性诱发电位(vestibular evoked myogenic potential,VEMP) 包括颈性前庭诱发肌源性电位(cervical vestibular evoked myogenic potential,cVEMP)和眼性前庭诱发肌源性电位(ocular vestibular evoked myogenic potential,oVEMP),前者可用于评估球囊和前庭下神经功能,后者可用于评估椭圆囊和前庭上神经功能。

3. 正弦谐波转椅试验 特别适用于无法完成或难以配合 vHIT 或温度试验的患者,如婴幼儿、颈部活动受限、焦虑状态等。在 0.1 Hz、Vmax 为 50°/s 的情况下,水平增益 <0.1,相位超前 >68°(时间常数 <5 s)。

4. 用 vHIT、VEMP 重复评估前庭功能有助于评估前庭功能障碍患者的恢复时长[14]。

四、 诊断标准

巴拉尼协会授权成立的前庭疾病国际分类委员会(international classification of vestibular disorders,ICVD),由耳鼻喉科医生、致力于前庭研究的基础科学家及神经科医生组成。ICVD 制定了 BVP 的诊断标准。在 2014 ~ 2017 年这 3 年内,BVP 的诊断标准[1]被反复讨论、提交、改进,具有一定的针对性和实用性。

(一)BVP 确诊标准

1. 具有下列症状

(1)行走或站立时出现不稳症状,并伴有至少(2)或(3)中的一项。

(2)行走或头部快速运动时出现视物模糊或振动幻视。

(3)处于黑暗环境中或行走在不平的地面上时不稳症状加重。

(4)静坐或平躺时症状消失。

2. 下列检查结果任一项阳性

(1)vHIT 测得双侧水平半规管 VOR 增益 <0.6。

(2)温度试验双侧反应减弱(每一侧冷热灌注后眼震高峰的 SPV 之和 <6°/s)。

(3)正弦谐波转椅试验(0.1 Hz,Vmax 为 50°/s)水平增益 >0.1,相位超前 >68°(时间常数 <5s)。

3. 不能归因于其他疾病。

（二）可能的 BVP 诊断标准

1. 具有下列症状的慢性前庭综合征

（1）行走或站立不稳，并伴有至少（2）或（3）中的一项。

（2）行走或头部/身体快速运动时出现运动诱发的视物模糊或振动幻视。

（3）在黑暗环境中或不平的地面，上述不稳症状加重。

2. 静坐或平卧位时无症状。

3. 床旁 HIT 提示双侧水平半规管病变。

4. 不能用其他疾病解释。

（三）预后评估

BVP 的疗效及预后可受到年龄及损伤程度影响，可根据损伤 6 个月后旋转试验的结果评估预后：若结果为轻度异常，提示功能基本正常；若结果为中度异常，提示可进行正常功能，也可在夜间驾车；若结果为重度，提示视觉、平衡觉长期受损，但仍可进行对头眼协调要求不高的工作[15]。

五、 鉴别诊断

（一）不伴有 BVP 的小脑共济失调

小脑共济失调有遗传性，多于成年期发病，主要表现为四肢共济失调，多下肢较重，亦可有眼球震颤及吟诗样言语，结合肌电图、CT、基因诊断等辅助手段可以鉴别[1]。

（二）下跳性眼震综合征

通常认为是中枢系统疾病，为小脑病变的表现。近年来发现脑干及外周性疾病亦可导致类似症状，结合病史、查体及 MRI 等辅助检查可鉴别[1]。

（三）功能性头晕

如持续性姿势 – 知觉性头晕、恐惧性姿势性头晕、视觉诱发的头晕，结合躯体化症状、精神因素可以诱发，据病史、查体、前庭功能检查及病情随访等可鉴别[1]。

（四）单侧前庭病变

如前庭神经炎，以急性眩晕持续 24 小时以上，自发性单向眼球震颤和前庭功能减退为特征，通常是单侧的，对侧神经受累的患者比例很小[16]。

（五）前庭阵发症

有或无旋转性眩晕、短暂且反复发作（每天 10 次以上）、具有刻板性，安静状态亦可诱发，抗癫痫药物治疗（卡马西平或奥卡西平）有效，据此可鉴别[1]。

（六）后循环梗死/短暂性脑缺血发作/动脉夹层

发作或持续性眩晕并有共济失调等神经功能缺损症候，结合病史、查体、影像学检查可鉴别[1]。

六、 误诊防范

（一）易误诊人群

前庭功能障碍者、双侧梅尼埃病发作期患者、中枢系统病变患者、视觉异常患者。

（二）本病被误诊为其他疾病

双侧梅尼埃病；功能性头晕；短暂性脑缺血发作；单侧前庭病变等。

（三）其他疾病被误诊为本病

不伴有 BVP 的小脑共济失调；下跳性眼震综合征；功能性头晕；前庭阵发症；后循环梗死；短暂性脑缺血发作；动脉夹层等。

（四）避免误诊的要点

详细询问患者病史、积极完善相关前庭功能检查、积极随访关注患者病情变化。

七、 诊断流程

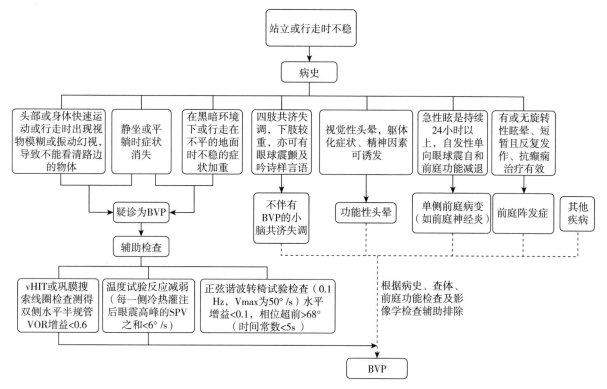

图 7-1-2　双侧前庭病诊断流程[1]

治疗

一、 治疗流程

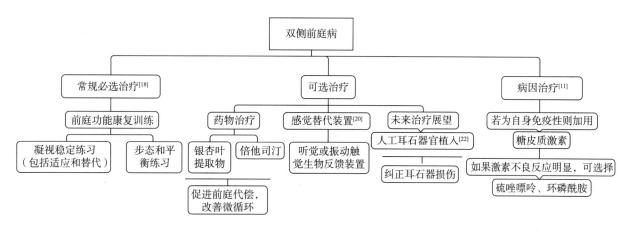

图 7-1-3　双侧前庭病治疗流程[11,18,20,22]

二、 治疗原则

BVP 的治疗应遵循以下三点原则。

1. 全面咨询　耐心告知患者 BVP 的症状、病

因、机制、临床表现及预后，减轻患者精神压力，提高生活质量。多数患者因确诊较晚，虽然症状不算严重，却可以使生活质量严重下降[17]。

2. 病因治疗　通过药物及手术尽可能阻止前

庭功能渐进性下降，例如，在一些非化脓性的迷路炎、自身免疫性内耳疾病的患者中，受到损伤的前庭功能是可以恢复的。

3. 前庭康复 积极锻炼促进中枢代偿，提高视觉及本体感觉能力，通过视觉系统和本体感觉系统替代缺失的前庭功能。

三、 治疗细则

（一）前庭康复训练

包括凝视稳定练习（适应和替代）以及步态和平衡练习，以促进中枢和其他周围感觉系统（如视觉、本体感觉）的代偿作用[18]，效果较好。

（二）药物治疗

1. 针对病因治疗 有研究显示，类固醇可以改善孤立的前庭功能障碍[19]。目前仍认为激素是一种有效的治疗手段，尤其在有自身免疫疾病和可检测到相关抗体的患者中。一般给予糖皮质激

素，如泼尼松80mg/d，逐渐减量，共持续3~4周。Cogan综合征患者，常给予1g冲击治疗，持续5天，然后逐渐减量。如果激素不良反应明显，可选择硫唑嘌呤和环磷酰胺[11]。

2. 常用的促进前庭代偿、改善微循环的药物
银杏叶提取物片40~80mg，口服，2~3次/日；倍他司汀6~12mg，餐后口服（胃溃疡患者禁用），2~3次/日。

（三）其他治疗

感觉替代装置（如听觉或振动触觉生物反馈装置)[20]；前庭修复体[21]：考虑到耳石器功能障碍严重导致了与BVP相关的残疾，纠正耳石器的损伤，人工耳石器官植入是治疗BVP的有效方案。目前BVP的治疗方式还处于起步阶段，没有进行广泛的临床实践[22]。

四、 药物治疗方案

见表7-1-1。

表7-1-1 双侧前庭病药物治疗方案

治疗方案	药物名称	给药途径	常用剂量	持续时间	备注
促进前庭代偿，改善微循环	银杏叶提取物片 倍他司汀	口服 口服	40~80mg 2~3次/日 6~12mg 2~3次/日	2周左右 2周左右	确诊为BVP患者可常规使用；倍他司汀为餐后口服，胃溃疡患者禁用
针对病因治疗	泼尼松[11]	口服或静脉	80mg/d	逐渐减量，共持续3~4周	Cogan综合征患者，常给予1g冲击治疗，持续5d，然后逐渐减量。如果对激素副反应明显，可选择硫唑嘌呤和环磷酰胺[11]

五、 疗效评估

可根据患者快速动头时是否头晕，视物模糊、振动幻视等症状减轻及减轻程度，相关量表评分（头晕障碍量表、生活质量量表）等来判定患者疗效。有文献[23]研究了双侧前庭病的疗效，采取

的评估时间及频次为治疗前、治疗2周后及随访2周。亦有文献[24]通过对DVA，Romberg静态平衡，步态速度以及主观症状对疗效进行评估，其中三项测量结果至少两项结果正常被定义为疗效改善。

预 防

一、 生活管理

双侧前庭病（BVP）患者在身体和社会方面

的生活质量都低于健康人群，BVP患者可能出现空间焦虑，空间认知出现障碍，自主调节异常[25-27]，严重影响患者生活质量，应教育患者认

识疾病，不惧怕疾病，坚持前庭功能康复训练，尽可能避免耳毒性药物的使用，一旦发现病情变化及时就诊。

二、复诊与随访

患者应坚持复诊，配合随访，有利于医生了解患者整体疾病发生发展趋势，利于医生更好地为患者制定诊疗方案，利于发现患者新发病情变化。

三、患者教育

与正常人群相比，BVP 患者的自我运动感知能力显著降低，这通常与残余前庭功能较低有关[28]，可出现身体、认知和情感上的病态，会导致生活质量的下降[29]。预防很重要，尤其是耳毒性药物导致的 BVP，特别是氨基糖苷类药物，应把握严格的适应证及剂量。必要使用时，应监测其血药浓度，对于肾功能不全、高龄、具有家族性氨基糖苷抗生素耳毒性者都是高危人群。应注意耳毒性抗生素不应和其他耳毒性药物联合应用，如袢利尿剂等，会增加潜在的内耳损伤风险。另外，还应警惕有些药物的耳毒性是迟发的，常在用药后的几天至几周后出现[11]。

作者：索利敏（山西医科大学第二医院）
　　　董佩（山西省儿童医院）
　　　范林静（涿州市医院）
二审审稿：陈钢钢（山西医科大学第一医院）
三审审稿：马鑫（北京大学人民医院）
　　　　　白雅（空军军医大学第一附属医院）

参考文献

第二节　老年前庭病

图 7-2-1　老年前庭病思维导图

▶ 概述

人类的衰老可引起周围感觉器官结构的老化和功能障碍，除了大家熟悉的视觉（如老花眼）和听觉障碍（如老年性聋），衰老也可导致前庭感受器官的损伤。与此相关的前庭功能减退引起姿势不稳、步态障碍和跌倒等，可增加患者致残概率及死亡风险，并带来沉重的社会经济负担[1-3]。近几十年来，与衰老相关的前庭功能障碍曾有多种命名，包括老年性停滞、老年性眩晕、老年性失衡和老年性头晕等[4]。直到 2017 年，学者们提出老年前庭病（presbyvestibulopathy，PVP）的概念，用来定义年龄相关的前庭功能减退，并提交巴拉尼协会分类委员会，委员会（由来自三大洲的耳鼻喉科、神经内科、物理治疗和老年医学的专家组成）经过一年的时间，对 PVP 定义相关的文献进行评估和审核，制定了 PVP 的诊断标准（草案），该标准发表在 2019 年《前庭研究杂志》上[5]。

一、定义

老年前庭病（PVP）是由自然老化引起的轻度和不完全性前庭损伤，是一种慢性前庭综合征，其特征是双侧前庭功能轻度损伤导致患者出现不稳感、步态障碍和/或反复跌倒，前庭功能的实验室检查结果在正常低值和双侧前庭病（Bilateral vestibulopathy，BVP）诊断标准之间[5]。

二、 流行病学

如上所述，PVP 是一个新的概念，故目前尚缺乏针对 PVP 的流行病学研究，但关于老年人头晕、平衡障碍等的患病率已有大量的文献研究。随着年龄的增长，头晕和失衡的发生率明显增加[6,7]。Stevens 等[8]进行了一项英国老龄化的纵向研究显示，65 岁以上老年人群中，11.1% 有头晕，21.5% 有平衡障碍。KOO 等[9]对韩国 3267 名 40 岁及以上人群 1 年内的全国性健康横断面调查发现，头晕和前庭功能障碍的患病率分别为 16.70% 和 1.84%。Agrawal 等[10]应用客观改良的 Romberg 试验对美国 5086 名 40 岁及以上人群 3 年内前庭损伤的患病率进行评估，其中有 35% 存在前庭功能损伤的证据。Hobeika[11]估计，65% 的 60 岁以上的人会感到头晕或失衡。美国国家卫生统计中心（NCHS）数据显示，美国 70 岁以上平衡障碍的患病率为 75.3%[12]。瑞典国家老龄化和护理研究组（SNAC）分析了包括 973 名跌倒受试者和 1273 名头晕受试者基线资料，显示 80 岁以下和 80 岁以上年龄组跌倒的患病率分别为 16.5% 和 31.7%，头晕的患病率分别为 17.8% 和 31.0%[13]。以人群为基础的研究中这种广泛的差异可能归因于不同的调查时期、不同的目标人群和不同的研究方案。

三、 病因与诱因

随年龄增长，感觉系统亦随之老化[12]。正如白内障、黄斑变性等所致视力减退，老年性聋所致听力减退等，前庭感觉系统老化在老年人群中也普遍存在[14]。PVP 的病因主要为因衰老而发生的前庭感觉系统退化，遗传因素、病毒感染、自身免疫性疾病、药物、缺血等因素可能导致前庭感觉系统老化进程加剧[15]。此外，前庭功能障碍可能与年龄相关的认知功能减退和空间知觉能力下降有关[16,17]。

四、 发病机制

对前庭外周感受器的研究发现，半规管和耳石功能都随着年龄的增长而下降[18,19]，任意一个或多个前庭外周感受器发生病理改变均可导致前庭功能障碍。年龄变化相关的组织病理学证实，前庭毛细胞数量下降和耳石变性程度均会随着年龄增长而更加明显，与耳石囊斑相比，半规管壶腹嵴膜中感觉毛细胞的丢失更为普遍[1,20]。此外，前庭神经纤维、前庭神经核的神经元数量也随年龄的增加而逐渐减少[21,22]。

前庭生理学研究也支持以上发现，通过多种前庭功能检查技术对前庭反应进行评估，发现产生反应的振幅下降和潜伏期延长都与年龄相关。年龄相关的半规管功能下降已通过温度试验和视频头脉冲试验（the video-head impulse test, vHIT）等检查得到证实。研究发现，中年人对温度试验的反应显著增加，随后随着年龄的增长缓慢下降，这一差异主要在热水试验时明显[23,24]。衰老对 vHIT 增益影响的研究发现，vHIT 增益在 90 岁以后显著降低，而较高的 vHIT 旋转速度可导致 70 岁以上人群的增益显著降低[25]。前庭诱发肌源性电位（vestibular evoked myogenic potentials, VEMPs），也分别观察到随着年龄的增长球囊和椭圆囊功能的降低。随年龄的增长，VEMPs 的振幅明显下降，潜伏期延长，其中眼性 VEMP（ocular-VEMP, oVEMP）每 10 年振幅下降 $0.14\mu V$、潜伏期延长 0.38 ms；而颈性 VEMP（cervical-VEMP, cVEMP）的振幅每 10 年下降 $2.9\mu V$，潜伏期延长 0.12 ms[26]。另一项针对双侧前庭功能减退患者的研究表明，水平半规管损伤（基于温度试验）的发生率明显高于球囊损伤（基于 VEMPs 检查）[27]。

诊断

一、 问诊与症状

PVP 是一种慢性前庭综合征，问诊时应注意询问患者主要症状是什么（头晕、行走不稳，有无反复发作的跌倒等），起病形式是否为慢性起病，病程有多久，症状是否持续，有何诱发或加重因素，是否伴发听力学或其他神经功能缺损症状，有无睡眠障碍、焦虑抑郁、精神压力、耳科疾病、风湿免疫性疾病，及其他老年常见病如高血压、糖尿病、脑卒中、冠心病等，有无特殊药物如苯二氮䓬类、耳毒性等药物服用史，有无头晕等前庭疾病史及家族史。

PVP 患者核心症状主要包括姿势不平衡或不稳感、步态障碍、慢性头晕及反复跌倒。不稳感可以在站立不动的静止状态下发生，也可在行走或完成其他运动的过程中发生。步态障碍一般表现为步态缓慢和（或）不稳感。慢性头晕指症状出现时间至少持续 3 个月以上，患者常主诉头晕感而非旋转性眩晕，在头部运动、行走或直立时易出现症状。反复发作跌倒也是老年性前庭功能障碍常见症状之一，前庭功能障碍的患者跌倒的概率会增加 12 倍[10]。

二、 查体与体征

PVP 患者的查体应包括一般查体（精神、智能、体位，包括卧立位血压在内的基本生命体征及心、肺、腹部情况等）；神经内科专科查体（意识状态、12 对脑神经、肌力、肌张力、腱反射、浅反射、深浅感觉、共济运动、脑膜刺激征、病理征等）；耳鼻喉科专科查体（外耳道、鼓膜、鼻腔、咽腔、舌根肥厚度等，详见第二章第二节"前庭疾病的神经耳科学查体"）以及眩晕专科床旁查体。

眩晕专科床旁查体应重点包括：①床旁头脉冲试验（head impulse test，HIT）：该试验有助于区分前庭综合征是否与前庭-眼反射（vestibulo-ocular reflex，VOR）直接通路相关[28]。检查方法

详见第二章第三节"前庭疾病的神经系统查体"。床旁 HIT 简便易行，但有一定局限：当 VOR 损害较轻，增益 > 0.4 时不易识别；可能无法捕捉到隐性的补偿性扫视；②动态视敏度（dynamic visual acuity，DVA）检查：视敏度下降提示 VOR 功能缺陷。检查方法详见第三章第七节"动态视敏度"。如果在视力表上二者相差大于 3 行，或视力下降幅度 ≥ 0.2LogMAR 提示 VOR 通路受损可能[29]。在健康个体中，视敏度的损害程度随着年龄的增长而显著增加[30]；③Romberg 试验：嘱患者双脚并拢站立，双上肢向前平伸，先睁眼，观察有无身体晃动，之后再闭眼观察。若患者睁眼无异常，而闭眼后出现身体晃动，甚至摔倒，提示前庭功能受损可能，此时身体依赖视觉来维持姿势。

三、 辅助检查

（一）优先检查

1. 视频头脉冲试验（video head impulse test，v-HIT） v-HIT 检查代表较高频率（2~5 Hz）的 VOR，可直接量化水平和垂直半规管的 VOR 增益值，反映各个半规管的功能状态，并可检测出为增加凝视稳定性而出现的代偿性扫视波（根据出现的时间可被分为显性扫视波和隐性扫视波）[31-33]。增益值降低、出现扫视波为 VOR 功能异常。研究数据显示，不同的设备型号，测得的增益值下限有轻微差异，水平管及垂直管的增益值下限亦存在差异，综合多项研究，一般设定 v-HIT 检查的 VOR 增益正常值下限为 0.79[34]。国际前庭疾病分类（ICVD）将双侧 v-HIT 检查的 VOR 增益均 < 0.6 作为诊断 BVP 的标准之一[35]。因 PVP 患者前庭功能检查为轻度异常，巴拉尼协会最终将 v-HIT 检查的 VOR 增益值 0.6~0.8 作为 PVP 的诊断标准之一。关于 v-HIT 的更详细介绍请参阅：视频头脉冲试验。

2. 旋转试验 正弦谐波是检测 PVP 患者最常

用的旋转试验，主要检查双侧水平半规管的低中频（0.05~0.1 Hz）前庭功能。不同前庭实验室之间正弦谐波旋转试验的VOR增益差异明显，故许多实验室都有自己的标准值。一般0.01、0.02Hz频率时增益分别不小于0.3~0.4，0.04Hz以上频率增益不小于0.5[36]，健康人正弦谐波试验获取的VOR增益值下限约为0.3。ICVD将正弦谐波试验的VOR增益<0.1作为诊断BVP的标准之一[35]。因此，巴拉尼协会最终将正弦谐波试验VOR增益值0.1~0.3作为PVP的诊断标准之一。关于旋转试验的更详细介绍请参阅：旋转试验。

3. 双温试验 也叫温度试验、冷热试验，主要反映低频（0.003Hz）刺激下的双侧水平半规管功能。相比v-HIT及旋转试验，双温试验应用更为广泛。温度刺激可以使用不同温度的水（30℃/44℃），也可使用气体（24℃/50℃）。水刺激比气刺激有更高的眼震慢相角速度（slow-phase velocity，SPV）值及更好的重复信度，与正常受试者差异更显著，因此除了鼓膜穿孔等禁忌证患者，建议优先使用水刺激[37]。ICVD将每侧耳冷热刺激眼震最大慢相角加速度（SPV）之和<6°/s作为诊断双侧前庭病（Bilateral vestibulopathy，BVP）的标准之一[35]。大多数实验室每侧耳冷热刺激SPV之和一般不小于20~24°/s[36]。故设定PVP患者每侧耳的冷热刺激SPV之和为6~25°/s。需特别注意，目前国内双温试验以冷热气刺激为主，可能存在SPV值偏低，导致老年前庭病诊断泛化的可能，建议结合冰水试验或vHIT、旋转试验综合判断。关于双温试验的更详细介绍请参阅：眼震视图。

（二）可选检查

1. 听力学、视力检查 因PVP患者大多伴随有老年性视力、听力等的减退，因此完善视力、眼底检查、纯音测听+声导抗等检查可协助评估是否伴有其他系统老化或排查其他病变可能。适用于发作时伴有视力减退、听力下降、耳鸣等的患者。

2. 前庭肌源性诱发电位检查（VEMP） VEMP是评价耳石器功能的重要指标。cVEMP主要评价球囊及其传出通路的功能状态，而oVEMP则主要评价椭圆囊及其传出通路的功能状态[38]。病理生理学研究提示，衰老所致的半规管功能减退程度较耳石器明显[1,20,27]，大部分PVP患者VEMP检查显示正常，或受众多因素影响很难设定该检查的振幅下限，甚至引不出，故该检查通常仅作为参考，未应用于诊断标准的设定。关于VEMP的更详细介绍请参阅：前庭诱发肌源性电位。

3. 主观视觉垂直线（subjective visual vertical，SVV） 检查主观视觉垂直线检查主要用于评价双侧耳石器功能尤其是椭圆囊功能是否对称[39]，偏差小于2~3°为正常。PVP所致的双侧前庭功能损害多呈对称性表现，故SVV通常在正常范围，但它可用于筛查或排除双侧耳石器功能不对称性外周或中枢病变。关于SVV的更详细介绍请参阅：主观视觉垂直线。

4. 影像学检查 头颅影像学检查CT/MRI是排除中枢结构性病变的临床常用检查手段。适用于反复发生脑血管意外，合并高血压、糖尿病、高脂血症、肥胖等多种并发症，或伴随共济失调、复视等中枢神经功能缺损的患者。

四、诊断标准

2019年巴拉尼协会PVP诊断标准如下（必须全部满足标准1~4）[5]。

1. 慢性前庭综合征（持续时间至少3个月），并至少满足以下症状中的2项：①姿势不平衡或不稳感；②步态障碍；③慢性头晕；④反复跌倒。

2. 轻度双侧外周前庭功能减退，并至少存在下列中的1项：① v-HIT检查VOR增益降低，双侧均在0.6~0.8之间；②旋转试验中正弦曲线刺激下VOR增益减低，在0.1~0.3之间（0.1Hz，Vmax=50~60°/s）；③双温试验反应减低：每一侧耳冷热刺激的眼震最大SPV之和在6~25°/s之间）。

3. 年龄≥60岁。

4. 不能用其他疾病更好地解释。

说明

1. 姿势不平衡或不稳感是指静态（如站着不动时）和（或）动态不平衡（如站起和打球等运动时）。步态障碍包括步态不稳和（或）缓慢。慢性头晕是指在头部运动、行走或直立时出现的症状。反复跌倒是指1年内大于一次的跌倒。

2. 轻度双侧外周前庭功能减退是指前庭功能介于正常和BVP诊断标准之间的轻度前庭损伤。所以本文中的v-HIT、旋转试验和双温试验诊断标准下限即为BVP诊断标准值，而上限为成人正常值的下限（各个实验室的标准不同，依据大多数实验室的标准）。

3. 以60岁作为PVP的年龄界限是基于联合国对老年人的定义。组织学研究显示60岁时前庭末端器官结构开始退化、神经节细胞数量减少。实际上半规管和耳石器的前庭毛细胞数量下降、椭圆囊和球囊的耳石变性以及前庭神经纤维减少从50岁就开始了，前庭神经核中的神经元丢失甚至从40岁就开始了。

4. 需注意多种疾病共病的情况，如老年人多发的BPPV、帕金森病；另外年龄相关的老化通常同时累及多个器官系统，PVP可能与视觉、本体感受、皮质、锥体外系、小脑等其他感觉和功能损失同时发生，共同导致姿势步态障碍或复发性跌倒[5]。因此，在诊断PVP时需同时评估相关器官系统的症状和体征。

5. 影响中枢神经系统的药物（苯二氮䓬类等）、摄入有毒物质（如酒精）可能会加重其症状。患者的生活环境、人格特质将影响前庭症状导致的残疾的主观感觉。故应进行头晕残障量表（dizziness handicap inventory，DHI）、心理状况等综合评估[5]。

五、鉴别诊断

多种原因可导致老年人慢性头晕、不稳和跌倒，从外周到中枢前庭器官、从器质性到功能性疾病均可导致类似症状。需与以下疾病相鉴别。

（一）双侧前庭病

双侧前庭病患者的主观不稳、头晕等临床症状一般较PVP患者严重，行走或活动时可出现视物模糊，甚至振动幻视，黑暗环境或地面不平可加重不稳感。相比PVP患者，BVP患者行VOR相关检查显示更明显的异常：vHIT检查增益通常<0.6；双温试验的单侧耳冷热刺激所致的最大SPV之和<6°/s；旋转试验的水平增益也更低（<0.1）。在病因学上，PVP主要与老化相关，而BVP则被证实由多种病因所致，包括耳毒性药物、双侧梅尼埃病、感染、遗传、自身免疫病和肿瘤等病因[35]。

（二）持续性姿势-知觉性头晕

持续性姿势-知觉性头晕是临床常见的功能性慢性前庭综合征。其常见临床症状主要为头晕、不稳、非旋转性眩晕；持续时间也是大于3个月；前庭症状严重程度一天之内可发生波动；直立姿势、主动或被动运动、移动的视觉刺激（如运动的车、船）或复杂的视觉环境（复杂的图案、电视画面）可导致症状加重；通常有触发因素（前庭疾病、其他内科或心理疾病）；前庭功能检查常常无明显异常[40]。

（三）精神心理性头晕

精神心理性头晕的发作主要见于焦虑抑郁等患者，绝大部分患者主诉长期反复发作性或持续性头晕，但描述不清其头晕的确切感觉。常伴随呼吸不畅、叹气、心悸、胸闷、肢体麻木、脸发红、换气过度综合征等症状。该类患者缺少器质性前庭病变的症状，前庭功能检查及神经耳科相关检查多无明显异常。需注意，精神心理性头晕也可与其他前庭或非前庭疾病共病。

（四）慢性脑缺血

中国脑血管疾病分类（2015）将缺血性脑血管病分为急性缺血性卒中、脑动脉盗血综合征和慢性脑缺血。慢性脑缺血是长期脑血流灌注不足所致，诊断标准如下：年龄>60岁；病程>3个月；除头晕症状外，多伴随记忆力减退、注意力不集中等慢性脑功能不全的表现；患者合并高血压、糖尿病、高脂血症等脑血管病危险因素；脑血管检查可见脑动脉狭窄和（或）闭塞；CTP或PWI检查显示脑组织低灌注。为避免该诊断的泛化，脑血管和脑灌注检查是必备项目[41]。

（五）慢性中枢前庭综合征

多见于慢性小脑病变，如颅内占位、脱髓鞘、遗传、代谢及神经系统变性疾病，或一些少见疾病如含铁血黄素沉积症等。这些患者除了头晕、眩晕、不稳等前庭症状，通常还伴随其他小脑功能障碍相关症状及体征。头部影像学、实验室检查、基因检测等有助于将该类疾病与PVP相鉴别。

此外，尚需与BPPV、持续性单侧前庭病、直立性头晕、正常压力脑积水、药物、中毒所致的慢性头晕或不稳相鉴别。

六、误诊防范

如上鉴别诊断所述，本病易误诊为慢性前庭

功能障碍（尤其是BVP）、PPPD及其他功能性头晕、慢性小脑疾病、慢性脑缺血、帕金森病及其他神经系统变性疾病等，这些疾病也可能被误诊为PVP。

PVP的核心症状头晕、不稳和跌倒，不具临床特异性，可能导致PVP诊断泛化，而使真正的病因被漏诊，类似过去"脑供血不足""颈椎病"等诊断的泛化。

双温试验一侧冷热刺激SPV之和<25°/s可能导致相当多的前庭功能正常的患者符合诊断条件，也使PVP诊断泛化。另外，目前国内双温试验以冷热气刺激为主，可能存在SPV值偏低，导致老年前庭病诊断泛化的可能，建议结合冰水试验或vHIT、旋转试验综合判断。

临床医生通过详细的病史问诊和查体、完善的前庭功能检查以及随访可减少误诊。

七、诊断流程

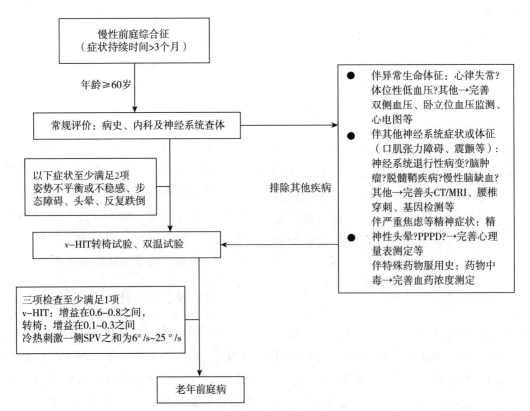

图7-2-2 老年前庭病诊断流程[5,34-36]

➡ 治疗

一、 治疗原则

老年前庭病（PVP）作为一个新的疾病概念，有关 PVP 治疗的研究文献较少。结合其他慢性前庭外周病变和老年性失衡的研究，目前建议治疗以前庭康复治疗为主，联合药物、认知行为治疗等综合治疗方案，旨在提高患者生活及活动能力，提高生活质量，降低跌倒等不良事件的发生，降低并发症发生率及死亡风险。

二、 治疗细则

（一）药物治疗

甲磺酸倍他司汀片常用于各种外周及中枢前庭功能失调患者，通常一次 6 ~ 12mg，一日 3 次饭后服用，足量足疗程给药 3 ~ 6 个月以上。对于头晕合并焦虑抑郁障碍的患者应用抗焦虑抑郁药物治疗，常用药物包括选择性 5 - 羟色胺再摄取抑制剂（selective serotonin reuptake inhibitors, SS-RIs），如舍曲林、草酸艾司西酞普兰、西酞普兰、帕罗西汀等，一般从小剂量开始（每次半片 ~ 1 片，每日 1 次），逐渐加量（1 ~ 2 片/日）至症状缓解；选择性 5 - 羟色胺和去甲肾上腺素再摄取抑制剂（selective serotonin - norepinephrine reuptake inhibitors, SNRIs），常用的有文拉法辛、度洛西汀等，对改善伴有躯体化症状的头晕患者效果较好；此外，复方制剂氟哌噻吨美利曲辛片因其起效相对快，患者往往用药依从性较高，但不宜长期服用。可与 SSRIs 或 SNRIs 类药物短期联合使用，提高患者治疗效果。

（二）前庭康复治疗

在老年前庭功能障碍患者中，前庭康复治疗能显著改善姿势和步态稳定性，进而减少跌倒等不良事件的发生。目前尚无专门针对 PVP 制定的康复治疗方案，但有明确的证据表明，多种前庭康复模式，均可提高老年前庭功能障碍患者的平衡性，并降低跌倒风险，提高生活质量。前庭功能减退患者应尽早实施前庭康复治疗。

为了制定出个性化的前庭康复方案，首先需对患者进行详细问诊、查体，双温、vHIT、旋转试验以及心理测试等检查，对其 VOR、VSR（前庭脊髓反射）等前庭功能进行基线评估。根据评估结果制定个体化的前庭康复方案，内容包括：凝视稳定性训练、平衡训练、习服训练、运动和耐力训练等，也可通过虚拟现实设备进行康复（详见第四章第二节"前庭康复训练"）[42,43]。

（三）认知行为治疗（cognitive behavioral therapy, CBT）

老年前庭病患者常常合并焦虑抑郁，对跌倒和残疾的恐惧和担忧加重患者的症状和残疾。CBT 是一种积极的、以问题为中心的心理治疗方法，目的在于改变不良认知，减少对跌倒的担心以及由此采取的不恰当的应对策略。针对 PVP 的 CBT 治疗研究较少，但 CBT 在治疗头晕疾病中的有效性已被证实，可用于合并焦虑抑郁或不良认知的患者[44]：①患者教育：作为 CBT 的基础部分在治疗中发挥关键作用，应在疾病确诊后尽早开展，详见本节"预防 - 患者教育"；②脱敏练习：引导患者注意自身躯体、情绪及生理方面的变化，识别不正当的姿势控制及对正常姿势的过度矫正，通过脱敏练习来提高患者对不平衡感知的耐受力及减少自主高风险姿势策略；③放松疗法：对头晕时情绪及认知反应进行评估可降低患者的恐惧心理，训练患者冷静客观面对头晕；④暴露疗法：经评估若存在害怕跌倒、社交恐惧、逃避等不良心理，可根据患者情况适当应用暴露疗法；⑤降低治疗目标：鼓励患者接受一定程度的头晕及跌倒风险，以防陷入焦虑 - 逃避的恶性循环。关于认知行为治疗更详细的介绍请参阅：前庭疾病的认知行为治疗。

三、 疗效评估

老年前庭病的疗效及预后可受到年龄及损伤程度影响。前庭功能损伤的疗效可通过"优先检查"中的视频头脉冲试验、双温试验、旋转试验的结果进行评估。慢性头晕及失衡不稳症状则可通过治疗前后眩晕相关量表测定来进行疗效评估（详见第二章第七节"头晕/眩晕患者的常用症状评估量表"），临床常用量表有眩晕残障评定量表（DHI）、眩晕主观感觉评估量表、综合医院焦虑抑郁量表（HADS），如患者有反复失衡跌倒，还可通过治疗后跌倒发生次数及跌倒所致的住院次数是否有所减少来评估[45]。

预防

一、 生活管理

患者应建立良好饮食习惯，低盐低脂少糖饮食，食物搭配应保证营养均衡，避免长期大量摄入刺激性较强的食物，如辣椒、咖啡、酒精等；患者应保持良好生活习惯，作息规律，避免熬夜，保持良好心态，减少焦虑，鼓励患者外出社交，避免长期独处；保持适度的体育锻炼，肥胖患者需减重。

二、 复诊与随访

慢性头晕患者，应定期至眩晕门诊随访复诊，尤其是居家前庭康复患者，更应定期对其生活及行为能力、跌倒风险进行评估，同时需评估药物和前庭康复治疗的效果，并指导、调整下一步治疗干预措施等。

三、 患者教育

诊疗过程中应充分向患者及家属解释PVP的病因主要为老化所致，虽然有反复发作的头晕、行走不稳，甚至跌倒等症状，但一般无生命危险，是良性疾病，以降低患者的焦虑等不良情绪。需告知患者家属，针对PVP的患者虽无生命危险，但应加强陪护，应尽最大可能降低或避免跌倒发生，及跌倒所导致的外伤、反复住院，甚至生命危险等。

告知患者及家属可降低跌倒风险的简单措施如下[43]：①尽可能减少使用可影响前庭功能的药物；②佩戴合适的眼镜，以提高视力；③将有跌倒、不稳、步态或平衡障碍的患者转介给前庭治疗师，鼓励积极行前庭功能康复锻炼；④建议在家里安装夜灯、栏杆扶手等，将地毯尽量固定在地板上；⑤使用辅助设备（如床上警报器、拐杖、助行器、臀部护具等）；⑥穿结实的鞋子；⑦加强陪护。

总结

老年前庭病（PVP）作为一个新的概念被提出，以及巴拉尼协会发表PVP诊断标准，对这一影响前庭觉的、老化相关的疾病定义和诊断进行了规范，拓展了临床医生的诊断思路，也使这一影响生活质量的疾病得到重视，并可通过前庭康复得到改善。但在PVP的临床诊治中应注意以下问题：PVP的核心症状头晕、不稳和跌倒不具临床特异性；双温试验一侧冷热刺激SPV之和 < 25°/s 可能导致相当多的前庭功能正常的患者符合诊断条件；目前国内双温试验以冷热气刺激为主，可能存在SPV值偏低。这些原因可能导致PVP诊断泛化，而使真正的病因被漏诊，这需要临床医生在做这一诊断时进行充分评估。另外，PVP需行双温、vHIT、旋转试验确定诊断，这对基层医院有一定困难；VEMP在老年人不易引出，使椭圆囊和球囊功能评估受限。期待未来有更多的循

证医学证据为巴拉尼协会对草案进行修订提供　支持。

作者：常丽英、朱艳含（湖北文理学院附属医院　襄阳市中心医院）

二审审稿：陈钢钢（山西医科大学第一医院）

三审审稿：马鑫（北京大学人民医院）

参考文献

第三节　持续性姿势－知觉性头晕

图 7－3－1　持续性姿势－知觉性头晕思维导图

▶ 概述

一、定义

持续性姿势－知觉性头晕（persistent postural－perceptual dizziness，PPPD）是以持续性头晕、不稳感，或非旋转性眩晕为主要症状，并且在姿势改变、主动/被动运动及暴露于复杂的视觉环境时可能导致症状加重的一种慢性功能性前庭疾病[1]。PPPD 不是结构性或精神心理性疾病，但常与结构性或精神心理性疾病共病[2]。

二、临床分类

PPPD 的临床分型目前尚未得到公认。日本的一项研究[3]将 PPPD 患者分为视觉主导亚型、运动主导亚型及混合亚型。另外，PPPD 的前身慢性主观性头晕（chronic subjective dizziness，CSD）依据临床特征可分为神经耳源性、心因性及交互性[4]。

三、流行病学

目前尚缺乏针对性的 PPPD 流行病学研究，但可以根据该病的前身恐惧性姿势性眩晕（phobic postural vertigo，PPV）、CSD、视觉性眩晕（visual vertigo，VV）的临床患病率进行估算。临床流行病数据表明，在三级诊疗中心因前庭症状就诊的患者中 PPV/CSD 约占 15%～20%[2]。其中女性患者更为多见[5]，平均发病年龄在 40 至 60 岁之间[6]。年龄覆盖范围较大，从儿童、青年至老年均可发生[7,8]。2021 年，美国一项针对 1021 名儿童及青少年的头晕/不平衡情况调查显示，共有 75 例患者完全符合 PPPD 的诊断标准，患病率约为 7.3%，首次评估时的年龄为 7.9 岁至 21.6 岁，平均年龄为 14.6 岁[8]。

四、病因与诱因

PPPD 确切病因尚不清楚，一般认为与直立姿势、主动/被动运动或视觉刺激等诱发因素关系最为密切[1]。"直立姿势"主要指在站立、行走或站起过程中可能出现头晕症状，大多数 PPPD 患者会描述在站立或行走时的症状会比坐/卧位更加严重[9,10]；"主动运动"是指患者主导的运动，如步行、转身、上/下楼梯等，"被动运动"是指乘坐或使用某种交通运输工具时的运动，如乘坐电梯、汽车等；"视觉刺激"可以是移动的，也可以是静止的，如拥挤的人群、冬季冰雪表面的光线反射、超市货架上繁多的商品、炫目的电视节目及手机屏幕的强光等。即使患者处于静止状态（如坐，站）时，也可能因为接受这些视觉刺激而导致症状加重[10-12]。

此外，睡眠不足、焦虑、抑郁、压力过大、处于拥挤或繁杂的环境、颈部不适等也是常见的诱发因素[7]，并且多数患者可能同时存在两个及以上的诱发因素。PPPD 的发病可继发于某些前庭功能疾病、精神心理疾病，如良性阵发性位置性眩晕、前庭神经炎、前庭性偏头痛、梅尼埃病、惊恐或广泛焦虑症、自主神经功能异常、心律失常等[13]，也可与药物的不良反应或其他医疗事件有关[10]。

五、发病机制

基于 PPV、SMD、CSD、VV 的相关研究，PPPD 的病理生理学机制[1]可能包括：①与焦虑相关的人格特征可能是危险因素之一；②在诱发事件的初始病理反应期间，对急性症状的高度焦虑和警惕性；③姿势控制策略的改变、多感觉信息的整合异常、空间定向和威胁评估网络的皮质整合减少。

PPPD 的发病机制尚不明确。基于对 PPV、SMD、CSD 与 VV 发病机制的研究，PPPD 的发病机制可能涉及到姿势控制系统的再适应失败假说[11]、皮质多感觉整合异常[14]、经典和操作性条件反射建立假说[9,15]、前庭与焦虑相关机制部分重叠[16]、前庭与疼痛的机制重叠[17]等。

而从分子病理学角度探讨 PPPD 发病机制，研究显示[18]PPPD 患者中 DRD2 TaqIA 携带 A1 等位基因明显高于对照组，推测 PPPD 患者多具有神经质人格与携带 DRD2 TaqIA 中的 A1 等位基因过多有关。通过对 PPPD 焦虑相关的人格特质[19]、高度焦虑和警觉状态[20]、高风险姿势控制策略[21]、多感觉信息的整合异常[20]、空间定向系统与威胁评估系统的皮层整合[14]等相关机制的多维度分析，有助于更好地理解掌握 PPPD 的诊治与预后策略的制定。

诊断

一、问诊与症状

1. 首先对疾病性质进行判定 确定患者是否为头晕、不稳或非旋转性眩晕中一个或多个症状，当患者主诉为头晕、头昏、头不清感或走路不稳感时，考虑 PPPD 的可能性更大，另外也要注意地域性语言的特点，如北方方言中多将此症状描述为"迷糊""忽悠"。

值得注意的是即使患者描述为"眩晕"时，一方面需要进一步追问患者所描述的"眩晕"是否指真的存在"天旋地转或视物晃动感"，另一方面需要考虑眩晕是否由与 PPPD 共病的其他前庭疾病所致（详见第二章第一节"头晕/眩晕病史问诊策略"）。

2. 询问症状的持续时间与发病特点 PPPD 患者症状应持续 3 个月以上，并且大部分时间持续存在（每 30 天中症状存在必须超过 15 天）。大部分患者每日均会有症状，症状的严重程度可有波动[13]。

不同形式的触发事件 PPPD 可表现为不同的发病特点。当急性触发事件引起时，PPPD 的慢性前庭症状会在触发事件症状缓解后逐渐出现[2]，并且中间没有无症状间歇期；当发作性疾病为触发事件时，PPPD 的早期症状可呈间歇性发作，之后随着症状的不断发作最终演变为持续存在；当慢性疾病为触发事件时，PPPD 多表现为隐匿性起病，并呈缓慢进展[1]。

3. 询问患者发病的诱因及影响因素 根据患者可能存在的诱因，如询问"是否与情绪波动、睡眠不足、压力过大、劳累等因素相关"根据患者存在姿势敏感性或视觉敏感性的特点，如询问"是否在站立、行走、乘坐电梯或汽车、过马路、逛商场或超市、看手机或电脑时可能引起症状加重"，或问"是否有躺、坐都不晕或晕的程度较轻，但在行走时就会出现或症状加重"。另外，也有研究显示患者在饮酒后或进行让注意力分散的运动（如游泳、打球等）时症状可能减轻[22]，因此问诊时避免将此遗漏。

4. 询问患者的伴随症状 如是否有担心害怕、烦躁、头痛、失眠、耳鸣、听力下降、朝向单侧倾倒、饮水返呛等（详见第二章第一节"头晕/眩晕病史问诊策略"）。

5. 了解患者既往史与家族史 约70%的PPPD患者由结构性前庭疾病或其他内科疾病所触发，约30%的PPPD与急性心理创伤有关，并逐渐进展为功能性疾病[11]，因此既往触发事件的追问十分重要，如追问患者是否有过前庭神经炎（VN）、良性阵发性位置性眩晕（BPPV）等的病史。家族史方面应了解有无精神心理疾病、头痛或头晕等家族史。

二、 查体与体征

PPPD患者一般无特异性体征，神经科及耳科查体并非疾病诊断的必备条件，但是通过体格检查有助于诊断伴发疾病及鉴别诊断[15]，能够识别PPPD是单独存在或与其他疾病共病，而体格检查的结果异常也不能排除PPPD的诊断。

临床中常用的查体包括卧立位血压（排除体位性低血压[23]）、眼震与甩头试验（判断是否存在外周前庭功能损伤[24]或中枢性病变[25]）、位置试验（包括Dix - Hallpike、roll test，识别或排除良性阵发性位置性眩晕[26]）。闭目难立试验[27]（Romberg test）/加强闭目难立试验（Tandem Romberg test）、原地踏步试验[28]（Fukuda test）（客观反映姿势平衡步态情况）、过度换气试验（hyperventilation test）（30秒结果阳性常提示头晕与精神心理因素关系密切[29]，有助于支持PPPD的诊断，但此试验敏感度高，特异性较差）等。

三、 辅助检查

PPPD的辅助检查结果通常是阴性的，但辅助检查有助于鉴别诊断及识别共病现象。前庭功能检查、影像学检查及精神类量表结果的异常不能排除PPPD的存在，恰恰提示触发事件的持续存在或与其他疾病共病，且有助于鉴别诊断。

（一）优先检查

建议优先选择前庭功能检查：包括眼震视图、视频头脉冲试验、冷热试验、前庭诱发肌源性电位、前庭自旋转试验、转椅试验等。适用患者：怀疑存在其他前庭系统疾病的患者。

（二）可选检查

1. 精神类量表，判定患者是否存在焦虑、抑郁或躯体化症状等精神心理问题。临床常用的精神类量表包括：汉密尔顿焦虑量表（HAMA）、汉密尔顿抑郁量表（HAMD）、广泛性焦虑障碍量表（GAD－7）、抑郁症筛查量表（PHQ－9）、焦虑自评量表（SAS）、抑郁自评量表（SDS）、医院焦虑抑郁量表（HADS），以及健康问卷躯体症状群量表（PHQ－15）、躯体化症状自评量表（SSS）等。可根据量表掌握的熟练程度，人员、时间及地点条件，患者接受程度进行选择。

2. 听力学检查：包括纯音测听、声导抗测试、耳声发射、脑干听觉诱发电位等。适用患者：伴有不明原因的听力下降/耳鸣患者；听力下降/耳鸣与眩晕、头晕可能存在关联的患者。

3. 影像学检查：部分患者可选择颅脑CT/MRI/MRA，颞骨CT、内耳MRI等影像学检查。适用患者：高度怀疑中枢性系统疾病或已伴有中枢神经系统症状体征的患者；伴有不明原因的单侧、双侧听力下降/耳鸣患者。

4. 平衡功能检查：包括动/静态平衡功能测试。适用患者：需判定是否存在平衡障碍的患者；准备开展治疗或疗效评估的患者。

5. 理化检查：暂无支持该疾病诊断相应的理化检查，可根据患者既往病史或合并疾病情况选择。

（三）新检查

功能磁共振成像（functional magnetic resonance imaging，fMRI）可以发现不同脑区的结构或功能改变，目前主要用于PPPD病理生理学机制方面的研究。已有研究利用静息态功能磁共振成像[30,31]（resting - state functional magnetic resonance imaging，rs - fMRI）、任务态功能磁共振成像[32-34]（task - state functional magnetic resonance imaging，ts - fMRI）及结构fMRI[35]对PPPD患者的脑功能和结构改变进行分析，为揭示PPPD病理生理学机制及早期诊断提供参考。

四、 诊断标准

参照 2017 年发布的《持续性姿势－知觉性头晕（PPPD）诊断标准：巴拉尼协会前庭疾病分类委员会共识》[1]，PPPD 的临床诊断必须满足以下 1～5 项全部内容。

1. 多数时间内存在头晕、不稳、非旋转性眩晕中的一个或多个症状，持续时间 3 个月及以上。

（1）症状常持续较长时间（数小时），但症状严重程度可能会有波动。

（2）症状不需要持续出现。

2. 持续的前庭症状的发生时没有明确的诱因，但以下 3 种因素可能导致症状加重。

（1）直立姿势。

（2）主动或被动运动，但与运动方向或位置无关。

（3）暴露于移动的视觉刺激或复杂的视觉环境。

3. 通常由引起眩晕、不稳感、头晕或平衡障碍的疾病所触发，包括急性/发作性/慢性前庭综合征、其他神经系统疾病、内科疾病及心理疾病。

（1）当触发事件为急性/发作性疾病时，触发事件缓解后，患者的临床症状表现为诊断标准 1 所示的模式，即多数时间内存在头晕、不稳、非旋转性眩晕中的一个或多个症状，持续时间 3 个月及以上。最初患者的症状可呈间歇性发作，然后逐渐演变为持续性存在。

（2）当触发事件为慢性综合征时，临床症状呈现缓慢起病并逐渐加重。

4. 症状会带来严重的痛苦或功能障碍。

5. 症状不能由其他疾病更好地解释。

PPPD 既可以作为单独诊断，也可以与其他疾病共病诊断[2]。根据目前 ICVD 前庭疾病分类[36]，PPPD 因症状常持续数月或数年被归类于慢性前庭综合征。

五、 鉴别诊断

（一）良性阵发性位置性眩晕

典型的 BPPV 无需鉴别。但约 22%～38%
BPPV 患者复位成功后可能有头晕、头昏的残余症状[37]，与 PPPD 临床表现较为相似，需要与之鉴别，并且随着病程逐渐延长也可能进展为 PPPD。患者通常具有明确的 BPPV 复位治疗史，症状持续时间较短，未经特殊治疗 1～3 个月内能自行缓解[38]。

（二）前庭性偏头痛

患者多表现为发作性眩晕、头晕或不稳感，可伴或不伴头痛，发作时多伴畏光、畏声、畏嗅等症状[39]。VM 患者临床表现呈发作性，持续时间可从数秒至数小时不等，但一般不超过 72 小时，患者既往多有偏头痛病史和家族史。须结合患者病史信息进行鉴别。部分 VM 患者长期未愈可能逐渐进展为 PPPD，或与 PPPD 共病，出现与 PPPD 慢性症状叠加的眩晕反复发作。

（三）慢性焦虑和抑郁

广泛性焦虑症、广场恐惧症、社交恐惧症、强迫症、创伤性应激障碍和抑郁患者也可能表现为持续性头晕，根据最新版国际疾病分类（ICD）或精神疾病诊断和统计手册（DSM），以及精神类量表评价结果的异常能够对其进行诊断。但判断焦虑、抑郁或 PPPD 是否为单独诊断，还是与 PPPD 之间存在共病，则取决于是否满足 PPPD 的诊断标准 A～D 或焦虑、抑郁的诊断标准。

（四）双侧前庭病

患者以头部运动时出现视振荡，行走时出现步态不稳为临床特征，并且在黑暗环境和不平坦地面行走时姿势步态不稳可能加重[40]。体格检查与前庭功能检查有助于鉴别，BVP 患者双侧甩头试验均为阳性，冷热试验、转椅试验可提示双侧前庭功能反应降低。另外，PPPD 患者即使静止坐立时也会因为暴露于移动视觉刺激或复杂视觉环境而出现症状加重，BVP 患者静止或坐立时症状最轻微。

（五）小脑退变性疾病

患者以共济失调为主要表现，并伴其他多系

统受累，如视觉无法纠正的站立及行走不稳，言语不清，典型者为爆发性、吟诗样语言等。神经系统查体可见辨距不良、意向性震颤，指鼻试验、跟膝胫试验不稳等阳性体征，眼震视图检查中扫视、视跟踪及视动性眼震试验结果存在异常，Romberg 征睁闭目不稳。结合患者病史、神经系统查体及影像学检查能够鉴别。

（六）体位性低血压

患者多表现为体位性头晕目眩、黑矇感等不适症状，轻者通常在平卧后能使症状迅速缓解或消失。典型的特点是由坐/卧到站立的过程中，因体位快速变化而出现血压下降。卧立位血压监测（由卧位变为直立体位的 3 分钟内，收缩压下降 $\geqslant$ 20mmHg 或舒张压下降 $\geqslant$ 10mmHg）与直立倾斜试验有助于鉴别诊断。

（七）登陆综合征

登陆综合征是由乘车、乘船或飞机等交通工具时引起的一种震荡感[41]，症状常呈持续性或 1 天内大部分时间存在。MdDS 的诱发与刺激因素与 PPPD 存在区别，MdDS 的临床症状在处于被动运动状态时减轻，而当运动停止时症状加重。PPPD 与此临床特征恰好相反，当处于被动运动时症状往往加重（少数 PPPD 患者在适度运动时症状也会有短暂缓解）。

（八）药源性眩晕

包括抗癫痫药、降压药、抗精神病药、前庭抑制剂、氨基糖苷类药物、抗肿瘤药及左旋多巴等药物的长期使用或使用不当，可能会引起眩晕或头晕症状。通过了解上述药物使用情况有助于与 PPPD 鉴别，部分药物在停用或调整剂量后症状也可减轻。

六、误诊防范

（一）易误诊人群

1. 主诉为非特异性慢性前庭症状，或者不能准确描述自身症状的患者。

2. 符合 PPPD 临床特征与诊断标准，但体格检查、实验室检查或影像学检查结果可能存在异常的患者。

（二）本病被误诊为其他疾病

1. 其他眩晕类疾病　PPPD 患者可能与其他外周或中枢性眩晕疾病如良性阵发性位置性眩晕、前庭神经炎、梅尼埃病、前庭性偏头痛等存在共病，易被忽视而漏诊。

2. 精神心理疾病　PPPD 患者所表现出的焦虑、抑郁等情绪问题可能被误诊为广泛性焦虑症、强迫症、创伤性应激障碍或抑郁症等精神心理疾病。

3. 其他器质性疾病　PPPD 患者可能因体格检查、实验室检查或影像学检查结果的异常而被误诊其他器质性疾病，如颈椎病、高血压、脑梗死等。

（三）其他疾病被误诊为本病

1. 其他眩晕类疾病　部分眩晕类疾病可能因缺少特异性的临床表现或检查结果而被误诊为 PPPD，如无伴发性头痛的前庭性偏头痛患者，无前庭功能检查结果作为诊断依据的双侧前庭病患者。

2. 神经系统疾病　如小脑退变性疾病、多系统萎缩、帕金森病、后颅窝占位性病变等神经系统疾病可表现为站立或行走不稳等特征，早期神经系统体征不明显时易被误诊为 PPPD。

3. 药源性眩晕　抗癫痫药、降压药、抗精神病药、前庭抑制剂、氨基糖苷类药物、抗肿瘤药、左旋多巴等，可能会致眩晕或头晕，多与前庭系统受损或自主神经系统功能紊乱相关，既往用药情况不明时可能被误诊为 PPPD。

4. 其他原因导致的眩晕　如直立性低血压、晕动症、轻－中度认知障碍等可能因病史或查体资料收集不完整而被误诊。

（四）避免误诊的要点

1. PPPD 并非排除性诊断[2,9,10]，能否诊断 PP-

PD 取决于患者的临床症状是否符合其诊断标准。

2. 主诉为非特异性慢性前庭症状，或者不能准确描述自身不适感的患者，如果无法全部满足 PPPD 的诊断标准，依然不可以诊断。

3. 虽然 PPPD 患者的体格检查、实验室检查及影像学检查均无特异性表现，但并不意味着异常结果就能够排除 PPPD 的诊断。相反，当患者的临床表现完全符合 PPPD 的诊断标准，异常的检查结果可能提示患者既往疾病的持续存在或者存在共病现象[5,7,42]。

七、 诊断流程

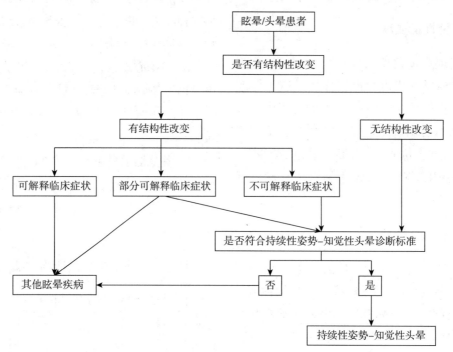

图 7-3-2　持续性姿势-知觉性头晕诊断流程

治疗

一、 治疗流程

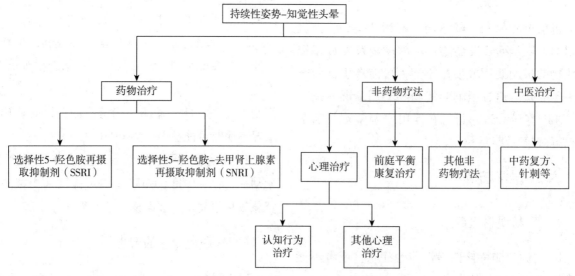

图 7-3-3　持续性姿势-知觉性头晕治疗流程

二、 治疗原则

PPPD目前尚无规范的治疗方案，根据其心身交互作用的模式特点，临床应主要以识别患者的核心症状，评估共病的疾病特征，针对作用机制的不同环节，从改善前庭功能，缓解焦虑情绪方面入手[43]。同时需要注重提高患者对疾病的认知，针对不同患者的特点进行个性化治疗及沟通。

三、 治疗细则

（一）药物治疗

1. 选择性5-羟色胺再摄取抑制剂（selective serotonin reuptake inhibitors，SSRIs） 目前PP-PD治疗的首选药物[44]，主要包括盐酸氟西汀、盐酸帕罗西汀、盐酸舍曲林、氟伏沙明、氢溴酸西酞普兰、草酸艾司西酞普兰等。建议先从一种SSRI类药物开始使用，若无效或耐受性差时可更换另一种SSRI类药物，但禁止两种及以上SSRI类药物联合使用。

患者焦虑、抑郁程度较重者药物治疗要足量足疗程，通常在8~12周起效[5,45]，起效后需坚持服用至少1年[5,46]。须注意从小剂量开始、缓慢加量，并告知患者起效时间，否则患者可能因不良反应或起效缓慢而自行停药。同时，应避免用药期间的突然停药，研究表明服用SSRI类药物时突然停药可能会对患者脑内神经元的电生理活动产生影响，引起头晕症状[47]。

（1）盐酸氟西汀[48]：起始剂量5~10mg/天，4周后调整为20mg/天，随后每隔2~4周逐渐加量20mg，最大服用剂量80mg/天。

（2）盐酸帕罗西汀[48,49]：起始剂量5~10mg/天，4周后调整为20mg/天，随后每隔2~4周逐渐加量20mg，最大服用剂量60mg/天。

（3）盐酸舍曲林[11,48,50]：起始剂量为12.5~25mg，4周后调整为50mg/天，随后每隔2~4周逐渐加量50mg，最大服用剂量200mg/天。

（4）氟伏沙明[51]：起始剂量为50~100mg/天，随后逐渐增加剂量，最大服用剂量200mg/天。

（5）氢溴酸西酞普兰[47]：起始剂量5~10mg/天，4周后调整为20mg/天，随后每隔2~4周逐渐加量20mg，最大服用剂量40mg/天。

（6）草酸艾司西酞普兰[47,52]：起始剂量5mg/天，4周后调整为10mg/天，随后每隔2~4周逐渐加量10mg，最大服用剂量20mg/天。

2. 选择性5-羟色胺-去甲肾上腺素再摄取抑制剂（selective serotonin norepinephrine reuptake inhibitor，SNRI） 在SSRI类药物治疗无效或者耐受性差的情况下可作为次要选择。临床上常用的SNRI类药物包括文拉法辛[53]、度洛西汀、米那普仑等。一项研究表明对于服用SSRI类药物反应不足的慢性头晕患者，米那普仑（50mg/天，连续用药8周）可以作为另一项治疗选择[54]。

（二）其他治疗

1. 心理治疗（Psychotherapy）

（1）认知行为治疗（cognitive behavioral therapy，CBT） CBT作为一种心理治疗方法，其根本目的是通过改变人的思维和行为，以改变人的不良认知，从而消除不良的情绪和行为[58]。多项研究表明[59-61]，CBT治疗对于合并焦虑的PPPD患者治疗效果尤为明显，能够有效改善患者头晕症状、平衡障碍及功能损伤，同时消除患者焦虑、恐惧等不良情绪与生理反应。

联合健康教育、CBT、VBRT和抗抑郁药物共同参与的治疗过程中，78%的患者在随访1年后头晕症状仍然能够得到改善[55,62]。此外，CBT的加入也可以显著提高舍曲林治疗PPPD的疗效和可接受性，减少舍曲林的使用剂量[63]。CBT治疗多适用于伴有焦虑问题的PPPD患者，在诱发事件发生后的8周内进行干预治疗效益将更为持久[63]（详见第四章第七节"前庭疾病的认知行为治疗"）。

（2）其他心理治疗 心理治疗被认为是PP-PD主要的辅助治疗手段之一，也是保证其他治疗能否有效的关键条件[11]。早期合理的心理治疗能够让患者理解功能性疾病的诊断和潜在机制，认识精神心理问题可能导致躯体症状的发生，降低对头晕的高度警惕性，减少对未来不必要的担忧与顾虑，进而提高疗效和患者的依从性。一项对持续性头晕患者进行为期 1 年的随访结果显示[55]，在心理治疗的基础上，给予前庭康复治疗和必要的抗抑郁药治疗，78% 患者的头晕症状得到持续性缓解。

心理治疗适用于 PPPD 患者的早期治疗，对于病史时间较长的患者收效甚微[45]。通常由临床医生或心理治疗师与患者进行沟通。沟通时建议给患者提供诊断名称，并解释它是常见的和潜在可治疗的慢性头晕原因，疾病潜在的机制、治疗的流程等内容也应尽可能告知患者，使用典型的"病例"来解释该疾病的本质是有一定帮助的[5]。

2. 前庭平衡康复治疗（vestibular and balance rehabilitation therapy，VBRT） 目的在于补偿或重新调整各种前庭和神经系统疾病中的平衡功能损伤，通过习惯性训练和放松技术，使处于"高度警惕"状态的平衡控制系统脱敏[44]。通常由经过专业训练的医生或康复师监督指导完成相应的动作练习。

前庭康复治疗应遵循训练难度和强度从低到高、循序渐进的训练方式[56]。研究表明，前庭平衡康复治疗能够减少 60%～80% PPPD 患者的前庭症状，坚持训练超过 3～6 个月疗效最为显著[57]（训练方法详见第四章第二节"前庭康复训练"）。

3. 非侵入性迷走神经刺激（non-invasive vagus nerve stimulation，nVNS） 研究表明通过选择迷走神经作为电刺激治疗的直接靶点，进行短期的 nVNS 治疗能够有效缓解患者头晕、焦虑症状，改善日常生活质量[64]，可以作为一种安全和有前途的治疗选择。本方法主要适用于对药物和 CBT 治疗均无效的难治性 PPPD 患者。通过非侵入性迷走神经电刺激治疗仪，在患者头晕/眩晕的急性加重/发作期，对右侧迷走神经进行 3 次刺激，每次间隔 5 分钟，每次刺激时间为 90 秒；非发作/加重的预防性刺激每天应用 2 次（即早上和晚上），每次刺激时间为 90 秒。

4. 中医治疗 研究显示中药复方、针刺等具有较好的临床疗效[65-67]，但目前尚缺乏高质量的循证医学证据。

四、 药物治疗方案

见表 7-3-1。

表 7-3-1 持续性姿势-知觉性头晕药物治疗方案

治疗方案	药物名称	给药途径	常用剂量	给药次数	备注
选择性 5-羟色胺再摄取抑制剂（SSRI）	盐酸氟西汀分散片[48]	口服	20mg	1 次/d	①禁止两种及以上 SSRI 类药物联合使用；②药物治疗要足量足疗程；③注意从小剂量开始、缓慢加量；④避免用药期间突然停药
	盐酸帕罗西汀片[48,49]	口服	20mg	1 次/d	
	盐酸舍曲林片[11,48,50]	口服	50mg	1 次/d	
	马来酸氟伏沙明片[51]	口服	50mg～100mg	1 次/d	
	氢溴酸西酞普兰片[47]	口服	20mg	1 次/d	
	草酸艾司西酞普兰片[47,52]	口服	10mg	1 次/d	
选择性 5-羟色胺-去甲肾上腺素再摄取抑制剂（SNRI）	盐酸米那普仑片[54]	口服	50mg～100mg	2～3 次/d	①SSRI 类药物治疗无效或者耐受性差的情况下可作为次要选择；②可根据年龄和症状适当增减剂量
	度洛西汀	口服	20mg～30mg	1～2 次/d	
	文拉法辛[53]	口服	25mg	2～3 次/d	

五、 疗效评估

主要从患者临床症状、量表评分及平衡功能测试结果三个方面进行疗效评估，其中临床症状为主要评估指标，量表评分与平衡功能测试结果为辅助评估指标。疗效评价可根据患者主观症状感受并结合量表、平衡功能评分进行评定。

（一）临床症状评估

以患者的主观感受或严重程度视觉模拟 VAS 评分[68,69]（画一条长度为 10cm 的直线，由左至右记为 0～10 分，0 分表示无症状，10 分表示症状最严重，指导患者根据最近 1 周头晕严重程度在直线上标记，根据患者标记位置为其评估分数）作为评估依据。

（二）量表评价

包括眩晕残障程度评定量表（DHI）[50,51]、医院焦虑抑郁量表（HADS）[62]、焦虑自评量表（SAS）、抑郁自评量表（SDS）、汉密尔顿焦虑量表（HAMA）、汉密尔顿抑郁量表（HAMD）、匹茨堡睡眠质量指数问卷（PSQI）、躯体症状分类量表（somatic symptoms scale，SSRC）、健康状况调查问卷（SF－36）等。

（三）平衡功能测试

可选择动/静态平衡治疗仪[68]进行评估。

预防

一、生活管理

1. 根据患者的作息、饮食、情绪、运动等日常生活提供合理化建议，如保持良好的作息习惯，可以通过睡前热水泡脚、喝热牛奶等方式促进睡眠，消除抑郁、焦虑、紧张等不良情绪；摆脱睡前看手机、玩游戏等不良习惯；饮食应定时定量，多吃水果、新鲜的绿叶蔬菜等；情绪调整，可以通过深呼吸和冥想的方式自我放松，或者听一些舒缓、轻松愉快的音乐。

2. 指导在日常生活中自行练习，比如制定每日步行计划，行走的过程中让可能引起头晕的动作参与其中，每日坚持 30 分钟；不要因为头晕而限制日常活动，鼓励患者在能够耐受的情况下逐步进行脱敏训练，如"怎么晕怎么动""什么场所容易引起头晕，就尽量多去这种场所"。头晕时应保持冷静，并坚持练习，可以使用腹式呼吸或自主训练等放松运动。需要视觉脱敏时可在家中选择佩戴 VR 眼镜或者投影仪进行练习，或使用有条纹的雨伞，分别在站、坐时旋转雨伞注视训练 2 分钟。对于姿势步态异常的患者可以通过分散自身注意力及使用夸张的步态的方式[69]，逐渐练习直到恢复正常步态。运动应尽量选择户外有氧运动，比如跑步、打球等，也可以选择练习太极拳、八段锦、室内瑜伽来进行锻炼。

3. 对于合并存在其他疾病的患者，应针对原发病进行相应生活方式的调整。

二、复诊与随访

应根据患者的病情变化、药物的选择，以及非药物疗法的治疗计划合理地安排患者复诊和随访工作。如应告知患者治疗期间病情可能出现的变化，尤其是存在共病的患者，需同时对共病进行治疗随访。在选择抗焦虑、抑郁药物后，应根据患者疾病的严重程度，指导患者如何调整药量，并按照约定时间复诊。如选择前庭康复训练等非药物疗法治疗时，在指导患者练习的同时，也需要制定相应的复诊、随访计划，确保患者在家中能够坚持完成训练或治疗，并保证其正确性。

对于诊断尚不明确的患者，随访是最好的选择（通常 6～12 个月）。随访形式可根据患者病情需要，以电话、微信、QQ、线下复诊等多种形式结合的方式进行。有条件者建议建立"患者疾病管理模块"，便于及时地跟踪、随访患者的病情变化，以提供有效的健康指导。

三、患者教育

明确 PPPD 诊断后，应向患者介绍疾病诊断、病因，常见诱发因素、典型临床表现、治疗方案及预后等情况，宣教方式包括：面对面沟通，制作 PPPD 的资料手册、画报，集中科普宣讲等方式进行。患者教育可有效降低患者的焦虑与担忧，取得患者及家属的积极配合，提高治疗依从性。

作者：孙莉（吉林省中医药科学院第一临床医院）

刘寅（吉林省中医药科学院第一临床医院）

二审审稿：李斐（海军军医大学附属上海长征医院）

三审审稿：陈钢钢（山西医科大学第一医院）

参考文献

第四节　精神心理性头晕

图 7-4-1　精神心理性头晕思维导图

▶ 概述

一、定义

目前针对精神心理性头晕还没有正式的概念定义，与之类似的术语有心因性头晕、功能性头晕/眩晕、高通气综合征、恐惧性眩晕、躯体化症状等，既往多归类到恐惧性位置性眩晕（paroxysmal positional wertigo，PPV）、慢性主观性头晕（chronic subjective dizziness，CSD）、持续性姿势 - 知觉性头晕（persistent postural - perceptual dizziness，PPPD）等伴发情绪障碍较高的功能性前庭疾病中。但随着对前庭疾病的认识及客观证据的发现，人们认为功能性前庭疾病与精神心理性头晕属于两个独立的、不同的分类。

精神心理性头晕，指不能归类于前庭疾病分类中有明确定义的前庭综合征[1]，其应符合国际疾病分类 - 10（ICD - 10）或精神疾病诊断和统计手册 V（DSM - 5）中焦虑障碍、抑郁障碍、躯体症状障碍等精神疾病诊断标准的头晕/眩晕[2]，且头晕症状与前庭功能障碍无关，常可由过度换气诱发。

狭义的精神心理性头晕应是精神疾病，其头晕症状可以完全由精神心理性因素所解释。在精神疾病中，惊恐障碍是唯一以眩晕为重要定义特征的疾病。此外，眩晕可能是其他焦虑障碍（如广泛性焦虑障碍）的症状群的一部分，也可能发生在患有其他精神疾病（如抑郁症、转化障碍）

的患者身上，由于患者对自己的精神症状描述较为含糊，给人以头晕或不稳的印象[1]。

文献中虽然对精神心理性头晕的命名有所不同，但按照情绪障碍与头晕症状出现先后的关系，分为：①精神性：情绪障碍是头晕的唯一原因；②耳源性：神经耳科疾病引发新的情绪障碍；③交互性：神经耳科疾病加重了先前存在的精神疾病[3]。与前庭疾病相关的精神疾病中，焦虑障碍较抑郁障碍更为常见[1,3]。

二、流行病学

不同研究中，头晕患者中精神心理性头晕的占比有较大差异，从 20% ~ 50% 不等[4,5]。有学者认为，精神心理性头晕为头晕患者的首要病因[5]，这可能与其纳入的人群有关。其中，女性更为多见[6]。与普通人群相比，前庭功能障碍的患者抑郁、焦虑和恐慌的发生率明显增加，从 20% 到超过 66%[3,7-11]。在不同前庭疾病中，情绪障碍的发生率也不同，如前庭偏头痛为 49%、前庭阵发症为 51%、梅尼埃病的发病率最高为 57%、前庭神经炎为 37%、双侧前庭功能障碍为 24%，而良性阵发性位置性眩晕为 15%[12]。

伴精神心理疾病的头晕/眩晕症状影响患者生活的各个方面，如工作效率降低、更换工作、辞职、中断社交活动、影响日常生活能力等。

三、 病因与诱因

目前精神心理性头晕的病因尚不明确。但研究发现，具有影响儿茶酚－O－甲基转移酶基因单核苷酸多态性的头晕患者，发作性焦虑（惊恐/恐惧）的患病率是未受影响者的两倍。伴有头晕的惊恐障碍患者和至少一个长等位基因的5－羟色胺转运体连接启动子区对选择性5－羟色胺再摄取抑制剂（selective serotonin reuptake inhibitors, SSRIs）治疗的反应比短等位基因纯合子更好[13]，提示影响患者的单胺类神经递质的基因发生异常可能与惊恐障碍伴发头晕有关。

性格是精神疾病的易感因素，容易焦虑、紧张、担心和忧郁的人，一旦出现前庭症状，常常会感到更为严重的头晕/眩晕症状。一些恐惧行为（如晕血症）可能与恐惧/焦虑气质相关[13]。此外，现有的检查设备不能明确头晕/眩晕患者的病因也是患者容易发生精神心理问题的主要原因。

精神心理性头晕常常存在急性应激事件的诱发因素，如急性前庭神经炎、脑卒中、内科疾病的急性发作、压力大、生气、着急、失眠等。

四、 发病机制

（一）共同通路学说

随着病理生理学的不断进展，许多学者认为，前庭系统与情绪之间在神经传导通路的某些部分存在重叠。前庭和精神障碍之间的密切关系，特别是边缘叶、自主神经和前庭中枢之间的相互联系。臂旁核在条件性恐惧和焦虑反应及相互调节中起关键作用。臂旁核连接前庭和情绪处理中枢，共享前庭核、中央杏仁核、丘脑（中线和板内核）、下丘脑和边缘下皮质之间的相互连接。与前庭核相互联系并在精神疾病中起关键作用的脑干核团包括蓝斑、蓝斑下核和中缝核。前庭核团接受蓝斑和蓝斑下核的去甲肾上腺素能投射，最密集的投射分布于前庭上、外侧核和舌下前置核，前庭核群的5－羟色胺能投射来自中缝背核、苍白球和隐核，四分之一的中缝背侧核团投射到前庭核，上升至杏仁核群，表明在前庭和中枢杏仁核的5－羟色胺能协同调节头晕相关的焦虑。这些5－羟色胺能和去甲肾上腺素能通路不仅支持头晕/眩晕和精神障碍之间的联系，而且解释了为什么抗抑郁疗法对各种前庭疾病有效[14]。

（二）焦虑影响平衡相关的视觉、姿势控制

有学者认为，基于前庭信息的自动旋转感知不会因焦虑的特征而改变，指出了一种不同的空间定位策略，表明前庭信息的使用及其与身体在空间中感受的整合受到焦虑的影响。焦虑可能会影响维持姿势平衡期间视觉、前庭和躯体感觉信息之间的相互作用，从而导致更大的前后轴不稳定。焦虑会影响视觉感受，并影响姿势控制的感觉整合[6]。

（三）视觉机制

包括人类对垂直高度的敏感性，人的特质和状态焦虑以及焦虑症对平稳跟踪和凝视注视的影响，凝视偏向或远离视野中的潜在威胁。这些机制可能是前庭障碍患者发病的视觉因素，包括视觉性眩晕的令人不安的现象，以及害怕跌倒和慢性主观头晕的临床症状[15]。

（四）神经递质作用

异常的前庭刺激可能导致几种神经递质的释放增加，这些神经递质在焦虑和抑郁中起重要作用，包括通过与臂旁核、蓝斑和中缝背核的联系，包括5－羟色胺、多巴胺和去甲肾上腺素。有学者推测，在前庭性偏头痛、梅尼埃病患者中，焦虑/抑郁发病率较高的原因可能与疾病发作期和发作间期刺激相关区域释放更多的递质相关[16-18]。

➡ 诊断

一、 问诊与症状

精神心理性头晕的症状常为非特异性，患者可能表达不清或很难描述所出现的症状，多数患者称之为"头晕"或描述为"头重脚轻、头昏眼花、头沉、头蒙、晕厥、旋转"[19]，患者的症状可以是自发发作，也可以是诱发发作。精神心理性头晕可以表现为急性前庭综合征、发作性前庭综合征或慢性前庭综合征[20]。伴随症状可有耳鸣（双侧多见）、耳堵感、肩酸、失眠、心情不佳、乏力、胸痛、呼吸困难、感觉异常等[2, 21]，其中焦虑和（或）抑郁核心症状（如心境低落、兴趣减少、过分关注和担心等）的出现有助于更好地识别诊断。

以下三个问题有助于提高精神心理性头晕的诊断准确性[20,22]。

（1）患者是否存在急性的外周或中枢性前庭结构损伤或病史提示共病另一种前庭疾病的发作（如前庭性偏头痛）。

（2）如果存在，但目前的前庭损伤或疾病不能解释患者的所有症状。

（3）患者存在情绪问题（焦虑、抑郁、恐惧、担心等）或行为变化（为了确诊或治疗头晕反复就诊、检查、质疑目前检查结果和治疗）。

第一个问题确保目前的症状归因于当前的疾病（例如，PPPD 的发作期），而不是过去的触发因素（如既往的前庭神经炎）。第二个问题强调了前庭症状的结构、功能和精神原因的高度共病。第三个问题是让临床医生了解患者的情绪和行为异常。

因为头晕患者共病率高，所以当患者存在一种疾病特征时并不能排除共病其他疾病（包括情绪障碍）。随着一种疾病引发另一种疾病，患者的主要症状可能会随着时间的推移而改变，因此问诊时要重视疾病随时间的演变过程。否则即使原发疾病已经缓解，也会将所有症状归因于最初的原发疾病，从而错误地将诊断评估和治疗的重点放在原发疾病上，而忽略了患者的情绪问题[2]。

二、 查体与体征

神经系统、耳科学相关检查一般正常。可能存在被夸大的体征或异常体征与主诉或客观检查不相符[21]。过度换气试验可以激发或加重部分患者的头晕症状[1]。

三、 辅助检查

（一）优先检查

量表评测：标准化结构访谈（SCID－Ⅰ）被视为诊断精神障碍的金标准，但较为费时、费用较高，因此在国外很难常规在疾病诊疗中应用[23]。国内接受精神科培训的医生少，且没有收费标准，所以也很难开展。

为了尽早识别头晕患者中的情绪障碍，可以使用几个简短的患者自评量表来筛查焦虑和抑郁障碍。最容易获得的 2 个自评量表是患者健康问卷－9（PHQ－9，包含 9 个条目的抑郁症状清单），以及广泛性焦虑障碍量表（GAD－7，包含 7 个条目的焦虑症状清单）。还有一种更简单的筛查方法是患者健康问卷－4（PHQ－4），该量表是由 PHQ－9 和 GAD－7 的前两个问题组成，与完整的问卷几乎具有同样的敏感性和特异性[20]。

此外，头晕相关临床研究中常用的评估情绪障碍的量表还有汉密尔顿焦虑量表 14 项（HA-MA_{14}）和汉密尔顿抑郁量表 17 项和 24 项（HAMD_{17} 和 HAMD_{24}）、医院焦虑和抑郁量表（HADS）、贝克焦虑量表（BAI）、贝克焦虑量表（BAI）和状态－特质焦虑量表（STAI）前庭活动回避量表（VAAI）及其改良之后的前庭活动回避量表－9 条目（VAAI－9）（评估患者头晕的恐惧回避行为）、抑郁自评量表（SDS）、头晕残障量表（DHI）、眩晕残疾问卷（VHQ）（测量由于头晕/眩晕引起的身体和心理社会障碍）等[24-26]。

（二）可选检查

1. 前庭/平衡功能检查 双温试验、眼震视图、头脉冲试验、前庭肌源性诱发电图、静态或动态姿势描记等前庭/平衡功能相关检查可能有异常表现，尤其是进行静态姿势描记、感觉统合测试时，容易发现患者较正常人有更明显晃动[27]。然而，并没有相对统一或一致的异常，其结果也不能表示有任何中枢性或外周性前庭疾病，甚至与临床病史无关[20]。

2. 神经电生理检查 部分患者可能需要完善双下肢体感诱发电位、神经传导速度测定，尤其是有长期糖尿病、酗酒史或饮食结构不合理可能导致维生素 B_{12} 缺乏者，应评估是否存在深感觉障碍、多发周围神经病变。

3. 影像学检查 头颅、颈椎 CT/MRI 检查，可用于排除有无头晕相关的脑实质或颈椎病变。

四、 诊断标准

既往曾认为精神心理性眩晕的诊断应符合以下条件[1]。

（1）头晕，而并不是真正的眩晕。

（2）头晕症状可通过过度换气诱发。

（3）精神症状先于头晕。

（4）头晕发生在具有焦虑或恐惧特质的患者。

然而，该诊断标准受到质疑。首先，头晕、眩晕作为一种症状并不能作为精神疾病和耳科疾病的可靠区分特征。其次，过度换气诱发试验的特异性不高。在急诊室环境下的一项研究中，Herr 等将过度通气作为头晕模拟测试的一部分，作为对出现精神心理性头晕患者的评估手段。过度通气试验在 5 名被诊断为过度通气综合征的患者中呈"阳性"，但在明确诊断的 101 名患者（不限于前庭疾病）中，21 名患者的头晕也呈"阳性"。第三，精神症状先于头晕发作的标准是在假设精神障碍患者不会存在神经耳科疾病前提下，但事实并非如此。最后，只有当器质性眩晕的患者无焦虑症状时，才能证明将心理诊断归因于焦虑或恐

惧症患者的做法也是不正确的[1, 28-30]。

根据 Jacob RG 等于 1996 年提出的新定义，一个特定的患者可同时具有精神性眩晕和"非精神性"眩晕的症状[1]。

临床上，可能引起或促成前庭症状的精神障碍（按出现这种症状的可能性排序）如下：焦虑和惊恐障碍；创伤应激和强迫症；抑郁障碍；躯体症状障碍/躯体痛苦障碍；分离性障碍[2]。因此，诊断精神心理性头晕应符合 ICD-10 或 DSM-5 相对应精神障碍的诊断标准。例如，考虑惊恐障碍所致的精神心理性头晕，其诊断应符合以下条件。

（1）反复出现不可预期的惊恐发作。一次惊恐发作时突然发生的强烈的害怕或强烈的不适感，并在几分钟内达到高峰，发作期出现下列 4 项及以上症状：心悸、心慌或心率加速；出汗；震颤或发抖；气短或窒息感；胸痛或胸部不适；恶心或腹部不适；感到头昏、脚步不稳、头重脚轻或昏厥；发冷或发热感；感觉异常；现实解体或人格解体；害怕失去控制或"发疯"；濒死感。

（2）至少在 1 次发作之后，出现下列症状中的 1~2 种，且持续 1 个月或更长时间：持续地担忧或担心再次的惊恐发作或其结果；在与惊恐发作相关的行为方面出现显著的不良变化。

（3）这种障碍不能归因于某种物质的生理效应或其他躯体疾病。

（4）这种障碍不能用其他精神障碍来更好地解释。

如考虑患者的头晕症状为广泛性焦虑的表现，那么其诊断应符合广泛性焦虑的诊断标准。

（1）在至少 6 个月的多数日子里，对诸多事件或活动（例如工作或学校表现），表现出过分的焦虑和担心。

（2）个体难以控制这种担心。

（3）这种焦虑和担心与下列 6 种症状中至少 3 种有关（在过去 6 个月中，至少有一些症状在多数时间存在）：坐立不安或感到激动或紧张；容易疲倦；注意力难以集中或头脑一片空白；易怒；肌肉紧张；睡眠障碍（难以入睡或保持睡眠状态，

或休息不充分、质量不满意的睡眠)。

(4) 这种焦虑、担心或躯体症状引起有临床意义的痛苦,或导致社交、职业或其他重要功能方面的损害。

(5) 这种障碍不能归因于某种物质的生理效应,或其他躯体疾病。

(6) 这种障碍不能用其他精神障碍来更好地解释。

五、 鉴别诊断

精神心理性头晕表现形式多样,需与多种疾病相鉴别(表7-4-1)。

(一) 神经系统及内科系统疾病

此类疾病所导致的头晕也常常是非旋转性眩晕,患者的描述或许模棱两可,但通过仔细地查体及相关神经电生理、影像学及内科检查可以发现病因,如贫血、心功能不全、糖尿病周围神经病变、亚急性脊髓联合变性等。

(二) 良性阵发性位置性眩晕、梅尼埃病、前庭性偏头痛等发作性前庭综合征

此类疾病有特征性的临床症状体征及辅助检查结果,一般不难诊断。但当疾病表现不典型,或在疾病缓解期就诊时,诊断难度提高,需要反

复多次评估、随诊,发现诱发出的典型眼震或听力变化等。需注意,发作性前庭综合征较其他前庭综合征更易共病精神障碍。如果经过规范、足疗程的治疗后患者症状恢复仍不理想,甚至症状较前更加严重或发生变化,应考虑可能共病精神障碍。

(三) 前庭神经炎、卒中等急性前庭综合征

惊恐发作可引起头晕症状的急性发作,多在10~15分钟内达到高峰,之后减轻,残留症状可能会持续数小时。惊恐发作引起的眩晕通常比结构性前庭疾病引起的旋转感要慢,强度也更弱[20]。而前庭神经炎、卒中等急性前庭综合征的患者,持续时间长,或查体发现神经系统体征,前庭功能检查、影像学检查发现存在结构性病变的证据。

(四) 双侧前庭病变、PPPD等慢性前庭综合征

广泛性焦虑通常会导致患者出现慢性头晕、头重脚轻、不稳、摇摆或摇晃等症状,但很少出现旋转性眩晕,其核心特征是对生活中令人痛苦或功能障碍引发的许多问题的长期担忧,前庭功能相关检查无特异性改变。双侧前庭病变、PPPD有明确的诊断标准进行规范。

表7-4-1 结构性、功能性和精神心理性前庭疾病的症状和体征[2]

分类	症状和体征	结构性前庭疾病	功能性前庭疾病	精神心理性前庭疾病
急性或发作性前庭综合征	前庭症状	眩晕发作		头晕、不稳
	运动敏感性	位置性眩晕、头部快速切斜或旋转时的眩晕		对挑衅行为的恐惧
	听觉症状	波动性听力损失、单侧耳鸣		
	自主神经症状	恶心、呕吐	轻度的恶心无呕吐、轻度出汗、颤抖	胸痛、心悸、呼吸困难、颤抖、感觉异常
	姿势和步态异常	特定方向的倾斜或跌倒、跌倒发作、共济失调	步态不稳和站立不稳、过度的上身运动	过度谨慎
	情绪症状			害怕跌倒或恐高、害怕丧失行动能力或意外伤害他人
慢性前庭综合征	前庭症状	不稳、头晕	不稳、头晕	不稳、头晕
	运动敏感性	快速头动诱发的眩晕、不稳或振动幻视	自身在任何方向运动或在环境中活动诱发的不稳或头晕	避免有挑战性的运动环境

续表

分类	症状和体征	结构性前庭疾病	功能性前庭疾病	精神心理性前庭疾病
	听觉症状	进行性听力损失、单侧耳鸣		变异性耳鸣
	自主神经症状		慢性疲劳	紧张、不安、失眠、疲劳、体重改变、认知损失
	姿势和步态异常	步态速度或流利性逐渐下降、跌倒频率逐渐增加	姿势不稳或头晕、即将跌倒、倾倒或漂浮在地面上的各种感觉	过度谨慎、使用不必要的助行器
	情绪症状			对症状后果的灾难性担忧、悲观或绝望

六、 误诊防范

（一）易误诊人群

针对明确存在前庭系统器质性病变的患者，尤其是急性和发作性前庭综合征（如前庭神经炎、良性阵发性位置性眩晕、前庭性偏头痛、梅尼埃病），以及合并全身性慢性疾病患者（如糖尿病、多发性脑梗死、心功能不全），常常容易将其头晕/眩晕症状归因于已经诊断的疾病，而忽略相伴随的精神心理性因素。

（二）本病被误诊为其他疾病

1. 外周性前庭疾病　前庭神经炎恢复期、良性阵发性位置性眩晕复位治疗后残余症状、梅尼埃病。

2. 中枢性前庭疾病　前庭性偏头痛、孤立性头晕/眩晕。

3. 内科系统疾病　糖尿病周围神经病、贫血、心律失常。

（三）其他疾病被误诊为本病

1. 外周性前庭疾病　不伴听力改变的梅尼埃病、不典型耳石症等。

2. 中枢性前庭疾病　核磁阴性的孤立性头晕/眩晕、神经变性病早期、前庭性偏头痛等。

3. 内科系统疾病　发作性心律失常、甲状腺功能减低、直立性低血压等。

（四）避免误诊的要点

要明确功能性疾病和精神障碍是前庭症状的原因、后果还是合并症。而且，不同前庭疾病可以共病，一类前庭疾病的诊断，并不能排除其他类型前庭疾病的存在。在疾病诊治过程中，不应只考虑结构性诊断，待医学测试阴性时才将功能性和（或）精神性疾病纳入鉴别诊断之中。对于结构性、功能性及精神心理性前庭疾病建议单独、同时考虑，以构建完整和准确的诊断方案[2]。

七、 诊断流程

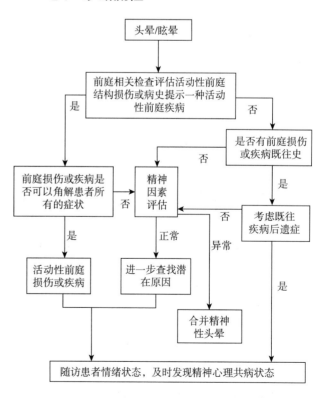

图 7-4-2　精神心理性头晕诊断流程

➤ 治疗

一、 治疗流程

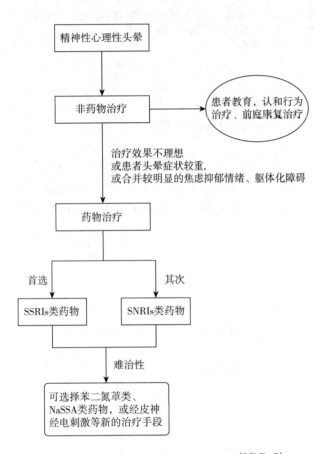

图 7 - 4 - 3   精神心理性头晕治疗流程[2,20,31 - 49]

针对精神心理性头晕患者，非药物治疗（包括患者教育、认知行为治疗、前庭康复治疗）应作为首选。非药物效果不理想，或患者头晕症状较重，或合并较明显的焦虑抑郁情绪、躯体化障碍，首先选用 SSRIs 类药物，其次为 SNRIs 类药物。对于难治性精神心理性头晕，可选择性应用苯二氮䓬类、NaSSA 类药物，或经皮神经电刺激等新的治疗手段。

二、 治疗原则

情绪障碍和前庭障碍相互影响，造成疾病的慢性化和复杂化。因此，针对以前庭症状为主诉的患者应尽早关注其情绪障碍和睡眠问题，尽早发现、尽早干预、精准施治，阻断头晕与焦虑、抑郁之间的恶性循环，缓解患者的痛苦，同时避免医疗资源的浪费。针对表现前庭症状的精神障碍，目前的治疗选择一般遵循抗焦虑、抑郁或惊恐治疗的原则[2]，即根据患者所诊断的疾病选择相对应的药物。同时，根据患者的具体情况，采取多模式治疗方案，综合诊治（图 7 - 4 - 3）。

三、 治疗细则

（一）非药物治疗

1. 患者教育   患者教育应贯穿整个治疗过程，让患者了解疾病的原因、机制，明白症状的可逆性及治疗的有效性，缓解因疾病带来的紧张、焦虑情绪，增加患者康复的信心，这对疾病的恢复是有益的[31]。

2. 前庭康复   前庭康复是一系列物理治疗的总称，旨在代偿或重新调整各种前庭和神经系统疾病造成的平衡控制受损。有证据表明，前庭康复适用于有前庭症状和精神障碍的患者，可明显减少焦虑和抑郁的症状[20]。

3. 认知行为治疗   认知行为治疗可明显减少头晕患者的头晕相关症状[32]，但多项研究也提示，认知行为疗法单独或与放松训练或前庭康复相结合对减轻焦虑或抑郁的效果并不理想，且在长期随访（12 月）中效果不能持续[33 - 36]。

（二）药物治疗

SSRIs 和 SNRIs 类药物常作为主要的治疗药物。其他药物如 NaSSA 类药物（米氮平）和三环类抗抑郁药也用于临床，但尚未进行系统研究。苯二氮䓬类药物和其他前庭抑制剂只能暂时缓解或减轻患者症状，所以不能作为慢性头晕的主要治疗药物。然而，伴有严重焦虑的患者可能受益于短疗程的苯二氮䓬类药物，其可以迅速减轻焦虑症状，在此同时应该给予患者抗抑郁药治疗和前庭康复训练[27, 37, 38]。目前研究较多、证据较为充分的是SSRIs类药物[37, 39-41]。

1. SSRIs类药物 常作为首选，如舍曲林、西酞普兰、艾司西酞普兰、氟伏沙明、帕罗西汀、氟西汀，其中并没有试验证明哪种药物效果更优[42]。

大部分患者对药物耐受性良好，可获得持续的疗效，且应答率与病程无明显相关性[37]。研究发现，舍曲林能否改善患者相关症状，与患者是否存在精神疾病无关，伴和不伴有严重焦虑症的患者对治疗的反应一致。并且，在焦虑和抑郁缓解之前，患者的躯体症状和功能损害有显著改善[40]。

SSRIs类药物治疗精神心理性头晕的剂量是治疗重度抑郁症的通常初始剂量的$1/4 \sim 1/2$，然后逐渐滴定到抑郁症治疗剂量范围的最低剂量。有明显前庭症状的患者对SSRIs耐受性良好，产生不良反应的情况并不比抗焦虑抑郁者更高。患者症状可以缓解50%以上。临床上症状改善可能需要$8 \sim 12$周的治疗，所以，在此之前不应该中断治疗，除非患者出现药物不能耐受[38]。治疗有效者最好维持至少1年的治疗。针对慢性神经耳科或精神疾病的患者，最好维持更长的时间。如果患者对一种SSRIs不耐受或无效时很有可能对其他的SSRIs有反应[38, 42, 43]。

在使用SSRIs类药物时，应注意药物的不良反应。最常见的是消化系统的副作用（恶心、呕吐、腹泻、便秘等），发生率约10%～20%，可以通过减少药物剂量改善症状，例如从四分之一片开始服用，经过1周～2周逐渐加至一片；与维生素B_6同服；在早餐中服用等。止吐剂和治疗消化性溃疡的药物可能也有效。另外，在始初期和调整剂量时易出现焦虑、失眠和易激惹现象，在给药初期的14天内，要格外注意药源性焦虑，尤其是氟西汀[21]。上述不良反应都有可能导致治疗失败。因此，应告知患者这些影响通常是暂时的，并开始低剂量治疗，在治疗的第一周缓慢加

量。此外，焦虑症状严重的患者早期SSRIs类叠加苯二氮䓬类药物，如劳拉西泮、阿普唑仑等，在治疗的最初几周会明显减轻焦虑情绪，并可以预防药源性焦虑。尽管采取各种措施以最大限度地提高依从性，仍有大约20%的患者不能耐受此类药物的不良反应[44]。

另外需要注意的是，服用SSRIs类药物的患者，突然停药有时会出现停药综合征（头晕、异常感觉、焦虑、烦躁、流感样症状、失眠等）。所以需要逐渐减量，每次减少四分之一的剂量，每两周减少一次。且正在服用单胺氧化酶抑制剂（司来吉兰）的患者，或者是停止服用单胺氧化酶抑制剂不足2周的患者禁用此类药物[17]。

2. SNRIs类药物 也是治疗精神心理性头晕的主要药物。米那普仑、文拉法辛均可作为选择，尤其是当患者对SSRIs反应不佳时[37, 45, 46]。该类药物可以提高脑内去甲肾上腺素的水平，其对患者的躯体症状改善优于SSRIs类药物。

3. NaSSA类药物（米氮平）和三环类抗抑郁药 这类药物也用于临床，但尚未进行系统性研究[27, 37, 38]。

4. 苯二氮䓬类药物和其他前庭抑制剂 一般仅短疗程应用，以迅速减轻患者头晕和焦虑，不作为精神心理性头晕的主要治疗药物。

5. 氟哌噻吨美利曲辛片 可快速缓解头晕及负面情绪，改善患者睡眠和生活治疗，由于锥体外系的不良反应，不宜长期使用，常用于缓解伴轻中度焦虑抑郁情绪的头晕患者[47]。

6. 其他药物 如丙戊酸钠及安慰剂（如葡萄糖酸钙10ml静脉注射或维生素B_{12}注射液皮下或肌内注射）也被证实有一定作用[48]。

（三）其他治疗

如经皮神经电刺激[49]仍有待临床进一步验证。

多项研究均提示，综合运用患者教育、前庭康复、认知行为治疗和抗抑郁药物，灵活组合，进行个体化方案制定，可能带来更好的治疗效果[49-51]。

四、 药物治疗方案

见表 7 - 4 - 2。

表 7 - 4 - 2　临床常用药物及相关剂量表[38]

药物	起始剂量[a]（日剂量 mg）	滴定剂量（日剂量 mg）（2 周）	滴定剂量（日剂量 mg）（4 ~ 6 周）	治疗范围（日剂量 mg）
氟西汀	5 ~ 10	10 ~ 20	20 ~ 40	20 ~ 60
舍曲林	12.5 ~ 25	25 ~ 50	50 ~ 100	50 ~ 150
帕罗西汀	5 ~ 10	10 ~ 20	20 ~ 40	20 ~ 60
西酞普兰	5 ~ 10	10 ~ 20	20 ~ 40	20 ~ 40
艾司西酞普兰	2.5 ~ 5	5 ~ 10	10 ~ 20	10 ~ 20
氟伏沙明[b]	25	25 ~ 50, 2 次/d	50 ~ 100, 2 次/d	50 ~ 100, 2 次/d
文拉法辛	25 ~ 37.5	37.5 ~ 50	75 ~ 150	75 ~ 225
米那普仑[c]	12.5 ~ 25, 2 次/d	25 ~ 50, 2 次/d	50, 2 次/d	50 ~ 75, 2 次/d
度洛西汀[d]	20 ~ 30	40 ~ 60	40 ~ 60	40 ~ 60

注：a. 大多数患者在开始治疗时可以使用较高的初始剂量。那些不耐受该剂量的患者和那些需要谨慎开始治疗的患者需要较低的初始剂量。b. 氟伏沙明通常从每天 25mg 开始，持续 1 ~ 2 周，然后增加到每天 2 次剂量。c. 米那普仑通常从每天 12.5mg 开始，持续 2 ~ 3 天，然后增加到每天 2 次剂量。d. 度洛西汀在治疗慢性主观性眩晕的临床试验中尚未被研究，但它已在临床上被使用。

五、 疗效评估

目前，精神心理性头晕的疗效评估一方面是根据患者的主观感受，可询问患者"头晕较前减轻了有多少"，根据患者"头晕完全消失；头晕明显减轻，生活和工作未受影响；头晕减轻，但工作受到影响；头晕无改善，甚至加重"分为"恢复、疗效显著、有效、无效"4 种状态[47]；另一方面可以通过头晕及焦虑抑郁相关量表进行评估[52]，如 DHI、PHQ - 9、GAD - 7、$HAMA_{14}$、$HAMD_{17}$、$HAMD_{24}$、HADS、VAAI、VHQ 等。通过对患者治疗前后相关量表分值的变化，随访患者头晕症状以及精神情绪障碍改善程度，如 DHI 总分 <5 分为完全缓解，≤50% 基线评分为部分缓解，>50% 基线评分为无反应[40]。尚无客观检查证据用于临床精神心理性头晕患者治疗效果的监测。

预防

一、 生活管理

接诊患者时应尽可能了解其一般情况、性格特点、情绪状态、不良生活事件等，发现可能诱发情绪障碍发生的因素，予以必要的患者教育、心理治疗。

二、 复诊与随访

根据患者对治疗的反映情况或常规治疗周期予以设定复诊时间，追踪患者头晕相关症状、情绪状态的改善情况，及时沟通，调整治疗方案。

三、 患者教育

患者教育需要因人而异，其主要目的是让患

者了解疾病的原因、预后、预防措施及相关治疗方案，从而建立合适的心理预期，减轻患者对头晕/眩晕的恐惧，安抚患者对疾病未知因素的不安情绪。此外，对于部分配合性和理解度较高的患者，可以告知头晕症状急性发作时简单的应对方法，减轻患者面对疾病时的无助感。

作者：张赛、顾平（河北医科大学第一医院）

二审审稿：张甦琳（华中科技大学同济医学院附属协和医院）

三审审稿：马鑫（北京大学人民医院）

参考文献

第八章 其他前庭疾病

第一节 大前庭水管综合征与头晕/眩晕

图 8 - 1 - 1 大前庭水管综合征思维导图

大前庭水管综合征与头晕/眩晕的关系

一、概述

大前庭水管综合征（large vestibular aqueduct syndrome，LVAS）是一种先天性内耳畸形致聋性疾病，表现为前庭水管（又称为前庭导水管，vestibular aqueduct，VA）扩大，导致以渐进性、波动性听力减退为主要特征的非综合征型耳聋疾病，也可伴有发作性眩晕或平衡障碍及共济失调。属于常染色体隐性遗传疾病。文献报道称，14%～73%的患者可能具有至少一项前庭功能障碍症状或征象[1]，颅脑损伤史与前庭体征和症状相关[2]。在 LVAS 患者中，18.2%伴有良性阵发性位置性眩晕（benign paroxysmal positional vertigo，BPPV）[3]，而继发性 BPPV 与前庭导水管容积有关，LVAS 复发性 BPPV 发病率高于非 LVAS 对照组[4]。1978 年，Valvassori 和 Clemis 首次提出该疾病名称[5]，而国内对这一疾病的认识开始于 20 世纪 90 年代初期。

二、流行病学

LVAS 是儿童及青少年感音神经性聋的常见原因，占儿童感音神经性聋人群的 1%～12%[6]。在中国聋哑人群中发病率高达 15%，某些地区发病率高达 25%以上。双侧多见，亦可见于单侧。发病年龄自出生后至青春期均有可能，极少数成年后发病，但多在出生后几年内发病。

三、病理生理

LVAS 是一种常染色体隐性遗传所致非综合征

型听力障碍疾病，致病基因为位于人类染色体 7q31 上的 SLC26A4 基因（solute carrier family 26，member4）[7]，又称为 PDS 基因（pendred syndrome，PDS），其主要表达在甲状腺和内耳，也可以表达在成人和胎儿的肾脏、脑中。SLC26A4 编码的蛋白质 Pendrin[8]，含 780 个氨基酸，在内耳主要表达于内淋巴管、内淋巴囊、椭圆囊和球囊斑相连的非感觉上皮等处，是一种碘/氯离子转运子[9]，调节内淋巴液的离子平衡。Pendrin 改变可导致内淋巴液成分的改变，损伤毛细胞，进而导致感音神经性聋[10,11]。

在中国 LVAS 患者中，SLC26A4 基因 IVS7 - 2A > G（c.919 - 2A > G）是第一热点突变[12]，北方聋哑人群的突变率高于南方[13]。其次为 c.2168A > G，c.1229 > T，c.1975G > C[13]。

前庭水管位于颞骨岩部，长约 1cm，呈逆转的 J 形。内淋巴管在其内走行，管的末端膨大为内淋巴囊。前庭水管在胚胎的中晚期直至 3～4 岁发育成熟。LVAS 形成原因目前倾向于胚胎晚期或出生后发育畸形[14]。LVAS 导致耳聋及眩晕的常见诱因多为可能引发颅内压升高的事件，如感冒、颅脑外伤（车祸撞击、轻微的头部磕碰等）、外周环境压力变化（如气压性创伤、打喷嚏、咳嗽、屏气排便等），且颅脑损伤史与前庭体征和症状的数量相关。有文献报道由头部外伤引起的发作占 3.0%～25.9%，气压创伤/瓦氏动作占 6.3%～16.6%，上呼吸道感染占 3.7%～25.0%[15]。

有关 LAVS 患者听力下降及眩晕的机制目前

尚不清楚，现国内外多数学者认可以下学说。

1. 内淋巴循环平衡障碍理论 内淋巴倒流理论是目前较公认的学说。前庭水管及膜迷路中有瓣膜，正常情况下对内淋巴液向脑侧的单向流动起限流作用，在流动过程中由于离子泵的作用，越靠近内淋巴囊盲端的液体成分渗透压越高。在外伤、屏气、感冒等致颅内压增高的诱因下，高渗的内淋巴液经异常扩大的前庭水管倒流至耳蜗和前庭[15]；或因内淋巴压力剧增导致膜迷路破裂，内外淋巴液混合（膜迷路破裂学说）或渗透导致的化学失衡均可使耳蜗基底回和前庭毛细胞受损，引起感音神经性听力下降和前庭症状（眩晕或平衡障碍）。

2. 内淋巴代谢损伤 LVAS 患者的内淋巴囊及内淋巴管常有薄壁囊性改变，皱纹部及疏松血管组织缺失，血管纹离子泵功能受影响，导致碘-氯离子转运障碍，内耳电解质失衡，毛细胞受损，导致听力下降[16]。

3. 内耳机械系统 正常情况下，前庭水管可缓冲脑脊液的压力，而扩大的前庭水管缓冲能力弱，脑脊液的压力可直接传递到膜迷路并损伤耳蜗毛细胞。

LVAS 患者继发 BPPV 的机制为前庭耳蜗系统压力突然增加或化学失衡的加剧，可能导致耳石从耳石器脱落，如果内淋巴囊内容物回流，继发性 BPPV 是可能的。

大前庭水管综合征的筛查和诊断

一、 问诊与症状

LVAS 患者典型的临床表现为进行性、波动性听力下降。部分患者可有眩晕或不稳感等前庭功能异常表现，还可出现 Tullio 现象（强声刺激引起眩晕、眼震、眼球运动和头位倾斜）。

前庭症状多数表现为：各种诱因下或无明显诱因的眩晕或头晕、不稳感，与听力下降同时出现；眩晕发作可能与听力波动状况相关，眩晕好转后听力可好转；部分患儿表现为走路不稳、易跌倒。

前庭症状轻微的儿童，可表现为眼球震颤、笨拙或缺乏协调能力，一些慢性、早发的外周前庭缺陷表现还会有一定程度的代偿。同时，年幼的儿童可能无法描述微小的症状，以至于父母或医生不能及时发现。

部分患者可有耳聋家族史。LVAS 患者听力表型具有多样性，曾经大家以为 LVAS 听力下降以感音神经性聋为主，但越来越多的学者发现，很多患者还会有特征性的低频骨气导差。对于是否存在混合性和传导性听力损失、听力损失的趋势（稳定性、波动性、进行性）以及 LVAS 听力损失的病因及发病机制仍存在很大争议[17-19]。患者多数表现为渐进性或波动性听力下降，双耳听力多对称，可能有一定程度好转，但总趋势是每况愈下，部分患者听力也可在 20 年内相对稳定[19]。听力下降可表现为突发或隐匿，但更多表现为有诱因的突发性听力下降，如头部受到外力撞击、感冒、其他可能使颅内压增高的动作（如屏气、倒立、擤鼻涕、打喷嚏等）等病史。耳聋程度可表现为正常、轻度到重度-极重度聋程度不等，但多数发现时即为重度或极重度聋。

因此，在询问病史时，医生应首先关注患者有无耳聋家族史，有无外伤、感冒、屏气或打喷嚏等可能增加颅内压的相关诱因，对以眩晕为主诉的患者，需要询问有无听力减退、眩晕的诱因、持续时间、性质，需仔细询问听力下降的起始时间、侧别、严重程度，听力下降有无波动性渐进性等特点。

二、 查体与体征

患者外耳及鼓膜可正常。平衡障碍及共济失调少见，部分患者可出现眼震、头位倾斜等前庭功能异常体征。

三、 辅助检查

1. 影像学检查 颞骨高分辨率 CT（HRCT）

及颞骨 MRI 是诊断 LVAS 的金标准。

正常情况下，健康人前庭导水管直径在 0.4～1mm 之间。目前，依据颞骨 CT 的诊断标准主要有两种：①Valvassori 标准：较为常用，即半规管总脚与前庭水管外口连线的中点直径 ≥1.5mm。②Cincinnati 标准：中点直径 ≥0.9mm 或外口直径 ≥1.9mm。El-Badry 等[20]发现 LVAS 患儿中只有 81% 的耳侧别符合 Valvassori 标准，认为 Cincinnati 标准在诊断 LVAS 时比 Valvassori 标准更敏感。此外，若水平半规管或总脚层面显示岩骨后缘深大喇叭形或锥形骨质缺损，内口与前庭或总脚直接相通，亦可诊断为 LVAS。CT 轴位和矢状位图像上前庭水管中间径在 0.9～1.3mm 则可定为临界性 LVAS。一些人认为 MRI 更适合作为诊断 LVAS 的金标准，若发现内淋巴囊骨外部分显影（双侧小脑半球表面有条弧形或椭圆形囊状物信号影)[21]或内淋巴囊骨内部分中点的最大宽度大于 1.5mm，即可诊断 LVAS。

近年来很多学者按照横轴位、冠状位、直接矢状位、直接斜矢状位及多平面重组技术寻找更新的颞骨 CT 诊断标准，但由于颞骨 CT 测量阈值缺乏统一标准，给 LVAS 的诊断带来一定难度。且在轴向和重组图像上，基于 CT 测量的前庭导水管大小具有很大变异性[22]。HRCT 与 MRI 诊断 LVAS 的一致率为 88%[23]，对于依据颞骨 CT 判定 Cincinnati 标准阳性而 Valvassori 标准阴性的患者，MRI 是个很好的补充手段，且 MRI 可重复性高[24]。对于高度怀疑 LVAS 的患者，应同时进行 CT 及 MRI 检查。

2. 听力学检查 包括纯音或行为测听、声导抗、耳声发射（OAE）、脑干诱发电位（ABR）、稳态听觉诱发电位（ASSR）等，以纯音测听及脑干诱发电位结果最具特征性。

（1）纯音或行为测听：LVAS 听力表型具有多样性，可表现为正常、轻度-极重度听力损失等不同程度，以重度-极重度听力损失最为常见。最常见听力类型为单侧或双侧进行性或波动性听力损失[25]；早期高频为主，后期可全频听力下降或全聋；中耳正常的 LVAS 患者听力图多数表现为存在明显低频气骨导差的混合型聋，而声导抗

为 A 型曲线，可作为 LVAS 典型的听力学表现之一[26]（图 8-1-2）。其原理目前有多种解释，如镫骨底板受限学说、内耳"第三窗"学说等。

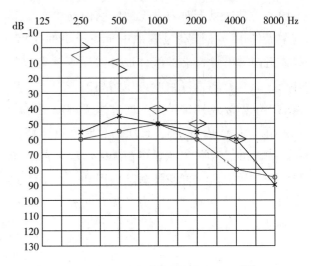

图 8-1-2 特征性的低频骨气导差[26]

（2）脑干诱发电位：近年来，很多学者发现 LVAS 患者的 ABR 检查中出现声诱发短潜伏期负反应（acoustically short latency negative response, ASNR），是 LVAS 特征性听力学特征之一，引出率约 50%～70.83%[27,28]。此反应可能与前庭有关（图 8-1-3）。其评判标准为：高刺激强度（≥90dBnHL）约 3 毫秒时可记录到一个特殊的"V"形负相波，I 波偶尔不能辨认和定位；此负相波可重复出现并随刺激声强度减低潜伏期延长，V 波后移或消失[29]。

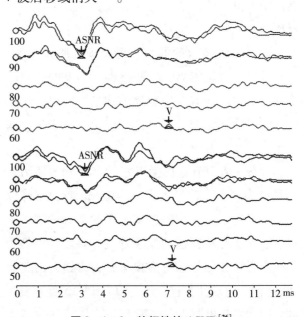

图 8-1-3 特征性的 ASNR[26]

3. 基因学检测 LVAS 是常染色体隐性遗传病，与 SLC26A4 基因突变有关。检测的金标准为 Sanger 测序，即逐一监测 SLC26A4 基因各外显子。若检测到基因突变（致病突变或携带者），需要对患者及其家属进行遗传咨询[26]。

4. 前庭功能检查 LVAS 患者多伴有前庭功能异常，可以对其进行前庭功能检查。目前较多应用的是冷热试验、前庭诱发肌源性电位（vestibular evoked myogenic potential，VEMP），VEMP 检测则因多数患者的检测结果可具有特征性表现而应用更广泛。LVAS 患者外周前庭器官不同部位功能表现不同。

VEMP 可评估前庭耳石器功能，其中颈肌前庭诱发肌源性电位（cervical VEMP，cVEMP）、眼肌前庭诱发肌源性电位（ocular VEMP，oVEMP），分别用于评估球囊 - 前庭下神经传导通路及椭圆囊 - 前庭上神经传导通路的完整性。LVAS 患儿 VEMP 引出率可高达 92%[30]。既往多认为较之健康对照组，早期 LVAS 患者 VEMP 多表现为"低阈值、高振幅"的特征[30][31]。LVAS 患儿较非 LVAS 聋哑症患儿 VEMP 引出率高、阈值低，可能与"第三窗"存在有关。但亦有研究指出，因为正常儿童膜迷路与骨迷路顺应性良好，对声音反应非常敏感，本身即具有引出率高、阈值低、振幅高的特点，同时 VEMP 阈值可能与前庭水管直径相关，直径越大，VEMP 引出率越低，说明前庭水管扩大会导致前庭功能受损，故 LVAS 患儿有可能并不恒定地表现为低阈值、高振幅的特征[32,33]。研究证明，cVEMP 较 oVEMP 敏感，可作为评估 LVAS 成年患者前庭功能的重要检查之一，且随着年龄增长，前庭功能可能每况愈下[34]。需要注意的是，虽然 LVAS 前庭功能多有病理性损伤，但前庭功能检查结果和前庭症状可能并不一致。有文献报道，接受前庭功能测试的患者 87% 表现出明显的前庭功能减退，但只有 47% 的患者有前庭症状的主诉[35]。

四、 诊断标准

需要结合患者的病史、家族史、症状、影像学、听力学及前庭功能检查、基因诊断联合进行[26,30-33,36,37]。诊断应符合以下几条。

（1）儿童时期开始的不明原因、进行性或波动性听力下降；儿童或青少年突发性耳聋或已佩戴助听器的患者突然发现助听器效果减退；可询问到上呼吸道感染、头部外伤、用力屏气等相关诱因。具有家族遗传倾向，可有耳聋相关家族遗传史。

（2）听力学测试结果多为双侧或单侧高频下降为主的听力损失；多数患者可表现为明显低频骨气导差的混合性聋；ABR 检测可记录到 ASNR 负相波。前庭功能检查以 VEMP 测试更有价值，多表现为"低阈值、高振幅"的特征，因其客观、安全无创、操作简单、患儿易配合等特点，对于大前庭导水管综合征患儿的前庭功能诊断应用很重要。

（3）影像学可检测到扩大的前庭水管或内淋巴囊（诊断的金标准）。

（4）基因检测证实为 SLC26A4 基因突变，可依据遗传咨询需求选择性检查。

五、 鉴别诊断

（一）耳硬化症

耳硬化症患者可表现为进行性、传导性或混合性聋，累及前庭可导致眩晕。查体可见鼓膜 Schwartz 征，约半数患者纯音测听骨导曲线可出现 Carhart 切迹，盖来试验阴性。颞骨 CT 或 MRI 可显示骨迷路包裹、两窗区、内听道骨壁局灶性硬化改变。

（二）梅尼埃病

梅尼埃病也可表现为波动性听力下降，但多发生在反复眩晕发作之后，且早期以低中频感音神经性聋为主，多见于中年患者，常为单耳发病。

而 LVAS 患者以听力下降为主，耳蜗症状早于前庭症状，早期以高频听力下降为主，可呈波动性，多为儿童时期发病，双耳发病者多见。

（三）先天性胆脂瘤

先天性胆脂瘤为胚胎时期上皮细胞残余所致先天性致聋疾病。好发于颞骨岩尖部、鳞部、中耳乳突腔等处，起病多隐匿，后期可导致渐进性、传导性聋或混合性聋，可伴眩晕、耳鸣等。查体鼓膜可完整。颞骨 CT 可见病变部位低密度灶及边缘光滑的骨质破坏，颞骨 MRI 可显示中耳或岩部等处的扩张性骨质缺损，T1 加权呈中等密度影，T2 加权呈高信号，可资鉴别。

（四）外伤性听骨链中断

外伤性听骨链中断患者均有头部外伤史，多与颞骨骨折同时存在，可伴眩晕及传导性或感音神经性聋，可伴有面瘫。颞骨 CT 可见颞骨骨折线及中断的听骨链，可以此鉴别。

（五）听神经瘤

听神经瘤多表现为单侧或非对称性渐进性听力下降和反复发作的头晕，亦多先累及高频。颞骨 CT 可见桥小脑角软组织影，骨窗可见内听道不对称扩大或骨质破坏。内听道 MRI 为首选方法，可检测出微小听神经瘤。

六、 误诊防范

（一）易误诊人群

随着新生儿听力筛查技术规范、基因检测的推广和应用，遗传性聋的检出率大大提高，但因为 LVAS 患者听力表型具有多样性，一部分患者出生时听力正常或耳聋程度较轻，发病具有迟发性特点，且因患儿不能表述症状，家长容易忽视，故易漏诊或误诊。此外，因为症状不重或在医生对该病没有足够认识和警惕的情况下，一些迟发性聋的成年患者尤其易被漏诊或误诊。

（二）易误诊疾病

因本病具有较为特征性的影像学及基因学检测结果，故其他疾病不易被误诊为本病。但因本病的表型多样性及波动性进展特点，易被误诊为其他疾病，详见鉴别诊断所列疾病。

（三）避免误诊的要点

应注意采集家族史，结合基因诊断，对高危婴幼儿加强听力随访管理。对于儿童或青少年突发性聋患者，以及佩戴助听器效果突然急剧减退者，应考虑到 LVAS 的可能性，及时进行影像学检查。对于存在低频气骨导差的混合性聋的患者，应考虑 LVAS 可能。对于眩晕为主诉的患者，亦应想到此病可能，追问病史，行相关检查以免漏诊。

七、 诊断流程

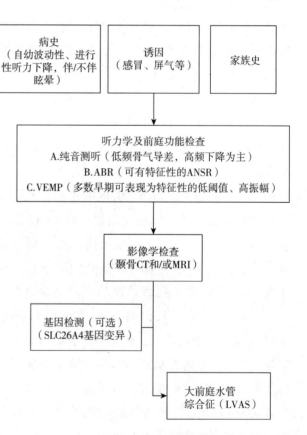

图 8-1-4　大前庭水管综合征诊断流程[26]

大前庭水管综合征的治疗

一、治疗思路与流程

对于因感冒、外伤等各种诱因导致急性听力下降伴/不伴眩晕的患者，可先予以激素、改善内耳微循环药物为主的药物治疗；若患者为中重度聋，在听力稳定后可调佩助听器；若患者已为重度-极重度聋，助听器无法补偿，则考虑行人工耳蜗植入术。具体治疗流程见8-1-5。

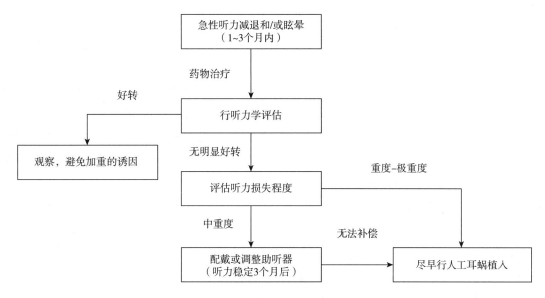

图8-1-5　大前庭水管综合征治疗流程[19]

二、治疗原则及注意事项

（一）治疗原则

因为并无特效治疗，所以主要原则是尽量保护残余听力，急性期（突发性听力下降，可伴眩晕）可药物治疗。中重度耳聋患者可佩戴助听器，对于重度、极重度耳聋助听器补偿效果欠佳的患者，应及早进行人工耳蜗植入术。

（二）治疗细则

1. 手术治疗　人工耳蜗植入术（cochlear implant，CI）已多次被证明是一种干预LVAS患者的重度-极重度听力损失的有效手段之一[38]。不及时进行CI，患者可能伴随着与听力损失进展、言语感知下降和生活质量总体下降相关的一系列问题，因此对于重度或极重度听力损失的LVAS患者，建议及早进行CI[19]。LVAS患者CI术中容易发生井喷现象，术者应注意小心操作并及时应对（及时封闭蜗窗开口）。

2. 佩戴助听器　中重度患儿需要佩戴助听器。应注意：每次因各种诱因听力进行性减退后，因为听力具有波动性，故很难准确调试，所以并不建议即刻改变助听器设置，而是建议暂时停用助听器并积极进行药物治疗，待听力有所改善或在治疗结束后3个月听阈稳定后再决定是否调整助听器增益补偿方案。

3. 药物治疗　急性发作加重期，用药原则可参考突发性聋指南[39]，具体如下。

（1）糖皮质激素：可全身用药（口服或静脉输液），也可局部给药（鼓室内或耳后注射）。

（2）改善血液流变学治疗：主要包括血液稀释、改善血液流动度以及降低黏稠度/纤维蛋白原的药物，如银杏叶提取物、巴曲酶等。

（3）对于伴有眩晕的患者，可同时口服或静脉使用倍他司汀。

表 8-1-1　大前庭水管综合征常用药物治疗方案[36,39]

药物种类、名称		给药途径	常用剂量（/次）	频次	持续时间	备注
糖皮质激素	泼尼松	口服	1mg/kg	晨起顿服；1次/日	3~5日	最大剂量60mg
	甲泼尼龙	静脉	40~80mg	1次/日	3~5日	婴幼儿酌情减量，青少年同成人
	地塞米松	静脉	10~20mg	1次/日	3~5日	婴幼儿酌情减量，青少年同成人
		鼓室注射	2~4mg	1次/日	5日	多用于成人
改善内耳微循环	银杏叶提取物	静脉	105mg	1次/日	10~14日	儿童酌情减量
营养神经	甲钴胺	静脉	1.5mg	1次/日	10~14日	—
止晕药物	甲磺酸倍他司汀	口服	12mg	3次/日	10~14日	—

（三）疗效评估

发现听力下降的1~3个月内药物治疗有望使患者听力得到改善，但一般难以回到之前水平；对于重度－极重度耳聋患者，药物治疗无明显效果则尽早行人工耳蜗植入术。LVAS患者术后效果与不伴内耳畸形的患者并无明显差别，言语识别率得以明显提高，且术中、术后并发症可控性高，术后恢复后可正常学习工作，表明其受益于CI[40]。

（四）注意事项

1. 生活管理　患者应尽量避免可导致颅内压升高的诱因，如避免用力擤涕、咳嗽，大便时避免用力屏气，避免吹奏乐器；预防感冒，避免参加剧烈的体育活动或体力劳动；防止头部遭受外力撞击或外伤，避免使用耳毒性药物，远离噪声。

日常警惕眩晕或头晕引发的跌倒风险。

2. 复诊与随访　对于新生儿，应按照新生儿听力筛查标准进行随访；对于急性发作加重期的患者，予以药物治疗后应定期复查；对于稳定型的LVAS患者，可嘱其每年定期复查听力，若有波动，及时就医治疗，保护残余听力。

3. 患者教育　针对影像学、基因检测异常及有相关家族史的患者，应及时开展遗传咨询，获取病史、临床症状和体征、系谱、家族史，进行诊断及生育风险评估，告知本人及后代耳聋风险，做好相关遗传咨询；告知患者及患儿家长疾病所致听力损失特点，因多具有波动性，嘱咐患儿家长密切关注听力变化情况，早期发现听力减退征象并及时就医；嘱患者及患儿家长避免接触各种可加重听力损失的诱因，积极保护听力。

▶ 总结

大前庭水管综合征是儿童及青少年感音神经性聋的常见原因，典型的临床表现为进行性、波动性听力下降，也可导致眩晕、平衡障碍等前庭症状。诊断需要结合病史、症状、影像学、基因诊断联合进行。应对患儿及家长或高危家庭进行相关宣教，尽量避免诱因，减少误诊及漏诊。治疗原则是尽量保护残余听力，药物治疗及佩戴助听器，对于重度、极重度耳聋助听器补偿效果欠佳患者，应及早进行人工耳蜗植入术。

作者：秦瑶（北京大学第一医院）

二审审稿：王璟（复旦大学附属眼耳鼻喉科医院）

三审审稿：陈钢钢（山西医科大学第一医院）

参考文献

第二节 听神经瘤与头晕/眩晕

听神经瘤与头晕/眩晕的关系

听神经瘤（vestibular schwannomas，VS），又称前庭神经鞘瘤，是内听道或小脑脑桥角区最常见的良性肿瘤，多起源于前庭神经髓鞘的施万细胞（schwann cell），极少数起源于蜗神经。其典型症状是进行性听力下降，可伴有头晕、眩晕或平衡功能障碍，此外还可能有耳鸣、面神经相关症状等，体积增大甚至可压迫小脑及脑干，威胁生命[1]。

VS 约占颅内肿瘤的 6%，是桥小脑角区最常见的肿瘤（占 80%~85%）。流行病学调查显示，VS 的年发病率约为 1~1.7/10 万，无症状患者约为 7/10 万[2]。随着影像学技术的发展，VS 检出率逐渐增高，在无症状人群的 MRI 扫描中查出无症状患者可达 20/10 万[3]。

VS 患者的主要症状是听力下降，其次是头晕、眩晕或平衡障碍等前庭症状，其他症状还包括耳鸣、面瘫、面肌痉挛、三叉神经痛、头痛、颅压增高等。

VS 发病与前庭关系密切。由于肿瘤起源于前庭神经，约 61% 的患者出现前庭神经受累的症状[4]，表现为各种眩晕、平衡障碍或不稳感等。内听道内肿瘤较小时，可以随体位变化在内听道内移位，导致出现体位诱发性眩晕，此时应注意与良性阵发性位置性眩晕相鉴别。肿瘤生长影响内耳血液循环，可出现内耳积水，眩晕反复发作，类似于梅尼埃病，但是发作频繁且无规律，并同时伴有平衡功能障碍，走路不稳，向一侧偏斜和倾倒。改善微循环治疗在早期可能改善眩晕症状。肿瘤较大压迫内听动脉时，可出现突发性耳聋伴眩晕症状。有 10%~15% 的患者在没有听力损失或耳鸣的情况下出现不明原因的眩晕[5]，可询问患者是否在疾病早期出现过走路不稳、倾斜等。因肿瘤生长缓慢，在前庭中枢的代偿作用下，前庭眩晕症状多可消失，但平衡障碍常不同程度存在。

听神经瘤的筛查和诊断

一、诊断流程

对于以单侧或非对称性听力下降、耳鸣、眩晕为主诉的门诊患者，应首先行听力学及前庭功能检查，必要时行内听道及桥小脑角增强 MRI 检查。MRI 作为目前诊断听神经瘤筛查的最有效手段，能发现小至 1mm 的内听道内肿瘤。

二、问诊和查体

VS 的诊断主要依赖于辅助检查，但是仍然不能忽略病史和临床查体的重要性。询问病史要重视患者的家族史、神经系统肿瘤病史或手术史、噪声暴露情况、其他眩晕疾病的病史等情况。有听力下降的患者需要完成 Rinne 试验、Weber 试验、Schwabach 试验等。根据肿瘤的占位效应，需要进行其他神经受累的体格检查，比如行静态与动态面容检查以明确面神经功能，行面部触诊、角膜反射等明确三叉神经功能；进行平衡功能检查比如闭目直立（Romberg test）、Mann 试验等明确平衡系统功能。因肿瘤深在，相应的体格检查有助于判断肿瘤的累及范围。

三、辅助检查

（一）听力学检查

纯音测听是重要的检查方法，常表现为不对称的或单侧的感音神经性听力下降。言语识别率检查多可发现异常，是纯音测听的重要补充。纯音听阈与言语识别能力表现分离（不一致）提示需要排除 VS。声反射音衰试验阳性提示存在蜗后病变，有助于 VS 诊断。

听性脑干反应（auditory brainstem response，ABR）在听神经瘤的诊断中也有重要地位，对于难以解释的非对称性听力损失，或者纯音测听基本正常的患者[6]，ABR 可以显示出神经传导的延迟。此外，耳蜗电图、耳声发射等检查在 VS 的诊断中也有应用。

（二）影像学检查

核磁扫描技术的进步使一些没有症状的毫米级微小听神经瘤常常被偶然发现[7]，目前是 VS 检测、分期和随访的首选方法[5]。VS 在 MRI 上多表现为在桥小脑角区以内听道口为中心的团块影，T1 加权为等信号或低信号，囊变坏死区为更低信号，T2 加权为高信号，囊变坏死区为更高信号，增强后肿瘤实质部分明显强化，囊性部分不强化，囊壁可强化。

（三）平衡系统检查

1. 平衡功能检查　比如闭目直立试验（Romberg 试验）、Mann 试验、过指试验、踏步试验、姿势描记法等。这些检查对于有明显平衡障碍的 VS 患者，阳性率较高，而且该类检查便于实施，容易配合，对于评估治疗前后患者的平衡功能有

重要意义。

2. 眼震电图　包括自发和位置性眼震、冷热诱发眼震、固视抑制等。

（1）凝视眼震与 VS 的关系：国外文献[8]研究发现，VS 患者凝视眼震的发生率可达 23.1%。有学者[9]指出，凝视眼震均出现于肿瘤体积较大的患者，提示前庭和小脑绒球功能丧失，肿瘤压迫脑干或者小脑。如向患侧和健侧凝视时分别出现向患侧缓慢粗大的眼震和向健侧快速细小的眼震，称之为 Bruns 眼震[10]，被认为是桥小脑角区占位病变的特异性眼震。

（2）自发性眼震与 VS 的关系：对于一些瘤体较小的病例，前庭功能可能影响较小，VS 所诱发的自发性眼震少见。但是如果是处于生长期的肿瘤，因患侧前庭功能不断受损而前庭中枢无法进行有效整合达到再平衡，因此可能出现偏向健侧的自发性眼震，这极大可能提示肿瘤生长比较活跃，积极采取手术可能更有利于康复。

（3）冷热试验与 VS 的关系：冷热试验对于半规管是超低频率的非生理性刺激，对于提供疾病侧别的信息有较高价值。与其他高频的半规管功能检查如头脉冲试验相比，冷热试验有更高的异常检出率，有人认为这可能与 VS 患者的选择性超低频前庭功能损伤或前庭功能代偿的频率依赖性有关。

3. 前庭诱发肌源性电位（vestibular evoked myogenic potential，VEMP）　对于 ABR 引出、冷热试验正常的病例，cVEMP 检出异常仍提示 VS 的可能性，可以提高 VS 的检出率。有研究发现术前球囊及椭圆囊前庭神经传导通路正常，即 VEMP 可正常引出的患者，术前眩晕程度均较轻。但这部分患者术后往往呈现眩晕加重的趋势，考虑与手术的急性前庭功能损伤而术前的前庭中枢不能得到充分代偿有关[11]。

4. 其他脑神经检查　三叉神经：常用方法为面部感觉检查、咀嚼肌运动检查、角膜反射等。面神经检查：包括面部静态与动态检查、面肌电图检查等。

5. 其他影像学检查　若患者不能进行核磁扫

描，高分辨率 CT 平扫及增强扫描对于肿瘤占位的判断也有一定意义。

四、诊断标准

目前，并没有一个指南明确规定 VS 的诊断标准，对于以单侧或非对称性听力下降、耳鸣、眩晕为主诉的患者，在听力学或前庭检查有异常时，应考虑听神经瘤的可能性，内听道增强 MRI 是发现并确诊 VS 的可靠方式。除此之外，VS 还要进行分期诊断，主要是依靠肿瘤大小及听力学检测进行肿瘤分期和听力评估。

五、鉴别诊断

VS 主要从占位性改变与前庭蜗神经症状两个方面与其他疾病相鉴别。

在占位性改变中，VS 应与在桥小脑角区的其他肿瘤鉴别诊断，比如脑膜瘤、三叉神经肿瘤、胆脂瘤、面神经肿瘤、后组脑神经肿瘤等，可依靠不同的影像学表现和/或临床症状进行鉴别。脑膜瘤 T1 呈等或略低信号，T2 呈高信号，增强多见均匀一致的增强，周围骨质可有增生，并有特

征性的脑膜尾征。三叉神经肿瘤信号性质与 VS 类同，但肿瘤主体沿三叉神经生长，骑跨中、后颅窝而呈哑铃状，不累及内听道。胆脂瘤的边界清晰，核磁信号 T1 呈低或等信号，T2 呈高信号，最典型的鉴别要点则是增强无强化。面神经肿瘤多累及膝状神经节，以膝状神经节为中心向内侵犯内听道甚至桥小脑角，向上可达颅中窝。如果面神经肿瘤仅在内听道和桥小脑角区，影像学很难鉴别，但是面神经鞘膜瘤可能会发现迷路段面神经乃至外侧面神经的扩大或增强，而听神经瘤很少累及迷路段，此时若有面瘫症状，则首先要考虑面神经肿瘤。

在前庭神经和耳蜗神经症状中，VS 则要与突发性耳聋、梅尼埃病、前庭性偏头痛、BPPV 等相鉴别。如 BPPV，有明确的诊断标准可以鉴别，对于临床症状符合 BPPV 而手法复位效果不佳的顽固性眩晕，应进行内听道 MRI 检查排除 VS。而突发性耳聋、梅尼埃病等则需要进行排他性诊断，包括颅内占位性病变，比如 VS，此时影像学可以帮助鉴别。此外，内听道占位性病变也需要排除脑膜瘤和面神经瘤。

听神经瘤的治疗

一、治疗方法

根据中华医学会耳鼻咽喉头颈外科学会诊疗指南的分期方法，VS 的治疗包括以下几个方面。

（一）随访

Ⅰ~Ⅱ期 VS 患者以随访为主，根据肿瘤生长速度采取不同策略。若肿瘤大小稳定则观察等待，若快速增长超过 2mm/年，则需手术治疗。若增长速度 <2mm/年，70 岁以上患者考虑放疗，70 岁以下患者建议手术治疗。

（二）手术治疗

手术治疗适用于以下患者：Ⅲ期以上 VS 患者（但是对于 70 岁以上老年患者，如果肿瘤症状耐

受程度可，或全身症状差无法耐受手术者，仍可以随访观察）；Ⅰ~Ⅱ期 VS 患者，听力好，肿瘤未侵犯内听道底，术后听力可良好保留者，或伴有难治性眩晕或平衡障碍者；囊性听神经瘤。

（三）放疗

放疗主要适用于 70 岁以上，无手术适应证或无法耐受手术的Ⅲ期以下的肿瘤患者。目前多采用立体定向放射手术（stereotactics radiation surgery，SRS）中的伽马刀。有研究显示，采用 12~13Gy 的剂量治疗直径≤3cm 的肿瘤，10 年肿瘤控制率为 91%~100%，三叉神经或面神经并发症发生率低于 5%[12]。此外，还有 X 刀、cyberknife（赛博刀）、质子立体定向放疗等。根据国外指南[13]建议，当 SRS 术后出现肿瘤进展时，可以安全有

效地进行 SRS 再治疗（3 级证据推荐）。

（四）疗效评估

肿瘤切除范围评估包括全切除、近全切除、次全切除和部分切除。全切除是肿瘤的完全切除且无影像学残留。近全切除是指为了保护面、听神经、脑干等的完整性而残留少量小片状肿瘤（≤2%），且影像学提示无残留。次全切除则是在以上重要结构表面残留团块状组织（≤5%）。部分切除则是指肿瘤体积大，残留比例超过 5%，以相互垂直径线记录肿瘤大小，且注明肿瘤残留位置。

二、 听神经瘤与眩晕之间治疗的影响

听神经瘤的主要治疗目的是肿瘤的切除，同时应兼顾听力、面神经等结构和功能的保护，眩晕症状的控制并不是该病在选择治疗方式时首要考虑的核心要素，但是听神经瘤治疗前后所出现的眩晕症状，可能会对患者的生活质量造成一定程度的影响，最终影响治疗决策。比如局限于内听道内的肿瘤，虽然短期内不会对颅内有压迫性影响，但可能会产生听力下降和顽固性眩晕。对于有顽固性眩晕的患者，选择手术治疗不失为一种相对积极的方案。手术切除肿瘤可以消除顽固性眩晕，并通过术后的前庭康复训练达到控制眩晕的目的。此外，另有研究报道可以选择鼓室注射庆大霉素进行迷路的化学性切除，进而可以通过长期随访、保守观察来避免手术[14]。

总结

如上文所述，VS 手术并不以眩晕为主要考虑因素，但是 VS 无论是否采用手术治疗，其眩晕的缓解一定有赖于综合治疗，其中前庭康复治疗（vestibular rehabilitation therapy，VRT）有极其重要的价值。前庭康复是针对前庭受损患者所采用的非药物、非创伤性、具有高度专业化设计的训练方法，属于眩晕和前庭功能障碍的特殊治疗，可有效缓解前庭疾病患者的眩晕、头晕、走路不稳等不适症状[15]。其核心理念是通过前庭适应、感觉替代、前庭习服等调动前庭系统及相关中枢神经系统的可塑性，重建患者的本体感觉、视觉及前庭觉的传入信息整合能力，以消除或缓解患者的平衡功能障碍症状。有研究发现，70% ~ 80% 的 VS 患者会在术后出现平衡功能障碍或者眩晕，这与手术对内耳迷路和前庭神经的处理有关。放疗的 VS 患者也有 25% 出现平衡障碍。这些患者的眩晕或平衡障碍会逐渐消失或代偿，代偿欠佳的患者则会始终伴随眩晕。遗憾的是，目前临床中对前庭康复的认识仍然不够充分，忽视了前庭物理治疗的宣教和及时介入，仅仅依靠患者自身的神经重塑功能来实现康复，显然这对大部分患者尤其是老年患者是不充分的，错过了前庭代偿的黄金时期。重视 VS 患者前庭康复治疗是未来 VS 患者治疗的发展趋势，有利于眩晕患者提高生活质量。

作者：刘玉和 韩曙光（首都医科大学附属北京友谊医院）

二审审稿：王璟（复旦大学附属眼耳鼻喉科医院）

三审审稿：陈钢钢（山西医科大学第一医院）

参考文献

第三节　自身免疫性内耳病与头晕/眩晕

图8-3-1　自身免疫性内耳病与头晕/眩晕思维导图

自身免疫性内耳病与头晕/眩晕的关系

一、概述

自身免疫性内耳病（autoimmune inner ear disease，AIED），是由异常的免疫反应累及耳蜗-前庭系统导致的内耳病变。累及耳蜗会影响听力，临床表现多为双侧对称/不对称的快速进展的、波动性的感音神经性聋[1,2]。约25%～50%的AIED患者伴有耳鸣，约50%的AIED患者会伴随前庭功能障碍[3]，临床可表现为平衡障碍、共济失调、振动幻视、发作性眩晕或位置性眩晕等[4,5]。发作时间约在数周至数月，病初药物治疗有效。根据疾病特点，将其分为两类：孤立性免疫介导的内耳病和伴系统性自身免疫性疾病的内耳病[1]。

二、流行病学

文献报道AIED的发病率小于5/10万，患病率约为15/10万[6]，在所有平衡障碍疾病中不到1%[7]，是一种罕见的疾病。临床上尚无特异性的检测方法和统一的诊断标准，所以实际发病率可能会高于上述数值。AIED发病年龄约在30～60岁，好发于女性[6]。在AIED患者中，有15%～30%是与自身免疫性疾病有关，包括类风湿关节炎、系统性红斑狼疮、系统性硬化症、干燥综合征、Cogan综合征等[8]。过去，学者们多将AIED研究核心放在听力损失上，却忽略了AIED带来的前庭功能丧失。也有研究报道了只累及前庭，没有损伤听力的AIED病例。

三、病理生理

AIED的发病机制尚不完全清楚。可能的发病机制[9]是免疫介导的过度Th1炎症反应，引起耳蜗中的血管纹和螺旋神经节变性、前庭膜迷路损伤、Corti器萎缩、盖膜塌陷及内淋巴积水。具体过程表现为内耳结构中固有免疫细胞识别自身抗原，并释放炎症介质，增加血管通透性，促进了白细胞的趋化作用。被活化的淋巴细胞大量增殖，使Th1细胞释放细胞因子1L-1β、TNF-α和IFN-γ，刺激细胞毒T淋巴细胞，并从浆细胞释放免疫球蛋白。自身抗原与抗体结合形成免疫复合物，沉积到小血管壁上减少血流量和含氧量或形成微血栓，导致血管纹的退化，引起内耳微环境中各种离子浓度的改变，影响动作电位和神经信号的产生，进而损伤神经传导通路，出现耳蜗前庭症状[10-12]。

自身免疫性内耳病的筛查和诊断

一、诊断流程

（1）AIED的初步诊断应基于患者典型的前庭耳蜗症状和发作时间，以及是否伴有系统性自身免疫性疾病。对满足以上条件的患者应该高度怀疑，进行下一步辅助检查。

（2）全面的辅助检查：听力学检查＋前庭功能检查＋实验室检查＋影像学检查。排除已知病因的感音神经性耳聋及前庭疾病。

（3）对疑似的AIED患者进行尝试性治疗。经糖皮质激素/免疫调节治疗后好转的患者方可诊断为AIED。

具体诊断流程见图8-3-2。

自身免疫性内耳病导致的眩晕诊断应该在确诊自身免疫性疾病之后，出现前庭功能障碍，并排除了其他病因。

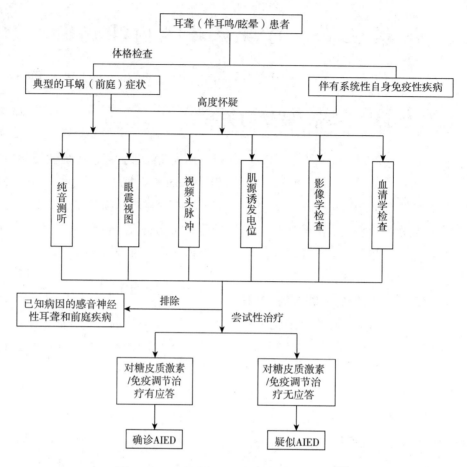

图 8 - 3 - 2　自身免疫性内耳病的诊断流程[13]

二、　问诊与查体

（一）询问病史

是否为双侧耳发病（起初可能是单侧发病[3]）；发病时间；有无出现波动性、进行性听力下降；是否有发作性的眩晕，是否走路时不稳，在夜晚或者凹凸不平地面时更严重；头部或者身体运动时是否会出现视力模糊；有无系统性自身免疫性疾病：如系统性红斑狼疮、复发性多软骨炎、系统性血管炎、类风湿关节炎、干燥综合征、Cogan 综合征等。

（二）症状体征

表现为听力下降、耳鸣、平衡障碍、共济失调、运动不耐受、发作性眩晕或位置性眩晕等。体格检查可见 Romberg 试验阳性、床旁头脉冲试验出现增益降低和补偿性扫视波、动态视力检查

下降。

三、　辅助检查

（一）推荐检查项目

1. 听力学检查　纯音测听表现为感音神经性听力损失。大多是双侧快速进展的波动性听力下降。但是，合并韦格纳肉芽肿者可能会出现传导性听力损失[14]。

2. 实验室检查　包括血常规、血沉、C 反应蛋白、类风湿因子、人类免疫缺陷病毒（HIV）、抗核抗体、抗线粒体抗体、抗血管内皮抗体、抗内质网抗体、抗平滑肌抗体、血清免疫球蛋白IgG、免疫球蛋白 IgM、免疫球蛋白 IgA 和补体C3、补体 C4、内耳自身抗体、细胞免疫检测。对疑似 AIED 患者可进行血清中抗膜迷路蛋白抗体检测，较为推崇的方法是免疫印迹技术（western blot）。

3. 前庭功能检查 完整的前庭功能检查不仅可以帮助诊断疾病还可针对性地制定个性化前庭康复方案。AIED 患者的前庭功能障碍无特异性，大多表现为双侧前庭功能障碍。

（1）冷热试验（caloric test）：通过外耳道分别灌注冷气、热气，刺激双侧外半规管，诱发兴奋性和抑制性的前庭反应，评估双侧外半规管的低频功能。AIED 患者可表现为单侧或双侧前庭功能减弱。

（2）视频头脉冲试验（v – HIT）：可以独立评估六个半规管的功能，属于高频刺激。AIED 患者可能会出现双侧均有增益异常和补偿性扫视性波。

（3）颈性前庭肌源诱发电位（cVEMP）：用于评估球囊和前庭下神经通路功能。

（4）眼性前庭肌源诱发电位（oVEMP）：用于评估椭圆囊和前庭上神经通路功能。AIED 患者可能出现 VEMP 双侧无反应或反应阈值升高。

4. 影像学检查：磁共振成像（MRI）可排除耳蜗后及中枢神经系统病变。

（二）可选检查

1. 感觉统合试验（SOT） 检测患者利用视觉、前庭觉、本体觉控制姿势稳定的能力，并判断姿态不稳是源于哪种感觉系统。

2. 主观视觉垂直（SVV） 检测患者主观视觉感觉偏离重力垂直线的角度，在判断前庭耳石器官的对称性上有一定的意义。AIED 患者眩晕急性发作期 SVV 发生较大偏移（向患侧偏移大于3°）。当前庭代偿后，SVV 偏移角度会减小甚至恢复正常。

3. 转椅试验 评估双侧水平半规管的中频功能。若患者有鼓膜穿孔、中耳炎等情况，可选择转椅试验替代冷热试验。AIED 患者可能会出现增益降低。

（三）其他检查

1. Romberg 试验 检测患者站立体觉和运动共济失调。受试者站在平整地面上，双脚并拢，双手自然下垂，观察患者睁眼时和闭眼时身体有无摇晃；之后让患者站在海绵垫上，观察睁眼和闭眼时身体有无摇晃。如果有明显摇晃或摔倒，则 Romberg 试验（＋）。AIED 患者可能表现为 Romberg 试验（＋）。

2. 动态视力检查（DVA）[15] 视觉目标固定，患者头部以一定模式运动，评估前庭眼动反射。与静态视力相比较，动态视力下降提示 VOR 障碍，若动态视力下降≥0.2 说明患者可能存在动态视敏度的下降。

四、 诊断标准

病史＋症状＋辅助检查＋对糖皮质激素治疗的阳性反应，详细见上文。

五、 鉴别诊断

（一）突发性耳聋伴眩晕

突发性耳聋发病时间通常在 72 小时内，至少相邻 2 个频率的听力下降≥20dBHL。30% 的突发性耳聋会伴有眩晕，但极少数反复发作。突发性耳聋听力损失快而重，不波动[16]。

（二）梅尼埃病

梅尼埃病临床表现为发作性眩晕，有波动性听力下降、耳鸣和耳闷胀感[17]。AIED 也会有波动性听力下降、耳鸣和眩晕等症状，早期容易与 MD 混淆。也有学者认为 MD 与自身内耳免疫反应有关[18]。必要时，可行内耳钆造影检查，观察是否存在内淋巴积水。

（三）耳硬化症

耳硬化症表现为传导性聋的中耳疾病。纯音测听可鉴别传导性聋或者混合型聋。CT 可定位耳硬化症的病灶[19]。

（四）听神经瘤

听神经瘤可通过影像学检查手段诊断。MRI 是目前诊断听神经瘤最敏感有效的方法[20]。

（五）大前庭水管综合征

大前庭水管综合征主要表现为儿童或青少年时期发生的波动性听力下降，可通过影像学检查确诊[21]。

自身免疫性内耳病的治疗

一、治疗方法

由于 AIED 病因不清，发病机制不明，也无统一的诊断标准，治疗原则仍存在争议，无绝对有效的治疗方法。糖皮质激素是药物治疗的首选方法，糖皮质激素具有抗炎、免疫抑制和调节耳蜗电解质平衡的机制等作用[22]。当出现以下情况时可尝试使用免疫抑制剂和生物制剂：患者对糖皮质激素的使用无反应；不能耐受糖皮质激素的不良反应。

（一）常用药物治疗

1. 口服糖皮质激素 目前应用最为广泛的是 Rauch[23] 的经验性治疗方案，主要是针对听力的治疗：建议成人泼尼松每天 60mg 或 1mg/kg，持续至少 4 周；如果获得良好的听力恢复，建议再逐渐减少剂量，直到每天 10mg，持续至少 2 个月。如果满剂量给药 4 周后，听力仍无改善，则治疗暂停。此外，若是继发于系统性自身免疫性疾病的 AIED，通常需要持续至少 1 年的全身激素治疗。继发性 AIED 在大剂量糖皮质激素治疗后可能会反复发作[24]。也有研究[25]报道称，糖皮质激素可以治疗因自身免疫导致的双侧前庭功能低下。具体方案如下：患者接受为期 6 周的糖皮质激素治疗，从每天 100mg 甲基强的松龙，每隔 3 天逐渐减少剂量 20mg/天，直到患者每天只接受 20mg 的治疗，维持 4 周。治疗结束检查显示，双侧前庭功能有所改善，冷热试验的双侧最大慢相速度有所提高，但血清中自身抗体仍为阳性。2 年后随访，冷热试验双侧前庭功能完全恢复，血清中自身抗体消失。

2. 局部注射糖皮质激素 大剂量糖皮质激素的长期使用会使患者产生药物依赖性和严重不良反应。局部给药不仅可以提高内耳中的药物浓度，而且可减少药物带来的全身不良反应。有文献报道[26]，鼓室注射甲强龙，68.75% 的患者可以显著减轻前庭症状和改善听力，是一种针对难治性 AIED 的安全、简便、有用的方法。但没有明确证据证明，糖皮质激素鼓室注射可替代口服，所以目前还不能成为一线治疗方法。

（二）其他药物治疗

1. 免疫抑制剂 目前免疫抑制剂在 AIED 的使用缺少大样本、随机对照试验。对糖皮质激素治疗无反应的可尝试免疫抑制策略，包括使用甲氨蝶呤、硫唑嘌呤和环磷酰胺等。

（1）环磷酰胺：McCabe[27] 早期就报道了糖皮质激素联合环磷酰胺对治疗自身免疫性内耳病有一定的疗效。Lasak 等[28] 的一项回顾性研究发现，单用激素治疗，纯音听阈改善明显；激素联合环磷酰胺，言语识别率改善明显。

（2）甲氨蝶呤：甲氨蝶呤对改善 AIED 患者听力是有限的。Carcia - Berrocal[26] 的回顾性队列研究观察到，接受甲氨蝶呤治疗后 AIED 患者前庭症状完全缓解，听力改善不明显。Sismanis 等[29] 研究观察到，使用甲氨蝶呤后纯音听阈改善不明显，语言识别率改善明显。Salley[30] 等研究表明一半 AIED 患者使用甲氨蝶呤改善了听力。

（3）硫唑嘌呤：Mata - Castro[31] 对 20 名 AIED 患者使用了硫唑嘌呤治疗和随访，发现硫唑嘌呤可维持听力阈值，降低复发风险，减缓患者复发率，改变 AIED 的进程。

2. 生物制剂 生物制剂种类多样，患者耐受性相对较好，但其研究样本量较少，只能考虑作为一个辅助治疗。

（1）利妥昔单抗：是一种抗 CD20 的单克隆抗体，可以有效减少 B 细胞，从而减少自身抗体产生。服用利妥昔单抗的患者中，听力只改善了 40%，前庭症状改善率 80% ~ 100%[32]。Co-hen[33] 对 7 名 AIED 患者使用利妥昔单抗，5 名患者的听力和言语分辨率得到改善。

（2）阿达木单抗：据报道[32]，接受阿达木单抗治疗的受试者中，10% 的受试者改善了听力，70% ~90% 的受试者改善了耳鸣、耳闷及前庭功能障碍症状，且没有观察到严重不良反应。

（3）阿那白滞素：可用于治疗类风湿关节炎，起到 IL-1 受体拮抗剂作用[34]。对糖皮质激素不耐受且继发于类风湿关节炎的 AIED 患者可尝试使用。

（4）肿瘤坏死因子 α：肿瘤坏死因子 α（TNF-α）对系统性自身免疫性疾病效果较好，可以控制原发的自身免疫性疾病。有文献报道，局部注射 TNF-α 比全身给药效果更好[35]。缺点是价格贵，也可能会导致结核病、癌症。

（三）康复治疗

1. 听力康复

（1）助听器：对药物治疗和免疫调节无反应的，或者无法耐受药物不良反应、中重度听力损失的 AIED 患者，可借助助听器。但由于 AIED 患者听力具有波动性，需要时常调试助听器[36]。

（2）人工耳蜗：对于双耳重度和极重度感音神经性听力损失的患者，借助助听器无法改善听力和言语识别率，患者有强烈的改善听力的愿望，且对人工耳蜗有良好的期望值，无手术禁忌证的可选择植入人工耳蜗。有学者建议在耳蜗纤维化或骨化前，应尽早植入人工耳蜗，避免耳蜗骨化使手术带来更多的创伤，并减少长期使用糖皮质激素或免疫调节剂的不良反应[7, 37]。

2. 前庭康复　强化前庭功能训练。AIED 患者的前庭障碍多表现为双侧前庭障碍。一般以替代性前庭康复和防跌倒康复为主。常用的训练方式可选注视稳定性训练和平衡步态训练[38, 39]。

（四）复诊与随访

目前，尚未有明确的随访方案。因 AIED 患者的听力常具有波动性，有学者建议在 AIED 患者听阈波动情况时每月复测一次听力，待听力稳定后每 6 个月随访一次[8]，伴随前庭功能损害和免疫学检查异常者建议定期随访。

二、 治疗原则及注意事项

有研究报道，最初约 70% 的 AIED 患者对糖皮质激素治疗有反应[40]，随着时间推移，这种药物阳性反应会逐渐减轻。发病时间超过 3 个月，AIED 造成的内耳损伤就会不可逆，所以应尽早治疗[9]。

总结

自身免疫性内耳病引起的眩晕是一种少见的前庭疾病，也是一种可逆的前庭疾病。临床表现为双侧前庭功能低下，对糖皮质激素药物治疗有阳性反应。目前文献报道 AIED 的治疗主要以听力改善为核心，忽略了前庭功能的受累，且 AIED 伴眩晕的前庭功能检查报道也较少。临床上也缺少统一的诊断标准和特异性的检查方法，所以遇到有听觉前庭症状的患者，应尽可能地了解详细病史，当没有其他可解释病因时，应该考虑 AIED 的可能。

作者：李文妍（复旦大学附属眼耳鼻喉科医院）
二审审稿：王璟（复旦大学附属眼耳鼻喉科医院）
三审审稿：陈钢钢（山西医科大学第一医院）

参考文献

第四节　细菌性迷路炎与头晕/眩晕

图8-4-1　细菌性迷路炎与头晕/眩晕思维导图

▶ 细菌性迷路炎与头晕/眩晕的关系

一、概述

细菌性迷路炎（Labyrinthitis）是内耳受到细菌和（或）其产生的毒素侵袭所山现的炎症反应，病变可累及骨迷路、外淋巴液、膜迷路、内淋巴液等组织结构，严重者可向颅内扩散。常继发于急慢性化脓性中耳炎，主要表现为程度不等的头晕、眩晕及听力障碍。依据病变范围和病理变化将细菌性迷路炎分为局限性迷路炎（fistula of labyrinthitis）、浆液性迷路炎（serous labyrinthitis）、化脓性迷路炎（suppurative labyrinthitis）和迷路腐骨（sequeterum labyrinthitis）四种类型。

二、流行病学

细菌性迷路炎各年龄段均可发生，以30～50岁年龄群体较为多见，男女患病比例为1.5：1[1]。Yin Ren等人回顾性研究了5811127例急性中耳炎患者并发症的流行病学特征，其中迷路炎发病率为0.06%[2]。Newman - Toker等[3]对9742例因眩晕/头晕急诊就诊的患者进行病因分析，发现最常见的病因是耳科/前庭疾病（32.9%），其中迷路炎/前庭神经炎占比5.6%。

三、病理生理

（一）局限性迷路炎

局限性迷路炎指炎症侵犯前庭和半规管的局部骨壁形成瘘管，也可突破骨内膜侵犯外淋巴间隙，多发于水平半规管。中耳胆脂瘤患者迷路瘘管的发生率为4.9%～12.7%，90%的迷路瘘管出现在水平半规管[4]。迷路瘘管多为单发，个别患者可发生2个以上瘘管。瘘管的直径0.2～3.1mm不等，较少超过3mm，但也有较大范围的破坏。如瘘管位于鼓岬，则炎症容易扩散形成弥漫性迷路炎。

（二）浆液性迷路炎

患急慢性化脓性中耳炎（含胆脂瘤）或岩尖炎时，炎性毒素通过前庭窗、蜗窗或者局限性迷路炎的迷路瘘管进入内耳，引起内耳充血，毛细胞通透性增加，进而导致外淋巴隙内浆液或浆液纤维素广泛渗出。严重者，炎性毒素可通过基底膜向内淋巴隙渗透。由于不是细菌直接作用于内耳，而是通过炎性毒素作用于迷路，故属于弥漫性非化脓性炎症。

（三）化脓性迷路炎

化脓性迷路炎多由浆液性迷路炎发展而来，化脓菌侵入内耳以后，经历短暂的浆液性渗出过程后，随即引发炎症风暴，在整个迷路中出现广泛的炎症细胞浸润、纤维蛋白渗出、迷路积脓、组织坏死、肉芽形成。最终导致内耳末梢终器被破坏，功能完全丧失，严重者，可引起颅内并发症。慢性的耳源性化脓性迷路炎可以造成骨迷路逐渐进展的溶骨性损害，同时迷路内肉芽组织和纤维组织以及新骨逐渐生成，最终形成"死迷路"和迷路骨化[5]。

（四）迷路腐骨

迷路化脓时，迷路的骨皮质、骨松质及骨髓等结构受到炎症侵犯，会出现坏死性骨髓炎，当迷路骨的缺血区和供血区之间的界限形成之后，即出现腐骨。可出现迷路腐骨、迷路性骨髓炎和正常的骨迷路同时存在的现象。在多数情况下，迷路腐骨的体积较小，数目可以为一片或者多片，有些腐骨可以自动排出。严重者部分迷路甚至整个迷路坏死，形成大面积腐骨。

细菌性迷路炎的筛查和诊断

一、 问诊与症状

在细菌性迷路炎病史采集过程中，应当重视感染病史，尤其是急慢性中耳炎病史、发病时间、流脓情况等。另外，应当高度关注眩晕发作诱发因素、发作特点、持续时间。同时，听力变化特点、听力减退程度以及耳鸣等症状对于不同类型细菌性迷路炎的诊断也至关重要。

（一）局限性迷路炎

1. 临床特征 ①眩晕：阵发性或激发性眩晕，偶有恶心、呕吐等症状，持续时间数分钟到数小时不等，快速转身、屈体、骑车、压耳屏、擤鼻、挖耳时出现。②听力减退：发病早期为传导性耳聋，病程较长或者瘘管位于鼓岬者可呈混合性听力减退。

2. 问诊要点 ①中耳炎病史。②眩晕发作诱发因素，尤其重视与中耳气压变化相关的诱发因素，以及眩晕持续时间、眩晕性质等。③听力减退程度。

（二）浆液性迷路炎

1. 临床特征 ①眩晕：一般较重，伴随视物旋转、恶心、呕吐及平衡失调等不适。②听力：明显减退，为感音神经性聋或者混合性聋，但不是全聋，可伴随耳鸣、复听等症状。③耳痛：部分发生于急性中耳炎的患者可伴有耳深部疼痛。

2. 问诊要点 ①中耳炎病史。②眩晕发作特点，是否伴随视物旋转等不适。③听力减退程度。

（三）化脓性迷路炎

1. 临床特征 急性化脓期：①眩晕：重度持续性眩晕，睁眼视物旋转，闭眼自身旋转，阵发性剧烈恶心、呕吐等不适，伴随平衡失调，患者常卧床，不能活动。②听力：剧降并丧失，全聋，患侧持续性高频耳鸣。

代偿期：①眩晕缓解，平衡能力逐渐恢复。②患耳全聋。

2. 问诊要点 急性化脓期：①中耳炎病史。②眩晕发作特点，是否伴随剧烈恶心、呕吐等不适，是否因眩晕导致被动卧床。③听力减退特点，耳鸣特点。

代偿期：①眩晕症状是否缓解，平衡能力是否恢复。②听力下降程度，是否伴随耳鸣。

（四）迷路腐骨

1. 临床特征 ①耳流脓：迷路腐骨形成过程中耳流脓症状加剧。②听力：听力减退或者全聋，耳鸣。③面瘫：可出现患侧周围性面神经麻痹症状。④全身症状：在迷路腐骨形成过程中可伴有发热、头痛等症状。⑤眩晕：可出现眩晕、恶心、呕吐等症状。

2. 问诊要点 ①中耳炎病史，是否有耳道流脓症状加剧。②发热、头痛等症状。③眩晕、恶心、呕吐等症状。④周围性面神经麻痹症状。

二、 查体与体征

（一）局限性迷路炎

（1）眼震特点：自发性眼震快相朝向患侧。

（2）瘘管试验：多为阳性。瘘管试验阴性者不能排除瘘管存在，假阳性者较少。

（二）浆液性迷路炎

（1）眼震特点：早期可见自发性水平性、旋转性眼震，眼震方向快相朝向患侧。病变加重后眼震方向快相朝向健侧。

（2）瘘管试验：可为阳性。

（三）化脓性迷路炎

（1）眼震特点：①急性化脓期自发性眼震快相先朝向患侧，后转为健侧，强度较大，当眼震快相再次由健侧转向患侧时，警惕颅内并发症的可能。②代偿期自发性眼震消失。

（2）瘘管试验：急性化脓期和代偿期均为阴性。

（四）迷路腐骨

临床发病罕见，文献中仅少数个案，可见耳道流脓，伴恶臭，患侧鼻唇沟变浅、口角歪斜、听力明显减退等。

三、辅助检查

（一）优先检查

1. 主观听力学检查 主观听力学检查尤其纯音听力学检查是临床最常用的测听法，虽然检查结果经常受到患者主观意识、反应能力及配合程度等影响，但依然可以反映患者听力受损情况，不同类型迷路炎内耳受损程度各异，听力下降程度不同，故听力学检查在迷路炎诊断中具有重要意义。

（1）局限性迷路炎：气导、骨导分离，传导性听力减退，听力损失程度与中耳炎病变程度相吻合。瘘管位于鼓岬者听力损失程度明显加重，可出现混合性听力减退。

（2）浆液性迷路炎：感音神经性或混合性听力减退，听力明显下降，言语识别率正常或略下降，部分患者仅仅表现为高频下降。感音神经性听力减退，该类患者低频或者语频骨导听力正常，而高频区骨导听力下降，故听力减退常常呈现混合性。

（3）化脓性迷路炎急性化脓期：患耳听力剧降。代偿期：患耳全聋。

（4）迷路腐骨：听力部分保留或者全聋。

2. 影像学检查 影像学检查是诊断迷路炎的主要方法，早期诊断、及时治疗对本病预后非常重要。非骨化性迷路炎耳部 MRI 更具优势，骨化性迷路炎则首选颞骨高分辨率 CT，二者有效结合，对迷路炎诊断、治疗及预后具有重要价值[6]。

（1）耳部 MRI：如果无明确的中耳病变、外伤或其他明确病因，T_2W_1 或水成像上耳蜗、前庭及半规管内可见异常低信号提示迷路炎。如果 T_2 W_1 或水成像上无异常信号，但临床表现可疑为迷路炎者，需要进行增强 MRI 检查，若 T_1W_1 像上迷路影像强化提示迷路炎（早期迷路炎）。不同分期表现不同。①急性和亚急性期：T_2W_1 上迷路腔内高信号消失，出现局灶性低信号影；增强后 T_1 W_1 显示迷路腔内局灶性或弥漫性强化。此点为迷路炎急性和亚急性期诊断的关键点，所以急性和亚急性期的最佳检查序列是 MRI 增强后 T_1W_1。②慢性期：T_2W_1 上迷路腔内高信号消失，呈低信号；增强后 T_1W_1 显示迷路腔内病变轻度强化或不强化[7]。

（2）颞骨高分辨率 CT：迷路炎骨化期在高分辨率 CT 上表现为迷路内腔密度增高，随病变进展表现为迷路内腔变形、变窄、消失。不同分期表现不同。①急性期或亚急性期：迷路炎在高分辨率 CT 上常无阳性表现。②慢性期：迷路炎在高分辨率 CT 上表现为迷路内腔狭窄或消失[8]。

（二）可选检查

前庭功能检查：前庭功能检查是临床上前庭疾病诊断的重要手段，可以通过前庭功能检查对前庭系统的生理功能进行定性、定量评估，明确病变侧别、部位[9, 10]。局限性迷路炎前庭功能正常，或者少数亢进。浆液性迷路炎前庭功能检查往往表现出不同程度的功能减退。化脓性迷路炎急性期前庭功能检查配合困难，代偿期前庭功能丧失。迷路腐骨前庭功能完全丧失或者部分保留。目前双温试验、视频头脉冲试验、前庭肌源诱发电位等前庭功能检查已经广泛应用于临床，帮助临床医生对具有前庭症状的患者进行评估，而在此方面迷路炎仍有很大的研究空间，值得临床医生进一步探究[5]。

四、诊断标准

截至目前，国内外对耳源性细菌性迷路炎的诊断和治疗还缺乏统一的指南规范，临床多对此类患者凭经验给予诊疗。通过早期诊断、规范治疗，耳源性细菌性迷路炎患者的病情可得到有效控制[5]。

五、鉴别诊断

（一）梅尼埃病

梅尼埃病是一种病因不明的临床综合征，典型症状包括发作性眩晕、波动性听力下降、耳鸣及耳闷胀感。该疾病确诊需要满足：①前庭症状：两次以上自发性、发作性眩晕，每次发作的持续时间为 20 分钟~12 小时。②听力检测：患耳在眩晕发作之前、发作期间或发作之后至少记录到中低频感音神经性听力下降。③患侧耳伴有波动性听觉症状，包括听力损失、耳鸣和耳闷胀感。④排除其他前庭疾病[11]。

（二）前庭神经炎

前庭神经炎是一种临床常见的急性前庭综合征，关键特征包括：急性、持续性眩晕不稳，伴恶心、呕吐，站立时向患侧倾倒、朝向健侧的水平略带扭转自发性眼震，床旁甩头试验阳性，无听力下降和其他局灶神经系统症状或体征，大多数为单相病程，极少复发。临床诊断主要依据临床症状和体征并结合相关的辅助检查结果[12]。

（三）突发性耳聋伴眩晕

突发性耳聋是指 72 小时内发生的、原因不明的感音神经性听力损失，至少在相邻的两个频率听力下降≥20dBHL。部分突发性耳聋患者往往伴随前庭功能受累（如眩晕、恶心、呕吐）等症状，听力下降程度较重，预后较差[13]。

六、诊断流程

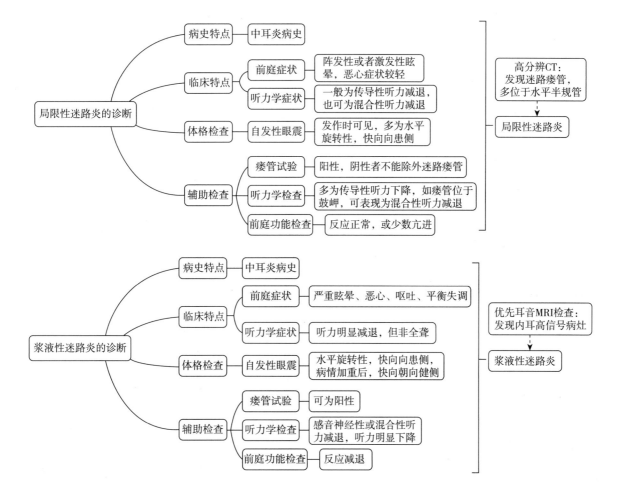

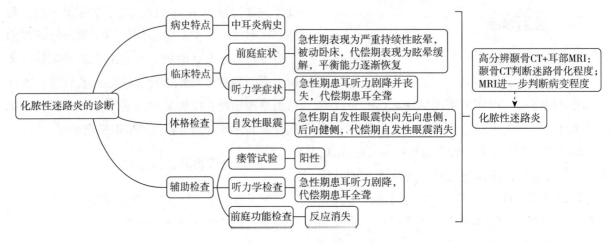

图 8-4-2　细菌性迷路炎诊断流程

细菌性迷路炎的治疗

一、治疗方法

（一）局限性迷路炎

发作时卧床休息，对症治疗，症状平稳后行乳突手术。

（二）浆液性迷路炎

发作时卧床休息，足量抗生素控制下积极给予对症治疗，必要时给予单纯性乳突切开术，如胆脂瘤型中耳炎所导致，应行乳突根治术。

（三）化脓性迷路炎

足量抗生素控制感染，随即行乳突手术，疑似颅内并发症出现时应行迷路切除术，积极对症治疗。

二、治疗原则及注意事项

（一）治疗原则

细菌性迷路炎是由于病原体侵及内耳，破坏正常组织，导致了内耳功能的丧失[14]，在疾病发展的不同阶段，应采用不同的治疗方法。其总的治疗原则[15]如下所示。

（1）应用大剂量抗生素抗感染治疗，待炎症控制后立即行乳突手术。

（2）适当应用糖皮质激素及抗眩晕药物。

（3）怀疑有颅内并发症时，必须急诊行扩大的乳突开放术，并切开迷路，以利于充分引流。

（4）对症及支持治疗，如镇静、止吐、补液治疗，注意维持水和电解质平衡，根据血清电解质中的各项离子水平，及时对钾、钠等电解质进行补充纠正。

（5）乳突术前的听力和前庭功能测试提示内耳功能已完全丧失者，术中可以切除镫骨足板，以利于内耳的充分引流，避免潜伏性迷路炎引发颅内感染。

（6）待炎症基本控制后，全聋患者需尽早行人工耳蜗植入术；如有眩晕症状的患者，可行前庭康复治疗，经保守治疗无效者，可行半规管阻塞术、迷路切除术。

（二）治疗细则

1. 一般治疗　应绝对卧床休息，房间应安静及昏暗，避免头部活动。患者因眩晕等症状会影响心理状态，医生必须给患者心理疏导，密切观察患者病情变化。

2. 药物治疗方案

（1）抗生素：及时有效的大剂量抗生素可以阻止细菌性迷路炎的进一步加重，细菌学及药敏学检查对指导抗生素的使用是非常重要的。从中耳提取分泌物后分离出微生物，结果显示：最常见的是铜绿假单胞菌，其对头孢他啶最为敏感；其次是变形杆菌，对头孢他啶和环丙沙星最为敏感；第三是金黄色葡萄球菌，对万古霉素最为敏感[16, 17]。

（2）糖皮质激素：合理使用糖皮质激素也能够对细菌性迷路炎起到一定的控制作用[18, 19]。有研究发现，糖皮质激素能够抑制迷路骨化的发生。糖皮质激素配合抗生素的应用，对细菌性迷路炎的控制起到积极的作用[20]。

（3）抗眩晕药物：对于细菌性迷路炎这种急性发作且症状严重的情况，抗胆碱能药、抗晕止吐药、抗组胺药、钙通道阻滞剂、安定类药等的应用是有需要且有效的。但前庭抑制药物会影响前庭代偿，因此不适合长期应用，待症状稳定后应立即停用。同时，急性期过后应尽早使用改善和加速前庭代偿、促进前庭康复的药物。目前常用药物：①银杏叶制剂：不仅能够起到营养神经的作用，而且可以通过促进神经发生的作用来提高神经的可塑性，促进外科手术或疾病相关的急性前庭损伤后的静态和动态代偿[21]。②倍他司汀：能够降低前庭细胞的兴奋性，进而改善前庭代偿，其主要机制是增加前庭耳蜗的血流以及兴奋 H1 受体，并且能够阻断 H3 受体[22]。

3. 手术治疗

（1）常用术式：细菌性迷路炎常用的手术方式[23]包括乳突开放术、乳突根治术以及鼓室成形术。根据术前颞骨高分辨率 CT、听力学及前庭功能等综合评估，判断病变侵及范围，选用不同的术式。

对于局限性迷路炎，在行乳突手术时需要探查瘘管，应谨慎处理瘘管附近的病变组织，对于较大的瘘管，需取适当大小的骨质进行修补。浆液性迷路炎行乳突手术时，除探查迷路瘘管外，如病情较轻且条件许可，可行二期或同期鼓室成形术。化脓性迷路炎时，如若怀疑有颅内并发症，必须急诊行扩大的乳突开放术，并切开迷路，以利于充分引流。针对迷路腐骨，行乳突手术时需要将松动、游离的迷路腐骨取出，操作时应避免损伤硬脑膜、面神经或颈内动脉。

（2）其他术式：对于经过 1 年以上规范的前庭康复治疗仍然无效且活动严重受限的难治性患者，可考虑行半规管阻塞、后壶腹神经切断等手术治疗[24]。经前庭康复治疗和半规管阻塞术均未成功者，可行迷路切除术[25]。此外，前庭植入术[26]作为一种最新研究的治疗方法，对治疗前庭功能损伤患者具有一定的前景。

4. 前庭康复治疗 前庭康复治疗的主要机制是中枢代偿、外周前庭恢复以及行为适应[27]。迷路炎症急性期接受手术治疗者的前庭功能完全代偿在术后第 6 个月左右；先行保守治疗，待炎症控制后行手术治疗者的前庭功能完全代偿在术后第 2~9 个月[28]。有学者主张在手术后 3 天即可行前庭康复治疗，主要为凝视稳定性训练，待患者能够下地活动时，开始逐步增加训练项目，如平衡训练和行走训练等，以促进前庭功能代偿[29]。

（三）预防

由于中耳乳突的解剖毗邻关系复杂，化脓性中耳乳突炎可以引起颅内和颅外并发症，其中细菌性迷路炎是常见的颅外颞骨内并发症。因此，早期抗生素的合理应用以及外科手术的干预能够有效避免中耳炎并发细菌性迷路炎的发生。

▶ 总结

细菌性迷路炎各年龄段均可发生，感染是本病最主要的原因。各型细菌性迷路炎内耳受到病原微生物侵袭程度不同，会有不同的临床特点，如不同程度的听力减退及眩晕发作等。在该病的筛查及诊断过程中，颞骨高分辨率 CT、耳部 MRI 及听力学相关检查具有重要的参考价值。同时，随着前庭功能检查设备的不断更新，前庭功能检查技术的日臻完善，前庭检查对细菌性迷路炎的诊断及鉴别诊断也具有重要的临床意义。该病治疗过程中，除一般对症以及抗炎治疗外，手术是其主要的治疗手段，尤其是颅内并发症出现时手术应及时果断。此外，应重视前庭康复在疾病恢复中的治疗价值。

作者：张浩杰（山西省心血管病医院）

二审审稿：王璟（复旦大学附属眼耳鼻喉科医院）

三审审稿：张甦琳（华中科技大学同济医学院附属协和医院）

参考文献

第五节　系统疾病与头晕/眩晕

图8-5-1　系统疾病与头晕/眩晕思维导图

概述

头晕/眩晕作为一种常见的临床症状，病因颇为复杂，涉及多个学科，其诊断思路需遵循"定向-定位-定性"诊断的基本原则。前庭功能障碍是头晕/眩晕最常见的病因，但必须与心血管、内分泌和精神心理障碍等其他全身系统疾病进行鉴别诊断。因此，需要临床前庭医学专科医生准确识别非前庭性眩晕、评估疾病严重程度、及时转诊科室等。

既往多项研究将急诊头晕/眩晕的原因分为前庭疾病（13%～34%）、其他神经疾病（5%～11%）、包括心律失常在内的心血管系统疾病（4%～21%）、精神相关性疾病（2%～14%）、非心血管性其他内科疾病（8%～28%）。非前庭性头晕/眩晕的常见的病因有：血管迷走性晕厥（6.6%）、体液/电解质紊乱（5.6%）、心律失常（3.2%）、贫血（1.6%）及低血糖发作（1.4%）等[1-3]。虽然有些全身系统疾病相关头晕/眩晕是良性、反复发作性的，但若未能准确迅速识别，则有潜在的生命危险。本章节旨拟对"全身系统疾病相关头晕/眩晕"临床诊治现状进行阐述。

筛查和诊断

一、心血管系统相关性头晕/眩晕

临床上，患有心血管系统疾病的患者可出现反复发作性头晕/眩晕。短暂性发作性头晕/眩晕可能是心律失常，如病态窦房结综合征早期表现，亦可能是直立性低血压（orthostatic hypotension，OH）、体位性心动过速综合征（postural tachycardia syndrome，POTS）等导致的血流动力学相关直立性头晕/眩晕（hemodynamic orthostatic dizziness/vertigo，HOD/V），延迟诊断可能会导致严重临床事件，包括心脏猝死和晕厥相关的创伤等。而持续性非特异性头晕可能是早期高血压的临床表现。

（一）心源性眩晕（CV）

目前，关于心源性眩晕（cardiogenic vertigo，CV）的系统研究较少。研究报道[4-7]，约有50%的CV患者可出现头晕/眩晕，且在病态窦房结综合征患者发作期可有客观的前庭功能障碍（下跳性眼震）。因此，临床上若遇到无其他神经科体征的头晕/眩晕或单纯下跳性眼震的患者时，需进一步排查CV可能。CV多为自发性，也可能是疲劳或体力活动引起的，持续时间多为数秒钟（93%）

或者数分钟（7%），常伴有胸前区不适、心悸、恶心、头痛、四肢抽搐和呼吸困难等其他心脏或神经系统症状，应与前庭阵发症（vestibular paroxysmia，VP）相鉴别[8]。

临床上，准确区分 CV 和 VP 至关重要，卡马西平或奥卡西平对 VP 有效，但可加重窦房结功能障碍。因此，需要结合发病年龄、伴随症状和心血管疾病潜在风险等进行鉴别诊断。Kim 等[9]根据患者常见的临床特征，提出了 CV 的临床诊断标准，分为确定的 CV 和可能的 CV 两大类。

1. 确定的 CV

（1）反复发作的自发性旋转或非旋转性眩晕。

（2）发病大于 60 岁。

（3）眩晕持续时间少于 1 分钟。

（4）眩晕发作期间有心脏病的记录。

（5）对心脏病的适当治疗有反应。

（6）难以用其他疾病更好地解释。

2. 可能的 VC

（1）至少一次自发性旋转或非旋转性眩晕发作。

（2）眩晕持续时间少于 5 分钟。

（3）有心脏病病史。

（4）难以用其他疾病更好地解释。

（二）血流动力学相关直立性头晕/眩晕（HOD/V）

2018 年，巴拉尼协会提出"血流动力学相关直立性头晕/眩晕（hemodynamic orthostatic dizziness/vertigo，HOD/V）"[10]。HOD/V 是指因坐起或站起所诱发或产生的头晕/眩晕（如身体姿势从卧位到坐位或从坐位到站位的改变），通常需要与由周围或中枢前庭病变引起的位置性/头运动性头晕/眩晕相鉴别。HOD/V 的常见原因：直立性低血压（OH）、体位性心动过速综合征（POTS）。

1. HOD/V 应全部符合以下标准。

（1）至少 5 次由起身（从坐位到站立位或从卧位到坐位/站立位时）或直立位引发的头晕、不稳或眩晕，坐下或躺下后可缓解。

（2）站立或直立倾斜试验时记录到 OH、POTS 或晕厥。

（3）不能归因于其他疾病。

2. 很可能的 HOD/V 应全部符合以下标准。

（1）至少 5 次由起身（从坐位到站立位或从卧位到坐位/站立位时）或直立位引发的头晕、不稳或眩晕，坐下或躺下后可缓解。

（2）至少有以下一项伴随症状：全身乏力或疲劳感、思维迟缓或注意力难以集中、视物模糊、心动过速或心悸。

（3）不能归因于其他疾病。

直立性低血压（OH）指起立后或在倾斜试验 3 分钟内，收缩压下降 ≥20mmHg，和/或舒张压下降 ≥10mmHg[10]。OH 诊断要点为非站立位时患者头晕很少发作，但站立数秒后即可诱发头晕/眩晕发作。临床上，OH 的症状通常为晕厥先兆，而非眩晕或者步态不稳，只是通常被患者描述为"头晕"。反复 OH 发作最常见的原因是药物相关，尤其是降压药物。若能排除药物源性，则需考虑低血容量（因脱水或药物）及某些少见病因，如自主神经病变、肾上腺功能减退等。帕金森病患者的 OH 通常由多巴胺类药物所致，尽管特发性帕金森病患者可能因为神经退行性变出现自主神经功能衰竭，因无法活动导致病情恶化，少见的帕金森症状和自主神经衰竭提示多系统性萎缩（一种神经变性疾病）。在多年糖尿病患者中，自主神经病变导致的 OH 亦不少见[11,12]。

体位性心动过速综合征（POTS）指在不伴 OH 的情况下，站立后或在直立倾斜试验 10 分钟内心率每分钟增加 ≥30 次或心率每分钟 ≥120 次[13]。POTS 的发病年龄大多为 15~50 岁，男女比例为 1:5。POTS 的病理生理机制复杂多样，包括循环系统部分失神经支配、高肾上腺素状态、血容量不足、外周血管回流障碍或长期卧床；一些 POTS 患者具有抗神经节（α3）乙酰胆碱受体抗体，提示它可能是一种自身免疫性自主神经病变[46]；另外过度换气和心理因素可能也参与了 POTS 的病理生理过程。

OH 患者在脑灌注严重受损时会出现直立性头

晕/眩晕。当发生严重的血压下降而大脑自动调节失败时，就会出现大脑低灌注；如果血压变化在自动调节范围内（通常收缩压在80～150mmHg之间），则脑血流量可保持不变。POTS的症状是由于大脑灌注减少和交感神经活性降低所致。POTS患者的直立性头晕与OH组相似，故推测是由于脑灌注降低所致。

（三）高血压相关头晕/眩晕

高血压的常见症状有头痛（71%）、头晕/眩晕（41%）、心悸胸闷（31%）、乏力（29%）等[14]。血压升高可能引起脑血管痉挛或扩张，导致内耳前庭供血障碍、脑内前庭信息受损，进而影响脑内前庭信息对步态、姿势、运动、平衡、视觉、空间定位和空间记忆等。临床上由于血压升高引起的头晕/眩晕症状与高血压病程、血压水平及器官损害等因素相关，血压控制不理想或难治性高血压患者发生头晕/眩晕的风险增加。

高血压引起头晕/眩晕的相关机制大致可归结为三大类：高血压相关中枢性头晕/眩晕、高血压合并外周前庭受损、降压药物引起的头晕/眩晕。高血压可引起广泛的脑小动脉硬化和主要动脉的粥样硬化，损害脑血流自动调节功能及侧支循环的建立，累及脑干或小脑，引起血管源性眩晕。高血压也可导致微循环改变，影响内耳血供，与BPPV的发病及复发相关。降压治疗过度可能产生血流动力学性末梢低灌注，造成大脑神经组织易损区缺血性变，导致头晕、眩晕、视物模糊和晕厥症状。

在临床诊疗中，对于病史较长，反复或持续性头晕、头痛、晕厥发作，可酌情评估心血管系统，常规监测血压、卧立位血压、心电图，必要时结合动态心电图、超声心动图等检查。

二、呼吸系统相关性头晕/眩晕

阻塞性睡眠呼吸暂停低通气综合征（obstructive sleep apnea hypopnea syndrome，OSAHS）是指患者在睡眠过程中反复出现呼吸暂停和低通气[15]。临床表现为打鼾，鼾声不规律，夜间经常被憋醒，可伴有夜尿增多、头痛、头晕、口干等。研究发现[16,17]，OSAHS患者行前庭功能检查可有半规管功能减退，与无OSAHS患者相比，OSAHS患者的眩晕发生率显著增高，提示睡眠呼吸暂停与眩晕显著相关，睡眠呼吸暂停被认为是眩晕的独立危险因素。研究发现[18]，当人体睡眠剥夺时，食欲素的表达会增加，睡眠的调节依赖于食欲素神经元，而食欲素神经元又与前庭系统密切相关，OSAHS可能通过改变食欲素神经元的活动，反过来调节前庭神经元活动，进而导致头晕、姿势不稳等症状。OSAHS患者易反复出现低血氧症，而产生氧化应激反应，可诱导炎症因子释放增加，加重血管内皮的损伤。前庭器官的血管均为终末血管且无旁路分支，对缺血缺氧敏感，从而增加外周性前庭疾病的发病率[19,20]。

因此在临床上，需要重视OSAHS与前庭疾病共病的可能，进行详细的病史询问，进行相关针对性的检查以明确诊断，在治疗头晕/眩晕的同时治疗OSAHS，加强患者的健康教育，进而提高头晕/眩晕患者诊治的有效率和治愈率，减少其复发。

三、血液系统相关性头晕/眩晕

临床上，不少因头晕就诊的患者，最终被确诊为贫血[21-23]。由于贫血时血红蛋白含量减低，血液携氧能力降低，使全身各个组织或器官都有不同程度的缺氧，从而引起各种全身系统症状。贫血时最早出现的症状有头晕、乏力、困倦，而最常见、最突出的体征是面色苍白。贫血患者的症状轻重取决于贫血的速度、程度和机体代偿能力。慢性贫血，进程缓慢，症状轻微。急性贫血，机体来不及代偿，贫血症状较严重，老年或患心脏功能不全的患者也有相似的表现。因此，临床上，如有头晕伴有乏力、面色苍白的表现，应考虑贫血的可能性。需要注意的是，这些症状涉及的组织器官很多，但没有一个症状是"贫血"所独有的，其他疾病也可能出现这些症状。

因此，临床上，对于慢性主观性头晕患者，需要通过详细的病史询问，如应详细询问现病史、既往史、营养史、月经史及危险因素暴露史等，并结合特征性体格检查（皮肤、黏膜、心率等）及辅助检查（血常规、叶酸、维生素 B_{12} 等化验），觉察早期贫血的存在，并积极寻找原因。

此外，其他血液系统疾病，如头晕也可作为白血病、骨髓增生异常综合征、原发性红细胞增多症等疾病的早期临床表现，需要引起临床医生的足够重视。

四、 内分泌系统相关性头晕/眩晕

（一）血糖

若成年人空腹血糖浓度 ≤ 2.8mmol/L，而糖尿病患者血糖值 ≤ 3.9mmol/L，即可诊断低血糖[24]。低血糖的主要临床症状为出冷汗、心慌、头晕、颤抖、面色苍白等，严重时可伴有精神不集中、躁动、易怒甚至意识障碍等。由于葡萄糖为机体大脑的主要能量来源，低血糖可引起各种各样的神经系统症状或体征，包括头晕、眩晕或自发性眼震[25,26]。低血糖性眩晕通常在饥饿或进食前发作，持续数分钟到 1 小时，进食后症状缓解或消失，常伴有疲劳感，发作时检查血糖可发现有低血糖存在。低血糖很容易通过监测指尖血糖证实，低血糖的治疗方法是快速静脉注射葡萄糖。

随病程进展，糖尿病患者会逐渐出现多种形式的平衡系统的功能受损，包括前庭功能障碍、视觉异常、深感觉障碍等，从而导致平衡障碍及跌倒受伤的风险增加[27]。同时，糖尿病可累及全身多个组织器官，引起多种临床症状及并发症。目前认为，糖尿病前庭功能损伤主要与糖尿病周围神经病变及内耳微血管病变有关。前庭神经受累时会出现前庭眼动反射异常。由于前庭终末感受终器的血液供应较为单一，易受损，在糖尿病早期就可诱发前庭功能障碍，表现为外周性前庭功能减退[28,29]。随着病程延长，尤其伴其他器官或系统疾病后，前庭中枢系统会进一步受累，进而出现失代偿性前庭中枢损害表现。因此，早期糖尿病患者前庭功能异常多表现为外周性，随着

病程及年龄的增长则可表现为中枢性。研究表明，糖尿病视觉损害、本体觉损害参与了糖尿病患者平衡功能障碍的发生过程[30]。因此，临床上头晕/眩晕患者血糖监测应作为常规检查，并结合详细的病史询问及体格检查。

（二）甲状腺

甲状腺功能异常也可以引起头晕/眩晕[31,32]。甲状腺可分泌甲状腺素，从而维持机体正常兴奋性、生长发育。临床上，甲状腺功能亢进、甲状腺功能低下或者自身免疫性甲状腺疾病患者均会出现不同程度头晕/眩晕。甲状腺功能亢进时，会引起室上性心动过速导致头晕发作，甲亢控制后头晕症状也会相应改善、消失[33,34]。慢性甲状腺功能低下可导致可逆性小脑综合征，出现头晕、共济失调等症状，推测其原因可能为：甲状腺功能低下可引起低血压、黏液性水肿，累及内耳，约20% ~ 30%的甲减患者伴有贫血，这些均与慢性头晕相关[35-37]。

临床上，自身免疫性甲状腺疾病（autoimmune thyroid disease，AITD）极为常见，人群发病率为 1% ~ 5%。其中，最常见的是 Graves 病（Graves'disease，GD）和慢性自身免疫性甲状腺炎，也称为桥本甲状腺炎（Hashimoto's thyroiditis，HT）。二者都可以检测到针对甲状腺抗原的自身抗体，包括甲状腺球蛋白、甲状腺过氧化物酶和促甲状腺激素受体。GD可表现为甲状腺功能亢进，而 HT 患者可出现甲状腺功能减退。研究认为，内耳的非特异性免疫反应、免疫复合物改变了内淋巴液构成，刺激相应的感受器，引起眩晕，如梅尼埃病（Meniere's disease，MD）患者的抗甲状腺自身抗体阳性比例高达38%，良性阵发性位置性眩晕（benign paroxysmal positional vertigo，BPPV）患者具有较高水平的抗甲状腺自身抗体检出率，约18% HT 患者可出现反复的 BPPV 发作，约50%的 HT 患者可观察到前庭异常，而前庭异常与血清抗甲状腺过氧化物酶抗体显著相关，但与促甲状腺激素水平无关[38,39]。因此，临床上，遇到反复头晕/眩晕发作，但找不到明确的原

因且治疗效果不好时，可考虑进一步完善甲状腺功能及免疫指标。

（三）肾上腺

肾上腺作为人体重要的内分泌器官，对维持人体正常生命体征、诱发应激反应起重要作用。肾上腺结核、自身免疫性肾上腺炎或某些特殊感染可导致肾上腺功能减退症，出现电解质及体液紊乱、血糖异常，从而出现不同程度的全身不适、乏力、食欲减退、恶心、体重减轻、头晕和体位性低血压等。急性肾上腺功能异常，如肾上腺皮质危象（addisonia 危象）可能表现为位置性头晕/眩晕，重症患者治疗和诊断应同时进行，应急查血皮质醇，然后静脉注射皮质类固醇。

五、 营养代谢相关性头晕/眩晕

韦尼克脑病（Wernicke encephalopathy，WE）典型表现为眼肌麻痹（各种类型眼动异常几乎均可见）、共济失调和脑病三联征，仅有 16% ~ 19% 的 WE 患者可出现完整的三联征。WE 患者可出现双侧展神经麻痹、复视、眼球震颤、上睑下垂、视盘水肿及瞳孔光反射迟钝或消失等各种眼征[40]。WE 患者早期即可出现眼球震颤，以水平和垂直性为主，通常可伴前庭功能异常。若及时治疗，眼肌麻痹可在 24 小时内恢复，但眼震需 1 ~ 2 周恢复[41]。多项研究发现，WE 选择性损伤水平管。因此，双侧水平管损伤，而垂直管功能保留似乎是 WE 的特有模式。对 WE 患者的神经病理学检查发现，患者前庭神经核受损，特别是内侧前庭神经核、舌下前置核、小脑绒球和蚓垂受损[42,43]。

WE 的主要病因是硫胺素（维生素 B1）缺乏，而导致维生素 B1 缺乏的原因有：营养不良、肝脏疾病、胃大部切除、恶性肿瘤、恶性贫血、慢性腹泻、长期肾透析等。慢性酒中毒亦可导致营养不良，出现硫胺缺乏，而后者又可以加重慢性酒中毒。急性 WE 患者多见于酗酒者、长期静脉营养、进食障碍、顽固性呕吐的患者。WE 治疗首选静脉注射维生素 B1，随后适当补充膳食维生素 B1。然而，急性补充维生素 B1 可能并不足以避免永久性神经性后遗症，如眼球运动、步态和认知障碍。

六、 药物源性头晕/眩晕

药物源性头晕/眩晕是由药物所致的前庭和耳蜗受损而引起的头晕/眩晕。在临床实践中发现，药物，如抗生素、镇静、降压、降糖、降脂、抗癫痫、抗肿瘤、抗焦虑抑郁等药物，均可能引起头晕/眩晕，与用药量和疗程长短有关，成人多见。其机制可能与耳毒性、体位性低血压、低血糖、前庭系统受损、中枢镇静或小脑中毒等有关。

药物源性头晕/眩晕根据起病形式可分为急性和慢性，急性者在用药当日或数日后即出现症状。大多数为慢性中毒，常在用药后 2 ~ 4 周内发生，即使停药，症状仍逐日严重，数日后可达高峰。多数患者自诉周围环境不稳定，有颠簸不定的感觉，较少呈天旋地转，可伴或不伴眼震。因累及部位不一，临床症状各异[44]。

详细询问用药史是评估头晕/眩晕患者的关键因素，尤其是对那些使用多种药物的老年头晕患者。当药物毒性作用与头晕的关系尚不明确时，临床医生需要评估和权衡继续使用潜在风险药物、停药和随后再次使用该药物的反应之间的风险和获益。

用于控制急性眩晕的药物属前庭抑制剂，大多可影响中枢系统，应短期使用，如长期使用，药物本身可引起头晕、平衡障碍。此外，吩噻嗪类药物有锥体外系反应，可引起平衡障碍。

（一）耳毒性药物

某些药物可导致前庭和耳蜗损害而引起头晕/眩晕，这类药物被称耳毒性药物。根据对前庭和耳蜗损伤程度不同而临床表现各异。若以耳蜗神经受损为主，主要表现为耳聋、耳鸣等听觉功能障碍；若以前庭神经受损为主，则主要表现为头晕/眩晕和平衡失调等前庭功能障碍。目前临床上，常见的耳毒性药物见表 8 - 5 - 1。

表 8 - 5 - 1　常见的耳毒性药物

类别	药物	耳毒性作用表现
氨基糖苷类抗生素[45]	链霉素、卡那霉素、新霉素、庆大霉素等	此类药物所致耳毒性作用不仅是永久性的，而且在临床上最常见（在国内约占前庭性损害 12%），其中以硫酸盐链霉素中毒最严重
大环内酯类抗生素[46]	红霉素、阿奇霉素、克拉霉素等	永久性
抗肿瘤药[47]	卡铂、顺铂、铁螯合剂、长春新碱等	永久性
解热镇痛药[48]	阿司匹林、布洛芬、吲哚美辛等	可逆，停药后可缓解
抗疟药[49]	奎宁、氯奎等	—
袢利尿剂[50,51]	呋塞米、依他尼酸等	可逆，停药后可缓解

（二）引起直立性低血压的药物

部分药物可引起直立性低血压，如：降压药（α - 阻滞剂最常见）、抗精神病药、三环类抗抑郁药、抗帕金森病的多巴胺类药物等[52,53]。患者从坐位或卧位起立时突然出现头晕是直立性低血压的典型表现。部分老年人群症状性低血压可能出现在站立时的任何时候，其症状通常表现为一种短暂晕厥前症状。临床上，遇到主观性头晕，且体位改变前后（通常指站立后或在直立倾斜试验 3 分钟内）的收缩压下降≥20mmHg 或舒张压下降≥10mmHg，即可诊断为直立性低血压。

（三）镇静药物

任何镇静药物都可能导致步态不稳，尤其是老年人。通常情况下，服用镇静药物会有明显的嗜睡或反应迟钝。然而，老年人认知水平减退症状不易被发现。有步态障碍的老年患者在使用镇静药物后常常会症状恶化，并出现头晕，且跌倒增加风险。此外，许多镇静类药物有多巴胺拮抗作用，可能掩盖白质小血管病或早期帕金森患者的锥体外系步态异常。因此，不建议老年患者长期应用此类药物（姑息治疗除外），因为它们常加重平衡障碍，增加跌倒风险[54]。

许多药物，如抗癫痫药物，可导致急性剂量依赖性小脑毒性，长期使用可导致不可逆的小脑综合征（如小脑萎缩）。为判断常见的急性药物中毒，应常规进行简单的小脑相关体格检查，如评估直线行走和凝视诱发性眼震等。如果患者的癫痫症状控制良好，但出现小脑毒性表现，需要由专科医生及时调整抗癫痫药物剂量，避免突然停药诱发癫痫持续状态[55]。

（四）降糖药物

临床上，降糖药物如双胍类（二甲双胍）、α - 糖苷酶抑制剂、噻唑烷二酮类（TZDs）、DPP - 4 抑制剂、SGLT - 2 抑制剂等单独使用通常不会诱发低血糖发作，而磺脲类、格列奈类、胰岛素致低血糖的风险相对较高。机体进行糖原分解与 β2 受体激动相关，因此，β 受体拮抗剂类降压药物（如普萘洛尔）可引起低血糖。正使用胰岛素治疗的糖尿病者使用 β 受体拮抗剂可能延缓胰岛素引起低血糖反应后的血糖恢复速度，同时会掩盖低血糖症状[56]。

药物源性头晕/眩晕详见第八章第十节"药物性前庭性头晕/眩晕"、第十一节"药物性非前庭性头晕"。

七、自身免疫性疾病相关性头晕/眩晕

近年来，自身免疫性疾病的患病率逐年上升，西方国家自身免疫性疾病的比例约占总人口的 8%[57]。其临床表现具有极大的异质性，取决于受累的是器官特异性还是非器官特异性。临床上，将自身免疫性前庭疾病（autoimmune vestibular disease，AIVD）分为两大类：免疫介导的孤立性内耳疾病和全身性自身免疫性相关的前庭病变。头晕/眩晕和平衡障碍是前庭耳蜗受累患者报告的常见症状。已经有大量研究报道，眩晕和自身免疫性疾病之间存在密切联系，表明眩晕症患者患自身免疫性疾病的比例可能过高。临床常见的自身免疫介导的前庭疾病包括自身免疫性内耳疾病、梅尼埃病和双侧前庭病变，以及全身性自身免疫性疾病伴听力和/或前庭疾病，如白塞病（behçet's disease，BD）、Cogan 综合征（Cogan's syndrome，

CS）、系统性红斑狼疮（systemic lupus erythematosus，SLE）等[47]。

（一）自身免疫性内耳病

自身免疫性内耳病（autoimmune inner ear disease，AIED）是一组以内耳损害为主的免疫介导的疾病，常以波动性单或双侧感音神经性聋、眩晕、耳鸣及耳胀满感为主要临床表现。目前关于 AIED 尚无明确诊断标准，可以通过分类标准来诊断。

1. 主要标准 ①双侧听力损失。②系统性自身免疫性疾病。③ANA 滴度高。④初始 T 细胞数量减少。⑤恢复率 >80%。

2. 次要标准 ①单侧听力损失。②年轻或中年女性。③血清 HSP70（+）。④对类固醇治疗有积极反应（恢复率 <80%）。

当满足三个主要标准，或满足两个主要标准和两个次要标准则可高度怀疑 AIED[58]（详见第八章第三节"自身免疫性内耳病与头晕/眩晕"）。

（二）全身性自身免疫性相关的前庭病变

白塞病（betch's disease，BD）是一种罕见的全身性免疫介导性疾病，病因不明，以复发性口腔溃疡、生殖器溃疡、眼部炎症和皮肤损伤为特征。BD 是一种全身性白细胞破碎性血管炎，机体的任何部位都可能受到影响。研究发现，BD 患者前庭病变的患病率从 15% 到 47% 不等，表现为高频感音神经性耳聋、眩晕和双侧前庭功能减退[59,60]。

Cogan 综合征又称间质角膜炎 – 眩晕 – 神经性耳聋综合征，是一种罕见的慢性炎症性疾病，以非梅毒眼角膜炎和类 Mèniére 样耳蜗前庭功能障碍为特征，伴有反复发作的眩晕、突发性耳鸣、呕吐和进行性双侧感音神经性听力损失[61]。口服或注射糖皮质激素，可控制眼部症状和全身症状，但对第 8 对脑神经症状很难奏效，可用泼尼松治疗（详见第八章第八节"Cogan 综合征"）。

系统性红斑狼疮（systemic lupus erythematosus，SLE）是一种多器官受累的慢性自身免疫性疾病，发病率为 12.5～39.0/10 万人，女性发病率较高，发病年龄最多的是 20～40 岁。SLE 最相关的抗原之一是 dsDNA。它们对系统性红斑狼疮有很高的特异性，在 70% 的病例中出现，而在非系统性红斑狼疮患者中只有 0.5% 出现[62]。在 SLE 患者的临床研究中发现的最常见的耳科症状是感觉神经性听力损失，可以是缓慢进展的，也可能是急性的，患病率为 6%～70%[63]。其他与 SLE 相关的听觉前庭症状包括耳鸣和眩晕，可伴有垂直性眼震[64-66]。

其实，自身免疫性前庭疾病在临床上并不少见，但目前还没有专门的诊断测试能够识别内耳是否存在自身免疫性或免疫介导性疾病。研究认为，高分辨率核磁共振成像（HR – MRI）技术和检查抗内耳抗原抗体有助于对自身免疫性前庭病的诊断，T1、T2 以及钆加强的 T1 加权象和静态三维结构干涉图像发现的内耳的异常 MRI 信号和疾病的活动程度有关[67-69]。风湿科医生、放射科医生和耳鼻喉科医生之间的密切合作对于识别有系统治疗指征的患者至关重要。在大多数情况下，及时和充分的医疗治疗可以恢复听力前庭损伤。然而，听力损失和眩晕的演变必须仔细监测，因为内耳的纤维化和骨化即使在几周内也会迅速演变。自身免疫性前庭疾病的检查可以参考自身免疫性感音神经性聋的检查方法。

作者：李新毅 司丽红（山西白求恩医院 山西医学科学院）

二审审稿：张瑾（陕西省人民医院）

三审审稿：陈钢钢（山西医科大学第一医院）

参考文献

第六节　运动病

图 8-6-1　运动病
思维导图

概述

一、定义

运动病（motion sickness，MS），又称晕动病，与视觉诱发运动病（visually induced motion sicness，VIMS）、运动病疾患（motion sickness disorder，MSD）、视觉诱发运动病疾患（visually induced motion sicness disorde，VIMSD）共同构成广义的运动耐受不良或约定俗成的运动病范畴。广义的运动病是指因车、船或飞机等交通工具诱发的物理运动或电脑投影、计算机动画、电视屏幕和虚拟现实显示器等诱发的视觉运动刺激而导致的一种综合征，包括胃肠道症状、中枢神经系统症状和自主神经症状。临床表现为恶心、呕吐、头晕、面色苍白、出冷汗、流涎，甚至出现心律不齐、虚脱、休克等严重症状[1-3]。

二、流行病学

运动病症状的严重程度与机体自身的敏感性有关，同时也与机体受到的运动刺激强度有关。当受到运动刺激足够强烈时，几乎所有的人都有可能发生运动病[1]。有文献指出，85%的人群都曾有过晕车、晕船或晕机的晕动经历，约80%的人体验过运动病的痛苦与不适[4]。

虽然人群对运动病普遍易感，但不同人群易感性有差异，婴儿和幼儿对 MS 免疫，6~7岁开始易感[5]，在9~10岁左右达到顶峰[6]，青春期开始（大约10~12岁）后比在6~7岁时更易发生 MS。女性比男性更易感 MS，出现呕吐和恶心等症状的概率更高。这种性别差异的易感性可能是客观的[7]。渡船乘客中女性与男性发生呕吐的风险比为5∶3。女性 MS 易感性原因可能与女性激素周期有关。患有偏头痛人群易感 MS，研究表明50%患者有运动病病史，20%紧张型患者有运动病病史[8]。

三、病因与诱因

（一）身体运动

乘坐各种交通工具可能会出现运动病。一个特定动作导致运动病的程度主要取决于机械频率调谐和运动量级。实验表明[9-11]，当机械运动约为0.2 Hz（每秒圈数）时最易出现运动病，但当运动频率高过或低于该值时，发生率都会下降。

（二）视觉运动

模拟的视觉运动经历会引起眩晕、恶心和呕吐。可引起恶心的视觉经历包括虚拟现实显示器、电影院、计算机动画，甚至电视[12]。除了会引发恶心的感觉外，现代计算机显示器还会引起定向障碍，进而造成性能损失，这种情况被称为"电脑病"。

视觉运动诱发的症状类型与真正运动经历的症状类型有所不同。视觉诱发的最明显的症状可能是头痛，且已有证据表明可能涉及与引发偏头痛现象的机制相似的病理机制[13,14]。视觉运动激发的运动错觉可引发全系列的运动病症状，包括恶心[15]。

（三）行为背景

加重运动病的因素通常涉及感官输入之间的冲突。典型例子是试图在运动的交通工具内阅读，前庭眼反射（使目光在外部固定的物体上保持稳定）必定会受到视觉引导的眼球运动的抑制，以维持对随交通工具运动的字的扫描注视。类似冲突在速摆式列车（或着陆或起飞时进行协调转弯的飞机）中也会出现，如果乘客（感觉自己在机厢中完全静止）看到外部景观似乎在大幅度地上下摆动时，尤其会感到恶心[16]。

在众多会加重运动病的病理因素中，预感不愉快的经历以及尝试进行空间加载任务（例如看地图）是突出因素[17]。

环境背景，包括可能引起呕吐的视觉和嗅觉、柴油烟雾以及其他难闻的化学气味和动物气味，也会降低症状出现的阈值[18]。

四、发病机制

没有一个学说能完全解释运动病的全部现象。运动病产生的确切机制还不为人所知。

（一）感觉冲突学说

Reason 在 20 世纪 70 年代[19] 提出感觉冲突学说，在运动病机制的研究中有奠基石的作用。该学说的要点是来自于前庭、视觉和本体觉的信息在脑内发生冲突。但感觉冲突学说无法解释一些人较其他人在同样的运动环境下更容易发生运动病的原因[48]。

（二）神经不匹配学说

运动病的产生源于前庭觉和本体觉传入信息与脑内原来储存的在稳定的地面上进行活动的信息不匹配。这一点在进入太空环境中更明显，因为在失重条件下身体运动时，前庭觉产生的信息与脑内原来存储的信息差异更大，也更易产生运动病。在解释运动病方面有 2 个具体假说，它们均在神经不匹配学说的大框架之下[20]。

1. 前庭过度刺激学说 当受到运动刺激足够强烈时，几乎所有的人都有可能发生运动病，该现象说明前庭受到过度刺激时，运动病易发。

2. 中枢神经递质系统失衡理论 研究表明，组胺、乙酰胆碱和去甲肾上腺素似乎是参与运动病的重要神经递质[38]。γ - 氨基丁酸（gama - aminobutyric acid，GABA）通过作用于速度储存整合结构，也对运动病的发生有一定作用[21]。

▶ 诊断

一、问诊与症状

（一）问诊

（1）描述就诊原因（从什么时候开始，有什么不舒服）。

（2）不适的感觉是否由明显的因素引起？

（3）是否有恶心、呕吐、出冷汗等伴随症状？

（4）是否到过医院就诊，做过哪些检查，检查结果是什么？

（5）治疗情况如何？

（6）围绕食物中毒或其他胃部不适、偏头痛、内耳疾病问诊，排除以上疾病。

（7）是否伴有耳鸣、听力下降、视觉障碍，运动病患者一般不伴随以上症状。

（8）询问患者有无家族或药物过敏史？

（二）主要症状

本病主要症状为先感觉上腹部不适，继有恶心、面色苍白、出冷汗，后有眩晕、精神抑郁、唾液分泌增多、呕吐。常见症状如下。

（1）中枢神经系统症状（头晕、眩晕、头痛等）。

（2）胃肠道症状（恶心、呕吐等）。

（3）自主神经症状（心慌、出汗、四肢冰冷）。

（4）其他症状（乏力、倦怠等）。

二、查体与体征

查体一般无阳性体征，严重者可见阳性体征：血压下降、呼吸深而慢、眼球震颤、严重呕吐引起的脱水和电解质紊乱。

三、 辅助检查

目前，在实验室中已经建立了一些诱发运动病的方法，但这些检查方法目前还未用于临床诊断，仅用于科研。所以，运动病的诊断尚不需要实验室检查结果作为诊断依据，靠病史、症状和体征即可确立。

四、 诊断标准

广义的运动病实际包括运动病（motion sickness，MS）、视觉诱发运动病（visually induced motion sicness，VIMS）、运动病疾患（motion sickness disorder，MSD）、视觉诱发运动病疾患（visually induced motion sicness disorde，VIMSD）。MS与VIMS无本质区别，只是在发病诱因上不同，MS发病诱因更广。如果发作频繁，超过5次可以诊断为MSD/VIMSD。发作次数介于2～4次之间称为可能的MSD/可能的VIMSD。

（一）MS/VIMS诊断标准

MS是由身体运动刺激时产生，VIMS是视觉运动时产生，诊断需要满足下述四个条件。

1. 人的物理运动或视觉运动诱发的下列至少一种类型的症状和/或体征。

（1）恶心或胃肠紊乱。

（2）体温调节混乱（出冷汗或皮肤苍白）。

（3）觉醒改变（嗜睡、疲劳）。

（4）头晕和（或）眩晕。

（5）头痛或眼部不适感。

2. 体征/症状在运动过程中出现，并随着运动时间增长而逐渐增强。

3. 运动停止后体征/症状最终停止。

4. 体征/症状不能用其他紊乱或疾病更好地解释。

诊断中的注意事项如下。

（1）许多物理刺激能触发MS。有人对所有类型的运动高度易感，有人只对其中一种类型易感。

（2）常见的物理刺激有各种交通工具，视觉刺激有虚拟现实设施、模拟器、电影、电脑显示屏、移动录像等。

（3）物理刺激有时与视觉刺激并存。

（4）物理因素诱发MS的早期表现为腹部不适，VIMS主要表现为头晕，且有延迟过程。

（5）在MS发病过程中，自主神经症状和体征主要表现为出冷汗、面色苍白，通常先出现面色苍白，后出现呕吐。

（6）觉醒状态改变指由MS引起的疲劳和嗜睡、头脑不清醒等改变。要注意除外其他疾病引起的这些症状。

（7）偏头痛或前庭性偏头痛患者对MS高度易感。

（8）运动刚开始就立即出现较强症状并不一定是MS，需要排除其他疾病。

（9）MS的起病必须是在运动刺激过程中，不会在运动刺激结束后才起病。

（10）MS可与其他疾病同时存在，如果患者有运动、视觉和前庭功能异常，则MS症状可能会加重[22]。

（11）VIMS与MS的诱发症状没有明显区别，但随着持续暴露，发病往往会产生习服。

（二）MSD/VIMSD诊断标准

MSD的诱发刺激为人体的物理运动，VIMSD的诱发刺激为视觉运动，二者共用一个诊断标准。诊断需要满足下述五个条件。

1. 至少出现过5次在同样的或相似的运动刺激触发下出现的MS/VIMS发作。

2. 体征/症状的出现依赖于相同的或相似的运动刺激。

3. 反复暴露在同样的或相似的运动刺激条件下，体征/症状并不显著减弱。

4. 体征/症状导致下列一个或多个行为反应：①改变运动可以终止运动病体征/症状。②躲避触发运动病的运动刺激。③在暴露于运动刺激之前就出现逃避冲动。

5. 体征/症状不能更好地用其他的疾病或失调解释。

诊断中注意事项如下。

（1）若发生 2～4 次发作，为可能的 MSD/VIMSD。

（2）在人群水平上，如果没有某些影响前庭功能的疾病，易感性通常在青年和青春期达到高峰，随着年龄增长而下降。

（3）一种刺激对 MS 或 VIMS 的易感性可能不能预测其他刺激的反应。因此，MS 和每个运动刺激（如飞机、船、虚拟现实系统、模拟器）的 VIMS 应分别考虑。

（4）妊娠和 VIMS 易感可能会在特定运输情况下发生，例如只发生在坐小船的时候，坐大船时就不会诱发。

（5）MS 和 VIMS 的易感性通常会随着反复暴露而下降，适应率取决于许多因素，包括初始刺激的强度或预测性、固有的易感性。而 MSD 和 VIMSD 则无适应性，其核心特征是对同一刺激重复诱发不能适应。

（6）个体可能被诊断为 MSD、VIMSD，或者两者兼有。

（7）关于 MSD 和 VIMSD 的机制还不清楚[22]。

五、 鉴别诊断

（一）偏头痛

1. 病史 偏头痛是一种发作性神经血管功能障碍伴体内某些生物活性物质改变的疾病，是一种常见病、多发病。临床上可能无法分辨。在适当的情况下，偏头痛的出现可能会加速运动病的发展。偏头痛可能伴有先兆症状，通常在运动结束后仍持续数小时。

2. 辅助检查 包括脑电图、CT 和 MRI 检查。

（二）良性阵发性位置性眩晕

该疾病是指在头位改变时以短暂眩晕发作为主要表现的内耳疾病，可借助于变位试验、旋转试验等辅助检查与运动病相鉴别。

（三）梅尼埃病

该疾病是以膜迷路积水为特征的耳源性眩晕疾病，特征性表现为旋转性眩晕反复发作，可伴听力损失，常伴耳鸣和耳胀满感。可通过症状、体征及纯音测听、甘油试验、眼震电/视图、耳蜗电图、前庭功能试验、内耳钆造影 MRI 等检查综合鉴别。

（四）食物中毒

通过询问病史，是否进食有毒食物，是否存在聚集性发病，以及通过胃内容物取样检查、血常规、尿常规、便常规等作出诊断。

（五）急性前庭疾病

如急性前庭神经炎等，可出现恶心、呕吐、眩晕等症状，与运动病症状相似，可通过询问病史、体格检查、体温测试、前庭功能检查等与眩晕病相鉴别。

六、 误诊防范

（一）易误诊人群

（1）有前庭疾病的人群：①梅尼埃病患者，该人群在运动诱发下出现眩晕，易被误诊为运动病，但梅尼埃病患者眩晕发作剧烈，伴耳鸣、耳聋，听力检查会有异常发现。②良性阵发性位置性眩晕患者，该病为某一头位诱发短暂突发性眩晕和眼震。患有该病患者在运动刺激下，可出现运动病症状。③前庭神经炎患者，该病患者一般为青年人多见，是前庭神经元/纤维或前庭外周感受器受累所致的一种突发性眩晕疾病。

（2）女性在怀孕期间，因激素水平变化，易出现头晕、恶心、呕吐等症状，乘坐交通工具易诱发、加重上述不适症状，辅助检查未发现阳性体征，易被误诊为运动病。

（二）运动病被误诊为其他疾病

有文献报道，将运动病误诊为急性高原病。

急性轻症高原病是最常见的高原疾病，发病机制在于机体对高原环境缺氧代偿调节失调，导致心、脑等重要器官供氧不足，以头晕、头痛、恶心、呕吐、心悸、胸闷等为主要症状。由于上述两种疾病的症状较为相似，第一次上高原出现上述不适，易被误诊为急性高原病。需详细询问病史，避免误诊，也可治疗性诊断，如给予红景天口服、鼻导管吸氧，若症状仍未改善，可考虑给予甲氧氯普胺肌内注射、口服茶苯海明片，嘱改善乘车舒适性，减少头部晃动等，若症状改善，可考虑为运动病。

（三）其他疾病误诊为该疾病

常见的容易误诊为运动病的其他疾病：偏头痛、梅尼埃病、良性阵发性位置性眩晕、前庭神经炎等。以上疾病也会出现与运动病相似的临床症状。需要结合病史、辅助检查、治疗效果评价综合鉴别诊断。

（四）误诊防范

运动病的误诊防范：①主要依靠详细询问病史，如恶心、面色苍白、出冷汗、头晕、流涎、呕吐等不适症状是否与乘坐交通工具，或从事加速度相关运动有相关性。②熟悉容易误诊为该病的其他疾病的临床特点。③严格按照目前指南推荐的诊断标准，避免误诊。

七、诊断流程

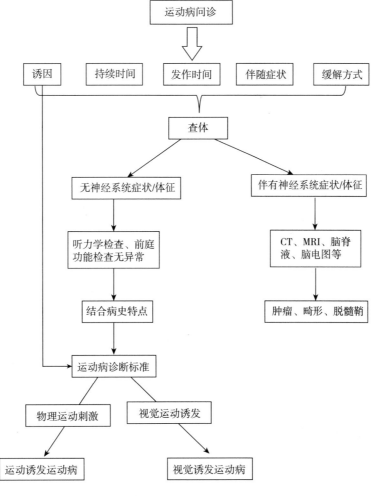

图 8-6-2 运动病的诊断流程

治疗

一、 治疗流程

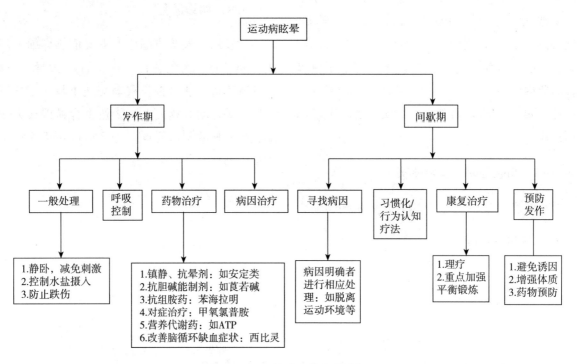

图 8 - 6 - 3　运动病的治疗流程

二、 治疗原则

运动病是周围性眩晕的一种常见类型，患病率很高，对易感人群的日常生活影响极大。随着对运动病的深入认识，目前运动病的治疗方法也有很大进步。呼吸＋行为措施、药物治疗、心理疗法是当前提高该病总体疗效的主要途径[23]。这些方法各有优缺点，在临床工作和日常生活中可以根据实际情况择优选用。

三、 治疗细则

（一）一线治疗

呼吸＋行为措施：呼吸控制作为物理治疗和心理治疗中的抗焦虑措施，在治疗运动病时有一定的价值。患者练习尽量不受交通工具运动干扰[24]。

（二）辅助治疗

1. 药物治疗　抗运动病药物大致可以分为10类，分别为抗胆碱类药物、抗组胺类药物（包括乙醇胺类、哌嗪类、烃胺类、吩噻嗪类等）、拟肾上腺素类药、镇吐药、钙拮抗剂类药、中药、其他药[23]。每类药物分别有其常用代表药物，详见表 8 - 6 - 1，常用抗运动病药物及剂量如表 8 - 6 - 2 所示。

表 8 - 6 - 1　抗运动病代表药物及剂型

药物类型	药物名称（剂型）
抗胆碱类药物	东莨菪碱（普通片、贴剂），盐酸苯磺酸壬酯（普通片），阿托品（普通片、注射剂），山莨菪碱（普通片、注射剂），苯海索（普通片）
抗组胺类药物	乙醇胺类：茶苯海明（普通片、缓释胶囊），苯海拉明（普通片、软胶囊）
	哌嗪类：塞克力嗪（普通片），布克利嗪（普通片），美克洛嗪（普通片）
	烃胺类：氯苯那敏（普通片）
	吩噻嗪类：异丙嗪（普通片、注射剂）
拟肾上腺素类药	苯丙胺（普通片），安非他明（普通片），麻黄碱（普通片、注射剂），可卡因（普通片、注射剂），甲基苯丙胺（普通片），苯甲吗啉（普通片），苯丁胺（普通片），哌醋甲酯（普通片），苯妥英（普通片）
镇吐药	多潘立酮（普通胶囊），甲氧氯普胺（普通片、注射剂），盐酸地芬尼多（普通片）
钙拮抗剂类药	桂利嗪（普通胶囊），氟桂利嗪（普通胶囊）
中药	生姜（合剂、姜粉胶囊），丹参（饮片），天麻（普通片、注射剂）
其他药物	阿片受体激动剂（洛哌丁胺）

表 8 - 6 - 2　常见抗运动病药物及剂量[25,48]

药物	给药途径	成人剂量	起效时间	作用持续时间（h）
东莨菪碱	口服	0.3～0.6mg	30min	4
	注射	0.1～0.2mg	15min	4
	皮肤贴片	1片	6～8h	72
异丙嗪	口服	25～50mg	2h	15
	注射	25mg	15min	15
	栓剂	25mg	1h	15
茶苯海明	口服	50～100mg	2h	8
	注射	50mg	15min	8
赛克利嗪	口服	50mg	2h	6
	注射	50mg	15min	6
美克洛嗪	口服	25～50mg	1.5h	12～24
布克力嗪	口服	50mg	1h	6
桂利嗪	口服	15～30mg	4h	8

　　不同严重程度的运动病，选择药物种类不同，不同年龄人群选择同种药物的剂量也不同。

　　（1）非严重疾病或严重且不可接受镇静者药物治疗第一选择包括：①经皮东莨菪碱：10岁以上儿童和成人，1mg/72h，贴剂，出行前5～6小时使用，需要时每72小时更换一次。②东莨菪碱：10岁以上儿童和成人，出行前至少提前30分钟口服0.15～0.3mg，需要时每6小时重复一次，最大剂量为0.9mg/天。

　　第二选择包括：①茶苯海明：2～5岁儿童：出行前至少提前1小时口服12.5～25mg，需要时每6～8小时重复一次，最大剂量为75mg/d。6～12岁儿童：出行前至少提前1小时口服25～50mg，需要时每6～8小时重复一次，最大剂量为150mg/d。成人：出行前至少提前1小时口服50～100mg，需要时每4～6小时重复一次，最大剂量为400mg/d。②美克洛嗪：12岁以上儿童和成人：出行前至少提前1小时口服12.5～50mg，需要时每24小时重复一次，口服和经皮制剂必须在出行前数小时服用，以达到有效的血药浓度。

　　贴剂形式的东莨菪碱经皮给药可在保持血药浓度水平持续较低的情况下，提供达72小时的保护，因而能减少不良反应。同时口服东莨菪碱可以补偿经皮路径的缓慢起效时间，服药30分钟即可起效[26]。

　　不推荐将药物治疗用于重复/持续接触，例如航海度假。但如果尝试过形成习惯和其他行为治疗后均未成功，也可以使用药物治疗。

（2）疾病严重但能够接受镇静者的治疗包括：①第一选择——异丙嗪：2岁以上儿童：出行前至少提前1小时口服0.5mg/kg（最多25mg/剂），需要时每12小时重复一次，或者出行前至少提前1小时肌内注射0.5～1mg/kg（最多50mg/剂），需要时每4～6小时重复一次。成人：出行前至少提前1小时口服25mg，需要时每8～12小时重复一次，或者出行前至少提前1小时肌内注射25mg，需要时每4～6小时重复一次。对于多数严重受影响的患者，可考虑用异丙嗪镇静，但这只适用于不需要工作时。严重情况下，肌内注射镇静剂24小时。患者将无法进行重大活动。儿童和老人更有可能出现不良反应。②新兴治疗：目前常用于偏头痛急性期的药物是以5-HT₁激动剂为基础（例如舒马普坦）。它们在用于运动病试验时的原理为：5-羟色胺（5-HT）的消耗会诱发偏头痛并增强非偏头痛患者对运动病症状的易患性[27]。此外，经证明5-HT₁激动剂可有效治疗动物的运动病[28,29]。它们可以降低有眩晕症状的偏头痛患者（前庭性偏头痛）对运动病的易感性，但尚未对治疗偏头痛所用药物在预防运动病时的普遍适用性进行系统性测试[30]。

运动病患者的胃滞留会抑制药物吸收，而动物研究显示普萘洛尔是促进药物吸收的有效辅助剂[31]。

口腔吸收东莨菪碱有效[32]，且最近开发的咀嚼口香糖配方展现出在减少不良反应的情况下充分预防运动病的前景[33]。鼻内东莨菪碱喷雾剂可以提供更快的路径[34]，且更高pH值（碱性）稀释配方能促进吸收，可在数分钟内达到峰值血液水平[35]。研究显示，鼻内给予低剂量莨菪碱可减少由转鼓检测仪引起的运动病[36]。

2. 心理疗法　心理疗法是目前治疗运动病的研究热点，有多种方法已经被证明是有效的。认知行为疗法在减轻运动病的症状方面是可行的。自动反馈训练练习可以缓解运动病症状，且效果优于肌内注射异丙嗪[37]。另外，提高感知控制和

可预测性等社会心理变量可以减轻运动病的应激反应[38]。分散注意力也可以减少低频运动引起的运动病症状[39]。但从目前研究来讲，心理治疗的过程耗时较多，对大多数人来说是不切实际的，但可以作为长期维持性治疗。

四、疗效评估

1. 呼吸+行为控制治疗疗效　调查"控制呼吸"对改善运动病的价值的研究显示，集中注意力进行有规律的中度呼吸是应对中度运动负荷的有效对策，其效力约为东莨菪碱（莨菪碱）的一半至三分之二[40-43]。控制呼吸可能较困难，应建议患者尽量控制呼吸不受交通工具运动干扰。可在预期有任何运动挑战时练习控制呼吸，在整个运动期间继续控制呼吸，直到似乎不会再出现症状。

2. 药物治疗评定

（1）抗胆碱类药物治疗运动病，其中以东莨菪碱的中枢神经抑制作用最强，仍是目前首选药物，但该药物在口服时不易吸收，且存在疲劳、口干、视力模糊等较强的不良反应和药物毒性，严重时可导致幻觉等精神类症状，半衰期较短，严重限制了该药治疗运动病的临床使用。针对以上不足，近年来通过改良剂型实现控制给药剂量，维持作用时间，减缓不良反应，如东莨菪碱透皮贴、透皮控释膜剂及微乳剂等。盐酸苯环壬酯也是防治运动病的常用药物，且通过不断改良剂型+优化工艺达到了降低毒性、增加疗效的目的。

（2）抗组胺类药物也具有较强的抑制中枢神经的作用，作为非处方镇痛药和非甾体抗炎药使用较为常见。虽然可通过镇静、与体内神经递质竞争等方式抑制胃肠道平滑肌痉挛，起到防晕和镇吐的作用，但可能存在口干、嗜睡等不良反应，同时剂量过大时可引起患者精神状态改变等情况，严重者可导致神经系统损伤及心力衰竭。

（3）钙离子通道阻滞剂，可扩张血管以增强脑部血液供应，提升中枢神经对前庭刺激的耐受能力；还可抑制前庭感受器细胞对Ca⁺的通透作用，以提高机体对前庭刺激的耐受能力。以氟桂利嗪为代表的钙离子通道阻滞剂不会对中枢产生抑制作

用，引起嗜睡等相关不良反应的发生率<5%，是较安全的抗运动病药物。以多潘立酮为代表的促胃肠动力药，可改善胃肠道不适，从而发挥抗运动病作用，但出现严重的不良反应的情况较常见。以苯丙胺、麻黄碱为代表的拟交感神经药属于中枢神经兴奋剂，虽能在一定程度上降低运动病发生时的整体主观症状，但长期使用可能出现严重的药物依赖及脏器功能抑制，在其他药物无效时可以考虑使用。

以上三类药物均能有效防治运动病，但都有相应的不良反应。为了取得最佳疗效、减少不良

反应或延缓耐药性的产生、发挥药物间的协同作用，临床也常用复方制剂治疗，如茶苯海明（苯海拉明＋氯茶碱）。有研究指出，尽管运动病的首选药物是东莨菪碱，但治疗以恶心、呕吐等胃肠道症状为主要表现的运动病时，茶苯海明有更佳的效果。

3. 心理治疗疗效评估　心理疗法也是目前缓解运动病的研究热点，但心理治疗一般应用于稳定期的维持性治疗，急性期疗效有限。其具体疗效评估尚缺乏更多有效的临床研究加以证实，可操作性有待探讨[44]。

预防

一、生活管理

（一）行为干预

运动病的预防治疗更为重要，患者应学会识别可能导致运动病的情况，并能够启动行为干预策略，以防止或尽量减少症状，行为干预相对于药物治疗而言，成本低，并且可以避免不良反应。

（二）前庭运动最小化

避免在恶劣天气作业，因为不良天气会导致前庭运动增加，如果避免不了，可以选择坐在车辆或飞机等运动设备中旋转和垂直运动量最小的位置。此外，睡眠对减轻运动病有重大作用，保证充足的睡眠可以降低前庭系统的兴奋性，最大限度减少感觉冲突。

（三）预习服，增加暴露

在持续运动的条件下，晕车的症状通常会在1~2天内消退，另外增加适应性运动能有效减轻运动病症状。例如，出海前先在码头住一晚，优于直接下海。增加暴露，即在多次运动暴露中逐渐提升运动刺激强度，也是预防运动病的有效方法[45]。对头部的高频震动也可以减少低频运动引起的运动病。视觉前庭训练是一种快速、长期、

有效的适应运动病的方法，这种方法无须服药，而且也可避免其他训练造成的恶心等不良反应。而虚拟现实训练对预防运动病而言也是一个有效的方法。

（四）视觉运动同步

视觉和前庭信息匹配，可以有效缓解运动病的表现。可以通过远跳地平线、运动时避免阅读等方法，避免视觉、运动分离。视觉训练也可以有效减轻运动病症状[46]。

（五）预防性药物

药物治疗是运动病的主要治疗措施，在所有治疗药物中，东莨菪碱能起到更好的预防效果，口服和经皮制剂均需在出行前数小时应用（详见上文中药物治疗），以达到有效的血药浓度。

二、复诊与随访

运动病的不适症状通常在脱离运动环境后消退，如果不消退，需每周复诊，以排除其他疾病引起的眩晕症状，至症状消失。此外，如执行特殊任务，需持续暴露于运动环境者，对呕吐严重患者，医疗人员应监测患者的电解质，必要时予以补充电解质，纠正电解质紊乱。

三、 患者教育

运动病患者平时应注意保持头脑放松，坐位时应面部朝上，闭上眼睛，头靠在固定的靠背或物体上。乘坐交通工具前避免过饱饮食或挨饿，也可在暴露于运动环境前半小时服用药物预防。发病后脱离致病环境，症状一般即可消失。使视觉固定于稳定不动的环境或某一目标上，也可预防疾病发生。应告知患者运动病治疗药物的不良反应，服药期间避免驾驶或操作仪器设备。

作者：金占国 贾晨曦（中国人民解放军空军特色医学中心）

二审审稿：张瑾（陕西省人民医院）

三审审稿：陈钢钢（山西医科大学第一医院）

参考文献

第七节 登陆病综合征

图 8-7-1 登陆病综合征思维导图

概述

一、 定义

登陆病综合征（mal de débarquement syndrome, MdDS）通常是指经过长时间暴露于乘船、飞机及汽车等运动刺激之后发生的一种以非旋转性眩晕（大多为摇摆、浮动或晃动）为特征性表现的前庭疾病[1-4]。是在经过数天或较长时间海上行程之后，产生的好像还在海上的摇摆翻滚或颠簸的感觉。少数患者的症状可持续数周、数月，甚至数年。除了上述主要症状外，患者可能还同时伴有慢性疲劳、认知障碍、视动敏感、对环境刺激高度敏感、失眠头痛、焦虑和抑郁。因多见于乘船航行之后，故常被称为登陆病。

二、 流行病学

正常人群经过一定时间暴露于被动运动刺激后常常出现短暂性以摇摆感为特征的眩晕。例如，海员刚在航行中遭受暴风雨的袭击，登岸后可在相当长的时间内，仍感觉两脚好像站在剧烈晃动的海船上，其发生率达72%～80%[4]。但是一般认为，持续性 MdDS 属于少见疾病[2-4]，至今仅报告数百例[5]，因 MdDS 人群患病率调查难度大，目前在一般人群中的确切发病率或患病率尚无报道[4]，然而实际上 MdDS 并不少见，如在一家三甲医院神经科门诊中 MdDS 病例占 1.3%，而梅尼埃病占 8.6%[1,6]。

健康个体长时间暴露于运动刺激后常表现有短时间的（<48小时）非旋转性眩晕症状，男女发生比例相近[3]。然而，非旋转性眩晕症状持续时间 >48 小时，尤其是 >1 个月的 MdDS 患者中则以女性居多，占 75%～100%[3,4,7-9]。MdDS 好发年龄为 40～60 岁，尤常见 40～50 岁的患者，平均年龄 45 岁[4,7-9]。有报告显示，MdDS 亦可见于 12 岁以下儿童和 70 岁以上老年人[9]。

三、 病因与诱因

MdDS 的病因或诱因为长时间受到被动运动刺激，如乘坐船舶、飞机、火车等交通工具，或位于摇摆的设施、水床、锻炼器材等能使身体被动运动的平台之上，且在受刺激后发病[3,9]，这类运动刺激具有周期性、摇摆性的特点，均持续一段时间，多在数小时以上。MdDS 多见于乘船航行之后，占 61% ~83%[8,10]。乘坐其他交通工具如飞机，居第二位，约占 19% ~41%，乘坐陆地交通工具则较少见。另外，先后暴露于多种运动刺激之后亦可发病（如先后乘船及飞机等）[2,3,5,8,9]，巴拉尼协会新近发表了 MdS 的诊断标准[1,6]，明确指出 MdS 在受到被动运动刺激后的 48 小时内出现症状。

一些诱发因素如女性的激素水平变化（月经期、更年期、孕期等）、偏头痛、抑郁等使个体更容易发展为 MdS，是 MdS 的潜在危险因素。上述因素与神经递质，如 γ - 氨基丁酸（gamma aminobutyric acid，GABA）和炎症神经肽降钙素基因相关肽（calcitonin gene related peptide，CGRP）密切相关，直接参与 MdS 的病理生理过程[11]。

四、 发病机制

MdS 的发病机制目前尚不明确，有多种理论。首先，前庭系统具有特殊的生理现象，即前庭冲动的复制：当机体受到复杂而有节律的综合刺激时，中枢神经系统即可将这种传入的前庭冲动作为母型加以复制，以便加以对抗和控制，在上述刺激消失后，这种前庭冲动的复制品可保留数小时至数日，之后自行消失，不伴有结构性损伤。

对于一些特殊群体，其在运动中具有不适当的过度依赖深感觉、不适当的内在预测模式、不适当的滚动 - 旋转间适应性等特点，在受到较长时间、持续性运动刺激后，会产生不适当的前庭适应，这与前庭系统的速度储存机制导致的前庭眼反射（vestibular ocular reflex，VOR）适应性异常有关，需要重新回到稳定的地面后经过前庭再适应才会消失。船上的乘客和船员处于一系列不自然且矛盾的前庭、视觉及本体觉的感受刺激之中，由于这些刺激间的相互不协调，可引起头晕或眩晕。与此同时，人体对当时特殊的船体运动产生了感官适应性调节，这种适应性调节往往是通过腿部肌肉对波浪涌动的适应来实现的，以保证在船上能相对平稳地行走。当返回陆地之后，这些最新获得的感觉运动方式已不再适用，但要一直持续到新的适应性机制再次建立才会消失，在此期间即会引起登陆病。

有学者提出，MdS 是由于视觉、前庭觉或本体觉输入的持续重复加权造成，或头部旋转过程中 VOR 不适应引起[12]，也有学者认为可能与大脑多感觉整合障碍、偏头痛机制、躯体化障碍或焦虑有关[13]。

在 PET 扫描研究中发现，与年龄和性别相匹配的正常人相比，MdS 患者的左侧嗅皮质和杏仁核的代谢率增高，左侧前额叶和颞叶代谢率降低。嗅皮质在处理空间信息并存储进海马的过程中起主要作用，是产生大脑往复振荡的主要驱动者[14]。对于有焦虑或慢性压力的患者所产生的自发性 MdS 样症状，边缘系统可能是主要原因。对背外侧前额叶的重复经颅磁刺激（repetitive transcranial magnetic stimulation，rTMS）可降低 MdS 患者的头晕症状。这些均支持 MdS 的病理机制新理论，即继发于因经历运动振荡所产生的内在脑网络结构间的同步化，而在旅行之后未能去同步化。

诊断

一、 问诊与症状

MdS 症状始于运动刺激结束后，即脱离运动刺激后出现，以摇摆、摆动、晃动（前后、上下、左右运动）等非旋转性眩晕症状为特征性表现。MdS 症状是一种运动的错误知觉，不是运动病的感觉，类似仍在船上或者在不平坦的地面上行走。MdS 症状的定义与 ICVD 中的前庭症状分类和定义[15]相一致，属于内在性眩晕，应归为"诱发性眩晕"中"其他诱发性眩晕"。上述运动刺激包括：水上、空中、陆地被动运动，甚至长时间停留于停靠的船上或者水床上。

MdDS 症状持续时间难以预计，文献报道从数周至数年。虽然部分患者数月后运动幻觉可以自行缓解，但是症状持续时间越长，自发缓解的可能性越小。经治疗后症状持续 5 年或者以上的患者，症状难以消失。许多 MdDS 患者报告再暴露于被动运动可以暂时缓解摇摆感，但是被动运动结束后，上述症状又会暂时性加重。MdDS 发作期存在视动敏感，例如翻乐谱、玩电子游戏、看动漫、在复杂视景中活动会出现不适。双侧前庭病患者虽然没有运动病表现，但仍存在视动敏感，表明运动诱发的不适与视觉诱发的不适病理生理机制不同[9]。视觉诱发运动不耐受的机制不明，推测与视觉前庭相互作用的特性有关：①视觉系统可以稳定低频姿势摇摆。②近十年 fMRI 和 PET 研究发现，视觉系统与前庭系统相互抑制。故减少视觉前庭冲突的意义重大，如果 MdDS 的运动错觉是由于前庭系统持续活动，那么该患者的视觉处理系统一定受到了抑制。

神经病学家认为，MdDS 患者尚可伴有其他症状，如偏头痛、焦虑、记忆力和工作能力下降、认知障碍、过度疲劳等[9]。这些症状在不同个体表现程度不一，可在 MdDS 发病之前或者之后出现，属于非特异性症状，与 MdDS 的潜在病理生理学联系尚不清楚。

问诊要点：①有无长时间接受某种运动刺激，如乘船、车、飞机等交通工具或者旋转游戏等长时间被动运动？②是否在被动运动结束后 48 小时内出现症状？③症状持续时间是否大于 2 天？④是否有以摇摆感（前后摇晃、上下起伏或左右摇摆）为特征的非旋转性眩晕症状？症状是否呈持续性或每天大部分时间里出现？⑤是否再次暴露于被动运动刺激可使症状得到暂时缓解？⑥相关因素：有无生理或心理压力、睡眠障碍、处于月经期或围绝经期等？⑦常见并发症状：有无疲劳、头痛、焦虑等？

当这些问题得到肯定回答时，要优先考虑该病。问诊听力及其他症状以除外其他前庭系统和中枢系统疾病。

二、 查体与体征

先观察患者是否存在自发性眼震和眼球运动情况。每位患者均应行耳科专科查体，包括耳廓、外耳道、鼓膜检查，以及神经系统查体，包括步态、共济、腱反射、病理征等。

MdDS 无阳性查体与体征结果。部分患者黑暗中可观察到方向改变的静态位置性眼震，但并非特异性体征。

三、 辅助检查

（一）优先检查

前庭检查：患者可行眼震视图（包括自发性眼震、凝视眼震、扫视、平滑跟踪、视动等）、冷热实验、旋转试验、摇头试验、头脉冲试验、前庭自旋转试验、前庭诱发性肌源性电位、主观视觉垂直线、静态或动态姿势描记、平衡感觉整合能力测试以及步态评价等相关检查。MdDS 患者前庭功能检查无明显异常。

（二）可选检查

包括纯音测听、高频测听、声导抗测试、言语测听等听力学检查，颞骨 CT、头颅核磁等影像学检查。

符合 MdDS 诊断标准具有典型症状的患者中，前庭和听力检查结果异常率甚低，MRI 或 CT 异常率较低，因结构性脑影像学检查对 MdDS 的诊断效率也较低，因此这些检查一般缺少诊断意义。MdDS 患者治疗前后 VOR 变化与脑部代谢改变和功能联系已通过神经影像学研究得到确认[16,17]，但目前尚不建议将这些神经影像学技术用于临床诊断[1,6]。

四、 诊断标准

具有国际共识的 MdDS 诊断标准[1]如下所示。

1. 非旋转性眩晕，以摇摆感（前后摇晃、上下起伏或左右摇摆）为特征，呈持续性或每天中大部分时间存在。

2. 被动运动结束后 48 小时内出现症状。

3. 再次被动运动时症状得到暂时缓解。

4. 症状持续时间 > 48 小时。D0. 进展性 MdDS：症状仍在持续，但观察期 <1 个月；D1. 短暂性 MdDS：≤1 个月时症状缓解，观察期至少持续至症状缓解时；D2. 持续性 MdDS：症状持续 >1 个月。

5. 症状无法归因于其他疾病。

五、 鉴别诊断

（一）运动病（motion sickness，MS）

人群中运动病的发生率为 21% ~ 59%，与所乘交通工具和个体状态有关，女性多于男性。运动病是对运动刺激的一种生理性和病理性反应，常发生于运动刺激暴露过程之中，尽管在运动刺激暴露结束后，一些 MS 症状可持续一段时间，但通常持续时间不长。运动病缺乏可靠的生理指标，实验诱发与实际生活中诱发缺乏相关性。除非外周前庭功能低下，任何个体经过一定的刺激均会表现出不同程度的恶心等症状。出现 MdDS 与航行时长无关，与是否合并运动病有关。MdDS 患者在驾车或坐车时可使其振荡性眩晕症状得到缓解，表明 MdDS 的病理生理学机制不同于 MS。

（二）前庭性偏头痛（vestibular migraine，VM）

诊断依据为反复发作性前庭症状、偏头痛病史、前庭症状和偏头痛的短暂联系，排除可能导致类似前庭症状的其他疾病。前庭性偏头痛的前庭症状具有多样性，有学者描述其为"变色龙"，患者可能出现自发性眩晕、视觉引发的眩晕、头部运动引发的眩晕、头部活动过程中出现位置性眩晕、头部运动引发的头晕伴眼震和恶心等临床表现，急性发作期持续时间 5 分钟到 72 小时。月经失调、压力、失眠、相关食物诱因可能成为诊断线索。VM 和 MdDS 关系密切，具有许多共同的临床特点，如都多见于女性，均可由情绪紧张和激素变化所诱发[9,18]。

（三）持续性姿势 – 知觉性头晕（persistent postural perceptual dizziness，PPPD）

PPPD 为一种慢性前庭综合征，患者头晕、不稳或非旋转性眩晕等症状持续 3 个月以上，站立、主动运动、被动运动和视觉刺激可使其症状加重[19]。

核心标准包括：①3 个月或以上的持续的非旋转性头晕和主观失衡感。②对运动高度敏感。③视觉性眩晕。

排除标准包括：①无活动性神经耳科及其他神经系统疾病，无明确导致头晕的治疗或药物。②神经影像学检查正常。③平衡功能检查正常或轻度异常但不足以做出诊断。MdDS 是由被动运动触发的，而 PPPD 是由平衡功能损伤事件触发的。

（四）非运动诱发（motion – triggered，MT）持续性摇摆性眩晕

非 MT 性 MdDS 既可呈自发性，也可由其他原因诱发，包括身心应激事件，如手术、创伤、妊娠/生产及激素水平突然失衡、强烈情绪刺激、以往前庭疾病或眩晕发作等[4,5,8,9,20,21]。目前缺少足够的证据支持将非 MT 持续性摇摆性眩晕归为 MdDS，ICVD 称之为未确定领域。

六、 误诊防范

（一）易误诊人群

1. 病史陈述不清 慢性 MdDS 患者症状持续 >1 个月，患者遗忘之前长期被动运动史，或者医生未追问之前长期被动运动史。

2. 因畏惧眩晕发作 患者采取固定体位或者头位，未能再次接触被动运动（如驾车）。

3. 合并或者引发非结构性眩晕疾病 患者过度强调多个躯体不适症状，如表现在神经、消化、泌尿、心血管等多个系统的疼痛、麻木、烧灼感、功能不良等。

（二）本病被误诊为其他疾病

1. 衰老相关疾病 老年性前庭病。

2. 非结构性眩晕疾病 PPPD。

3. 中枢神经系统退行性疾病 阿尔茨海默病、多系统萎缩。

（三）其他疾病被误诊为本病

衰老相关疾病、非结构性眩晕疾病、中枢神经系统退行性疾病易被误诊为本病。

（四）避免误诊的要点

1. 详细的病史询问是诊断眩晕相关疾病的第一要素。

2. 焦虑抑郁及中枢敏化评估[21]。

3. 必要的中枢神经系统查体：如腱反射、病理征、步态、共济、肌张力等。

七、诊断流程

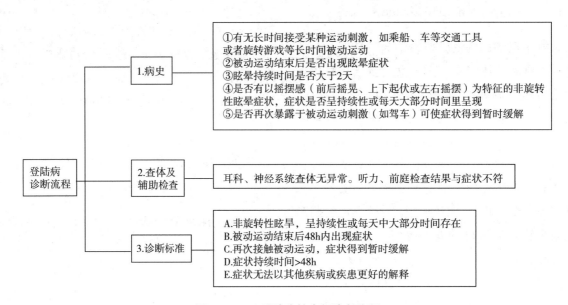

图 8-7-2　登陆病综合征诊断流程

➤ 治疗

总结相关文献观点[2,22,23]：目前 MdDS 尚无有效的治疗方法，MdDS 的缓解大多是自发的。对于难以自行缓解的患者，可使用的治疗方法有：①苯二氮䓬类药物，如低剂量氯硝西泮等对大多数患者有帮助，但应慎重考虑镇静剂的成瘾性。②5-羟色胺再摄取抑制剂（selective serotonin reuptake inhibitor，SSRI）类药物单独使用或者与苯二氮䓬类药物联合使用，对部分患者有效。③止吐剂。④三环类抗抑郁药。⑤乙酰唑胺或其他利尿剂。⑥一些抗偏头痛药物，如抗惊厥药、β-受体拮抗剂、Ca^{2+} 拮抗剂。⑦减少压力，调整饮食结构。⑧rTMS，治疗靶点为背外侧前额叶皮质，进行短期治疗，可使患者症状得到改善。⑨尽管患者通过运动或驾驶可使症状短期内得到改善，但不建议将其作为治疗手段，甚至可能延长症状。⑩前庭康复效果不明显。

预防

一、生活管理

避免长时间被动运动；积极从事体育活动，如太极拳、广播体操、乒乓球、羽毛球等头眼协调及躯体稳定性训练；增强良好的情绪调控能力，如呼吸训练、正念、冥想等；起居有规律；减少兴奋性食物的摄入，如高糖奶酪、咖啡、红酒、谷氨酸钠。

二、复诊与随访

定期随访，采用眩晕障碍量表（dizziness handicap inventory，DHI）评估。

三、患者教育

在航行前和航行中使用氯硝西泮。建议乘船者只有在海平面平静和地平线清晰可见时才在甲板上行走。

作者：孙勍（解放军总医院第六医学中心）

二审审稿：张瑾（陕西省人民医院）

三审审稿：马鑫（北京大学人民医院）

参考文献

第八节　Cogan 综合征

图 8 - 8 - 1　Cogan 综合征思维导图

概述

一、定义

Cogan 综合征（Cogan's syndrome，CS）是一种罕见的累及多系统的慢性炎性疾病，最早见于 1945 年的文献报道。主要特点为反复发作的非梅毒性间质性角膜炎、一侧或双侧快速进展的听力下降、平衡失调及系统性血管炎。病程呈进行性发展，是临床上少见且严重的致残性疾病[1]。

二、流行病学

目前，文献中报告的 CS 病例只有 300 多例，但它很容易被漏诊，故并不足以反映这种疾病的真实影响。CS 可发生在任何年龄，但最常发生在 30~40 岁。女性和男性的患病率相近[2]。

三、病因与诱因

CS 的发病机制和病因尚不清楚，现存的病因学说包括自身免疫学说、感染学说、血管炎学说及遗传学说。目前，自身免疫学说是最广为认可的学说。

（一）自身免疫学说

有报道在 CS 患者中发现 CD 148 和联合蛋白 26 等自身抗原[9]；Berti 等报道在其纳入的 11 名确诊患者中有 9 名患者发现了内耳抗体[10]；Lee 等人研究发现部分 CS 患者类风湿因子、抗核抗体和抗心磷脂抗体阳性；有研究显示在角膜组织及耳蜗发现浆细胞及淋巴细胞浸润[11]；有大量临床报道及研究提到患者应用免疫抑制剂后出现病情好转。这些证据都支持 CS 是由免疫反应导致的，故 CS 目前被归类为一种自身免疫性疾病[3]。

（二）感染学说

大部分患者就诊前均出现上呼吸道感染症状；且几乎所有患者皆存在因病毒及衣原体感染所致的间质性角膜炎；Kawasaki 等人发表的两例非典型 CS 病例，提示沙眼衣原体感染和 CS 之间存在关联[12]。故有感染学说认为 CS 可能是细菌、病毒或衣原体感染所致[13]。但由于 Kawasaki 未测量 hsp60 抗原及抗 hsp70 抗体的效价，且病毒、支原体、风疹等一般不引起前庭症状，临床抗感染治疗无效，感染学说准确度有待进一步验证。

（三）血管炎学说

多数患者都存在血管炎表现，常见的表现包括复发性上肢静脉炎及血管炎、结节性多动脉炎、弥漫性血管炎等，似乎血管炎与 CS 存在密切相关性。但据报道，不是每一例患者均有血管炎，血管炎等全身症状在非典型 CS 患者中更多见，故目前缺乏进一步证据证明血管炎为 CS 病因。

（四）遗传学说

Satoshi Morinaka[13] 等报道了一例 HLA - B * 52 基因家族阳性的 CS 患者；有研究发现 CS 患者 HLA - B_{27}、A_9、Bw_{17} 阳性[14]。这些都提示 CS 可能与遗传相关。但经统计，HLA - Bw_{17} 等与 CS 发生无绝对相关性[14]，故目前无确切证据证明 CS 的发生与遗传相关。

（五）炎症反应

也有人认为 CS 的听力下降及耳聋是由于炎症反应造成的，因为有报道在解剖一些 CS 患者颞骨时，在一部分标本的耳蜗中发现了成骨现象和纤维化，而这些表现被认为是炎症中晚期反应[15]。

四、 发病机制

该病的发病机制目前主要有自身免疫、感染学说、血管炎学说和遗传学说。免疫学理论基于对角膜、内耳和内皮抗原以及抗中性粒细胞胞质抗体的自身抗体的释放[5]。最近的证据强烈表明，CS 是由与血管炎相关的一种或多种感染因子的超敏反应介导的一种自身免疫性疾病。

▶ 诊断

一、 问诊与症状

（一）问诊

典型的 CS 患者来诊时会表现出特征性的临床症状，其中核心问诊条目包括：①有无耳鸣和听力下降。②头晕或眩晕是否有天旋地转的感觉？在黑暗环境或者地面不平时，不稳感是否加重。③有无眼睛发红、对光敏感、眼睛不适和视力模糊等。④是否伴有发热、关节炎、腹痛、头痛和皮疹等症状。

（二）症状

典型 CS 患者眼睛和前庭症状发作间隔一般为 1~6 个月，不超过 2 年。而非典型 CS 患者临床症状更加复杂化，具有其他形式的眼部受累，例如结膜炎、葡萄膜炎、巩膜旁炎、巩膜炎或视网膜血管炎，且眼部和前庭症状发作时间间隔常常超过 2 年[4]。

1. 前庭-听觉症状 患者通常表现为突然发作的耳鸣和眩晕，导致恶心、呕吐、共济失调和眼球震颤。急性发作的症状往往在几天后消失，但随后出现单耳或双耳进行性感音神经性听力丧失。基于免疫抑制剂治疗有效以及针对内耳和内皮抗原的自身抗体的发现，CS 被归为自身免疫性内耳疾病。CS 患者的内耳组织病理学显示听觉和前庭神经上皮受损，并伴有内淋巴水肿、纤维化和迷路骨化炎。内淋巴水肿的症状除了耳鸣和听力下降外，还可能表现为耳内充盈感或压迫感。Jung 等人报道了一例典型 CS 的急性病例，提供了耳蜗和前庭系统小血管炎作为该疾病造成损害的机制的直接证据。前庭症状通常会随着听力丧失而减轻。Durtette 等发现在 CS 诊断时，21% 的患者已经患有单侧耳聋，31% 的患者患有双侧耳聋[5]。在有或没有治疗的 CS 患者中，大约50% ~ 90% 的患者可发展为严重的感音神经性听力损失[1-3,12,13]。

2. 眼部症状　最常见的眼科表现是间质性角膜炎，会导致眼睛发红、对光敏感、眼睛不适和视力模糊。必须进行裂隙灯检查以确认角膜浸润的存在。间质性角膜炎最常见的病因是传染性疾病，包括梅毒、疱疹、衣原体、结核病、风疹、腮腺炎、莱姆病和寄生虫。根据病史和实验室检查可以排除这些病因，它们通常不会引起 CS 所经历的前庭症状。其他眼周表现包括结膜炎、泪眼、睑状红肿、葡萄膜炎、表皮炎、巩膜炎、视神经炎、乳头水肿、青光眼、脉络膜炎、眼眶炎症、中央静脉阻塞和视网膜血管炎[1-3, 12,14, 15]。

3. 全身症状　80% 的 CS 患者会出现全身症状。Durtette 等报道，68% 的 CS 患者诊断时存在全身症状，大多数患者表现出发热或体重减轻的体质症状，半数患者出现关节肌痛[5]。其他常见的症状包括疲劳、关节炎、腹痛、头痛和皮疹，但由于报道的偏差限制了对这些症状患病率的了解[12]。主动脉炎是最常见的系统性血管炎，约 10% 的 CS 患者出现。主动脉炎可产生上述非特异性体质症状，但也可引起主动脉瓣关闭不全或主动脉夹层，引起心绞痛[16]。

二、　查体与体征

常采用床旁头脉冲试验、Romberg 试验、摇头试验等检查其前庭功能。音叉试验结果多是双侧感音神经性耳聋。

三、　辅助检查

（一）优先检查

1. 纯音测听。

2. 冷热试验、头脉冲试验。

3. 裂隙灯检查。

（二）可选检查

1. 听力学检查　部分患者可能需行纯音测听、声导抗、耳声发射、听觉脑干诱发电位等听力学检查。

2. 前庭/平衡功能检查　部分患者可能需行眼震视图（包括自发性眼震、凝视眼震、视动、平滑跟踪、扫视、冷热试验、摇头试验等）、头脉冲试验、转椅试验、前庭肌源性诱发电位、耳蜗电图、前庭自旋转试验、主观视觉垂直线、静态或动态姿势图、平衡感觉整合能力测试以及步态评价等相关检查。

3. 影像学检查　部分患者可能需行颞骨 CT、头颅/侧颅底/内耳 MRI、颈椎 CT/MRI 检查等。

四、　诊断标准

CS 分为典型和非典型两类，其特征分别如下所示。

（一）典型

①眼部症状，非梅毒性间质性角膜炎。②类似梅尼埃病的听力及前庭功能障碍（突发耳鸣和眩晕，伴随着听力损失）。③出现眼部症状及听觉 - 前庭症状的时间间隔在 2 年以内[28]。

（二）非典型

①眼部症状，有或无间质性角膜炎。②典型的眼部炎症伴不同于梅尼埃病的听觉 - 前庭症状。③典型的眼部症状和听觉 - 前庭症状发病之间间隔 2 年以上[28]。

五、　鉴别诊断

（一）双侧梅尼埃病及其他可引起周围性眩晕的疾病

典型 CS 前庭症状与梅尼埃病前庭听力表现极为相似，表现为偶发眩晕及听力下降，但梅尼埃病听力下降通常是单侧，CS 听力下降往往累及双耳，且 MD 通常不出现眼部及血管炎等其他系统损害表现。

其他一些可引起周围性眩晕的疾病如躯体性眩晕、体位性低血压、迷路炎、迷路瘘管，以及可引起中枢性眩晕的桥小脑肿物等，都应注意与之鉴别[29]。

（二）系统性红斑狼疮

该病常累及心血管及瓣膜、肾脏，可出现血管炎及呼吸困难等上呼吸道症状。但系统性红斑狼疮通常会出现特征性面部蝶形红斑，其抗核抗体（antinuclear antibody，ANA）、抗 Sm 抗体、抗 dsDNA 抗体为阳性，故易与之鉴别。

（三）病毒性角膜炎

发病率最高的角膜炎可出现眼干、眼红、畏光、流泪等不适，角膜可见点片状浸润，且荧光素钠染色为阳性，可见孤立片状及树枝状损害。

（四）先天性或获得性梅毒性角膜炎

二者同为间质性角膜炎，特征极为相似，可通过梅毒抗体测定予以鉴别。

（五）科凯恩综合征（Cockayne syndrme）

该在青少年时期出现感音神经性耳聋、眼震、角膜炎等症状，区别于 CS，且其不具有前庭症状但可并发缺汗症、光照性皮炎、身材矮小、认知及智力障碍等。科凯恩综合征是一种 AR CKN（5q12.3）、ERCC2（19q13.2）、ERCC3（2q21）、ERCC6（10q11）基因相关的遗传疾病。

（六）阿尔斯特雷姆氏综合征

该病纯音测听表现为中重度感音神经性聋，且有血管纹退行性变。不同于 CS 的是，常出现分泌性中耳炎以及 2 型糖尿病、向心性肥胖、性腺机能减退、脊柱侧弯、驼背等全身症状[1]。

六、误诊防范

（一）易误诊人群

双侧前庭 - 听觉症状为首发表现的梅尼埃病最易被误诊。其他一些少见疾病，如小脑性共济失调、运动障碍疾病也易被误诊。

（二）本病被误诊为其他疾病

本病易被误诊为双侧梅尼埃病和 Cogan 以外的双侧前庭病。

（三）其他疾病被误诊为本病

由于本病罕见，其他疾病很少会诊断为该病。

（四）避免误诊的要点

熟悉梅尼埃病、小脑性共济失调、持续性姿势 - 知觉性头晕、中毒或药物导致的前庭功能低下、直立性震颤、运动障碍疾病的临床表现。

七、诊断流程

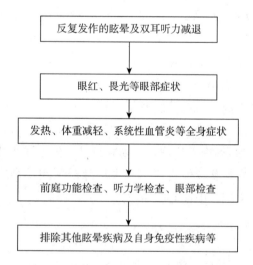

图 8 - 8 - 2　Cogan 综合征诊断流程[24-26]

治疗

一、治疗流程

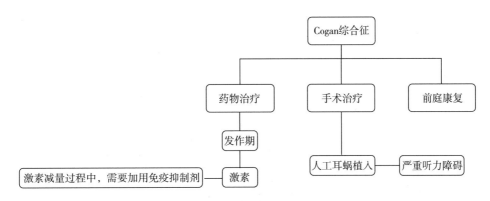

图 8-8-3　Cogan 综合征治疗流程[25,26]

二、治疗原则

CS 有反复发作的倾向，每次复发均会引起听力逐步恶化。发作期需用大剂量激素冲击治疗，激素减量过程中，需要加用免疫抑制剂以达到长期控制疾病的目的。严重听力障碍的 CS 患者可选择人工耳蜗植入，术后患者语言感知高于平均水平，但有报道 CS 患者植入耳蜗受耳蜗骨化的影响[5,25,26]。

三、治疗细则

（一）药物治疗

1. 药物类型

（1）免疫抑制剂：抗风湿药物（disease-modifying anti-rheumatic drugs，DMARDs）和生物制剂已被广泛用于治疗 CS 患者的全身和前庭听觉症状。DMARD 疗法包括环磷酰胺、甲氨蝶呤、环孢素、霉酚酸酯和硫唑嘌呤[25,26]。

（2）类固醇药物：数据表明，在最初听力症状出现的 2 周内给予大剂量类固醇（每天静脉注射糖皮质激素或口服泼尼松至少 1mg/kg）可提高恢复听力的几率[1,12]。当患者对类固醇无反应、类固醇不耐受或有类固醇使用禁忌证时，建议使用其他免疫抑制疗法来降低 CS 的长期发病率。鼓膜内类固醇注射已经在各种自身免疫性内耳疾病中尝试过，可以考虑作为一种辅助治疗[25]。

2. 药物联合治疗相关研究　英夫利昔单抗正在成为与皮质类固醇联合治疗的一线治疗方案[5,26]。Durtette 等人发现，在皮质类固醇和 DMARD 联合治疗失败的患者中，英夫利昔单抗对前庭听觉症状的缓解率为 80%。这与之前病例报告中英夫利昔单抗累计成功率为 89% 的结果非常吻合[5,26]。

在一项单一病例报告中，托珠单抗被成功用于改善炎症和生活质量，该病例为一名 69 岁男性，诊断为非典型 Cogan 综合征[28]，伴有感音神经性听力损失和虹膜炎。经高剂量泼尼松治疗后取得了初步缓解，但复发后对各种免疫抑制药物，包括甲氨蝶呤、环孢素、硫唑嘌呤和阿达木单抗耐药。

据报道，利妥昔单抗在 CS 和自身免疫性内耳疾病中的应用有限，但在听力损失症状方面有一些改善[25,26]。

（二）前庭康复

CS 可导致双侧前庭功能低下，患者一般不能自行前庭代偿，显著影响日常活动和生活质量。前庭康复可促进中枢代偿，通过视觉系统和本体觉系统替代缺失的前庭功能，可取得良好的效果。

四、 疗效评估

定期行听力学、前庭功能检查、眼部的检查和全身的系统检查。

预防

可按自身免疫系统疾病预防。

作者：汪芹（中南大学湘雅二院）
二审审稿：李勇 马翠红（承德市中心医院）
三审审稿：马鑫（北京大学人民医院）

参考文献

第九节 变压性眩晕

图 8-9-1 变压性
眩晕思维导图

概述

一、 定义

变压性眩晕（alternobaric vertigo，AV）属于气压伤的一种，是由两侧中耳腔压力不对称，且压力差超过阈值时所诱发的一种急性短暂性眩晕[1,2]。

二、 临床分型

主要分为以下两型。

1. 器质性 AV 由不可逆的慢性中耳疾病（如鼓室硬化、咽鼓管狭窄等）和内耳疾病（如梅尼埃病、特发性单侧前庭功能异常、内耳发育异常、迷路瘘管等）引起[2]。

2. 功能性 AV 由短时间的咽鼓管功能障碍导致一过性眩晕发作，在咽鼓管功能恢复正常后眩晕无复发，且前庭功能正常[2]。

三、 流行病学

1896 年，Alt 以问卷的形式对潜水员进行调查，发现有的潜水员在潜水过程中出现了短暂的眩晕发作，且主要出现在上升过程中，Alt 认为可能是前庭反应导致了眩晕症状[3]。1937 年，Armstrong 等在飞行环境中也发现了这种与中耳高压有关的眩晕症状。Jones 在 1957 年对 190 名飞行员进行调查，结果显示有 19 名（10%）飞行员曾经发生过这种伴随气压变化而产生的前庭反应，并首次提出了"压力性眩晕"的概念。同时，他还认为其发生率会随着飞机性能的提高以及飞行高度的增加而呈上升趋势[4]。1966 年，Lundgren 等调查了 108 名空军飞行员，至少有 18 名（16.7%）陈述在飞行过程中曾出现过 AV[5]。此结果证实了 Jones 在 1957 年的判断。Lundgren 当时将这种眩晕称为"变压性眩晕"，由于"AV"的概念由 Lundgren 首次提出，故后来也有人将 AV 称为"Lundgren 综合征"。一项 2016 年的研究报道，葡萄牙空军高性能战斗机部队 AV 的发病率高达29%[6]。

在潜水员人群中，国外报道显示 AV 的发生率约为 26%[7]。在水下垂直方向每上升或下降 11 米就会有一个大气压的变化。因此，外界压力变化的频率和幅度与 AV 发生密切相关[8]。这也提示了 AV 发生率会随着新型飞机速度的提升而逐渐增加。另外，因为氧气具有较高的压力并且对鼻咽部和中耳腔的黏膜有刺激效应，飞行过程中使用纯氧呼吸也会诱发 AV。而飞行员所佩戴的加压呼吸面罩会进一步加大压力变化的幅度，更容易诱发 AV。事实上，AV 不仅发生在飞行员和潜水员中，民航乘客也可发生。有文献报道一名乘机后出现眩晕的乘客，反复发作达 2 年之久才到医院就诊。该病例提示可能有一部分症状较轻的患者未及时就医，或医生不认识该病而未做报道[9]。笔者曾接诊多例乘机下降时做捏鼻鼓气动作后发生旋转性眩晕、左右晃动及站立不稳，伴随恶心、呕吐、出冷汗等不同症状的患者，甚至有的患者并没有乘机或潜水史，只是因耳部不适做瓦氏动作而出现了眩晕。此外，有报道称持续正压通气治疗也可导致 AV 的发生[10]。因此，只有医患双方对该病有一定的认识，才有可能较准确地掌握各类人群的发生率，并进行深入研究。

四、 病因与诱因

产生 AV 的病因或诱因主要包括：①上呼吸道感染尚未完全治愈期间参加飞行，此时咽鼓管因残存分泌物使其平衡中耳压力的功能下降，中耳腔内压力增高，从而刺激前庭器官，诱发眩晕症状[11]。②咽鼓管本身疾病，如咽鼓管狭窄和发育异常。③咽鼓管周围病变，如鼻咽部肿瘤和炎症、鼻息肉、鼻腔鼻窦变态反应影响咽鼓管咽口，或中耳腔的息肉、肿瘤堵塞咽鼓管管口[12]。④眩晕发生率与飞行时长具有显著相关性，可能是因为飞行时间愈长，中耳腔内压力变化次数愈多。⑤驾驶及乘坐飞机的类型也可能是 AV 发病的一个因素，具有快速爬升性能的飞机更容易诱发 AV。⑥是否存在耳气压伤是诱发 AV 的重要因素，有研究表明，耳气压伤和 AV 在具有显著的相关性[13]。⑦若一侧前庭功能异常或反复的耳气压伤造成前庭的累积性损害，当患者暴露在气压改变

环境时，可刺激前庭器官，诱发眩晕症状[14]。⑧如果内耳存在潜在性疾病，地面生活可能没有临床表现，但在飞行或潜水时就可能诱发短暂眩晕发作[15]。课题组曾诊治一名飞行员，其有潜在内淋巴积水而尚无急性眩晕发作，在一次飞行时出现眩晕，先诊断为 AV，后被确诊为梅尼埃病[16]。⑨内耳前庭系统若存在先天畸形或迷路瘘等情况，气压改变时可诱发 AV[17]。⑩睡眠呼吸暂停低通气综合征患者进行持续正压通气治疗也可诱发 AV[10]。

五、 发病机制

（一）中耳相对高压以及两侧中耳压力不平衡形成

由于越靠近地面，气压变化率越大，飞行员驾驶高性能战斗机低空飞行上升期间如果未做吞咽等平衡中耳内外压力的动作，当战斗机快速爬升时，中耳腔内短时间形成较大的相对高压，刺激前庭器官，诱发眩晕症状。另外，在飞行下降期间做瓦氏动作也同样会引起中耳腔内压力升高而诱发短暂的眩晕。若飞行员上呼吸道感染未愈就参加飞行，此时咽鼓管平衡压力功能受限，在飞机快速上升时中耳腔内就更容易形成较高的压力。瑞典学者 Lundgren 等调研了 108 名空军飞行员，分析发现，飞行中双耳压力的不对称性在眩晕组中比在非眩晕组中更普遍[5]。1990 年，Waack 等报道了 1 例海军飞行员单耳鼓膜置管术后参加飞行发生 AV 的病例[18]，该作者分析该患者产生 AV 的两个预先存在因素可能是：①上呼吸道感染引起的咽鼓管功能障碍，延缓了非手术耳的中耳与外界之间的压力平衡。②手术耳通过置管的鼓膜经外耳道快速地平衡了中耳与外界之间的压力，导致两侧中耳压力的不平衡，从而诱发 AV。另有实验表明，双耳中耳压力差在不超过 10cmH$_2$O 的情况下，中耳内相对高压不会对前庭器官产生明显刺激，只有在双耳中耳压力差达到约 60cmH$_2$O 时才会产生 AV。总之，只有在外界压力快速变化，中耳内形成相对高压且双耳压力

差不完全对称时才会诱发 AV[11]。

（二）中耳相对高压使中耳与内耳压力不平衡

中耳压力可通过圆窗和卵圆窗传至内耳，圆窗和卵圆窗具有一定的顺应性，通过前庭导水管和耳蜗导水管对压力进行疏导，缓冲内耳压力的突然变化。内耳和中耳压力平衡取决于体内的脑脊液和体外的空气压力之间是否平衡，耳蜗导水管、前庭导水管以及咽鼓管均通过单向连接方式对内耳和中耳压力进行调节。如果上述环节出现问题，例如咽鼓管功能障碍、内淋巴积水等，可导致中耳与内耳之间压力失去平衡，使前庭器官功能和形态受损。耳蜗导水管主要起着调节内耳压力变化的作用，由于耳蜗导水管是一种单向阀门，因此其对正负压力的疏导是不对称的，即脑脊液流向耳蜗比外淋巴液从耳蜗到脑脊液方向的流动要更容易一些。因此，当外界气压迅速下降，中耳内形成相对高压时，耳外淋巴液就必须通过耳蜗导水管流向蛛网膜下腔，才能使跨蜗窗压力重新达到平衡，然而外淋巴液此时通过耳蜗导水管的阻力较大，导致中耳与内耳之间压力不平衡。外淋巴液高压，通过内淋巴对前庭毛细胞间接作用或对其直接作用，也可诱导前庭反应[19]。

（三）中耳相对高压导致内耳微循环障碍

当外界压力变化使中耳形成相对高压时，可以通过听骨链和圆窗传至内耳，在中耳压力变化期间，由于砧骨及其韧带可以阻止听骨链位移，因此圆窗在中耳高压传导过程中起着决定性作用。内耳压力升高时，除蜗轴外内耳血流明显减少，可导致耳蜗的毛细血管及微循环受损，且耳蜗血

流减小程度与内耳压力上升幅度相关。中耳和内耳压力的增加使内耳静脉及毛细血管内血流淤滞，从而产生微循环障碍，使前庭器官血供减少，影响其功能。同时，由于中耳和内耳之间血管相互连接，中耳高压可使这些连接血管受到压迫从而干扰内耳的正常血液循环。另外，外界压力突然变化使中耳在短时间内形成的高压通过圆窗传递至内耳，内耳压力突然增加后导致内淋巴管和耳蜗导水管暂时阻塞，可进一步加重内耳微循环障碍，从而影响前庭功能[20]。

（四）中耳相对高压导致前庭神经元反应增强

既往研究表明，初级前庭神经元的电活动受中耳腔的压力变化影响，表现为中耳压力变化越大，前庭神经元反应率越高，且中耳正压比负压对前庭神经元的放电率影响更大[21]。外淋巴液压力的变化也可影响前庭神经元电活动，在外淋巴液压力突然改变时可见前庭神经元放电率发生变化，提示前庭神经元的活动受内耳压力的影响。中耳相对高压和较高的压力变化会显著地改变前庭器的活动，耳石膜的压缩和变形都可能与压力诱导的前庭反应有关。对中耳施加压力并阻塞圆窗时，可见前庭神经元的反应率下降，但在阻塞卵圆窗时前庭神经元反应率上升，这说明压力诱导的前庭反应不仅与内耳压力变化的幅度和变化率有关，同时与圆窗和卵圆窗的运动也存在密切关系[22]。有研究团队通过 AV 动物模型观察到，实验动物在低压舱模拟气压变化中，豚鼠诱发 AV后其椭圆囊斑、上壶腹嵴和外壶腹嵴均可见严重出血，且感觉纤毛紊乱和倒伏，这也证实中耳相对高压可导致前庭器官受损[23]。

诊断

一、问诊与症状

本病患者均发生于外界压力显著变化环境中，如飞机上升、下降或潜水上浮、下潜时，即使发生在地面，也与中耳腔的压力变化有关。由于反

复发作造成前庭器及耳蜗的器质性损伤后，部分患者症状持续时间有可能延长。

1. 眩晕 多呈旋转性，少数为颠簸、不稳感，同时伴有恶心、呕吐等前庭自主神经症状。部分患者在气压变化环境中可由瓦氏动作诱发，

持续时间多为几秒到几分钟内。

2. 听力下降 表现为一侧感音性聋，多为一过性，也可为永久性聋[24]。

3. 耳鸣 部分患者可出现耳鸣，持续时间长短不一，短则数分钟，长则数天。

4. 耳闷 耳内闷胀感或闭塞感是 AV 常见伴随症状，在飞机升降及潜水沉浮过程中即可出现，持续时间数小时至数天。

5. 耳痛 主要见于空军飞行员，尤其是在做一些特技动作飞行高度瞬间发生巨大变化时产生，疼痛程度可呈剧痛。

二、 查体与体征

在 AV 发作期，患者可出现眼震，与前庭外周性异常的眼震无显著差别。耳镜检查可见鼓膜充血、肿胀、穿孔、积液等，鼻咽部黏膜呈充血状态，咽鼓管咽口黏膜水肿，部分患者可见咽口狭窄。AV 发作间期一般无症状，神经系统检查和神经耳科检查多无异常，器质性者可查出中耳或内耳功能异常，应排除其他前庭疾病的可能。

三、 辅助检查

（一）优先检查

1. 前庭功能检查 可根据患者病史、症状、体征有针对性地选择前庭功能检查，包括自发性眼震、凝视试验、视动试验、平稳跟踪试验、扫视试验、冷热试验、旋转试验、摇头试验、视频头脉冲试验、前庭自旋转试验、前庭诱发肌源性电位检测等。部分眩晕者可描记到自发性眼震和/或患侧前庭功能减弱，提示内耳亦受到损伤。

2. 声导抗检查 发作期可呈 B 型或 C 型曲线，前者提示中耳腔有积液或积血；发作间期中耳腔压力可正常，呈 A 型曲线。

3. 纯音测听 部分患者可有听力下降表现，纯音测听可明确听力下降性质及程度。

4. 耳内镜、鼻内镜检查 耳内镜检查主要用于观察患者鼓膜情况及标志物，以及中耳腔内是否存在息肉等病变；鼻内镜检查主要用于观察患者鼻咽部黏膜形态、是否有分泌物、是否糜烂，

特别要注意观察咽鼓管周围是否存在肿瘤、炎症、息肉等情况。

（二）可选检查

AV 患者的头颅 CT/MRI 检查常无阳性发现，必要时可用于鉴别其他前庭疾病；高分辨率颞骨 CT 可显示鼓室有无积液、积血和上半规管裂等。

（三）低压舱检查

低压舱检查为飞行人员必查项目，其他患者可列为选查。

1. 准备工作

（1）仪器和设备：①低压舱：上升最大高度不小于 4000m，上升和下降速度不小于 30m/s。用于模拟飞行中的气压变化。②通话装置：采用喉头送话器或台式送话器，用于检查者与受检者之间有效通话。③电耳镜、声导抗、纯音测听仪：用于外耳道、鼓膜、中耳压力和听力检查。④无线视频眼震记录仪。

（2）人员：①检查者：医生负责采集一般病史，包括患者潜水史及乘机史（具体机种）、发作诱因、具体发作经过、既往史和临床检查（含电耳镜）。技师负责纯音测听仪、声导抗仪、低压舱检查操作和维护，并向受检者佩戴视频眼震记录仪，提前告知患者检查方法及注意事项。②受检者：主要为飞行人员，其他患者选查。如有下列情况，暂缓低压舱检查：外耳或中耳内有脓性分泌物、变态反应性水肿或息肉、肿瘤等；检查当天受检查者上呼吸道感染未愈；电耳镜、声导抗、纯音测听检查结果提示咽鼓管功能不良。

2. 检查步骤

（1）医生和技师对受检者进行电耳镜、声导抗、纯音测听检查。

（2）受检者坐在低压舱中，"上升"至 4000 米的模拟高度。

（3）在 4000m 高度停留 5 分钟后"下降"至地面高度，"下降"时提醒受检者做吞咽动作，必要时可采取捏鼻鼓气的瓦氏动作。

（4）在"上升"和"下降"过程中询问受检

者有无眩晕症状，观察受检者有无面色苍白、出冷汗、恶心呕吐等前庭自主反应。

（5）"下降"至地面后复查电耳镜、声导抗、纯音测听，并与进舱前结果进行对比。同时询问受检者检查过程中是否出现眩晕，回放视频眼震记录仪核对有无眼震，复核有无前庭自主神经反应。

四、诊断标准

根据国家《职业性航空病诊断标准》，按病变的严重程度分为轻度和重度。气压变化过程中出现眩晕伴水平型或旋转型眼震，前庭功能和听力正常为轻度；除眼震外，伴有前庭功能异常或感音神经性耳聋为重度[2]。

五、鉴别诊断

（一）空晕病

空晕病指在驾驶或乘坐飞行器或飞行模拟器时，机体不能适应角加速度和（或）线加速度、视觉和本体觉的刺激而出现的头晕、恶心、呕吐、出冷汗、面色苍白等一系列前庭自主神经反应。

（二）良性阵发性位置性眩晕

良性阵发性位置性眩晕是一种相对于重力方向的头位变化所诱发的，以反复发作的短暂性眩晕和特征性眼球震颤为表现的外周性前庭疾病。患者多起病突然，在头位变化时出现反复眩晕和头晕，通常持续时间不超过 1 分钟，同时伴有特征性位置性眼震，可有恶心及呕吐。患者多自诉于坐位躺下，或从卧位至坐位，或于床上翻身、低头或抬头时出现症状，部分患者可察觉哪一侧翻身时可诱发，甚至有患者在睡眠过程中可因眩晕发作而惊醒。眩晕程度因人而异，症状重者头部轻微活动即可出现，眩晕发作后患者可出现较长时间的头部昏沉感、不稳感。

（三）梅尼埃病

梅尼埃病是一种原因不明的、以膜迷路积水为主要病理特征的内耳病，典型临床表现为发作性眩晕、波动性听力下降、耳鸣和（或）耳闷感，好发于中年人。其眩晕发作持续时间较 AV 长，多持续为 20 分钟 ~12 小时。梅尼埃患者因反复发作听力呈波动性下降，患者可出现永久的逐渐加重的感音神经性聋，早期以低中频为主，逐渐会损害高频，最终会出现全频下降。

（四）前庭性偏头痛

前庭性偏头痛主要表现为自发性眩晕、位置性眩晕、视觉诱发眩晕及头动诱发性眩晕或头晕，大多发作持续 5 分钟 ~72 小时。眩晕与偏头痛具有关联性，眩晕可发生在偏头痛之前，也可与偏头痛同时发作，或发生在偏头痛之后。核心症状一般不超过 72 小时，应激、疲劳、睡眠不足、过度体力活动或某些食物可诱发。可伴畏光、畏声等偏头痛症状，部分患者有耳蜗症状，包括耳鸣、耳闷、听力下降。患者可有偏头痛家族史，女性相对多发。前庭功能检测可能有异常表现，但无特异性。

（五）前庭阵发症

AV 也需与前庭阵发症鉴别，后者主要表现为发作性眩晕，持续时间为数秒至数分钟，大多不超过 1 分钟，发作频率较高，使用卡马西平或奥卡西平治疗有效。目前认为，其发病机制可能与脑桥小脑区血管与前庭蜗神经的交互压迫有关，但能否用一元论解释其发病机制仍在探索当中[26]。

（六）上半规管裂

由于上半规管骨质变薄或缺失，患者表现为暴露在强声或做瓦氏动作引起内耳压力改变时产生眩晕及听力症状。薄层高分辨率 CT 有助于确诊[27]。

（七）短暂性脑缺血发作

通常起病突然急骤，多为自发性，无明显诱因。高龄患者居多，多数伴有血管病性风险因素，发作时间不超过 24 小时，发作期查体可见神经缺损体征。

（八）耳气压伤

耳气压伤又称气压创伤性中耳炎或航空性中耳炎，是咽鼓管不能平衡鼓膜内外气压时造成的中耳损伤，多发生于高压氧治疗、潜水、低压舱训练、特技飞行或快速下降的过程中。临床症状包括耳部疼痛、闷胀感、听力下降、耳鸣甚或耳出血，无眩晕症状[28]。

（九）内耳减压病

内耳减压病是潜水员在一定深度时程的水下作业后，因减压速度过快、幅度过大，先前在高压下暴露时溶于内耳的惰性气体来不及排出体外，而是从溶解状态逸出，在内外淋巴液及耳蜗微血管内形成气泡致栓塞、压迫所引起的病理损害。临床表现为耳鸣、听力下降、眩晕，如果诊治不及时可造成永久性损害。与 AV 相比，临床症状相似，但两者致病机理不同，高压氧治疗对内耳减压病有效，反而会加重 AV 病情[29]。

（十）动脉气体栓塞

潜水员从水下往水面上升的过程中，随着环境压力逐渐降低，肺内气体体积会随之增大。当肺组织所承受的机械压力超过极限时，肺泡壁和毛细血管就可能破裂，引起气胸、纵隔和皮下气肿等。如果气泡进入血管系统，就会导致动脉气体栓塞。如果出现动脉气体栓塞，不局限于耳部血管，还应合并其他症状[30]。

六、　误诊防范

（一）易误诊人群

主要为一些从事飞行、潜水等职业，工作环境中存在明显气压变化暴露的人群，或者一些存在乘机史的咽鼓管功能障碍患者。

（二）本病被误诊为其他疾病

本病较易被误诊为空晕病，因为二者均可与驾驶或乘机有关，但是运动病发作时前庭症状多为头晕，无旋转感，且伴有明显的自主神经症状，无听力症状。

（三）其他疾病误诊为本病

梅尼埃病易被误诊为本病，因两者症状相似，都具有发作性眩晕，部分 AV 患者可有听力下降及耳鸣、耳闷等症状。但是梅尼埃病发作与气压变化无明显关联，且听力下降呈波动性下降。但是需要注意的是，徐先荣团队曾报道，早期梅尼埃病患者在气压变化环境可能诱发 AV 而遗漏原发病诊断[16]。

（四）避免误诊的要点

首先，最重要的是明确患者的发作诱因是否与气压变化有关，AV 均由气压变化诱发；其次，患者是否存在导致咽鼓管功能障碍的因素，若存在此方面因素则为 AV 发作提供了病理基础；第三，根据患者发作的症状特点识别，AV 患者发作多为眩晕，多为一过性。

七、　诊断流程

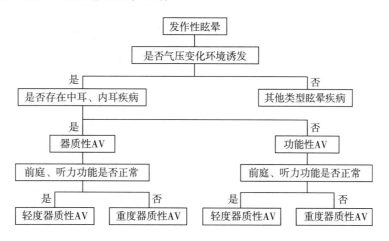

图 8 - 9 - 2　AV 诊断流程

▶ 治疗

一、 治疗流程

AV 的治疗流程（图 8-9-3）包括：①对功能性 AV 者，主要是治疗感冒，应用减充血剂消除咽鼓管黏膜肿胀，对合并细菌感染或不排除继发感染者适当应用抗生素，对分泌物较多者可加用纤毛运动恢复剂，促进中耳和鼻腔分泌物的排出，也可加做中耳和鼻部理疗，促进局部血液循环，对咽鼓管周围病变导致者（如鼻中隔偏曲、下鼻甲肥大、鼻息肉、腺样体肥大等），可采取相应的手术治疗。在上述导致 AV 的因素治愈后可对患者开展耳气压功能训练。②对器质性 AV 者：主要是治疗原发疾病，如由急慢性中耳炎引起者，根据不同情况采用药物或手术治疗，其基本原则是恢复咽鼓管的功能。对存在内耳潜在疾病者按其治疗原则采取保守态度（如早期梅尼埃病、特发性单侧前庭功能异常和内耳发育异常等）或手术治疗（如迷路瘘管等）。原发病如治愈后则开展耳气压功能训练[31]。

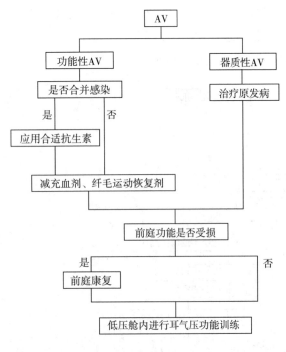

图 8-9-3 AV 治疗流程

二、 治疗原则

1. 轻度 AV

（1）积极治疗原发于鼻（咽）疾病。

（2）使用减充血剂滴鼻，行咽鼓管吹张。

（3）耳部和鼻部理疗。

（4）抗感染和口服稀化黏素类药物。

2. 重度 AV

（1）继续上述治疗。

（2）眩晕患者抗眩晕治疗。

（3）耳鸣耳聋患者按感音神经性耳鸣、耳聋予以相应治疗。

（4）其他器质性病变所致 AV 患者，针对病因治疗。

3. 其他处理

（1）在飞行上升等气压变化过程中，行吞咽等主动开放咽鼓管动作，以平衡双侧的中耳腔压力。

（2）当出现 AV 时，应临时停止飞行、潜水等活动，经检查治疗后，低压舱模拟气压变化环境中不再诱发眩晕者再参加上述活动。

（3）AV 患者经检查治疗后，低压舱模拟气压变化环境中症状仍不能消除者，应暂停飞行、潜水等气压变化环境活动。

（4）因鼻中隔偏曲、鼻窦炎、鼻息肉等疾病引起咽鼓管咽口堵塞导致 AV 者，参见相关章节。

三、 治疗细则

AV 发作期以药物治疗为主，目的为缓解症状；发作间期以耳气压功能训练为主，目的为增强患者耳气压功能，预防再次发作。

（一）药物治疗

1. 减充血剂 如赛洛唑啉、羟甲唑啉。然后行咽鼓管吹张，也可采用加压呼吸面罩经鼻咽部加压。

2. 局部糖皮质激素 如布地奈德鼻喷雾剂，对于局部水肿、炎症及过敏具有一定效果。

3. 抗组胺药 对于过敏原因导致的 AV 患者，可使用抗组胺药，缓解过敏导致的黏膜水肿。

4. 抗生素 对合并细菌感染或不排除继发感染者适当应用抗生素。

5. 纤毛运动恢复剂 对分泌物较多者可加用桉柠蒎肠溶胶囊、桃金娘等稀化黏液，增加咽鼓管黏膜中黏液纤毛输送系统的清除功能，促进中耳和鼻腔分泌物的排出，也可加做耳和鼻部理疗，促进局部血液循环。

6. 改善内耳血供药物 倍他司汀通过与中枢组胺受体结合，改善内耳血供、平衡双侧前庭神经核放电频率，达到控制眩晕的目的；银杏叶提取物可改善内耳血供，并营养神经[32]。

（二）其他治疗

1. 耳气压功能训练 适用于功能性 AV 和器质性 AV 患者，旨在改善咽鼓管功能。

2. 前庭康复 对于前庭功能受损、眩晕反复发作者，可采用前庭康复。前庭康复方案如下所示[33]。

（1）前庭眼反射康复方案：①前庭外周康复：适用于前庭外周功能受损患者，包括摇头固视、交替固视、分离固视、反向固视训练。②替代性前庭康复：适用于双侧前庭功能受损患者，包括反射性扫视、颈眼反射、记忆前庭眼反射、记忆扫视训练。

（2）前庭脊髓反射康复方案：①肌张力康复：包括五次坐起、单脚站立、提跟抬趾训练。②重心变换康复：包括双腿快速交替抬起、正常行进过程中听到指令时突然转髋、身体尽可能前倾、后仰和侧弯训练等。③步态康复：包括计时站起走、脚跟脚尖一线走、动态步态训练等。④防跌倒康复：在以上康复训练的基础上，增加脚尖行走和脚跟行走。

（3）特殊环境下前庭康复训练方案：主要针对飞行员及潜水员等特殊职业，除了在普通环境下依据上述两种前庭康复方案进行训练，还应在低气压和缺氧环境下进行上述两种前庭康复方案的训练。

四、药物治疗方案

AV 发作期治疗方案主要包括缓解鼻部充血、减缓过敏反应、促进鼻部分泌物排泄和抗眩晕治疗方案，具体方案见表 8－9－1 和表 8－9－2。

表 8－9－1 缓解鼻部充血、减缓过敏、促排治疗方案[32]

药物名称	给药途径	常用剂量	给药次数（次／日）	备注
盐酸赛洛唑啉滴鼻剂	滴鼻	2～3 滴	2	不宜超过 7 天
布地奈德鼻喷雾剂	喷鼻	128μg／鼻孔	1	—
氯雷他定	口服	10mg	1	—
桃金娘油	口服	300mg	3～4	儿童 120mg，2 次／日

表 8－9－2 抗眩晕治疗方案[32]

药物名称	给药途径	常用剂量	给药次数（次／日）	备注
异丙嗪	肌内注射	25mg	2	用于反复呕吐患者
地芬尼多	口服	25～50mg	3	使用不超过 72h
氟桂利嗪	口服	5～10mg	1	65 岁以上 5mg，65 岁以下 10mg
甲磺酸倍他司汀	口服	12mg	3	—
银杏叶提取物注射液	静脉滴注	10～20mg 或 35～70mg	1～2	—

五、疗效评估

（一）评估时机

在阶梯式训练后 2 天进行，仪器设备准备、医务人员和飞行人员准备与训练方法部分相同。

（二）评估方案

飞行人员应当进行训练后的疗效评估，其他

人员根据患者个人意愿选择是否进行评估[31]。

受检者坐在低压舱中，选择不同的速度"上升"到4000m海拔高度，停留5分钟，在4000～2000m以不同的速度"下降"，在2000m以下以不同的速度"下降"至地面。

在上升/下降过程中，飞行员均不断做吞咽动作；其他人员除采用吞咽动作外，也可采用捏鼻鼓气动作。

（三）评估结论

1. 耳气压功能良好 上升/下降过程中，受检者无明显耳痛，返回地面检查鼓膜无明显充血。

此类患者可参加飞行、潜水等活动。

2. 耳气压功能较好 上升/下降过程中，受检者轻微耳痛，返回地面检查鼓膜Ⅰ度充血。此类患者视情参加飞行、潜水等活动，如有不适及时就诊。

3. 出现下列情况之一，评定为耳气压功能不良

（1）上升/下降过程中，受检者明显耳痛，返回地面检查鼓膜紧张部中央也充血。

（2）上升过程中或下降过程中采用捏鼻鼓气动作时出现眩晕[31]。

此类患者禁止参加飞行、潜水等活动。

▶ 预防

一、 生活管理

1. 严格掌握飞行及潜水禁忌证，尤其是严禁上呼吸道感染未愈患者飞行及潜水（中耳腔和咽鼓管有炎症使基础通气阻力大增，因而咽鼓管的实际阻力明显增加）。

2. 及时发现导致咽鼓管功能异常的鼻（咽）科疾病，尽早进行矫治，防止发生AV。

3. 民航乘客上呼吸道感染未愈时尽量不要乘机，不得已要乘机时除口服抗感冒药外，可加服减充血剂，如伪麻黄碱。并于起飞前和降落前用麻黄素滴鼻剂点鼻，减轻鼻咽和咽鼓管黏膜的充血肿胀，可在飞机下降时采用吞咽、捏鼻吞咽等动作预防AV[9,34]。飞行前或潜水前，口服减充血剂、抗组胺药或使用减充血喷雾剂。

4. 为平衡压力变化，乘机时成人可咀嚼口香糖，婴儿可吮吸奶瓶；飞行时佩戴特殊耳塞。

二、 复诊与随访

对于功能性AV患者，虽多为一过性，但需密切关注患者病情进展状况，如是否有再次发作，记录发作诱因、眩晕发作形式、持续时间、伴随症状等内容，为疾病诊断和鉴别诊断提供思路；对于器质性AV，复诊时主要关注原发病治疗情况，若原发病治疗效果较好，复诊时可进行低压舱模拟气压变化环境，观察患者AV发作情况。

三、 患者教育

1. 使所有患者特别是飞行员及潜水员了解有关咽鼓管的解剖生理、气压损伤机制的最新研究成果，使每个患者学会咽鼓管主动通气动作，熟练地掌握一套行之有效的通气方法，牢记在大速度下降或俯冲时及时做吞咽、运动下颌、捏鼻吞咽及运动软腭等主动通气动作，通过训练养成"起飞即做主动通气动作"的习惯。

2. 飞行、潜水等相关职业患者在采用主动开放咽鼓管的方法无效时可改用瓦氏动作被动开放咽鼓管的方法，但飞行员要慎用，且时间控制在1秒。

3. 可利用机上加压供氧面罩给予加压通气，其压力应大于实际咽鼓管通气阻力与中耳腔压力的差值，可使咽鼓管被动开放，也可经面罩鼻咽部加压或经面罩鼻腔充气加压使咽鼓管被动开放。

作者：欧阳汤鹏（海军第971医院）

徐先荣（中国人民解放军空军特色医学中心）

二审审稿：张瑾（陕西省人民医院）

三审审稿：陈钢钢（山西医科大学第一医院）

参考文献

第十节　药物性前庭性头晕/眩晕

图8-10-1　药物性前庭性头晕/眩晕思维导图

概述

一、定义

药物性前庭性头晕/眩晕为服用药物一定时期后（过敏反应除外）出现的以周围环境不稳、颠簸不定感及平衡障碍为主要表现的头晕/眩晕，一般无视物旋转或自身旋转，可伴或不伴眼球震颤，急性、亚急性起病为主，呈急性病程或慢性病程，很少呈发作性表现[1-3]。

二、流行病学

药物性前庭性头晕/眩晕可发生于各年龄组[4]，主要见于使用耳毒性药物者。20世纪40年代前，多为水杨酸类和奎宁类药物引起，患者前庭器官损害多不严重且可恢复；20世纪40年代中期以后，链霉素等一系列具有耳毒性的氨基糖苷类抗生素广泛应用于临床，后又发现袢利尿药和抗肿瘤化疗药物如顺铂等也有明显耳毒性。这些药物的不合理使用，使得前庭和（或）耳蜗毒性的发生率日益增多[5]。

三、病因与诱因

已知的耳毒性药物有近百种，主要有氨基糖苷类抗生素、大环内酯类抗生素、抗肿瘤药、解热镇痛抗炎药、抗疟药、袢利尿剂、抗肝素化制剂和铊化物制剂等，其中氨基糖苷类抗生素的耳毒性药物在临床上最为常见[6]，以硫酸盐链霉素中毒最为严重。

影响药物性前庭耳中毒的因素包括：用药剂量（一般剂量越大、用药时间越长，中毒的可能性越大）、给药途径（各用药途径均可对内耳产生毒性作用，静脉注射引起中毒的可能性高，肌内注射时血液中药物浓度低，中毒的危险性相对较小）、经胎盘进入胎儿血循环（妊娠前2个月时最明显）、耳毒性药物联合应用、肾功能不全、年龄（婴幼儿和老年人对氨基糖苷类抗生素具有易感性）、遗传因素、内耳疾病等[5]。

四、发病机制

耳毒性药物可损伤内耳毛细胞、神经元和支持细胞，当累及双侧前庭系统时，会引起头晕和眩晕[5-7]。如果双侧前庭系统的损害程度不同或以单侧为主，则常会因双侧迷路兴奋性的不平衡导致眩晕症状出现[8]。不同种类的药物致头晕/眩晕的机制不同，具体如下。

（1）抗生素类药物：氨基糖苷类抗生素在内耳中的蓄积作用[9,10]、兴奋性毒性作用[5]、过氧化损伤[11]、遗传易感性[12]及损害血-迷路屏障[5]导致耳毒性损害；大环内酯类抗生素引发的听力损失可能与血管纹短暂性功能障碍[13]或外毛细胞损害有关[14,15]。

（2）非抗生素类药物：解热镇痛抗炎药可损害外毛细胞功能、抑制环氧合酶，产生耳毒性[6,16,17]；袢利尿药损害血管纹和毛细胞，可引起耳蜗淋巴液中电解质浓度的改变[18]，促进耳毒性药物进入内耳[18-20]，导致毛细胞和相应的螺旋神经节神经元损伤[20,21]，导致听力损失[22]；抗肿瘤药物一般是在快速大剂量冲击静脉注射时才产生耳毒性，例如顺铂产生的耳毒性机制可能与 DNA 损伤[23]、活性氧（reactive oxygen species，ROS）积聚产生细胞毒性[24]、促进炎症因子的释放有关；抗疟药（如奎宁、磷酸氯喹、乙胺嘧啶）可导致血管收缩[5]，使局部组织缺血、缺氧，进而造成内耳毛细胞损伤以及神经变性[25]，从而产生耳毒性。

诊断

一、 问诊与症状

（一）问诊

需详细询问患者症状特点，如：持续时间、发作性质、诱发因素、伴随症状（如神经系统、听觉或视觉症状）、发作频率及其他各类病史（既往史、药物史、家族史）等[26]，区分眩晕、头晕、晕厥和平衡障碍，辨别急性、发作性、慢性前庭综合征。对老年人、认知功能障碍、情绪异常、多病共存的患者，更应该重视用药史（包括保健药品等病史）和饮食生活习惯的询问，最好能与患者及知情家属共同书写药物使用清单，理清相关症状发生的时间顺序，甄别症状发生与药物的关系。

（二）症状

主要临床表现为耳鸣、耳聋、眩晕和失衡。耳聋可发生在用药期间，也可在停药后出现，甚至在停药后 1 年或 1 年以后，仍可继续加重。

不同药物伴随症状和病程有所不同。水杨酸盐和其他非甾类抗炎药物可产生剂量依赖的、可逆转的耳毒性，表现为恶心、呕吐、耳鸣、听力损害、头痛、过度换气等，停药后几天内耳鸣与听力损害可恢复[8]。抗疟药奎宁中毒可同时出现视力障碍[16]。袢利尿药的耳毒性呈剂量依赖性，短期内停药，耳毒性是可逆的，但在肾功能不全或与氨基糖苷类抗生素合用时易发生永久性耳聋[27]，常伴有耳鸣，偶尔出现前庭症状[8]。抗肿瘤药物急性耳毒损害相对少见，多在用药后数天内发生，表现为急性眩晕/头晕，伴失衡、恶心、呕吐，症状持续，不易缓解；慢性耳毒性损害较多见，一般在用药后 2~4 周开始逐渐出现头晕，多为空间位置觉异常、姿势异常，常伴恶心、平衡失调、步态不稳等，持续数周至数月不等。

二、 查体与体征

药物性前庭性头晕/眩晕患者查体时可见不同组合的前庭耳蜗周围及前庭中枢损害体征，也可合并神经系统损害及系统损害，可从以下几个方面进行查体。

（一）专科查体

除耳科常规体检外，还包括视眼动通路（扫视、追踪、凝视等试验）、前庭眼动通路（自发性和变位性眼震、甩头试验、摇头试验、动态视敏度检查等）、平衡功能测试（Romberg 试验、单腿直立试验、行走试验等）、听力粗测及音叉试验等。

（二）神经系统查体

包括神志、言语、认知、情绪、查体配合情况，以及其他颅神经检查、运动、感觉、反射、脑膜刺激征、自主神经检查等。

（三）全身系统查体

包括营养、发育、面容、头颅五官、皮肤黏膜等，尤其要重视心肺查体。

三、 辅助检查

（一）优先检查

1. 前庭功能检查 包括视频眼震电图下温度

试验和转椅试验、头脉冲试验、前庭肌源性诱发电位、变位试验（dix - hallpike/roll test）等。

2. 听力学检查 包括纯音测听、声导抗、脑干听觉诱发电位、耳蜗电图、耳声发射、耳鸣检查等。

3. 影像学检查 对于急性眩晕，特别是迅速出现意识障碍者，或有异常神经系统损害表现（包括不对称或单侧听力损失）及恶性眩晕高危因素者，应及时行影像学检查，包括头颅 CT 和/或 MRI。

（二）可选检查

可选头颈 CTA/头 MRA 检查、颈部血管彩超、经颅多普勒超声（transcranial doppler，TCD）等。

四、 诊断标准

（1）有明确的可引起头晕/眩晕症状的用药史。

（2）多在用药当日或第 2～5 日内突然发作，多伴有恶心、呕吐，可合并听觉症状和其他神经系统症状，但神志清楚，能够描述发作经过。

（3）急性眩晕发作者一般持续时间较短，绝大多数只持续几分钟或几十分钟，个别病例长达 1～2 个小时以上，有的患者则表现为缓慢起病的头晕不稳，持续性发作。

（4）停药后头晕/眩晕症状可消退。

（5）结合病史、体征及相关辅助检查，除外其他原因。

根据头晕/眩晕诊断流程，进行严格的病史采集（重点是用药史）、体格检查及相关的辅助检查，在除外其他前庭疾病、脑血管疾病、眼源性疾病、颈源性疾病等时，可考虑本病[5,16]。

五、 鉴别诊断

（一）与眩晕性疾病鉴别

1. 梅尼埃病 为特发性内耳疾病，其典型临床表现为反复发作性眩晕、波动性感音神经性耳聋，伴耳鸣、耳闷感[28]，听力学检查发现患耳有低到中频的感音神经性听力下降，结合病史和症状可诊断。

2. 良性阵发性位置性眩晕 指某一特定头位时诱发的短暂阵发性眩晕，是由椭圆囊耳石膜上的碳酸钙颗粒脱落进入半规管所致。根据典型发作史、位置试验诱发的眩晕及典型眼震、行耳石复位术后眼震消失，并排除其他疾病后可诊断[28]。本病多为自限性疾病，大多于数月内渐愈。

3. 前庭神经炎 是病毒感染前庭神经或前庭神经元的结果。临床表现为剧烈的外周性眩晕，常持续 24 小时以上，有时可达数天，伴剧烈的呕吐、心悸、出汗等自主神经反应，多出现行走不稳，无听力下降。查体可见单向水平为主略带扭转的自发性眼震，患侧甩头试验阳性，辅助检查提示单侧前庭功能减弱，除外其他疾病后可诊断。规范诊治，多在数周后痊愈[29]。

4. 前庭性偏头痛 既往有或没有偏头痛发病史的患者，出现反复发作性眩晕，每次持续 5 分钟～72 小时，常伴随恶心、呕吐、畏光、畏声，通常有一定的诱因，如劳累、焦虑、睡眠不足等，睡眠及休息后改善，不伴听力下降、肢体言语功能障碍。主要根据病史及 ≥5 次中重度前庭症状发作，且至少 50% 的发作中伴有至少 1 项偏头痛样症状，并除外其他前庭疾病后可诊断。

5. 持续性姿势－知觉性头晕 临床表现为非旋转性头晕及不稳感持续 3 个月或以上，症状大部分时间存在，但时轻时重，有诱发或促使症状加重的因素，可在急性或发作性头晕/眩晕疾病之后出现，站立、暴露在运动或复杂的视觉刺激，主动或被动的头部运动会导致头晕不稳加重，一般无明显阳性体征。此病与药物所致的慢性持续性头晕较为相似，需通过用药史、既往病史及相关诱发因素鉴别。

6. 癫痫性眩晕 眩晕可为癫痫发作的先兆，少数患者只有眩晕的先兆感觉，而不出现其他精神运动性症状[28]。其病变部位可在顶内沟、颞叶后上回、顶叶中后回、左侧额中回、颞枕顶交界区等[29]。根据既往癫痫病史及脑电图检查可诊断。

7. 后循环梗死或缺血 后循环梗死或缺血发作多表现为眩晕、头晕、平衡障碍，多有心脑血管危险因素，急性起病，常伴肢体运动障碍、言语障碍、复视、视野缺损等症状，头颅 CT 未发现出血，头 MRI 多可发现病灶。

8. 颅内肿瘤 桥小脑角肿瘤、第四脑室内室管膜瘤、小脑星形胶质细胞瘤、听神经瘤、脑干肿瘤、脑转移瘤等均可出现眩晕及头晕症状[28]，常伴有脑神经及相应脑干小脑损害症状及体征，头颅 MRI 多可明确诊断。

（二）与头晕性疾病鉴别

1. 精神心理性头晕 焦虑、抑郁情绪可导致患者头晕，头晕亦可引起情绪障碍，两者相互影响。有研究显示，精神性因素占头晕原因的 35.8%，排在各病因之首，且女性远多于男性[30]。临床多表现为慢性持续性头晕，焦虑抑郁评估量表可辅助诊断。

2. 血流动力学相关直立性头晕 指仅在直立体位（从坐位到站立位，或从卧位到坐位/站立位时）血流动力学变化引起的头晕、不平衡等症状，多伴双眼黑蒙，部分患者合并心慌，甚至一过性意识障碍，多次站卧位血压及直立倾斜试验可明确诊断。

3. 心脏问题引起的头晕/眩晕 由心脏问题引起的头晕患者可能有一半以上表现为眩晕，并且可能是孤立的症状。在这种情况下，头晕和眩晕是血流动力学相关的，但不一定是直立性的。症状可能发生在劳累或仰卧时，可伴有心悸、胸部不适或呼吸困难。患者多有结构性心脏病、冠状动脉疾病或心律失常的家族史。

4. 眼源性头晕 由某些眼疾引起的头晕称为眼源性头晕，属于非前庭性头晕，多表现为注视物体时头部不适、站起活动时不稳。眼科专科检查可发现视力视野异常、眼位异常、眼球运动异常及复视等。眼科专科检查有助于明确病因。

5. 颈源性头晕 头晕为主要症状，多呈慢性持续性，有时也可表现为发作性剧烈眩晕，多见于伏案工作者，中老年女性多见，发病前多有慢性颈痛史。

六、误诊防范

（一）易误诊人群

1. 儿童 儿童处于发育期，各系统发育欠完善，易造成损害。由于患儿描述症状困难，准确度差，家长不易察觉，患儿也不能很好地配合检查，导致头晕/眩晕诊断不足[31]，且儿童头晕/眩晕与成人的疾病谱不同，不了解儿童眩晕的发病特点很容易延迟诊断，甚至误诊漏诊[33]。

2. 老年人 老年人的头晕/眩晕患病率高，病因复杂，常多因素参与，表现形式多种多样，涉及多种器官系统，如感觉、神经和心血管系统。由于年龄大，血管疾病危险因素多，常合并多种基础疾病，服用多种药物，且有 50% 以上的老年人描述头晕/眩晕症状时含糊不清，容易误诊[32,33]。

（二）本病被误诊为其他疾病

1. 脑血管疾病 老年人头晕/眩晕的显著特征是非特异性的头晕和不稳，而非旋转性的眩晕，实际上是多因素的老年综合征，又称为多感觉性头晕/眩晕，故在老年群体中易被误诊为此病[32]。

2. 心脏问题引起的头晕/眩晕 症状与药物所致的头晕/眩晕及心悸等不良反应表现相似，易误诊。

3. 持续性姿势 – 知觉性头晕。

（三）其他疾病被误诊为本病

1. 精神心理性头晕 90% 以上的患者主诉是头晕、常有反复长期持续性头晕，但不能清楚地描述其头晕的确切感觉，体格检查、实验室检查及影像学检查多无阳性结果，故易误诊。

2. 颈源性头晕。

3. 其他眩晕类疾病 部分眩晕类疾病可能因缺少特异性的临床表现或检查结果而被误认为本病，如符合持续性姿势 – 知觉性头晕的特征或诊断标准，但同时有明确用药史的患者。

（四）避免误诊的要点

1. 熟练掌握常见头晕/眩晕病因及各类头晕/

眩晕疾病的临床特点，详实、全面、准确地采集病史和查体，掌握正确的前庭功能评价技术，遵循头晕疾病诊治指南和规范，有助于明确诊断、避免误诊。

2. 若对诊断存疑或给予患者治疗反应不佳时，有必要再次进行问诊与查体，进一步完善辅助检查，动态观察和随访病情演变。必要时多学科会诊或及时转诊，也有助于减少误诊的发生[32,34]。

七、 诊断流程

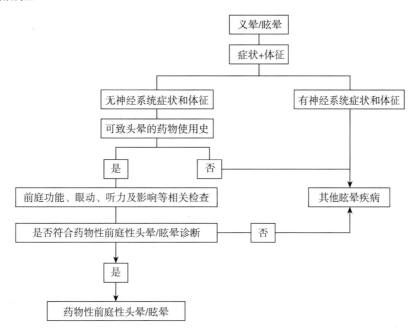

图 8-10-2 药物性前庭性头晕/眩晕诊断流程[2]

治疗

一、 治疗流程

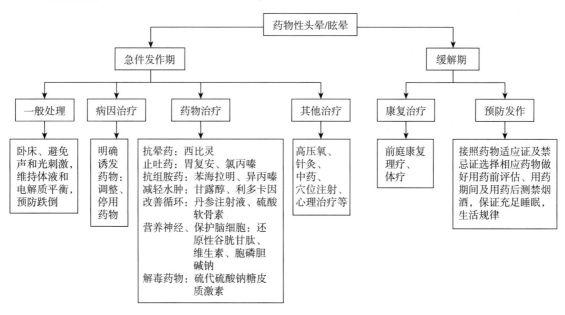

图 8-10-3 药物性前庭性头晕/眩晕治疗流程[35]

二、 治疗原则

一旦诊断为药物性眩晕/头晕，若治疗原发病病情许可，应及时停药，或根据病情换用其他药物治疗。持续时间短者无须特殊治疗，适当休息即可迅速缓解症状[36]。症状严重或短时间内不能缓解者，可采用一般处理、对症治疗和抗氧化治疗。急性眩晕者使用甘露醇125~250ml静脉滴注可以短暂缓解症状[37]。由于眩晕或持续头晕容易导致患者心理疾患，应当及时予以干预。氨基糖苷类和抗肿瘤药物一般与用药剂量呈正相关，因此需要减小药物剂量或使用拮抗效应的药物来改善症状。

三、 治疗细则

（一）对症治疗

针对药物性眩晕的对症治疗并无高质量临床研究，以下方案可供参考。

眩晕症状严重者可肌内注射苯海拉明、异丙嗪[38]或地西泮[5]，口服氟桂利嗪、尼莫地平[39]、倍他司汀[5]；呕吐严重者可口服甲氧氯普胺片、多潘立酮、西沙必利等[5]。

（二）药物治疗

针对药物性眩晕，多无明确解毒药物，未发现高质量研究，以下方案可供参考。

1. 改善脑及内耳循环 ①丹参注射液。②刺五加注射液[40]。③醒脑静注射液。④葛根素注射液[38]。⑤川芎嗪[5]。⑥银杏叶提取物注射液[5]。⑦纳洛酮[40]。⑧硫酸软骨素[16]。

2. 减轻水肿、吸收内耳淋巴液水分 20%甘露醇[38]。

3. 提高晶体渗透压 碳酸氢钠[16]。

4. 改善神经营养代谢药物 维生素B、维生素A、辅酶A、辅酶Q10、泛酸钙，还可用甲钴胺、吡拉西坦、胞磷胆碱[5]、还原性谷胱甘肽[16]。

5. 解毒药物 硫代硫酸钠[16]；抗坏血酸（维生素C）[41]。

6. 中医中药 可选用对耳毒性药物有解毒作用的中成药，包括清肝泻火、补肾益气、解毒通窍、补脾活血、养血平肝等药物[27]，还可行针灸治疗。

（三）高压氧治疗

通过高压氧舱治疗，可改善内耳血供，提高血氧浓度，能促进内耳细胞的修复，每周2次，5次为1疗程[5]。

四、 药物治疗方案

见表8-10-1。

表8-10-1 药物性前庭性头晕/眩晕药物治疗方案[5,16,27,38,40,41]

种类	药物名称	给药途径	常用剂量	给药次数/持续时间	备注
抗晕药	*倍他司汀	口服	12mg	每日3次，治疗6周，	不良反应较少，常有消化道症状，如上腹痛、恶心、呕吐、腹泻等
	*氟桂利嗪	口服	5~10mg	睡前顿服，4周1疗程	有嗜睡的不良反应，故白天不宜服用
止吐药	*甲氧氯普胺	口服	5~10mg	每日3次	基底神经节病变、帕金森病、帕金森综合征、骨髓抑制、青光眼、昏迷、吩噻嗪类药物过敏者禁用，常见的不良反应有口干、上腹不适、乏力、嗜睡、体位性低血压等
		静脉、肌内注射	10~20mg	—	
	氯丙嗪	口服	12.5~25mg	每日2~3次	
抗组胺药	*苯海拉明	深部肌内注射	20mg	每日1~2次	不良反应主要为镇静、嗜睡、乏力等中枢抑制现象，其次是消化道症状
		口服	25mg	每日2~3次	
吩噻嗪类	异丙嗪	肌内注射	12.5~25mg	必要时每4h重复1次	不良反应为嗜睡、反应迟钝、眩晕、低血压、视物模糊或轻度色盲、头晕、口干、心率加快、白细胞计数减少、增加皮肤的光敏性
		口服	12.5~25mg	每日2~3次	

种类	药物名称	给药途径	常用剂量	给药次数/持续时间	备注
减轻水肿	*利多卡因	缓慢静脉注射（5min）	40～60mg（1mg/kg）（加入葡萄糖40ml）	每日1～2次，5～10天为1个疗程	—
		静脉滴注	200mg（加入5%葡萄糖500ml）	每日1次	—
	*20%甘露醇	快速静脉滴注（20～30min滴完）	250ml	急性期使用，效果不显著者4～5h后重复应用	适用于眩晕急性发作的各种类型
提高晶体渗透压	碳酸氢钠	缓慢静脉注射 静脉滴注	60ml 250ml	每日1次	—
改善循环	*醒脑静注射液	静脉滴注	20ml（加入5%葡萄糖250ml）	每日1次	—
	*丹参注射液	静脉滴注	20ml（加入5%葡萄糖250ml）	每日1次，7天1疗程	—
	葛根素注射液	静脉滴注	400～600mg（加入5%葡萄糖250ml）	每日1次	—
	川芎嗪注射液	静脉滴注	40～80mg（加入5%葡萄糖250ml）	每日1次	—
	刺五加注射液	静脉滴注	60ml（加入5%葡萄糖250ml）	每日1次	—
	银杏叶提取物注射液	静脉滴注	4～8支（17.5ml/支）（加入生理盐水中）	每日1次	—
	*纳洛酮	静脉滴注	0.8～2.0mg（加入5%葡萄糖250ml）	每日1次，3～7天为1个疗程	对脑血管病性眩晕、颈椎压迫椎-基底动脉引起的眩晕疗效明显，不良反应为中枢兴奋症状，严重高血压患者应慎用
		静脉注射	0.8mg（加入50%葡萄糖40ml）		
		肌内注射	0.4～0.8mg		
解毒药物	硫酸软骨素	肌内注射 口服	20～40mg 0.6～1.2g	每日2次 每日3次	个别有胸闷、恶心、牙龈少量出血等，有出血倾向者慎用
	硫代硫酸钠	静脉注射	0.32～0.64g（加生理盐水40ml）	每日2次	可出现恶心、呕吐、胸闷、心悸、血压下降、注射部位疼痛、暂时性渗透压改变等不良反应，使用时需密切监测血压，注意静脉注射反应；肾功能不全者慎用，老年患者使用时在剂量选择上应注意，并应监测肾功能
		肌内注射	0.32g（加生理盐水3ml）		
	还原性谷胱甘肽	静脉滴注	0.5～1.0g（加入10%葡萄糖500ml）	每日1次	可引起过敏性休克，有哮喘发作史者慎用，可有皮疹、皮肤瘙痒、咳嗽、气促、胸痛、恶心、呕吐等不良反应
改善神经营养代谢药物	*复合维生素B2片	口服	50mg	每日3次	—
	*胞磷胆碱	肌内注射	25～50mg	每日1次	偶见胃肠道反应，轻微、时间短
		口服	0.2g	每日3次	
	甲钴胺	肌内注射或静脉滴注	500ug	每周3次	偶有食欲不振、恶心、呕吐、腹泻；过敏少见
		口服	1片	每日3次	

注：标 * 为常用药物。

五、 疗效评估

多数药物性眩晕在停药后症状可缓解[42]。耳毒性抗生素所致眩晕症状消失较为缓慢，需数月甚或 1～2 年之久，前庭功能则更难恢复[43]，而耳毒性药物所致的耳聋，特别是氨基糖苷类抗生素造成的听力损害，治疗相当困难，常常是不可逆的[27]。前列地尔联合倍他司汀治疗铂类化疗药物所致耳源性眩晕疗效较好，可有效改善临床症状，提高生活质量[44]。

▶ 预防

药物引起的耳蜗和前庭损伤大部分是不可逆的，而且治疗难度大[6]；眩晕和平衡障碍症状多数可以缓解和消失，但部分患者代偿不全或失代偿，导致长期平衡失调和定向障碍[45,46]。因此，药物性头晕和眩晕的预防至关重要。

一、 用药管理

1. 合理、慎重选用耳毒性药物 ①严格掌握药物适应证、禁忌证及药物相互作用，尤其要谨慎使用氨基糖苷类抗生素，不可作为预防用药[27]。②严格控制药物用量、疗程和耳毒药物的联合使用。③选用治疗有效且对耳内损害小的途径给药[6]。

2. 询问家族史和个人用药史 ①家族中有药物中毒易感人群者，要慎重使用耳毒性药物。②有耳毒性药物过敏史者应禁用耳毒性药物。③使用耳毒性药物者，应注意监测不良反应，警惕蓄积中毒。

3. 做好特殊人群用药管理 ①妊娠期妇女应禁用耳毒性药物[27]。②儿童、老年人、肾功能不全或原有肾疾病者，用药时应根据肾功能评估调整剂量，并在治疗过程中监测血药浓度、肾功能、听力和头晕等临床情况，必要时应适当减少药物剂量或延长给药间隔[47,48]。③患耳感染、听力下降、发热、脱水、败血症、暴露于噪声环境者，应慎重使用或减量使用耳毒性药物[49]。

4. 做好用药前评估、用药期间和用药后监测[6]

（1）用药前：行耳蜗和前庭功能评估[50]。

（2）用药中：①密切监测耳中毒症状：早期主要为头痛、头晕、耳鸣、耳胀感、耳聋、眩晕、走路不稳、平衡失调等[51]。②监测前庭功能：尤其是出现眩晕、头晕、走路不稳、共济失调等症状时。③监测听觉功能：尤其是出现听力下降、耳鸣、耳胀闷感等症状时。④监测血药浓度和测定肌酐清除率：在用药过程中可进行血药浓度监测，指导临床用药，不能测定血药浓度时，应根据血清肌酐清除率调整剂量[5]。

（3）药物耳毒性反应可能有迟发反应，停药后发生耳聋、耳鸣或耳部满胀感者也不能排除药物耳毒性反应[6]。

5. 使用保护内耳的药物 可采用改善细胞代谢、供给能量和促进细胞氧化还原的药物保护内耳，但证据并不充分。常用的有维生素类药物、氨基酸类、腺苷三磷酸、辅酶 A、细胞色素 C、核苷酸、软骨素、葡萄糖醛酸、水解肝素、维生素 A、维生素 B 族、复方丹参[9,41,52,53]。

二、 生活管理

在治疗眩晕的过程中，应注意患者的情绪变化，鼓励患者保持良好的心态和愉悦的心情；饮食宜清淡，营养丰富，避免刺激性及油腻食物，禁烟酒；保持良好的作息习惯，保证充足的睡眠和休息；建议适度有氧运动，多户外活动，但需注意避免不安全的活动，谨防跌倒，鼓励参加太极、舞剑等愉悦心身的活动。

三、 复诊与随访

药物性前庭性头晕/眩晕患者需定期评估临床症状及前庭功能，若无症状加重，一般 2 周复查为宜。随访内容：评估原有疾患情况、新发症状、眩晕症状改善情况、核查药物；神经科查体；系统查体；听力、前庭功能、平衡能力、日常生活能力、情绪评估、血常规、肝肾功能复查等，必要时检测血药浓度。头晕/眩晕症状加重或出现新发症状需尽快随访复诊。

四、 患者教育

（1）加强用药知识宣传，防止耳毒性药物的滥用[27]。

（2）注意药物使用方法，遵医嘱服药，警惕长时间错误用药。药物无效及出现不良反应时尽快复诊，及时更换药物或停药复查。

（3）眩晕及平衡障碍的患者外出时应尽量由家人陪伴，以防跌倒等意外事件发生。

作者：姚晓东（山西省人民医院）

二审审稿：王璟（复旦大学附属眼耳鼻喉科医院）

三审审稿：张甦琳（华中科技大学同济医学院附属协和医院）

参考文献

第十一节　药物性非前庭性头晕

图 8-11-1 药物性非前庭性头晕思维导图

> ## 概述

一、 定义

药物性非前庭性头晕是指药物引起的非前庭性头晕，以头晕、晕厥前症状为主要表现[1]。由于药物作用不同，伴随症状不同。

二、 流行病学

药物性前庭性头晕可发生于各年龄组[2]，而药物性非前庭性头晕多发生于 65 岁以上老年人[3]。老年患者多病共存、低体重、药代动力学和药效学改变[4]、多重用药及不合理用药，使老年人易发生药物性非前庭性头晕，发生率在 1/3 以上[3]，有 25%～30% 的老年人会因使用利尿剂、降压药、左旋多巴和苯二氮䓬类药物等导致直立性低血压，出现晕厥前症状[5]。

三、 病因与诱因

1. 继发直立性低血压　使用降压药（利尿剂、钙离子拮抗剂、血管紧张素转化酶抑制剂、血管紧张素抑制剂、β 受体拮抗剂等）、α 受体拮抗剂、硝酸盐制剂、抗抑郁药（以三环类为主）、治疗帕金森病药物（左旋多巴、多巴丝肼）、抗精神病药物等，可出现继发性直立性低血压，导致药物性非前庭性头晕。

2. 继发低血糖　降糖药（磺脲类、胰岛素、非磺脲类促泌剂等）、β 受体拮抗剂等可导致继发性低血糖，患者可有药物性非前庭性头晕表现。

3. 使用镇静性药物　苯二氮䓬类、苯巴比妥等镇静性药物，也是药物性非前庭性头晕的常见诱因[3]。

四、 发病机制

1. 继发直立性低血压　患者发生严重的血压下降，大脑自动调节失代偿时，出现大脑低灌注[6]，损伤维持平衡的颈部本体感觉系统，导致头晕、头脑不清晰，甚至晕厥前症状。

2. 引发低血糖药物　若血糖低于一定水平，无法保证脑细胞能量物质的代谢供应能力时，脑细胞能量不足，同时胰岛素分泌受到限制，升糖激素分泌增加，导致交感神经兴奋，出现头晕、心慌、出汗等症状，严重时出现意识模糊，甚至昏迷[7]。

3. 镇静性药物 苯二氮䓬类等镇静催眠药物

通过作用于中枢抑制性神经递质 γ - 氨基丁酸（gamma aminobutyric acid，GABA）受体来加强 GABA 的功能，从而抑制中枢神经系统及肌肉系统，导致头晕、肌肉无力、疲乏等症状[8]。

▶ 诊断

一、 问诊与症状

详细全面的病史问诊能够为药物性非前庭性头晕的诊断提供重要依据。对于高血压、心脏疾病（包括心力衰竭、心绞痛、心肌梗死）、糖尿病、前列腺增生症、抑郁症、帕金森病以及精神病患者，应重点询问其相关病程及用药史，有无近期新增加药物。

对于头晕症状，应询问晕的性质、起病形式、发作频率、持续时间、诱发因素及伴随症状等。

药物性非前庭性头晕常以头晕为主，还可表现为黑矇、晕厥、跌倒等，多为慢性持续性，可持续数天、数月甚至数年。常伴有血压偏低、疲乏、无力等非特异临床表现，部分患者伴随原发疾病临床表现。症状可波动，常见的加重因素有摄入不足、腹泻、发热、过度运动、过度劳累、睡眠过少、情绪异常、生活方式不当等。

二、 查体与体征

1. 神经系统查体 ①关注神志、言语、认知、情绪、精神症状。②关注有无视物异常、眼位及眼动异常、鼻唇沟变浅、吞咽障碍。③关注肢体运动情况，如肌力、肌张力、步态及站立平衡，有无小脑体征、头倾斜及不自主运动。④关注有无四肢反射异常、病理征、颈抵抗及脑膜刺激征。

2. 耳科查体 ①关注有无周围眼震、凝视眼震。②粗测听力。③短期病程的头晕患者常规应行位置试验。

3. 系统查体 ①需关注血压、体温、脉搏、呼吸等生命体征。②关注有无营养不良、发育异常、痛苦面容、颜面苍白、大汗、口唇紫绀。③关注有无黏膜异常，查看有无皮疹。④常规心肺听诊，颈部动脉听诊。⑤有消化系统症状者，应注意消化系统查体。⑥常规关注有无下肢水肿，触诊足背动脉。

三、 辅助检查

（一）优先检查

1. 血压测定 ①立卧位血压：患者仰卧位休息 10 分钟，然后站立。起立前、站立 1 分钟和 3 分钟时分别测量血压[9]，站立 3 分钟内收缩压持续下降 20mmHg 或舒张压下降 10mmHg[10] 以上为阳性，饱餐或劳累后检查可提高阳性率。若血压下降幅度不足，但症状明显，不排除诊断，可反复检查，必要时行倾斜试验；若血压不下降，但症状明显，排除体位性低血压诊断，需寻找其他头晕病因。②监测血压：每日 2 次，连测 3 天。

2. 检测即刻血糖 症状发作时即时检测，非糖尿病患者低血糖症的诊断标准为血糖 < 2.8mmol/L，糖尿病患者为 ≤3.9mmol/L[11]。同时，检测空腹 + 三餐后 2 小时血糖，了解血糖控制情况。

3. 血化验 常规化验血常规、尿常规、大便常规、电解质、血糖、血脂、肝肾功能，排除系统疾病导致的头晕。

4. 药物核查 详细罗列药物清单，核查服药情况，包括保健品及中草药，如服药起止时间、药物名称、剂量、来源等。

5. 功能及睡眠评估 如：头晕残障量表（dizziness handicap inventory，DHI）、汉密尔顿焦

虑抑郁量表、医院焦虑抑郁量表（hospital anxiety and depression scale，HADS）、阿森斯失眠量表及睡眠日记等。

（二）可选检查

1. 前庭功能检查 临床表现提示前庭功能受损时，可行视频眼震电图、温度试验、前庭自旋转试验、头脉冲试验、转椅试验、前庭肌源性诱发电位等。

2. 血液指标检查 有呼吸困难及紫绀的患者，应查血气、D 二聚体、胸部 CT、心脏彩超，必要时行药物浓度测定（包括血、尿、分泌物药物浓度测定）、甲状腺功能、红细胞沉降率、风湿免疫学指标检测等。

3. 听力学评价 可进一步评估听力，包括纯音测听、声导抗、脑干听觉诱发电位、耳蜗电图检查等。

4. 影像学检查 当患者出现剧烈头痛，或出现意识、认知、肢体、言语、听力、视力等神经系统受累的症状体征时，应立即行头颅 CT 或 MRI 检查。

5. 其他检查 有提示晕厥或晕厥前状态的患者，应进行心电图、动态心电图、超声心动图、倾斜试验等检查，怀疑癫痫性眩晕时，应行脑电图检查。

四、 诊断标准

1. 核查药物发现有明确的相关药物使用史。

2. 多呈非旋转性头晕、头重脚轻或晕厥感，病程与用药时间相关，多持续存在，随着用药时间延长，有加重趋势。

3. 根据使用药物不同，具体表现、伴随症状及相关检查结果不同，具体如下。

（1）直立性低血压性相关性头晕多在变换到直立位或久站时发生，常伴双眼黑矇，严重时会发生一过性意识障碍及跌倒，及时坐下或躺下后可缓解，立卧位血压及倾斜试验多可明确诊断。

（2）低血糖相关性头晕多表现为虚脱感，常伴心悸、焦虑、出汗、手抖、饥饿感等交感兴奋

症状，严重时会出现神志改变、认知障碍、抽搐，甚至导致死亡[12]，即刻血糖测定可明确诊断。

（3）镇静药物相关性头晕多表现为头脑不清晰，常伴疲乏无力、嗜睡，严重时会出现呼吸抑制、心率减慢、血压降低等症状，血药浓度检测有助于确定诊断。

4. 停药或调整用药剂量后症状可缓解或消失。

5. 除外其他病因引起的头晕[1,6,12]。

五、 鉴别诊断

（一）累及耳的疾病

1. 耳毒性药物损伤 多表现为前庭症状，行走不稳，多伴耳鸣、听力下降，有耳毒性药物使用史[13]。

2. 突聋伴眩晕 在 72 小时内突然发生的感音神经性听力损失，多为单侧，未发现明确病因，早期可伴眩晕、恶心、呕吐、耳鸣、耳闷胀感，后期可为头晕，后逐渐改善至消失，一般无反复发作[13]。

3. 中耳炎、迷路炎等疾患 多有明确的耳科疾患病史及体征，早期表现为眩晕，后期可为头晕，根据临床表现、电子耳镜检查及颞骨 CT 可确诊[13]。

（二）中枢神经系统性疾病

1. 脑卒中（后循环梗死、脑干或小脑出血）后遗症 为慢性病程，可表现为昏昏沉沉，行走不稳，需鉴别。该病多有明确的急性卒中病史，随后出现症状，症状整体呈改善缓解趋势，多有平衡障碍，可伴焦虑和害怕跌倒，谨慎步态，经康复锻炼可改善。

2. 颅内占位 多亚急性出现，逐渐加重，可表现为头晕，需鉴别。该病多合并头痛、肢体麻木、无力、记忆力减退、语言障碍、嗜睡等症状，常有步态异常、平衡障碍、病理征阳性等体征[13]，头颅影像学可明确诊断。

3. 头外伤、脑震荡后遗症 可表现为持续存

在的头晕，可能伴随焦虑抑郁等情绪障碍，致主诉症状加重，需鉴别。症状多在头外伤病史后随即出现，呈缓解趋势，可合并意识障碍或外伤后癫痫等病史，查体可有神经功能缺损体征，头核磁可显示陈旧颅脑损伤病灶。

4. 神经系统其他疾病 帕金森病、阿尔茨海默病、多系统萎缩、多发性硬化、脑炎后遗症等均可表现为持续存在的头晕，需鉴别。该病多有明确的原发疾病症状、体征及相关病史，相应辅助检查可明确诊断。

（三）全身系统性疾病

1. 高血压病 为慢性病程，可有头晕，伴头痛、耳鸣、疲乏无力等非特异症状[13]，需鉴别。该病经监测血压可明确诊断，降压管理后症状改善，可鉴别。

2. 心律失常 部分患者为慢性病程，合并头晕、晕厥前症状，甚至晕厥[13]，需鉴别。该病多为阵发性，以心悸为主要表现，症状发作时，心率、心律异常，心电图或者行 24 小时动态心电图可明确诊断。

3. 贫血 可表现为持续性头晕，需鉴别。该病多合并疲劳无力、面色苍白、劳力后气促、心悸等[13]。血红蛋白及红细胞计数低于正常值下限，骨髓穿刺多可确诊贫血类型。

4. 其他系统性疾病 如甲状腺疾病、高血脂、慢性肝病、肾病、心肺功能不全等，均可表现为持续性头晕，需鉴别。该病多有明确的原发疾病症状、体征及相关病史，相应辅助检查可明确诊断。

（四）前庭性疾病

1. 前庭性偏头痛 可表现为头晕、眩晕、姿势不稳或视觉症状，伴或不伴偏头痛，需鉴别。该病慢性病程，发作起病，缓解期无不适，常有偏头痛或晕车病史及家族史[1]。

2. 双侧前庭病 表现为慢性持续性头晕症状，需鉴别。该病以前庭功能导致的平衡障碍为主要症状，静坐、平卧头部不动时症状缓解。患者常有前庭疾病或耳毒药物长期使用病史，前庭功能检查多可明确诊断[1]。

3. 持续性姿势－知觉性头晕 为慢性病程，表现为持续存在的非旋转性头晕、不稳，头部活动、体位变化或情绪不佳时加重，需鉴别。该病一般没有跌倒病史，前庭功能检查、立卧位血压等均无明显异常[6]。

（五）其他疾病

1. 颈源性头晕 颈部退行性疾患可表现为慢性持续性头晕，需鉴别。该病多有颈部劳损病史，伴枕后及颈部不适、颈部肌肉紧张，按压或牵伸后改善。

2. 焦虑抑郁障碍 可表现为反复的长期持续性头晕，需与精神相关药物使用导致的头晕鉴别。该病有明确的情绪异常表现，多伴失眠，停用或更换药物后症状不缓解可协助鉴别。

3. 失眠睡眠障碍 可表现为反复的长期持续性头晕，需鉴别。患者除失眠症状外，多伴有明确的情绪异常表现。

六、 误诊防范

（一）易误诊人群

本病主要见于 65 岁以上老年人。随着年龄的增长，老年人前庭觉、视觉和本体感觉等多个系统均会发生不同程度的老化，代偿能力存在不同程度下降，同时由于常合并一些基础疾病[14]，存在睡眠问题，还有可能合并精神问题，服用多种药物，加之有一半以上的老年患者对症状的描述含糊不清[15]，所以容易误诊，应详细鉴别。

（二）本病被误诊为其他疾病

本病易被误诊为原发疾病所致的头晕，如：持续性姿势－知觉性头晕、焦虑抑郁障碍导致的以头晕为主要表现的躯体化症状、老年前庭病和以帕金森病或帕金森综合征为代表的神经变性类疾病等[14]，还易被误诊为失眠、情绪异常导致的头晕。

（三）避免误诊的要点

1. 熟练掌握常见头晕/眩晕病因及各类头晕/眩晕疾病的临床特点，详实、全面、准确地采集病史和查体，掌握正确的前庭功能评价技术，遵循头晕疾病诊治指南和规范，有助于明确诊断，避免误诊。

2. 若对诊断存疑或给予患者治疗反应不佳时，有必要再次进行问诊与查体，进一步完善辅助检查，动态观察和随访病情演变，必要时多学科会诊或及时转诊，也有助于减少误诊的发生。

3. 老年头晕患者的病史采集需要从多渠道获取，除需向患者本人反复核实外，还需参考家属或日常看护者的补充信息，以保证病史信息的可靠性和准确性[14,16,17]。

七、 诊断流程

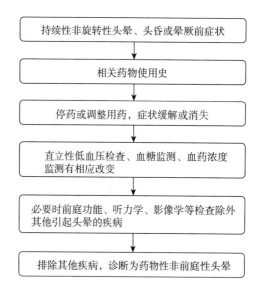

图 8 – 11 – 2 药物性非前庭性头晕诊断流程[1]

治疗

一、 治疗流程

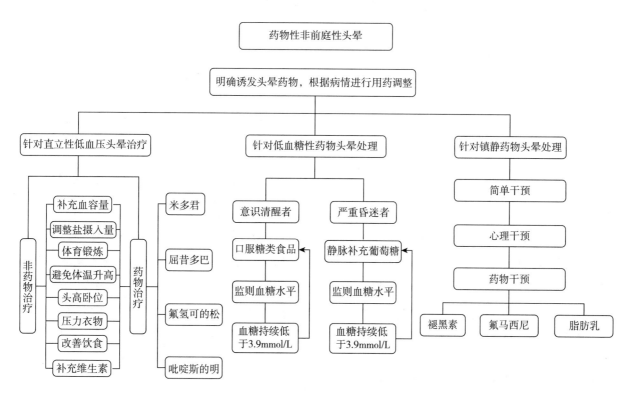

图 8 – 11 – 3 药物性非前庭性头晕治疗流程[10,12,19 – 28,30 – 32]

二、 治疗原则

一旦诊断为药物性眩晕/头晕，若原发病病情许可，应考虑停药或调整用药，严密观察病情变化。有明确的低血压、低血糖及贫血等药物导致的问题时，给予相应治疗；伴发其他药物相关临床症状时，给予对症治疗[18]。

三、 治疗细则

（一）针对直立性低血压性头晕的治疗措施

1. 非药物治疗

（1）补充血容量：建议每天至少饮水约 2L，以满足日常水分需要，夏季或气候炎热地区应根据情况适当增加相关摄入液量，注意进食量，避免过饱过饥，避免饮酒。

（2）调整盐摄入量：建议在每天正常饮食中加入约 3~6g 盐[19]。6g 盐约为一啤酒瓶盖，但有心力衰竭风险或严重外周性水肿的患者必须密切监测症状是否恶化，并相应降低盐摄入量。需权衡增加盐摄入量有关的长期风险（如血管内容量增加、水肿恶化、心力衰竭恶化、血压升高）及直立性低血压的短期风险。

（3）体育锻炼：低中强度体力训练对治疗有效[20]，如：快走、慢跑、蹬车、游泳、肌力训练等。

（4）避免在高温高湿环境中运动：如使用热水浴池、温泉或桑拿浴室、长时间热水淋浴等[21]。

（5）睡觉时采取头高位：通过在床垫下使用楔形物或在床头板的腿下加垫以抬高床头，使床头比床脚高 15~23 厘米可以降低卧位高血压（单纯堆叠枕头抬高头部无法达到此效果）[22]。

（6）压力衣物：压力衣物可以对抗体位性静脉血聚集所致的血压变化[23]。实际需要加压 30~40mmHg 才能改善静脉回流，并对血压产生有意义的影响。腹带也是一种有效的替代方法[10]。

（7）饮食：低升糖指数饮食可能对直立性低血压的症状有益[24]。

2. 药物治疗 若使用非药物治疗措施无法改善药物直立性头晕症状，则需开始药物治疗，如米多君、屈昔多巴、氟氢可的松等。

（1）米多君：是一种前体药物，其代谢产物脱甘氨酸米多君是一种 α-1 受体激动剂，可增加血管阻力使血压升高。通常剂量为清醒时 1~3 次/d，2.5~15mg/次，每天 3 次的服用方案是在起床前、午饭前和午后给药[25]。剂量通常可上调至症状缓解。需注意，青光眼、尿潴留患者慎用。

（2）屈昔多巴：是去甲肾上腺素前体药物，在中枢神经系统和外周组织中（包括交感外周神经末梢）转化为去甲肾上腺素。屈昔多巴改善直立位血压的主要机制是补充神经系统中的去甲肾上腺素。推荐清醒时间内给药，3 次/d，100~600mg/次。推荐给药时间为清晨 8 点、中午 12 点和下午 4 点[26]。

（3）氟氢可的松：通过增加肾脏对钠和水的重吸收增加血容量发挥作用，但其长期疗效可能与增加血管阻力有关[27]。氟氢可的松的剂量通常为 0.1~0.2mg/d，剂量增加至 0.3mg/d 以上未见明显益处，且不良反应相关风险增加。药物在使用 3~7 天后起效。

（4）吡啶斯的明：是一种乙酰胆碱酯酶抑制剂，可促进周围胆碱能突触（包括交感神经节内）的神经传递。常用剂量为 30~60mg/次，3 次/天[27]。

（二）针对低血糖性头晕的药物处理

（1）意识清醒，无吞咽障碍者立即予以 15~20g 糖类食品，意识障碍者予以 50% 葡萄糖 20~40ml 静脉注射或胰高血糖素 0.5~1.0mg 肌内注射（胰高血糖素可能需要 15 分钟才能发挥作用，在治疗磺脲类药物引起的低血糖时可能无效），同时每 15 分钟测定、记录一次患者血糖水平、瞳孔意识和生命体征变化（呼吸、血压、脉搏、体温等）。

（2）若血糖仍≤3.9mmol/L，重复步骤（1），总共不超过 3 次处理。

（3）若在 30~45 分钟或 3 个治疗周期后，血糖仍≤3.9mmol/L，则予以20%葡萄糖100ml静脉输注（滴速400ml/h）或10%葡萄糖200ml静脉输注（滴速800ml/h），必要时可加用糖皮质激素，10～15分钟后复测血糖，同时记录患者生命体征变化。

（4）一旦血糖>3.9mmol/L，对于意识清醒无吞咽障碍者，予以20g碳水化合物，例如两块饼干、一片面包、200～300ml牛奶或一顿含碳水化合物的餐食；对于意识障碍者，则考虑持续静脉输注10%葡萄糖（100ml/h）直至患者恢复意识，清醒后需要检查并调整用药及管理方案。值得注意的是，长效磺脲类药物和中、长效胰岛素导致的低血糖不易纠正，且持续时间较长，可能会持续24～36小时，需要长时间的葡萄糖输注，意识恢复后至少监测血糖24～48小时[12,28]。

（三）针对镇静药物处理

1. 心理干预　指应用于辅助镇静催眠药物戒断最常见的心理干预，包括认知行为治疗（cogni-tive behavior therapy，CBT）、动机访谈（motivational interview，MI）、社区强化方法（community–reinforcement approach，CRA）、放松训练、基于结构化原则的指导、基于配偶的支持干预等[29]。

2. 药物干预　针对镇静催眠药（benodiazepine，BZDs）滥用导致头晕的患者的药物辅助干预主要为辅助替代治疗以及改善戒断症状。在BZDs药物逐步减量的过程中，褪黑素替代疗法能有效地增加镇静催眠药物的戒断率[30]。一旦发生苯二氮䓬类药物过量，可用拮抗剂（氟马西尼）、纳洛酮等处理[31]。血液透析（血液灌流）也被用于治疗BZDs药物如地西泮中毒，但其效果也并不十分显著。脂肪乳[32]是临床常用的静脉营养液，对于解救部分脂溶性药物中毒有良好效果。

四、药物治疗方案

见表8-11-1。

表8-11-1　药物性非前庭性头晕药物治疗方案[12,25-28,30-32]

方案类型	药物名称	给药途径	常用剂量	给药次数或持续时间	备注
直立性低血压药物处理方案	米多君	口服	2.5～15mg	1～3次/d	起床前、午饭前和午后给药清晨8点、中午12点和下午4点
	屈昔多巴	口服	100～600mg	3次/d	
	氟氢可的松	口服	0.1～0.2mg	2次/d	3～7d后药物起效
	吡啶斯的明	口服	30～60mg	3次/d	—
低血糖药物处理方案	糖类食品	口服	15～20g	15min	每15分钟监测血糖后给予
	25%～50%葡萄糖注射液	静推	20～40ml	—	结合病情，可反复推注（不超过3次）
	10%葡萄糖溶液	静脉滴注	200ml	15分钟（滴速800ml/h）	
镇静药物处理方案	褪黑素	口服	2.55mg	1次/d	成人
	氟马西尼	静脉注射	0.5mg	1次/d	
	脂肪乳	静脉滴注	500ml	1次/d	

五、疗效评估

疗效评估主要是症状评估，有血压异常、血糖异常、贫血及血药浓度过高时，评价相应指标。

预防

临床医生和药师应掌握药物药理作用及不良反应，用健康教育、用药指引、重点监测等方法对患者进行药物使用相关管理，减少药物不良反应[33]。密切监测患者的用药剂量与时间，不随意改变用药种类、频率与用量，向患者及其家属讲解药物的作用、用量、用法、频率，要告知可能出现的疗效及不良反应，并加强随访，及时识别不良反应，保障用药安全[7]。

一、临床医生和药师注意事项

1. 用药前 ①严格掌握适应证，尤其是特殊人群，如孕产妇、老人、小儿等。对于老年人，应尽量使用最小剂量，选择不良反应较少的药物。②用药前要详细询问用药相关病史、家族史、过敏史。

2. 用药期间 ①严格规范用药途径。②严格掌握用药剂量及疗程，根据年龄、原发病及合并症情况，个体化确定剂量和疗程。③要注意药物之间的相互作用，如普萘洛尔、抗菌药物（氯霉素、磺胺类、氟康唑）、水杨酸制剂、雷米普利等与降糖药联用时，可增加低血糖风险[34]。④抗癫痫药、抗肿瘤药、免疫抑制剂等药物需根据肾功能状况确定用药方案，考虑到患者的个体差异，有条件者应当监测血药浓度，出现问题及时停药，必要时急诊行血液透析。

二、生活管理

推荐高血压患者使用长效降压药物平稳降压，并嘱患者注意规律监测血压，无明显不适者可每周监测血压1天，测2次。规律作息；规律锻炼，尤其是进行下肢肌力训练；规律饮食，避免进食过多或过少；避免迅速站起，出现体位性低血压时迅速坐下或躺下；避免外伤，需家属陪护等。睡眠障碍的老年人优先生活方式管理，注意掌握催眠药物适应证，选择非苯二氮䓬类药物。加强糖尿病相关健康教育，慎用磺脲类药物，鼓励饭后运动，携带血糖仪及糖块，注意血糖监测，告知低血糖症状识别及处理方法，避免低血糖事件[33]。

三、复诊与随访

1. 原发病的随访 根据原发病和治疗药物的随访要求，确定复诊时间及内容。告知患者服药剂量、疗程及可能的不良反应，如出现异常反应及时就诊等，无不适也应定期随访。

2. 药物性头晕的治疗随访 需提前告知患者头晕症状加重或出现新发症状时需尽快随访复诊。早期定期随访一般以2周复查为宜，随访内容包括：①新发症状、头晕症状演变、核查药物、睡眠、生活方式。②查体：一般情况、生命体征、听力、眼震及眼动、心肺听诊、平衡评估、主诉相关性重点查体。③血化验（血常规、肝肾功能、电解质、血糖、血脂）等，必要时检测血药浓度。

四、患者教育

对于一些长期用药的患者，要告知需定期监测药物疗效及不良反应，并提供规范的用药教育，加强随访，及时识别不良反应，保障用药安全。

作者：姚晓东（山西省人民医院）

二审审稿：王璟（复旦大学附属眼耳鼻喉科医院）

三审审稿：张甦琳（华中科技大学同济医学院附属协和医院）

参考文献

第十二节 正确认识"颈性眩晕"

图 8 - 12 - 1 颈性
眩晕思维导图

概述

一、 定义

（一）颈性眩晕概念的演变

目前还没有明确的颈性眩晕的定义。1928年，Barre 和 Lieou 发现对颈前部注射局麻药物可以导致头晕、耳鸣和霍纳征，提出了 Barre - Lieou 综合征的概念[1,2]，推测机制与颈椎退行性病变相关，增生的骨刺刺激椎动脉周围的交感神经丛，症状与交感兴奋所导致的血管反射性收缩相关。目前，并没有研究证明此交感神经 - 血管机制的存在，Barre - Lieou 综合征的概念已不再使用[1,2]。1956年，Ryan 和 Cope 总结了 5 例颈部损伤患者的临床资料[3]，提出了颈性眩晕的概念。其中 4 例后来被诊断为良性阵发性位置性眩晕（benign paroxysmal positional vertigo，BPPV）。1978年，Sorensen 报道 1 例患者在射箭转颈时出现可逆性后循环局灶样神经功能损害表现[4]，提出了 "bow hunter 卒中" 或 "bow hunter 综合征" 的概念，后来该患者被诊断为椎动脉夹层。1996年，Furman 和 Cass 提出了 "颈源性头晕" 的概念[5]，特指由颈部深感觉异常传入所导致的非特异性头晕，常伴有颈痛，客观体征为空间定位障碍或平衡障碍，推测其机制为颈部深感觉异常传入所致双侧颈 - 前庭反射不一致。颈部挥鞭样损伤是其常见病因，也包括颈部肌筋膜炎或肌肉痉挛、颈椎关节病变、椎间盘突出等情况。2001年，Brandt 提出颈性眩晕的概念[6]，是指起源于颈椎的、以头晕为主诉的一组综合征。它常与颈椎病相关，但不一定完全由颈椎病所致。

（二）颈性眩晕与颈椎病

1984年、1992年及 2008年，中华外科杂志举行了三届全国颈椎病专题座谈会，但并没有提出颈性眩晕的概念，颈椎病的分型中也没有颈性眩晕的亚型，而是在分型中表述交感型或椎动脉型颈椎病可伴有眩晕或头晕症状[7-9]。由于缺乏客观的循证依据，对于眩晕与颈椎病的相关性始终存在争议。

2018年，中华外科杂志发布了新的颈椎病的分型、诊断及非手术治疗专家共识。颈椎病的诊断必须同时具备下列条件：①具有颈椎病的临床表现。②影像学检查显示颈椎椎间盘或椎间关节有退行性改变。③有相应的影像学依据，即影像学所见能够解释临床表现[10]。其诊断的核心和内涵为必须有临床症状和影像学改变，同时影像学改变所提示的机制能够解释临床症状，上述条件必须同时符合，才能诊断颈椎病。即不能依据影像学所提示的颈椎曲度变直、骨质增生、椎体不稳、间盘突出等单纯的影像学改变诊断颈椎病，更不能把上述影像学改变臆断为头晕/眩晕的病因。

2018年，新的颈椎病分型中取消了交感型及椎动脉型的分型，上述两型被笼统地称之为其他型，并提出其分型影像学表现为颈椎 X 线显示节段性不稳定或 MRI 表现为颈椎间盘退变，但须除外眼源性、心源性、脑源性及耳源性眩晕等其他系统疾病[10]。这种分型的变化表明，包括骨科在内的相关专业医生，并不认同可能伴有头晕/眩晕症状的交感型及椎动脉型颈椎病的分型机制。颈椎退行性病变不是眩晕的常见病因，对于眩晕患者不推荐常规行颈椎影像学检查。

二、 发病机制

（一）颈交感机制

Barre 和 Lieou 推测 Barre - Lieou 综合征的发

病机制为交感神经兴奋所导致的血管反射性收缩，核心机制为血管缺血，其症状为椎动脉缺血障碍表现[1,2]。

脑血管缺血性临床事件有两种情况：脑梗死和短暂性脑缺血发作（TIA）。上述两种情况，临床常表现为局灶样神经系统缺损症状和体征，单纯以交感症状为临床表现的缺血事件极其罕见。诊断脑梗死，临床还需具备影像学有符合血管分布区的、与临床表现相对应的缺血病灶。短暂性脑缺血发作的发病机制主要是动脉－动脉源性的栓塞，其次为近端大血管狭窄所导致的低血流动力学机制，没有循证证据表明血管反射性收缩会导致短暂性脑缺血发作。

交感神经广泛分布于人体血管、腺体及脏器组织。颈椎及毗邻结构交感神经分布的解剖部位常见后纵韧带、椎间盘前方、关节囊及椎间组织、脊膜返支。椎间盘突出向后压迫累及脊髓的可能性大，而非交感神经。交感神经兴奋或抑制的症状表现多样且缺乏特异性，极少有异常体征，临床无法判断其症状是否只来源于颈部血管而非其他解剖部位。

综上所述，颈交感机制并未被认可，Barre－Lieou综合征的概念已不再使用。

（二）机械压迫机制

Bow Hunter综合征（Bow Hunter's syndrome，BHS）也被称为旋转椎动脉闭塞综合征（rotational vertebral artery occlusion syndrome，RVAOS），是指转头椎动脉受压所导致的后循环椎动脉供血区一过性缺血事件[11]，是一种特殊发病机制的短暂性脑缺血发作，应该属于脑血管病的范畴，不应该称之为颈性眩晕。

BHS非常少见，截至2015年，文献报道的病例不足75例[11]。椎动脉从颈椎两侧的横突孔穿过，只有椎间盘严重横向突出才有可能压迫椎动脉。2003年，一项1108例患者转颈后的血管评估研究发现[12]，136例患者表现为疑似后循环缺损症状，但存在转颈后椎动脉受压的仅占9.6%。此研究表明，大于90%以上的疑似后循环缺损症

状患者并不存在椎动脉受压，其中无1例表现为转颈后出现头晕或眩晕症状，并存在椎动脉受压。2013年，一项韩国多中心研究[13]发现，3所医院8年仅收集21例BHS。

BHS常见于一侧椎动脉严重狭窄或闭塞，转颈后对侧椎动脉受压，同时Willis环代偿不佳。这种双侧椎动脉供血障碍的解剖机制最容易导致疾病发作。在一侧椎动脉严重狭窄或闭塞的情况下，任何有可能造成对侧椎动脉闭塞的情况，都有可能会导致BHS，比如外伤夹层、机械牵拉或压迫血管、颈椎退行性病变、骨关节及周围组织病变、血管发育异常或血管畸形、局部血栓形成等[11,14-16]。

（三）颈－前庭反射机制

上颈椎深部肌肉的γ－肌梭存在与本体感觉相关的机械感受器，通过颈后根与前庭神经核及前庭小脑之间的循环通路，调节姿势的平衡[17]。任何造成颈部深感觉病变的原因都可能会导致双侧颈－前庭反射不一致，从而产生非空间错觉的头晕或平衡障碍。其中，最常见的是挥鞭样损伤，也包括骨关节及肌筋膜等炎性病变。

推测机制：颈椎损伤→上颈椎（高位颈髓）区域的持续疼痛→伤害/非伤害性刺激敏感性增加（外周或中枢敏化）→浅感觉（疼痛刺激）与深感觉（本体感觉）形成异常通路→颈/躯干深感觉传入异常→经脑干前庭神经核群/前庭小脑传至双侧颈部，引起前庭反射不一致→头晕或失衡。

三、 建议取消颈性眩晕的概念

目前尚无法证实Barre－Lieou综合征发病机制的存在。具有部分间接证据且发病机制相对较清晰的BHS和深感觉性头晕具有不同的病因及发病机制，不能统归于一种临床综合征[18]。对于具有其临床特征且符合其临床诊断原则的患者，应该分别给予BHS或深感觉性头晕的诊断[18]。

BHS应该被认为是一种具有特殊发病机制的后循环缺血，极少表现为单纯的眩晕或头晕，不应称之为颈性眩晕或头晕。从病因及发病机制的

第八章　其他前庭疾病

角度看，BHS 既包括非椎动脉因素病因，也包括非旋转性发病机制。从病理生理及疾病的角度看，BHS 既包括后循环短暂性脑缺血发作，也包括后循环梗死。而 RVAOS 仅特指转颈所导致的可逆性症状。BHS 的内涵更为宽泛，其概念更为恰当，可以认为 RVAOS 是 BHS 的一种亚型[18]，对于 BHS 建议依据血管病的诊断流程。

目前，颈性眩晕并没有明确的定义及发病机制，所有的发病机制均为推测，缺乏客观的循证依据。2001 年，Brandt 和 Bronstein 对关于颈性眩晕的研究进行了总结[6]，认为存在 3 个共同的问题：无客观的证据证实诊断；缺乏特异的检查方法；眩晕与颈痛程度不一致。并建议取消颈性眩晕（cervical vertigo）、颈性头晕（cervical dizziness）或颈源性头晕（cervogenic dizziness）的概念。基于传统的病因学观念，任何主诉头晕或眩晕的患者都有可能被诊断为颈椎病或颈性眩晕，尤其是影像学提示颈椎退行性病变、经颅多普勒提示椎 - 基底动脉狭窄或闭塞，或血流动力学变化及头颈部运动中出现症状的患者。保留颈性眩晕的概念，容易导致颈性眩晕诊断的泛化，并误导临床医生臆断上述辅助检查结果与眩晕病因的相关性。

深感觉性头晕临床常表现为非特异性症状，而非外界环境或自身的空间错觉，如继续使用颈性眩晕的概念，建议仅限指深感觉性眩晕[18]。对于有外伤史，伴有颈痛，症状表现为非旋转性头晕或平衡障碍的患者，排除其他病因后，可以考虑颈性眩晕的诊断。

对于眩晕的诊断，仍然要依据 2015 年巴拉尼协会的诊断架构及流程，在急性、发作性、慢性三种前庭综合征中做疾病谱的鉴别诊断，尤其不能臆断上述辅助检查结果与眩晕病因的相关性。颈椎病不是眩晕的主要病因，眩晕或头晕也不是颈椎病常见或唯一的临床症状，眩晕或头晕症状与颈椎病并没有明确的相关性，颈椎病与颈性眩晕也许是两条永不相交的平行线。对于颈性眩晕的诊断，仍需高质量的基础及临床研究，诊断应极其慎重，尤其不能泛化。

BHS

一、临床表现

上述 1108 例患者转颈后的血管评估研究发现[12]，转颈后椎动脉受压症状常表现为晕厥前及视物不清，无 1 例表现为头晕或眩晕，与 BHS 的双侧椎动脉供血障碍机制相符。一项 2005 年的研究表明[19]，100 余例转头诱发症状的患者，经血管造影证实有 10 例存在血供障碍相关症状，其中 9 例为意识障碍，1 例为眩晕伴视物不清，无一例表现为单纯的眩晕症状。2015 年，126 例 BHS 患者的系统回顾研究结果表明[20]，BHS 患者以晕厥、晕厥前或跌倒症状最为常见，约占 54%。

BHS 的症状和体征复杂，因累及解剖部位不同而表现不同，主要表现为双侧椎动脉供血障碍，以晕厥或晕厥前、视觉障碍为主要表现，也可以逐渐出现典型的椎动脉供血区局灶样表现，如传导束样运动或感觉障碍、构音障碍、复视、步态或姿势异常、共济失调及听力下降等，极少表现为单纯的眩晕或头晕。但由于转颈后早期缺血时间短，也可以表现为耳鸣、听力异常或轻度感觉异常等不典型的刺激性症状[1,2]。

二、辅助检查

（一）优先检查

侧重于血管结构学的评估，包括主动脉弓及弓上动脉，尤其是一侧椎动脉有无严重的狭窄或闭塞；颅内大动脉有无严重的狭窄或闭塞；颅底 Willis 环的代偿情况，前后交通支是否开放，是否为有效代偿。

1. 椎动脉 CTA 或 DSA　可直接观察到椎动脉穿过横突孔有无受压情况及程度，也是评估主

435

动脉弓及弓上动脉、颅内大动脉有无严重的狭窄或闭塞的金标准。

2. 颈部血管超声/CE－MRA 评估主动脉弓及弓上动脉有无严重狭窄或闭塞，有无动脉粥样硬化斑块。

3. 经颅多普勒/MRA 评估颅内动脉有无＞50%以上的狭窄或闭塞，评估颅内侧支循环的代偿情况。

（二）可选检查

1. 高分辨 MRI 评估血管壁的结构学，对动脉夹层的评估优于其他检查。

2. MRI－DWI 评估有无急性后循环椎动脉供血区组织学损害的金标准。

3. 颈椎 CT 或 MRI 评估有无颈椎骨质增生及其程度。

4. 交感皮肤反应、R－R 间期变异率、卧立位试验 评估自主神经功能。交感神经功能障碍可以导致血管舒缩功能异常，而双下肢血管舒缩功能异常与体位性低血压所致的晕厥密切相关。

5. 心脏超声、24 小时动态心电监测、24 小时动态血压监测 除外有无心源性全脑供血障碍病因，比如器质性心脏疾病或心律失常。

6. 眼底摄片 鉴别视觉症状有无眼源性病因。

7. 脑电图 鉴别癫痫发作。

注：不推荐常规头颅 CT 及 MRI，无明确鉴别诊断意义。

三、 诊断标准

RVAOS 特指转颈后诱发的发作性症状，2013年韩国发表的多中心研究表明[13]，其诊断标准极其严格，这也是 RVAOS 被认为极其少见的原因。诊断标准为：①头部正中位时椎动脉血管显影正常；TCD 监测显示椎动脉远端动脉（基底动脉及大脑后动脉）血流正常。②转颈后血管造影显示椎动脉压迫，血流中断；TCD 监测显示其远端动脉血流中断，持续至头位恢复正中位时压迫解除。血流恢复时比基础血流增多约10%。③症状：除

眩晕或头晕症状外，还应具有脑干、小脑丘脑、颞叶内侧及枕叶后循环供血区缺血的表现。④症状与转颈的时间相关性：转颈前无症状，转颈后出现症状，症状持续至头位恢复正中位，血流恢复时症状消失[13]。

临床诊断为 RVAOS，必须同时具备下列条件：①特征性的转颈诱发症状。②相应的椎动脉受压证据。③除外其他疾病及病因。

BHS 目前也没有明确的诊断标准，依据其临床特征及发病机制，符合下列条件，可临床诊断为 BHS。①转头或伸曲颈部等特定条件诱发可逆性或持续性后循环局灶样症状。②存在转颈导致椎动脉受压的证据（CTA 或 DSA）。③影像学可有与症状相符，且符合血管分布区的组织学损害表现。④除外其他病因。如果病因明确，则直接给予病因诊断，比如夹层动脉血肿、颅颈交界发育畸形等。

四、 鉴别诊断

BHS 的鉴别诊断主要是与临床表现和后循环局灶样缺损症状相近而非后循环缺血的疾病相鉴别，尤其是其临床表现有晕厥或晕厥前及其他意识障碍、视觉症状的疾病。部分在头部运动过程中或头部位置改变后反复发作的前庭综合征容易被误诊为 BHS，临床需仔细甄别。

（一）非脑源性晕厥

BHS 意识障碍的核心机制是双侧脑供血障碍，常以晕厥或晕厥前症状为主要表现。晕厥的其他两种常见病因为反射性及心源性。反射性晕厥包括血管迷走性晕厥、咳嗽性晕厥、排尿后晕厥等。副交感神经活性增强，可以导致心率下降、周围血管扩张，从而诱发晕厥或晕厥前症状，自主神经功能评估可以提供诊断支持。

双下肢的交感神经病变也可以影响双下肢的血管舒缩功能，直立位变化或站立时间过长可以诱发晕厥或晕厥前症状。

心源性病因导致全脑供血障碍，常见于心脏器质性疾病或恶性心律失常。

（二）癫痫

癫痫发作可以表现为意识障碍，枕叶癫痫也可以有视觉症状。癫痫的诊断主要依据病史及脑电图有癫痫波，长程视频脑电图可以直接观察到患者发作时的症状及相对应的脑电图表现。

（三）有视觉先兆的偏头痛

偏头痛的诊断应严格依据 2018 ICHD－Ⅲ 的诊断标准。偏头痛的视觉先兆常为单侧视觉症状，常于视觉先兆发生的 60 分钟内出现符合偏头痛性质的头痛。BHS 的视觉症状常为双侧，表现为视物模糊或黑矇，常伴出汗、心悸、四肢发凉等自主神经功能紊乱表现。

（四）线粒体脑肌病

线粒体脑肌病中的 MELAS 综合征临床表现为卒中样起病，可以伴偏盲或皮质盲、偏头痛、偏瘫、癫痫发作等症状。影像学病灶分布不符合血管分布区，肌电图常为肌源性损害表现，乳酸运动试验及磁共振波谱可以提供诊断支持。

（五）良性阵发性位置性眩晕

BPPV 由位置变化诱发，其诱发体位是头部的重力方向变化，常持续数秒钟，诱发试验诱发与受累半规管平面相符合的眼震。外伤是 BPPV 主要的继发病因，常导致双侧多管耳石脱落，诱发眼震特征复杂，常伴有颈痛等外伤症状，临床易与 BHS 混淆。典型的病史及诱发试验阳性是 BPPV 的诊断要点[2]。

（六）前庭阵发症

前庭阵发症也可以由位置变化诱发，但其常见的诱发因素为行走、转头或过度换气，静息状态也可以发作。持续时间短、刻板、频繁是其主要的临床特征，对药物的敏感性是其诊断标准之一。脑干听觉诱发电位、核磁共振内耳水成像可以提供诊断支持，但脑干听觉诱发电位的阳性率与病程相关，内耳水成像显示血管与位听神经的异常比邻关系并未列入诊断标准，其诊断的核心仍然是特征性的临床表现。

（七）前庭性偏头痛

部分前庭性偏头痛可以在头部运动过程中或头部位置改变后反复发作，持续时间 < 1 分钟，对头部运动及视觉刺激敏感，可伴随颈枕部疼痛或僵硬感[21]。典型的偏头痛病史，或症状发作时伴有偏头痛性质的头痛是主要的鉴别诊断要点。

五、 误诊防范

（一）易误诊人群

BHS 及 RVAOS 均无明确的诊断标准，其鉴别诊断中的疾病均易成为误诊人群。

（二）本病被误诊为其他疾病

BHS 常表现为发作性意识及视觉障碍，应注意与癫痫、有视觉先兆的偏头痛相鉴别。BHS 常有特定的诱发条件，易被误诊为与头颈部运动相关的发作性前庭综合征，包括 BPPV、VP 和持续数秒钟的 VM。

（三）其他疾病被误诊为本病

BHS 患者常有一侧椎动脉严重狭窄或闭塞，对侧无代偿或代偿不足，且对侧椎动脉为责任血管。这种双侧椎动脉供血障碍的发病机制导致 BHS 的主要临床表现为晕厥、晕厥前症状或视物不清。反射性晕厥、心源性晕厥易被误诊为 BHS。

（四）避免误诊的要点

临床应重点关注血管结构学及侧支循环代偿的评估、有无椎动脉受压的证据、特定的诱发条件。还需评估自主神经功能、心脏的结构及功能。

六、 诊断流程

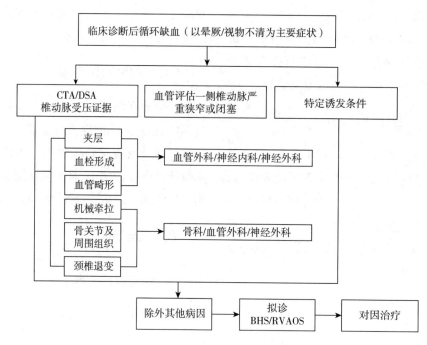

图 8 - 12 - 2　BHS 诊断流程

七、 治疗

（一）治疗原则

对于 BHS 的治疗，应依据其不同的机制制定相应的治疗策略。

（二）治疗细则

对于血管被纤维韧带束压迫、机械牵拉血管移动、骨质增生的骨赘、颅颈交界区畸形等引起的 BHS，经系统评估后，可以考虑手术减压治疗。2015 年，一项 BHS 治疗回顾研究表明[20]，116 例患者中，85 例（73%）患者进行了减压治疗，大约 87% 患者的症状消失或得到了改善。但 2013 年，

一项韩国研究表明[13]，21 例 BHS 患者未行手术治疗，均无卒中发作，且 4 例自行缓解。鉴于 BHS 极其少见，手术适应证、手术方法的选择、术后效果及预后结局等临床资料大部分来源于术者的个人经验，还需大样本的临床研究提供高级别的循证证据。

对于大动脉粥样硬化造成的血管严重狭窄或闭塞，应进行系统的卒中风险评估。在控制危险因素的同时，还需行介入治疗评估。

对于明确诊断夹层动脉血肿的患者，建议立即请血管外科会诊，依据其夹层的部位、严重程度、是否影响血流动力学、合并症及并发症、患者的全身情况等采取个体化的治疗原则。

▶ 深感觉性头晕

一、 临床表现

患者常表现为非特异性头晕，客观体征为步态及姿势不稳，常伴有固定一侧的颈部活动受限、

颈痛或头痛。患者有外伤史，常见挥鞭样损伤。

2000 年的一项研究表明，挥鞭样损伤患者的主要症状是颈部疼痛，62% ~ 100% 的研究参与者在初步评估中报告了这一症状，20% ~ 58% 的挥

鞭样损伤患者有非特异性头晕和直立位或行走的不平衡感[1]。2014 年，25 例挥鞭样损伤后颈性眩晕与 BPPV 患者的比较研究表明，颈性眩晕的临床特征为非特异性的头重脚轻感，并在体格检查中可诱发上颈椎和椎旁肌肉疼痛[22]。

深感觉性头晕主要临床特征包括：①非特异性头晕或失衡感，客观体征为空间定位障碍和步态或姿势不稳，一般不会表现为外界环境或自身的空间错觉。头晕呈发作性，常持续数分钟至数小时，极少为持续性，转头或固定位置易发。局部阻滞可减轻或缓解症状。②大部分患者伴有颈痛或后枕部疼痛，为胀痛或钝痛，可由颈枕部向耳部放射。③局部有压痛感，压迫颈枕部可诱发症状发作。④颈活动受限，并常伴有上肢放射性疼痛或麻木感。⑤部分患者可有耳鸣，一般无听力减退。

二、 辅助检查

（一）优先检查

对于非特异性头晕，需结合病史及体格检查提供的病因学线索，进行针对性的前庭、视觉及深感觉评估，以除外有可能导致非特异性头晕的各种病因。

1. 前庭功能　VHIT + VNG。

2. 视觉输入评估　视力及纠正视力、视野检查、眼底检查、视觉诱发电位、眼眶 CT 或 MRI。

3. 周围神经病变　肌电图（运动及感觉神经传导速度）。

4. 脊髓 MRI　评估有无脊髓后索病变。

5. 自主神经功能评估　交感皮肤反应、R－R 间期变异率、血压及脉搏的卧立位试验。

6. 头颅 MRI 平扫＋SWI　MRI 平扫可以显示脑白质病变、小卒中、静息梗死、腔隙等小血管病表现；SWI 可以显示头颅 CT 未发现的微出血。

7. 骨关节及颈部软组织 MRI　发现骨关节及颈部软组织炎性病变。

（二）可选检查

心脏超声、24 小时动态心电监测　除外有无心源性全脑供血障碍病因。

三、 诊断标准

目前深感觉性头晕并没有明确的诊断标准，也没有任何客观的确诊方法，对其诊断始终存在异议。诊断需排除深感觉外的各种病因。

转颈诱发头晕症状或眼震不具有特异性，不能用于深感觉性头晕的诊断。转颈的同时转头，除影响颈部本体深感觉外，还有可能刺激前庭觉、视觉、颈动脉窦、颈部血管或神经等组织结构，不能明确转颈诱发头晕症状或眼震只与颈部深感觉相关，固定头位转颈可能更具有特异性[18]。

有研究者推荐其诊断要点是：有颈部损伤或颈部其他疾病史；存在明确的头晕与颈痛的时间相关性；排除其他各种原因[1]。

依据其临床特征及发病机制，笔者推荐诊断需具备下列条件：①有颈部损伤或颈部其他病史（挥鞭样损伤常见，也可见肌筋膜炎或肌肉痉挛、颈椎关节炎等）。②非特异性头晕或姿势及平衡障碍同时伴有颈枕部疼痛。③固定头位转颈诱发。④头晕症状与颈痛有明确的时间相关性。⑤排除其他各种原因。

四、 鉴别诊断

深感觉性头晕的鉴别诊断主要是与发作性病程、以非特异性头晕或姿势及平衡障碍为主要表现的疾病相鉴别。

（一）体位性低血压

该病常由直立位变化诱发，表现为全脑供血障碍。症状表现为：双眼视物不清或黑矇；直立位姿势维持障碍，站立不稳，欲跌倒感；严重者可出现晕厥或晕厥前症状；常伴心悸、出汗、四肢发凉。临床应测卧立位血压，行全脑供血障碍病因评估。常见病因为反射性、心源性，不能忽视神经系统变性病所致的自主神经功能障碍，例如多系统萎缩。

（二）视觉输入障碍相关疾病

视觉输入障碍相关疾病所导致的非特异性头

晕的机制为行走或头动时视觉的权重不够，与前庭觉及深感觉的权重不匹配，或前庭觉及深感觉对视觉的代偿不足。常表现为行走或头动时的视物模糊，一般不会表现为单侧前庭功能障碍的旋转性眩晕或双侧前庭病变的视震荡。固定视靶常有视觉障碍，屏蔽视觉症状加重不明显，改善视觉输入后，在行走或头动时症状明显减轻。常见病因为白内障、黄斑变性、视网膜病变、青光眼等。

（三）周围神经疾病

周围神经疾病常见于双下肢感觉神经病变，其机制为外周压力感觉传导通路病变所导致的深感觉障碍，在行走状态下深感觉的权重不足。患者可表现为头晕、行走不稳、地面不平感、踩棉花感、四肢麻木无力。常于站立、行走时诱发或加重，屏蔽视觉或合并视觉障碍，症状加重明显，停止行走则症状减轻。查体可见四肢远端浅感觉减退；双下肢运动觉、位置觉异常及音叉振动觉减退；闭目难立征阳性，闭目或强化明显，甚至不能完成。肌电图显示双下肢远端周围神经损害，常以感觉为主。

（四）脊髓亚急性联合变性

脊髓亚急性联合变性可以累及通过脊髓后索的薄束及楔束，导致双下肢深感觉缺失，引起非特异性头晕。其临床表现除深感觉缺失外，还包括感觉性共济失调、痉挛性瘫痪及周围神经病变表现。其机制为维生素 B_{12} 缺乏。血常规＋网织红细胞、血清维生素 B_{12} 水平及脊髓 MRI 可以提供诊断支持。

（五）持续性姿势－知觉性头晕

持续性姿势－知觉性头晕主要表现为慢性、持续性的非旋转性头晕，直立姿势、主动或被动运动、移动或复杂的视觉刺激可诱发。查体无神经系统局灶样体征，前庭及平衡功能检查正常。常由急性或发作性前庭综合征引发，常伴有惊恐、焦虑、抑郁或躯体症状障碍等表现。

（六）老年前庭病及双侧前庭病

老年前庭病及双侧前庭病常表现为非特异性头晕、姿势平衡障碍、步态障碍或反复跌倒。双侧前庭病常伴有双侧前庭－眼动反射通路障碍所导致的行走时诱发的视震荡。头脉冲试验、转椅试验及双温试验检查常显示双侧前庭功能减退，其量化程度是老年前庭病和双侧前庭病的鉴别要点。

（七）急性前庭疾病

急性前庭疾病的不同病程阶段可表现为非特异性头晕，例如良性阵发性位置性眩晕的残余症状、前庭神经炎、前庭性偏头痛及梅尼埃病的恢复期。原发疾病病史可提供鉴别诊断的依据。

（八）脑小血管病

高血压、糖尿病等老年人常见的慢性疾病及年龄相关的退行性病变是脑小血管病的主要病因。皮层或皮层下的微血管病变可以导致皮层、皮层下下行运动及上行感觉纤维损害，其在认知、平衡维持和调控中起重要作用。临床表现为非特异性头晕、行走不稳或反复跌倒，其客观体征为轻度运动或感觉障碍、轻－中度认知功能障碍、轻度共济失调或步态异常。影像表现为白质高信号、皮层或皮层下的小卒中、静息梗死、微出血或腔隙等。

五、 误诊防范

（一）易误诊人群

深感觉性头晕没有明确的诊断标准及客观的检查手段，其鉴别诊断中的疾病均易成为误诊人群。

（二）本病被误诊为其他疾病

深感觉性头晕的主要临床表现为发作性非特异性头晕或平衡障碍，易被误诊为晕厥前症状、后循环短暂性脑缺血发作等。

（三）其他疾病被误诊为本病

由于深感觉性头晕症状的非特异性，慢性前庭综合征易被误诊为本病，包括老年前庭病、双侧前庭病、持续性姿势–知觉性头晕，也包括急性前庭综合征非急性期、深感觉障碍及视觉输入障碍相关疾病、焦虑或抑郁等精神心理疾病。

（四）避免误诊的要点

临床应关注是否有外伤史、症状的性质是否为非特异性头晕、是否伴有颈痛、颈痛与头晕的时间相关性，重点是除外其他病因，才可考虑深感觉性头晕的诊断。

六、诊断流程

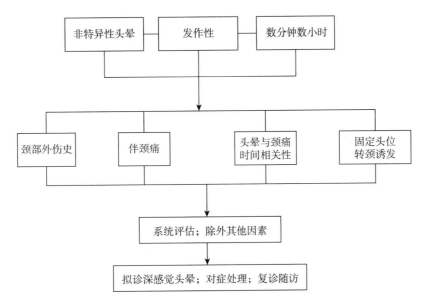

图 8－12－3　深感觉头晕诊断流程

七、治疗

（一）治疗原则

关于深感觉性头晕的治疗，目前尚无高级别的随机对照治疗研究，缺乏充分及客观的研究数据及文献，不推荐手术治疗。深感觉性头晕患者颈痛加重常导致头晕症状加重，颈痛缓解则头晕症状减轻，从其临床特征及机制推测，通过对症止痛治疗，减轻外周或中枢敏化，可以缓解头晕症状[23,24]。其对症止痛药物治疗的具体用法及剂量是基于医生的临床经验和药品说明书，从骨外科、运动医学及康复医学科借鉴而来。

尽管目前无法评测深感觉性头晕的客观程度，但手法和前庭物理疗法似乎是最合理的治疗策略[2]。2011 年，一项 meta 分析显示，推拿理疗可以改善头晕症状[25]。行推拿理疗前还需行血管评估，选择恰当的理疗方法，避免医源性损伤，比如推拿导致的夹层可诱发 BHS[26]。2016 年，一项 140 例伴头晕的挥鞭样损伤患者的康复治疗研究表明，康复治疗能明显改善患者的头晕症状[27]。2012 年发表的一篇综述表明[28]，物理治疗止痛及系统康复治疗，均可以改善头晕症状。

综上所述，治疗原则以对症止痛，改善头晕症状为主。止痛治疗措施包括口服药物、疼痛部位局部应用凝胶或乳胶剂、疼痛点封闭治疗。推拿及物理治疗既可以止痛，也可以促进炎症吸收。对于缓解头晕症状，可以应用促进中枢代偿及整合的药物。

对于平衡功能障碍较重的患者，应行系统的康复评估及治疗。对于病程较长的患者，行系统的心理评估后，可考虑给予抗焦虑及抑郁药物。

（二）治疗细则

1. 药物治疗

（1）口服止痛药物：美洛昔康 7.5mg/次，1日1次；塞来昔布 0.2g/次，1日1次；醋氯芬酸缓释片 0.2g/次，1日1次；双氯芬酸钠肠溶片 25mg/次，1日2次；布洛芬缓释胶囊 0.3g/次，1日2次；氨酚待因1片/次，1日3~4次。

（2）局部止痛：酮洛芬凝胶或双氯芬酸二乙胺乳胶剂。

（3）疼痛点封闭治疗：复方倍他米松 2~5mg；曲安奈德 40mg。

（4）促进中枢代偿及整合药物：甲磺酸倍他司汀 6~12mg/次，1日3次；尼麦角林 10~20mg/次，1日3次；银杏制剂。

（5）抗焦虑及抑郁药物：选择性 5-羟色胺或去甲肾上腺素及双通道再摄取抑制剂、三环类药物等。建议经专业、系统地评估后，由专科医生制定规范的治疗方案。

2. 推拿理疗。

3. 物理治疗　中频治疗或高频的超短波及微波治疗。

4. 康复治疗　颈背肌训练。

5. 认知行为治疗。

注：无手术治疗推荐。

作者：李勇（承德市中心医院）

二审审稿：李斐（海军军医大学附属上海长征医院）

三审审稿：马鑫（北京大学人民医院）

陈钢钢（山西医科大学第一医院）

参考文献

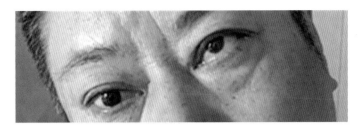

图 2 - 6 - 4　头向右侧倾斜，左眼明显上斜视（见 46 页）

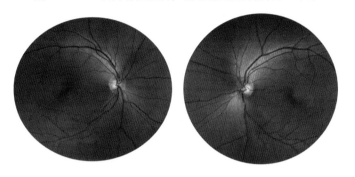

图 2 - 6 - 5　正常人视乳头与黄斑中央凹基本平行（左）或仅有轻微的外旋（右）（见 46 页）

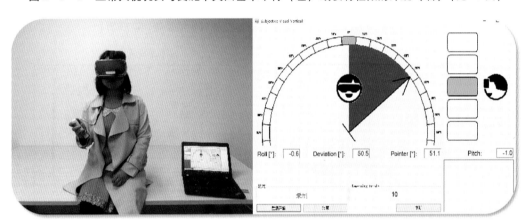

图 2 - 6 - 6　基于 VR 技术的 SVV 检测设备，受试者手持旋钮调节其在眼罩内看到（见 46 页）

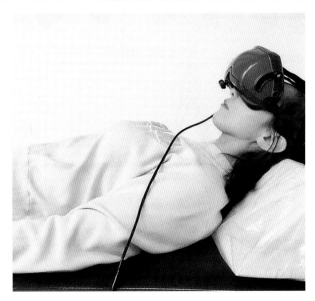

图 3 - 1 - 1　灌注体位（见 64 页）

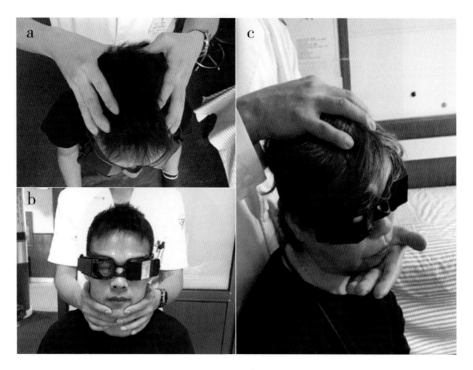

图 3 - 2 - 1 vHIT 测试不同半规管时检查者双手的位置(见 73 页)

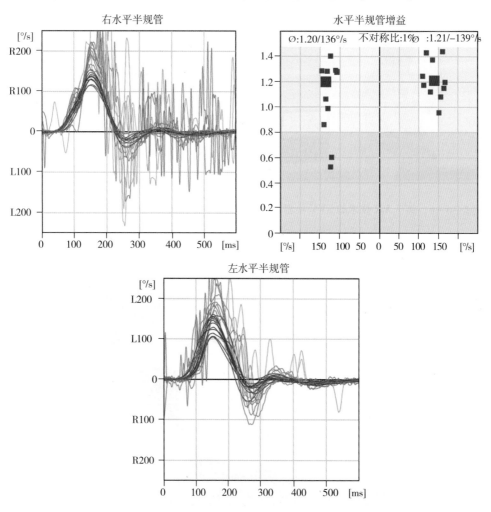

图 3 - 2 - 4 有明显伪迹象的 vHIT(见 73 页)

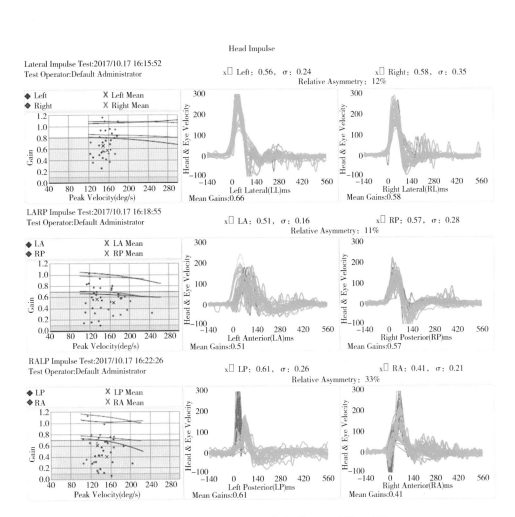

图 3 - 2 - 5　增益下降但无扫视的 vHIT(见 73 页)

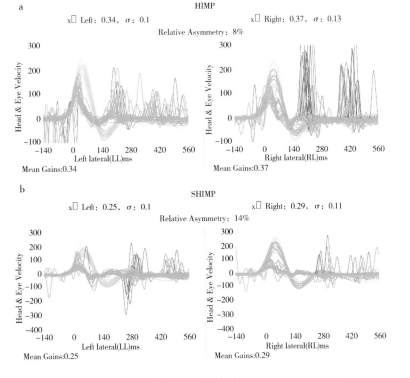

图 3 - 2 - 10　头脉冲试验与头脉冲抑制试验(见 74 页)

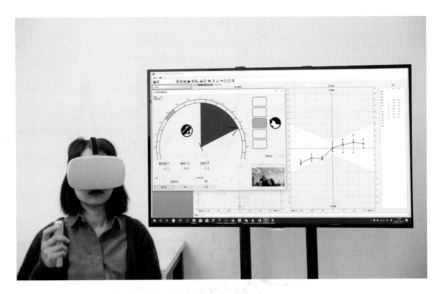

图 3-6-2 基于 VR 设备的 SVV 测试现场(见 90 页)

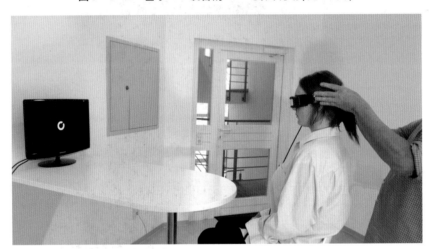

图 3-7-2 甩头 DVA 操作示意图(见 97 页)

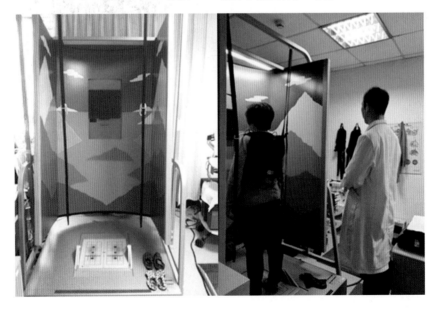

图 3-9-3 计算机动态平衡台系统及受试者站立的位置(见 106 页)